U0392364

国学经典文库 图文珍藏版

中华食疗大全

闫松◎主编

线装书局

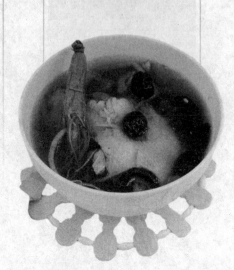

二、皮肤科常见病食疗养生方

（一）冻疮

冻疮是由于冬季天气寒冷，外露的皮肤受到冷冻的刺激，时间一长，皮下小动脉发生痉挛收缩，导致血液瘀滞，使局部组织缺氧，从而使组织细胞受损而出现的皮肤病。损伤初为局限性蚕豆或指盖大小紫红色肿块或硬结，边缘鲜红中央青紫，对称性，好发于四肢远端。遭受寒冷侵袭，受冻皮肤出现苍白、红肿、紫斑、灼痒、麻木、皮肤水泡、溃烂。这些症状可延续 1~2 个月直至天气转暖方痊愈。一些患者来年冬天会在原部位再度复发。中医学认为，冻疮是由于暴露部位御寒不够、寒邪侵犯、气血运行凝滞引起。

羊肉花椒归姜汤

【用料】羊肉 500 克，花椒 36 克，生姜 15 克，当归 30 克，精盐、味精各适量。

【做法】将羊肉洗净，切块；加入生姜、花椒、当归片，加适量水，武火烧沸，改为文火煮 30~40 分钟，调入精盐、味精即可。吃羊肉喝汤。每天 1 次，连服 5~7 日。

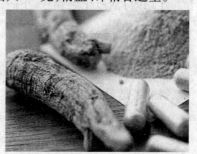

当归

【功效】羊肉性热，味甘、咸，有补中益气、安心止痛、固肾壮阳等药效。生姜性温，味辛，有温中散寒、发汗解表等功效；花椒性热，味辛，有温中止痛、散寒湿、利水杀虫等功效；当归性温，味甘、辛苦，有补血调经、活血止痛、润燥滑肠等功效。合而为汤，有利温中散寒、活血化瘀。本汤宜于治疗冻疮。

生姜酒

【用料】鲜生姜 240 克，白酒 300 毫升。

【做法】将生姜洗净捣烂，浸泡在白酒内，密封，每日摇荡 1 次，5 日后即可。每日 3~5 次用药棉蘸取药酒涂擦患处。同时也可内服，每次 10~15 毫升，每日 2 次。

【功效】温经通络。适用冻疮、斑秃。

干姜红花酒

【用料】红花、干姜各 18 克、制附子 12 克，徐长卿 15 克，肉桂 9 克，60°白酒 1000 毫升。

【做法】将上药共研制成粗末,浸入白酒内,密封,每日摇荡 1 次,7 日后即可。每次服 10~15 毫升,每日 2~4 次。一般 1 次即可痊愈。

【功效】温经散寒、通络活血。防治冻疮。

花椒羊肉汤

【用料】羊肉 500 克,花椒 3 克,生姜 15 克,当归 30 克。

【做法】羊肉洗净切块,花椒、生姜、当归装入纱布袋内和羊肉块一起放入砂锅中,加水煮沸,改用文火炖 1 小时取出药袋,调味即成,喝汤吃肉。

【功效】暖中补虚、补益壮阳。适用于冻疮。

山楂归枣汤

【用料】山楂 30 克,当归 15 克,大枣 6 枚,红糖适量。

【做法】山楂、大枣去核,与当归同放入砂锅,加水,旺火煮沸,改用文火煮 40 分钟,滤渣取汁,加入红糖即可。每日 1 次,连服 10 日。

【功效】活血化瘀、散寒止痛;对冻疮有疗效。

胡萝卜炖羊肉

【用料】胡萝卜 650 克,羊肉 100 克,川椒、桂皮、小茴香、附片 13 克。葱、姜、辣椒、料酒各适量。

【做法】洗净胡萝卜并切块;羊肉洗净切块,与诸药同放入锅中,加清水适量煮沸后。加入葱、姜、辣椒等,文火炖至羊肉烂熟后,加入食盐、味精、料酒等调味,再煮 1~2 分钟至沸,饮汤食肉及胡萝卜。分 6 次食完,2 日 1 次。

【功效】活血通络、温阳散寒。适用于冻疮。

黑芝麻鸡蛋汤

【用料】黑芝麻 50 克,鸡蛋 2 个,胡椒粉 3 克,精盐、味精、香油适量。

【做法】黑芝麻用文火炒黄,研为细末。用鸡蛋调匀。锅中加水,武火煮沸,加入鸡蛋汁、黑芝麻末、胡椒粉、煮沸,加调料即可。每日 1 次,连服 10 次。

【功效】对冻疮有疗效。

橘皮姜汤

【用料】橘皮 2 个,干姜片适量。

【做法】将上二料放入锅中,加适量水,煎煮 20 分钟。水温稍凉后,外洗患部,1 日数次。

【功效】行气散寒,止痛止痒。适用于冻疮未溃,皮肤红肿、奇痒者。

牛脂樟脑膏

【用料】牛脂30克,樟脑、甘油各10克,香料适量。

【做法】将牛脂容器内加温至溶化,放入樟脑、香料、甘油,搅拌待冷凝为膏待用。用时轻洗创伤可直接用药膏涂抹,冻疮欲溃者用时可微温使药膏待溶后蘸之涂搽患处。

【功效】散寒化瘀。适用于冻疮未溃者及皲裂。

复方樟脑酒

【用料】樟脑20克,川椒100克,干辣椒6克,甘油40毫升,体积分数95%的乙醇200毫升。

【做法】先将川椒、干辣椒用凉开水洗净,晾干,切碎(子可取出)放入容器中,加入体积分数95%的乙醇、密封,浸泡约一周(经常摇动),过滤去渣,取药袋,加入甘油、樟脑,溶化拌匀即可。外用。先用温开水浸泡患处、拭干、面积应超过患部范围。每日涂擦5~7次。

【功效】温经通脉。适用于冻疮及局部干燥破裂。

大蒜煲牛肉

【用料】大蒜250克(去皮衣),牛肉500克(切块),调料适量。

【做法】锅内油热时放入大蒜,炒香后与牛肉同置砂锅内,加适量水,先以武火烧沸后,改用文火,煲至牛肉熟烂后调味即可。

【功效】补益气血、祛寒除湿。适宜于寒湿性冻疮患者使用。

(二)疖、痈疮肿的对症食方

疖是一个毛囊及其所属皮脂腺的急性化脓性感染,常扩展到皮下组织。致病菌大多金黄色葡萄球菌和表皮葡萄球菌。人体皮肤的毛囊和皮脂腺通常都有细菌到摩擦和刺激,都可导致疖的发生。常发生于颈、头、面部、背部、腋部、腹股沟部及会阴部和小腿等部位。痈是多个相邻的毛囊及其所属皮脂腺或汗腺的急性化脓性感染,或由多个疖融合而在。致病菌为金黄色葡萄球菌。本病患者宜吃清凉、清淡、具清热解毒作用的凉性食品忌吃辛辣刺激性食物,忌吃性热有火的暖性食品,忌吃油腻荤腥食品,忌吃鹅肉、猪头肉等。

炒西瓜

【用料】西瓜1个。

【做法】西瓜去红瓤及外皮,切成条状,用少许盐拌匀,1~2 小时后用素油炒食或麻油凉拌食之。

【功效】清热解暑、适用于疖肿。

苦瓜豆腐瘦肉汤

【用料】苦瓜 150 克,猪瘦肉 100 克,豆腐 400 克,调料适量。

【做法】将瘦猪肉剁末,加酒、酱油、麻油、淀粉腌 10 分钟,苦瓜洗净,切成片备用。热油锅,待油温略降,下肉末划散,加入苦瓜片翻炒数下,倒进沸水,放入豆腐块,用勺划散,调味煮沸,勾薄芡,淋上麻油即成。佐餐食用。

【功效】清热解毒。适用于暑疖、痱子等症。

金银花茶

【用料】金银花 15 克。

【做法】金银花用开水冲泡待凉后当茶饮,每天 5~6 次,连服数天。

【功效】清热解毒。

三豆白糖汤

【用料】绿豆、赤小豆、黑豆各 100 克,银花、野菊花各 20 克,白糖适量。

【做法】将金银花、野菊花清洗干净,放入锅内煎 2 次,每次用水 500 毫升,煎半小时,两次混合,去渣留汁于锅内,加入"三豆"和清水 200 毫升,继续加热,用小火将豆煮至酥烂,放入白糖,调溶。分 2 次食豆喝汤。

【功效】适用于囊肿热疮。

蒲公英粳米粥

【用料】鲜蒲公英 90 克(干品 45 克),粳米 100 克。

【做法】先将蒲公英洗净切碎,水煎,去渣取汁,与淘洗干净的粳米一同放入锅中,加适量水,先用旺火烧沸,再换用文火熬煮成稀粥。

【功效】清热解毒,消肿散结。

凉拌马齿苋

【用料】马齿苋 500 克。

【做法】马齿苋洗净,放入沸水中烫数分钟,取出略为挤干,切碎,加入香干末、糖、盐、味精、麻油拌和,分次佐餐服用,也可空腹服用。

【功效】清热解毒。

天然白虎汤

【用料】西瓜 1 个。

【做法】西瓜靠皮处用匙刮汁,每天 2~3 次,每次 200 毫升。

【功效】清热解暑。

山药大米粥

【用料】山药粉 9 克,大米若干。

【做法】山药粉放入大米内煮成粥吃,并加牛肉汁佐餐。

【功效】养阴健脾。

绿豆粥

【用料】绿豆 100 克。

【做法】洗净绿豆,放入 1000 毫升的水中,先用旺火烧沸,再改用文火煮烂,分次食用,每日 2~3 次。

【功效】清热解毒。

蜜糖银花露

【用料】蜜糖、金银花各 50 克。

【做法】在砂锅内入四碗水煎金银花,煎至只剩两碗汁,放凉去渣。加蜂蜜调服,每日 1 次。

【功效】清热解毒。适用于小儿夏天长暑疖、脓包及痱子合并感染。

三花天葵蒲公英饮

【用料】银花、野菊花、紫花地丁、天葵子各 10 克,蒲公英 15 克,白糖适量。

【做法】将以上各味加水煎煮,取汁加入白糖调服。代茶饮,每天 1 次,连用 3 天。

【功效】适用于疖肿破溃出脓期。

马齿苋银花饮

【用料】马齿苋 60 克,金银花 30 克,白糖适量。

【做法】将上两味捣烂,取汁液 30 毫升,加冷开水 100 毫升,白糖适量。分 2 次服。

【功效】清热解毒。适用于疖肿。

二黄冰片酒

【用料】生大黄 6 克,黄连 5 克,冰片 4 克,60°白酒 150 毫升。

【做法】将大黄、黄连捣碎,与冰片一同置入容器中,加入白酒,密封,浸泡约一周后,即可取用。涂擦患处,每日擦 3~5 次。

【功效】消炎止痒。主治痱子、疮疖等。

苦瓜绿豆瘦肉粥

【用料】苦瓜 200 克,绿豆 250 克,瘦猪肉 250 克。

【做法】洗净苦瓜、瘦猪肉切片待用,将绿豆煮沸 30 分钟后加入苦瓜、瘦猪肉,再文火煮至绿豆烂熟为度,可加少许食盐食用。

【功效】清热解毒、散疖、消肿。

枸杞白糖饮

【用料】鲜枸杞叶 500 克,白糖适量。

【做法】鲜枸杞叶洗净、捣烂、取其汁液,加入白糖用沸水冲服,每日 2 次。

【功效】清血热、消肿解毒、消结化瘀。适用于疖肿。

凉拌三丝

【用料】嫩芹菜、水发海带各 150 克,鸭肉 100 克,麻油、酱油、精盐、白糖、味精各适量。

【做法】先将嫩芹菜、海带丝放入沸水内焯熟切丝;将鸭肉用盐腌 1 小时后加黄酒上屉蒸熟,取出撕成丝条状。将三丝加麻油、酱油、白糖、精盐、味精同拌。做凉菜食用。

【功效】泄热滋阴、利水消肿。适用于病后虚羸,食欲不振、热毒痈疮等症。并可预防皮肤病及皮肤癌症。

银花绿豆粥

【用料】绿豆 60 克,金银花 15 克。

【做法】将绿豆加水煮熟后,放入金银花(纱布包),一同煮沸,除去金银花。1 次服完,食绿豆饮汤。

【功效】清热解毒、消肿止痛。适用于痈。

苦菜姜汁

【用料】苦菜、生姜各适量,黄酒 10 毫升。

【做法】洗净苦菜、生姜，分别切碎，捣烂，以洁净纱布绞取汁，将两液等量调匀共用。每次取 30 毫升，对黄酒，冲饮，每日 3 次。

【功效】清热解毒、排脓消痈。适用于痈疮、恶疮不愈。

甘草银花酒

【用料】金银花 150 克，甘草 30 克，黄酒 250 毫升。

【做法】将金银花、甘草置入砂锅内，加水 500 毫升煎至 250 毫升，去渣，加入黄酒，煎沸即可。每日 1 次，3 次分服。药渣外敷患处。

【功效】解毒消痈。适用于痈疽恶疮、肺痈、肠痈初起等。

银花陈皮酒

【用料】金银花、陈皮各 9 克，没药、乳香、天花粉、穿山甲（炙）、皂角刺（炒）、甘草、当归、赤芍、防风、浙贝母、白芷各 3 克，黄酒 1000 毫升。

【做法】将上药与黄酒一起放入砂锅内，文火煎至 500 毫升，滤取酒液即可。每取酒液适量饮服，以不醉为度，每日 2~3 次。

【功效】清热解毒、消肿溃坚、活血止痛。适用于疮痈肿毒初起，局部红肿热痛。

芙蓉花茶

【用料】芙蓉鲜花 30~60 克（干花减半），冰糖 15 克。

【做法】将芙蓉鲜花加水煎煮，取汁加入冰糖溶化。代茶饮用。

【功效】清热解毒、消肿止痛。适用于疮疖、痈疽、肿毒等症。

银翘黄芪茶

【用料】金银花、连翘各 30 克，当归 15 克，黄芪 20 克。

【做法】将金银花、连翘各，当归，黄芪水煎。代茶饮。

【功效】清热解毒、补气养血。适用于痈破溃脓出过多、气血两虚症。

白萝卜茶饮

【用料】白萝卜 100 克，茶叶 5 克，盐适量。

【做法】将白萝卜洗净，切片，加盐水煮至烂，放入茶叶稍煮即成。每天饮服 2 次，代茶饮。

【功效】清热散风、消肿止痛。适用于痱毒、疖肿等。

茯苓白芷粥

【用料】金银花 50 克，茯苓 20 克，白芷 10 克，粳米 100 克。

【做法】先将上药加水煎汁，去渣后与淘洗干净的粳米一同煮成粥，早晚食用。

【功效】清热利湿托毒。

银花菊花茶

【用料】金银花 15 克，杭白菊 10 克。

【做法】将金银花、抗白菊用沸水 1000 毫升冲泡，待凉后分次代茶饮，每次 200 毫升左右，每日 3~4 次。

【功效】清肝明目，清热解毒。

蒲公英银花茶

【用料】蒲公英 20 克，银花 15 克。

【做法】上药用沸水 1000 毫升冲泡，待凉后分次代茶饮，每次 200 毫升左右，每日 3~4 次。

【功效】清热解毒。

菠菜猪肝汤

【用料】猪肝 100 克，菠菜 50 克。

【做法】猪肝切成薄片，油锅烧开后加入数片生姜，把猪肝熘一下后加入水 500 毫升、少许黄酒，煮数沸后加入菠菜、盐、味精、麻油，煮沸后即成，每日 2 次食用。

【功效】扶正祛腐。

香菇母鸡汤

【用料】老母鸡 1 只，香菇 50 克。

【做法】老母鸡洗净，加入香菇、水、盐，文火煨烂后分次食用。

【功效】补气益血。

(三) 黄褐斑、雀斑

黄褐斑是一种常见的色素沉着性疾病，与内分泌，特别是性激素失调密切相关。而肝肾功能虚弱、紫外线长期照射、使用劣质化妆品等原因也会刺激本病的发生。本病多见于生殖活动期的妇女。饮食上以多食富含维生素 C、维生素 E 的食物为宜。雀斑多出现在面部，特别是鼻部、颊部以及颈部，其原因为遗传或经常暴露在阳光下等。在饮食上，本病应多食富含维生素 A、B、C、E 的食物。

瓜子桃花膏

【用料】用冬瓜子研末，桃花阴干研末。

【做法】冬瓜子末与桃花末等份调蜂蜜适量,敷面,每晚临睡前敷面部。黑痣则点涂之。

【功效】洁面除斑。适用于黑痣、黑斑、雀斑。

茄子露

【用料】茄子1个。

【做法】将茄子切片榨汁,擦于局部,一天三次,数日可见效果。

【功效】适用于治疗面部雀斑、黑斑、褐色斑。

冬瓜露

【用料】冬瓜瓤。

【做法】冬瓜瓤捣烂取汁,涂面部,每天数次,连续使用,治愈为止。

【功效】可治疗面部雀斑及各种色素斑。

枇杷叶露

【用料】鲜枇杷叶5000克,蜂蜜适量。

【做法】将鲜枇杷叶洗净去毛,加水适量,煎煮3小时后过滤去渣,再浓缩成1563克,兑入蜂蜜适量搅匀,储存备用。每次10~15克,每天2次。

【功效】清解肺热、消痰止咳。适用于酒渣鼻等。忌食辛辣刺激性食物及酒类。

竹茹芦根粥

【用料】竹茹20克,鲜芦根150克,粳米60克。

【做法】前2味布包同米加水煮粥。每天2次,连吃15天。

【功效】此方适用于酒渣鼻红斑期。

白面化斑液

【用料】猪胰、羊胆、细辛各等份。

【做法】将猪胰的血丝、筋膜用竹签除去;划破羊胆,倒入锅内,加适量水,放细辛、猪胰,煎三沸后弃渣取液,储瓶备用。每晚涂于面部,半小时后用温水洗净。

【功效】祛风泻火、润肤除斑、除皱。适用于面部黑斑、雀斑。

蔓菁面脂

【用料】蔓菁子(又名台菜、芜菁、鸡毛菜,此处所用为种子)120克炒熟。

【做法】将其研末,调入面脂中,每晚涂面部。久用则有效。

【功效】祛黑斑、雀斑,消皱纹。适用于面部黑斑、黑痣、雀斑、皱纹。

冬瓜藤散

【用料】冬瓜藤不拘多少。

【做法】晒干烧灰,过筛装瓶备用。每日以粉擦面。用鲜冬瓜藤煎水洗面,效果一样。冬瓜藤以夏、秋季采收为好,阴干备用。

【功效】泻热解毒。适用于面部黑斑。

橡实大豆粉

【用料】成熟橡实(橡子),不拘多少。

【做法】晒干去壳取仁,研末与黑大豆粉调匀,储瓶备用。每日以粉涂面。

【功效】散风活血,润肤除斑。适用于面部黑斑,如雀斑、黑斑等。

慈菇粉

【用料】山慈菇根不拘多少。

【做法】将山慈菇根洗净,剥去褐色外皮,晒干研末,储瓶待用。每晚用水调药末,薄涂面部(或患处)。

【功效】泻热散郁。适用于面部黑斑、粉刺。

云母杏仁膏

【用料】杏仁、云母膏各等份。

【做法】将杏仁、云母膏共研为末,用牛乳和匀,略蒸,储瓶待用。每晚睡前涂面,半小时后用温水洗去。

【功效】祛散风邪,消毒润肤。适用于面部黑斑、粉刺。

李核鸡白方

【用料】李子核仁

【做法】去皮,研末,加鸡蛋白调匀。每晚睡前涂面,30分钟后用温水洗去。

【功效】祛黑斑、美容颜。适用于面部黑褐斑、蝴蝶斑。涂用期间勿经风沙吹面。

草莓增白霜

【用料】草莓适量,羊毛脂1匙。

【做法】溶化后加入少许燕麦粉搅匀,然后边搅拌,边加入鲜草莓汁半杯,直到草莓汁起泡沫,涂面即可。

【功效】草莓具有滋润皮肤、增白肤色作用。适用于黄褐斑、雀斑、色素沉淀等皮肤疾患。可使皮肤细腻、白皙,富有弹性。

八宝去湿粥

【用料】薏苡仁 10 克,莲子 15 克,生芡实 10 克,生山药 30 克,白扁豆 10 克,赤小豆 15 克,大枣 10 枚,粳米 100 克。

【做法】将上述诸药加水适量,煎煮 40 分钟,再放粳米,继续加水,煮熟成粥。每日早晚各食 1 碗。此粥健脾下湿。

【功效】适用于治疗妇女面部黄褐斑,油脂分泌较多,口淡无味,食少,大便溏稀等症。

牛奶桃仁芝麻糊

【用料】牛乳 300 克,核桃仁 30 克,豆浆 200 克,黑芝麻 20 克。

【做法】先将核桃仁、黑芝麻放小磨中磨碎,与牛乳、豆浆调匀,放入锅中煮沸。再加白糖适量,每日早晚各食 1 小碗。

【功效】本方润肤美颜。适用于皮肤黄褐斑及皱纹皮肤。

猪肾嫩肤粥

【用料】薏苡仁 50 克,猪肾 2 个,淮山药 50 克,粳米 200 克,细盐、生姜末、葱花、香油、料酒、味精各适量。

【做法】猪肾切开,除去筋膜与臊腺,洗净,切碎,加料酒浸 15 分钟。淘洗干净粳米,放入砂锅之中,加入猪肾、薏苡仁、淮山药及适量清水,文火煨粥,粥成时加入细盐、生姜末、香油、葱化、味精,拌匀。每天 1 次,分数次温服,可以长期服用。

【功效】此粥久服可健脾和胃、壮肾补虚、丰肌润肤、祛斑增白。

八宝化斑粥

【用料】生薏苡仁、芡实、白扁豆各 10 克,莲子、赤小豆各 15 克,生山药 30 克,大枣 10 枚,粳米 200 克。

【做法】将上料除粳米外,加水适量,煮 40 分钟,再放粳米煮,煮粥至熟后,加适量冰糖调味,早晚各食 1 小碗。

【功效】此汤久服可化斑。

猪蹄桃花美肤粥

【用料】猪蹄 1 个,桃花(干品)1 克,粳米 100 克,细盐、酱油、生姜末、葱花、香油、味精各适量。

【做法】将桃花焙干,研成细末,备用;淘洗净粳米。将猪蹄去毛,刮洗干净,把皮肉与骨头分开,置铁锅中,加适量清水,旺火煮沸,撇净浮沫,改文火炖至猪蹄烂熟时将骨头取出,加入粳米及桃花末,继续用文火煨粥,粥成时加入细盐、酱油、生姜末、葱花、味精、香油,拌匀。两天一次天,分数次温服。

【功效】此粥活血润肤、补气通乳、丰肌美容、化瘀生新。适用于脸有色斑的哺乳女子,产后服用此粥,既可通乳、去体中瘀血,还可去脸部色斑及滋润皮肤、补益身体。月经血量过多者禁服。

薏米冬瓜瘦肉汤

【用料】猪瘦肉 250 克,薏米 60 克,冬瓜 1500 克,陈皮 1 片。

【做法】陈皮、薏米洗净;冬瓜洗净,切块;瘦肉洗净,切块。用料均放入瓦煲内,加清水适量,武火煮沸后,文火煲 2 小时,调味供用。随量饮汤食肉。

【功效】此汤利湿除斑,养血益颜,清热解毒。大便溏薄者宜将薏米炒后用。脾胃虚寒者不宜食用。

牛奶白果菊梨汤

【用料】白果 25 克,雪梨 3 个,白菊花 3 朵,牛奶、蜜糖适量。

【做法】白菊花洗净,取花瓣;白果去壳,去衣;雪梨洗净,取肉切粒。将白果、雪梨放入清水煲,煲至白果烂加入牛奶煮沸,待凉后,加蜜糖调味食用。随量服用。

【功效】此汤润容洁面、洁肤化斑,用于阴虚津枯之肌肤干燥、面色无华。

桃花酒红枣饮

【用料】甜酒酿 100 克,桃花(干品)1 克,西米 100 克,鸡蛋 1 个,红枣 50 克,桂花糖 10 克,红糖 50 克。

【做法】将桃花焙干,研成末,待用。将西米放在冷水中浸泡 1 晚,洗净红枣(特别要拣去烂枣),将甜酒酿、红枣、西米(连浸泡的清水)一起置于砂锅中,旺火煮沸,打入鸡蛋,加入桃花细末,搅匀,改用文火煨粥,粥成时放入红糖、桂花糖,拌匀。每天 1 次,早晨空腹服用。

【功效】此粥可活血行经、补气生津、补血通乳、丰肌泽颜。适用于脸上有色斑、痛经、月经不调的女性,分娩后的产妇。

牛肉番茄汤

【用料】牛肉 250 克(剁成肉末),番茄 250 克(切小块),鸡蛋 1 只。

【做法】先将番茄煮熟成酱,与牛肉末、蛋混合,煮熟调味供用。食用或辅餐。

【功效】此汤可润肤化斑。

双豆猪里脊百合汤

【用料】猪里脊肉500克,赤小豆30克,绿豆30克,百合30克。

【做法】洗净绿豆、赤小豆、百合,放入清水中浸泡半小时。里脊洗净、切块后,把全部用料放入锅内,加清水适量,武火煮沸后,文火煲至熟烂,调味供用。随量服用。

【功效】此汤活血凉血,润肤化斑。百合宜选用味甘瓣小、质厚,色黄白或白色者;若不用猪里脊肉,改用鹌鹑蛋煲汤亦可获同等功效。

美颜去斑汁

【用料】芹菜、红萝卜各50克,苹果半个,雪梨1个,柠檬1/4个。

【做法】取红萝卜、芹菜各50克,苹果半个,雪梨1个,柠檬1/4个,放入榨汁机中榨汁,1次饮完,每周2~3次。

【功效】此汁经常食用可化斑。

油菜雪梨柠檬汁

【用料】油菜50克,雪梨2个,柠檬1个。

【做法】取油菜50克,柠檬1个,雪梨2个,均放搅果汁机中搅汁,1次饮完,每周3~5次。

【功效】经常食用可化斑。

柠檬汁

【用料】柠檬,冰糖适量。

【做法】将柠檬榨汁,加冰糖适量服用。

【功效】柠檬中含有丰富的维生素C,每100克柠檬汁中维生素C可高达22毫克,此外还含有钙、磷、铁和B族维生素等。常饮柠檬汁,不仅可白嫩皮肤,防止皮肤血管老化,去除面部色素斑,而且还具有防动脉硬化作用。

西红柿汁

【用料】西红柿适量。

【做法】将西红柿洗净放入榨汁机内榨汁即可。每日喝1杯西红柿汁或经常吃西红柿也可。

【功效】可防治雀斑。因为西红柿中含有丰富的谷胱甘肽。谷胱甘肽可抑制酪氨酸酶的活性,从而使沉着的色素减退或丧失。

瓜仁橘皮桂花糊

【用料】西瓜仁 250 克,橘皮 100 克,桂花 200 克。

【做法】将西瓜仁、橘皮、桂花共研细末,饭后用米汤服用,每天 3 次,每次 1 匙。

【功效】本粉可增白化斑,特别适宜于面有黑斑、雀斑或蜡黄者。

桂圆鹌蛋汤

【用料】草莓 3 个,鹌鹑蛋 10 个,桑寄生 10 克,红枣 4 枚,桂圆肉 15 克,淮山药 12 克,冰糖适量。

【做法】将中药加 8 碗水煮 1 小时,滤渣留汤,再放入煮热的鹌鹑蛋和剖开的草莓,加冰糖,清水煮 10 分钟即可。

【功效】本汤具有补血活血,润肤除皱消斑之效。常服此汤可令肌肤白里透红,光滑细腻,使女性充满活力。异常娇美。

橘皮山楂饮

【用料】橘皮、山楂、蜂蜜各适量。

【做法】山楂、橘皮各适量,加水共煮,等凉,用纱布滤渣取汁加蜂蜜调用。

【功效】此饮经常食用可化斑。

橘皮槟榔饮

【用料】橘皮、槟榔各 20 克,青皮 10 克,砂仁 5 克,玫瑰花 10 克,黄酒 1500 毫升。

【做法】将各药碾成粗末装入沙袋内,浸入黄酒中,文火煮 30 分钟加冰糖适量,每次服 20 毫升,每天 2 次。

【功效】常服此方可消斑。

核桃牛奶饮

【用料】牛乳 200 克,核桃仁 300 克,豆浆 200 克,黑芝麻 200 克。

【做法】将核桃仁、芝麻放入小石磨或搅匀成粉末后将牛乳、豆浆倒入,煮沸,白糖调味,每天 1 次。

【功效】经常食用可消斑。

茯莲窝头糕

【用料】白扁豆、白茯苓、白莲子各 50 克,白菊花 15 克,山药 50 克,面粉 200

克,白糖 100 克。

【做法】将扁豆、莲子、茯苓、山药、菊花磨成细末,加鲜酵母令其发酵,做成窝头蒸熟后食用。

【功效】久用可祛斑。

美肤消斑汁

【用料】黑芝麻 50 克,桑葚 100 克,何首乌 30 克,当归、麦冬各 20 克,生地 15 克。

【做法】将黑芝麻、桑葚、何首乌、当归、麦冬、生地加水煎煮 30 分钟,提取 1 次药液后反复煎煮 3 次。将 3 次药汁合并,用小火煎熬至黏稠,加蜂蜜 1 倍,搅匀再次煮沸。每次 1 匙,每天 2 次,开水冲服。

【功效】活血化瘀,常服可祛斑。

木耳红枣饮

【用料】黑木耳 30 克,红枣 50 克。

【做法】将水烧开后,下黑木耳、红枣(去核)熬汤。每次服 150 毫升早晚各 1 次。

【功效】本品健脾活血,悦白面容。适用于治方黄褐斑。

【注意】孕妇禁用。

江米粉陈醋净面方

【用料】江米粉 40 克,蜂蜜、老陈醋各 20 克。

【做法】将江米粉、蜂蜜、老陈醋混合制成净面剂;先将患处洗净后,再涂上净面剂,每天睡前涂后 20 分钟洗去,日久见效。

【功效】祛黑斑、除雀斑。

樱桃洗面方

【用料】樱桃、牙皂、紫浮萍、白梅肉。

【做法】用樱桃核研末,同紫浮萍、白梅肉、牙皂研和,每日以此洗面,日久见效。

【功效】悦面色、消雀斑。适用于面部雀斑、黑斑、褐色斑。

香菜汁

【用料】香菜。

【做法】用香菜煎汤,每天洗面,日久见效。

【功效】祛黑斑、除雀斑。

醋浸白术剂

【用料】白术、米醋。

【做法】用米醋（白醋）浸白术 7 天后，取汁，擦雀斑。每天擦拭，久则褪雀斑。

【功效】洁面祛斑。适用于面部雀斑、黑斑。

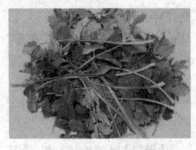

香菜

鸡白杏仁涂面方

【用料】鸡蛋，杏仁。

【做法】杏仁去皮捣成泥，与鸡蛋清搅匀。每晚睡前涂面，15～20 分钟后，用温水洗去。

【功效】洁面化斑。

皂荚杏仁散

【用料】杏仁、皂荚子各等份。

【做法】将杏仁、皂荚子共研为末，储瓶待用。每晚睡前用温水调和药末，涂面部，半小时后洗去。

【功效】祛风、润肤、除污。适用于面部黑斑、褐斑。

冬瓜涂面方

【用料】冬瓜，白酒。

【做法】用竹刀削去冬瓜外皮，切成小片，加白酒 2000 毫升、水 1600 毫升。将冬瓜煮烂，去渣取汁，熬成浓液，加白蜜 500 毫升，再熬至浓稀适宜，滤过后装瓶备用。每晚睡前，取半汤匙和温水调匀，涂于面部。

【功效】清热解毒，润肤悦面。适用于面部黑斑、粉刺。

桃花美肤茶

【用料】冬瓜仁 5 克，桃花（干品）4 克，白杨树皮 3 克。

【做法】于每年农历三月初三日采集东南方枝头桃花，晒干，保存。每天取桃花干品与白杨树皮、冬瓜仁置于茶杯中，用沸水冲泡，加盖，10 分钟后可饮。可以反复冲泡 3～4 次。当茶水数饮，每天 1 次。

【功效】此茶可祛风活血、悦怿皮肤、消除黑斑。适用于面部黑斑者，妊娠时在颜面部留下色素斑者。

柴草化斑粥

【用料】紫草 12 克,柴胡 10 克,粳米 50 克。

【做法】将柴胡、紫草用布包紧,加适量水,与粳米同煮,待米将熟时,捞出药包。再煲至米熟成粥。顿食,每天 1 次。

【功效】此粥疏肝通郁。适用于治疗肝郁气滞所致的面部蝴蝶斑。

猪肝丝瓜瘦肉汤

【用料】猪瘦肉 100 克,猪肝 100 克,丝瓜 500 克,生姜 1 片。

【做法】丝瓜去皮、洗净,削角形;猪肝、猪瘦肉洗净,切薄片,用调料腌 10 分钟。把姜片、丝瓜放入开水锅中,文火煲沸几分钟,再放入猪肝、猪瘦肉煲至熟,调味供用。随量饮汤吃肉。

【功效】此汤清热养颜,洁肤化斑。胃寒者不宜食用。

胡萝卜汁

【用料】鲜胡萝卜适量。

【做法】将鲜胡萝卜研碎挤汁,取 10~30 毫升,每日早晚洗完脸后,用鲜汁拍脸,等干后用涂有植物油的手轻拍面部。

【功效】每日喝 1 杯胡萝卜汁也有化斑作用。因胡萝卜中含有丰富的胡萝卜素,胡萝卜素在体内可转化为维生素 A。维生素 A 具有滑润、健肤的作用,并可防治皮肤粗糙及雀斑。

红枣木耳瘦肉汤

【用料】猪瘦肉 300 克,红枣 20 枚(去核),黑木耳 30 克。

【做法】红枣(去核)洗净;黑木耳用清水浸开,洗净;猪瘦肉洗净、切片,用调味品腌 10 分钟。把黑木耳、红枣放入锅内,加清水适量,文火煲沸 20 分钟后,下入猪肉片煲至熟,调味供用。随量服用。

【功效】此汤活血润燥,洁肤除斑,健脾补气,破瘀,治大便不通。如欲增强滋养润肤之功,黑木耳亦可用白木耳替代。寒湿便溏者不宜使用。

枣莲鲫鱼汤

【用料】瘦肉 250 克,鲫鱼 100 克,灯芯草 3 克,莲子 10 克,红枣 8 枚,生姜 4 片,竹叶 6 克,盐、油各适量。

【做法】先将中药置砂锅中加清水煮 30 分钟,再加鱼、肉同锅烧沸后改文火煮

40 分钟,以盐、油调味即成。

【功效】此汤具有清热健胃,增白除斑之效。常饮此汤,可增强皮肤抵抗力,不易生暗疮、雀斑,而洁白如玉。

黄绿赤豆饮

【用料】黄豆、绿豆、赤小豆各 100 克,白糖适量。

【做法】将上述三豆洗净浸泡至涨后混合磨浆,加水适量煮沸,白糖适量,每天 3 次。

【功效】经常食用可祛斑。

大枣银耳粳米粥

【用料】大枣 5 枚,银耳 7 克,粳米 1000 克,冰糖 50 克。

【做法】将银耳放入开水中泡涨,去蒂头,拣去杂质、泥沙,银耳叶片反复揉碎,粳米用清水淘洗干净,大枣洗净。砂锅置火上,注入清水 1000 毫升,放入银耳,红枣用中火烧开,然后慢煮至米粥汤稠,表面浮有粥油,放入冰糖,再煮 5 分钟即可服用。

【功效】本膳具有养阴生津之功效。特别适宜于面部干燥脱屑,皮肤出现黄褐斑者服用,健康人使面色洁白如玉。

薏仁莲枣粥

【用料】薏苡仁、茯实各 10 克,山药、莲子各 15 克,白扁豆 10 克,赤小豆 15 克,大枣 10 枚,粳米 200 克,冰糖适量。

【做法】各料加水煎煮 40 分钟,熟后加冰糖适量调味,每天 2 次。

【功效】常服可补血养颜,有效祛除蝴蝶斑。

葡萄雪梨汁

【用料】葡萄 300 克,雪梨 100 克,甘蔗 200 克,蜂蜜 100 克。

【做法】将雪梨、甘蔗、葡萄洗净取汁,与蜂蜜混合。每次 2 匙,每天 2 次,开水兑服。

【功效】祛斑润肤。

(四)酒渣鼻

酒渣鼻一般是由寄生螨虫引发的。螨虫主要寄生于人的面部,尤其是鼻部的毛囊和皮脂腺中。除遗传因素外,胃肠功能紊乱、内分泌失调、神经紧张、病灶感染、嗜酒、辛辣刺激性食物、冷热刺激等均可诱发或加重本病。本病多发生于女性30~50岁,男性发病较早,而且症状较重。中医认为,本病系因饮食不节、肺胃积热上蒸、复感风邪、血瘀凝结所致。因此,在饮食上应避免食用刺激性食物、油腻食物,可多吃富含维生素 B_6、维生素 B_2 及维生素 A 类的食物以及新鲜水果、蔬菜等。

茭白泥

【用料】鲜茭白适量。

【做法】将茭白洗净,捣烂如泥,每晚睡前敷患处,30 分钟后洗去。日久则见效。

【功效】适用于酒渣鼻。

栀子枇杷方

【用料】栀子仁、鲜枇杷叶各等份。

【做法】将鲜枇杷叶(去叶背之绒毛)、栀子仁研细末,每次吃 6 克,一天三次。

【功效】清热、祛毒、凉血。适用于酒渣鼻、毛囊虫皮炎。

枇杷叶露

【用料】鲜枇杷叶 5000 克,蜂蜜适量。

【做法】将鲜枇杷叶洗净去毛后放入锅内,加水适量,煎煮 3 小时后过滤去渣,再浓缩成 1563 克,兑入蜂蜜适量搅匀,储存备用。每次 10~15 克,每天 2 次。

【功效】清解肺热、消痰止咳。适用于酒渣鼻等。忌食辛辣刺激性食物及酒类。

竹茹芦根粥

【用料】竹茹 20 克,鲜芦根 150 克,粳米 60 克。

【做法】前 2 味布包同米加水煮粥。每天 2 次,连吃 15 天。

【功效】此方适用于酒渣鼻红斑期。

使君子仁

【用料】使君子仁适量、麻油适量。

【做法】将使君子仁放入铁锅内,用小火炒至微有香气,取出晾凉。再将炒熟的使君子仁放入适量麻油中浸泡。成人每晚睡前服使君子仁三五枚,7~10 天为 1 个疗程。

【功效】健脾胃、润燥、消积、除虫。适用于酒渣鼻等。

【注意】使君子仁不宜用量过大,也不宜与茶叶同服,以免产生副作用。

无食子膏

【用料】无食子(又名没食子、没石子,是摩泽树之果实)。

【做法】将无食子放入碗内水磨成膏状,每晚临睡前涂鼻部。

【功效】除虫生肌、益血生精。适用于酒渣鼻。

冬瓜瓤汁

【用料】鲜冬瓜瓤。

【做法】取鲜冬瓜瓤适量,捣烂取汁,涂患处,每天几次,数日可见效。

【功效】除菌生肌。适用于酒渣鼻。

当归葛粉桃仁粥

【用料】桃仁、当归各 9 克,白茅根 15 克,葛粉、白糖各适量。

【做法】先将桃仁、当归、白茅根加水 3 碗,煎至 1 碗时,再加入葛粉、白糖,调匀烫熟后服用,一天一次。

【功效】适用于酒渣鼻鼻赘期。

腌三皮

【用料】西瓜皮 200 克,黄瓜 400 克,冬瓜皮 300 克,盐适量,味精适量。

【做法】将西瓜皮刮去蜡质外皮,洗净;冬瓜皮刮去绒毛外皮,洗净;黄瓜去瓤,洗净。以上三皮用小火煮熟后待冷,切成条块置容器中,用盐、味精腌渍 12 小时后即可食用,数日可见效。

【功效】清热,利肺。适用于酒渣鼻。

山楂粳米粥

【用料】干山楂 30 克,粳米 60 克。

【做法】将粳米、山楂同煮成粥,每天 1 次,连吃 7 天。

【功效】此方适宜于酒渣鼻鼻赘期。

荷花绿豆汤

【用料】干荷花、枇杷叶各 9 克,绿豆 30 克,生石膏 15 克。

【做法】先将干荷花、枇杷叶、生石膏加水 3 碗,煎成 2 碗时去渣,煮绿豆至熟,加白糖适量食用。一天一次。

【功效】适用于酒渣鼻红斑期。

栀子粳米粥

【用料】栀子仁 10 克,粳米 60 克。

【做法】将栀子仁、粳米同煮粥。每天 1~2 次,3 天为 1 个疗程。

【功效】此方适宜于毛细血管扩张期。

枇杷粳米粥

【用料】鲜枇杷叶 60 克,粳米 100 克,蜂蜜适量。

【做法】每日取鲜枇杷叶(无鲜品,可用干品代替,酌减量),去毛,用蜜炙过,然后捣碎,用布包裹和粳米加水煮粥食。

【功效】具有清解宣肺功效,适用于酒渣鼻。

马齿苋银花薏苡仁粥

【用料】银花 15 克,马齿苋、薏苡仁各 30 克。

【做法】用水 3 碗煎银花至 2 碗时去渣,入马齿苋、薏苡仁煮粥,一天一次。日久可见效。

【功效】适用于酒渣鼻丘疹期。

知母银花粥

【用料】知母 15 克,银花 9 克,生石膏 30 克,粳米 60 克。

【做法】将银花、生石膏、知母放入锅内加适量水煎煮,滤渣取汁入粳米熬成粥食用。每天 1 次,7 天为 1 个疗程。

【功效】清热去毒。适用于酒渣鼻。

(五)痤疮

痤疮是由于人体的肾上腺和生殖腺产生大量性激素,促使皮脂分泌旺盛,造成毛囊壁角化过度,毛囊内的痤疮丙酸杆菌大量繁殖,并将皮脂分解为游离脂酸,刺激毛囊而引发炎症所致的一种慢性皮肤病。此外,月经失调,胃肠功能紊乱,高脂肪类及刺激性饮食,也会促使症状发生和加重本病。多见于处于青春发育期的青年男女。本病在饮食上,应多吃牛肝、黄豆、牛奶、胡萝卜、菠菜等富含维生素 A、B 的食物。

黑豆酒

【用料】黑豆 200 克,白酒 500 克。

【做法】将黑豆炒至烟色,放入白酒中,待酒呈紫褐色便好。每日服 2 次,每次半盏约 2.5 毫升。

【功效】活血祛寒。

薏米粥

【用料】薏米 50 克。

【做法】薏米洗净,加水适量,煮烂成粥,调白糖适量,一顿食用,每日 1 次,连食用 1 月为 1 疗程。

【功效】泻热利湿,健脾利湿。

山楂冬瓜籽仁羹

【用料】冬瓜籽仁 15 克,生山楂 15 克,马蹄粉 30 克,冰糖适量。

【做法】洗净山楂并切片,马蹄粉加水调成粘稠状备用。将山楂和冬瓜子仁放入锅中,加水用中火烧开,改用小火煮 10 分钟后,放入冰糖,然后将马蹄粉糊徐徐倒入锅中,边倒边搅,烧开后即成。当点心吃,每日 2 次。

【功效】清肺热,去湿热。

地骨皮荷叶饮

【用料】冬瓜子 15 克,荷叶 1 张,地骨皮 15 克。

【做法】将冬瓜子洗净,荷叶洗净切丝,同地骨皮共入砂锅中,加水适量,大火烧开后,用中火煎 20 分钟,去渣取汁,加入冰糖调味,代茶数饮。

【功效】清热解毒。

山楂鱼腥草饮

【用料】鱼腥草 15 克,地骨皮 9 克,山楂 15 克,枇杷叶 9 克。

【做法】洗净鱼腥草并沥干水,将其与山楂、地骨皮、枇杷叶共入锅,加水适量,中火煎 20 分钟,去渣饮汁。每日 2 次,连服数日。

【功效】去热解毒。

银花绿茶饮

【用料】银花 5 克,绿茶 5 克。

【做法】沸水冲泡,当茶饮,不拘时间,数饮。

【功效】去热消炎。

金橘槟榔膏

【用料】金橘 500 克,洗净去核;槟榔 20 克,碾碎研细面;鲜橘皮 50 克,切细丝;

夏枯草 20 克,连翘 20 克,蜂蜜 50 克。

【做法】将连翘、夏枯草放入锅内,加水 1500 毫升煎煮 30 分钟,挤去药渣,用药液再煮金橘、橘皮丝和槟榔面,煎至金橘烂熟,药液不足可再加适量水。待水将耗干时,放入蜂蜜,再煎煮 20 分钟,收汁即停火,贮于瓶罐之中,每日食 3 次,每次 10~15 克即可见效。

【功效】疏肝行气,和胃消食。

玉米荸荠散

【用料】玉米 15 克,荸荠 15 克。

【做法】各研粉混匀,加冰糖少许,开水调饮,每日 1 次,连服 1 月。

【功效】去热利湿。

三瓜炒肉片

【用料】瘦猪肉 50 克,苦瓜 100 克,丝瓜 100 克,黄瓜 100 克,调料适量。

【做法】原料先切片。将猪肉煸炒至半熟,依次将苦瓜片、丝瓜片、黄瓜片下锅同炒,每味下锅时间相隔 1 分钟,待下黄瓜片时,加入调料即可。

【功效】清热利湿,凉血消肿。

百合绿豆粥

【用料】百合 50 克,绿豆 100 克,粳米或糯米适量,冰糖适量。

【做法】将绿豆洗净加水煮至开裂后,加入粳米或糯米煮成粥。加入百合煮片刻,放入冰糖调匀即可。代点心食,每日分 2 次服完。

【功效】泻热解毒,利水消肿。

五花膏

【用料】金银花 10 克,鸡冠花 10 克,生槐花 10 克,玫瑰花 10 克,月季花 10 克,生石膏 30 克,蜂蜜适量。

【做法】生石膏放入锅内,加适量水煎煮 30 分钟,去渣留汁。将诸花放入药液中,加红糖适量,先以大火煮沸,后以小火熬煮。待成膏状,放入蜂蜜适量。熬至滚开停火。置冷,装瓶待用。每日服 2~3 次,每次 1 匙,以沸水饮之。

【功效】泻热凉血。

香蕉山楂汤

【用料】香蕉 2 根,山楂 30 克,冰糖适量。

【做法】将山楂洗净切片,香蕉剥皮切块。将山楂放入锅中,加水适量,用中火煮10分钟后,加入香蕉和冰糖,开后稍煮片刻即可。日服2次,饮用数日。

【功效】泻热解毒。

枸杞消炎粥

【用料】白鸽肉、粳米各100克,枸杞子30克,细盐、味精、香油各适量。

【做法】洗净白鸽肉,剁成肉泥。洗净枸杞子和粳米,放入砂锅中,加鸽肉泥及适量水,文火煨粥,粥成时加入细盐、香油、味精,拌匀。一天一次,分2次食用,5~8次为1个疗程。

【功效】具有排毒去邪、养阴润肤、消痈退肿功效。适用于皮肤有感染、脸生粉刺者。

绿豆海带汤

【用料】绿豆、海带各15克,甜杏仁9克,玫瑰花6克,红糖适量。

【做法】将玫瑰花用布包好,与各药同煮后,去玫瑰花,加红糖服用。每天1次,连用30天。

【功效】适用于防治痤疮。

枇杷叶膏

【用料】将鲜枇杷叶(洗净去毛)1000克,加水8000毫升。

【做法】煎煮3小时后去渣,再浓缩成膏,兑入蜂蜜适量混匀,贮存待用。每次吃10克~15克,每天2次。

【功效】清解肺热,破痰止咳。适用于痤疮、酒渣鼻等。服药期间禁食辛辣刺激性食物及酒类。

绿豆果菜饮

【用料】取小白菜、芹菜、柿椒、苦瓜、苹果、柠檬、绿豆各适量。

【做法】将绿豆放入锅内煮30分钟,滤其汁;将小白菜、芹菜、苦瓜、柿椒、苹果分别洗净切段或块,搅汁,调入绿豆汁,滴入柠檬汁,加蜂蜜调味服用。1~2天。

【功效】有清热解毒,防治粉刺作用。

果菜汁

【用料】取苦瓜、芹菜、黄瓜、梨、橙、菠萝各适量。

【做法】将苦瓜去籽,菠萝去皮,切块;将黄瓜、芹菜、梨、橙及菠萝、苦瓜同搅汁,调入蜂蜜饮服。1~2 天。

【功效】具有清热消毒、杀菌功效。适用于防治痤疮。

薏苡仁海藻粥

【用料】甜杏仁、海藻、昆布各 9 克,薏苡仁 30 克。

【做法】将海藻、昆布、甜杏仁加水适量煎煮,弃渣取汁液,再与薏苡仁煮粥服用,每天 1 次,3 周为 1 个疗程。

【功效】活血破瘀,消炎软坚,适用于痤疮。

芹菜雪梨汁

【用料】芹菜 100 克,雪梨 150 克,西红柿 1 个,柠檬半个。

【做法】将芹菜、雪梨、西红柿、柠檬洗净后同放入搅汁机中搅汁,服用,每天 1 次。

【功效】泻热,润肤。适用于痤疮的辅助治疗。

芪皂炖母鸡

【用料】母鸡 1 只,生黄芪 40 克,干姜 10 克,皂角刺 10 克,肉桂 5 克,盐、味精、黄酒等调料适量。

【做法】将上述诸物(除调料)填入干净的鸡腹中,用小线绳捆扎好,入锅中煮至将熟时放入调料。待烂熟后解开小线,拣出鸡腹中诸物,食肉喝汤。

【功效】温阳散寒,补气托疮。

薏苡仁绿豆防痤汤

【用料】将薏苡仁、绿豆各 25 克,山楂 10 克。

【做法】加水 500 克,泡 30 分钟后煮开,沸几分钟后即停火,不要揭盖,焖 15 分钟即可,代茶饮。3~5 次/天,适用于油性皮肤。

【功效】有预防长粉刺和青春疙瘩功效。

火腿炒三鲜

【用料】火腿 50 克,鲜藕 100 克,鲜莴苣 100 克,鲜栗子 100 克,调料适量。

【做法】原料先切片。将火腿、栗子片同煸炒,至半熟时加入藕片,炒至将熟时加入莴苣,再入调料,炒熟便可。辅菜食。

【功效】化瘀通络。

大豆益母粥

【用料】黑大豆 150 克,桃仁 10 克,益母草 30 克,苏木 15 克,粳米 250 克,红糖适量。

【做法】先将益母草、桃仁、苏木用水煎煮 30 分钟,滤出药液,再将黑豆加药液和水,煮至八成熟,下粳米煮熟,粥烂加糖即可食,早晚各服 1 小碗。

【功效】活血破瘀。

痤疮茶

【用料】枇杷叶 10 克,生槐花 10 克,淡竹叶 10 克,白茅根 30 克,菊花 5 克。

【做法】上述诸药放入茶杯中,用沸水冲泡,浸 15 分钟,趁温频饮。也可以置凉后作饮料大量饮用。

【功效】疏风利肺。

姜醋木瓜

【用料】生姜 9 克,陈醋 100 毫升,木瓜 60 克。

【做法】将生姜、陈醋、木瓜共放入砂锅中煎煮,待醋煮干时,取出生姜、木瓜食之。每天 1 次,早晚 2 次吃完。连用 7 天。

【功效】对脾胃痰湿所引发的痤疮有效。

芹菜红萝卜汁

【用料】芹菜 150 克,红萝卜(中等大小)1 个,洋葱 1 个。

【做法】洗净后放入搅汁机中搅汁,饮用,每天 1 次。

【功效】泻热解毒,祛火。可辅助防治痤疮。

桃仁山楂粥

【用料】桃仁、山楂各 9 克,荷叶半张,粳米 60 克。

【做法】先将桃仁、山楂、荷叶放入锅内煮汤,去渣加入粳米煮成粥。每天 1 次,连用 30 天。

【功效】适用于痰瘀滞者所致的痤疮。

(六)疣

疣一般是由乳头瘤病毒感染引起,可分为寻常疣和扁平疣两种。寻常疣表面粗糙不平呈刺状,颜色为褐色、灰黄色或正常皮色、散状分布。扁平疣皮损为针头、米粒或黄豆大的扁平血疹,图形或不规则形,表面光滑或粗糙,常见于面部、手背部及手面,大多对称分布,数目不定。病程缓慢,可达数月或数年之久。愈后不留瘢痕。本病可服食具清热解毒、养血活血等作用的药物。

消疣液

【用料】地肤子、海桐皮、蛇床子各 120 克,鲜土大黄 500 克,土槿皮 360 克,青龙衣 12 克,高粱酒 5 升。

【做法】将以上诸药捣碎。置容器中,加入高粱酒,密封,浸泡约一个月后即可开封启用。取此药液涂擦疣表面,5 分钟,须稍用力擦之,每日 2~3 次,连续 3~6 周。

【功效】消炎、散结、去疣。

薏苡仁饭

【用料】新薏苡仁 50~100 克,大米 50~100 克。

【做法】于秋季果实成熟后,割取新收的薏苡仁,晒干待用。把新薏苡仁同大米一同淘洗干净后,放入锅内,加水适量,如常法煮成薏苡仁米饭。也可用上方法煮成薏苡仁粥。以上为 1 日量。可分 2~3 次服食,持续服用,以痊愈为止。

【功效】健脾利湿。适用于治疗儿童扁平疣。

百合薏米粥

【用料】百合 10 克,薏苡仁 30 克,白糖或蜂蜜适量。

【做法】将薏苡仁和百合洗净,放锅内加水适量,武火煮沸 1 小时,加白糖或蜂蜜调匀即可。日服 1 次,温热服。

【功效】健脾宣肺、润肠通便、去湿除疣、美容。适用于皮肤扁平疣、雀斑、痤疮、湿疹。

大米薏米仁粥

【用料】大米 50 克,薏米仁 60 克。

【做法】将薏米仁与大米同煮粥,连续服 15 天为 1 个疗程。

【功效】可治疗扁平疣。

白果薏米汤

【用料】白果仁(去壳)8~12 粒,薏米 60 克,冰糖适量。

【做法】将白果仁、薏米加水适量煮熟,放入冰糖调味即可。每日分数次饮汤食药。

【功效】健脾、清热、利湿。适用于治疗青年扁平疣。

清水黄豆芽

【用料】黄豆芽 300 克。

【做法】黄豆芽洗净，放入砂锅内，加水煮沸，改文火煮至黄豆芽烂熟，加调料但忌油。喝汤吃豆芽。

【功效】滋润肌肤、去疣赘。可治疗扁平疣、寻常疣。

海带绿豆杏仁汤

【用料】海带 25 克，绿豆 20 克，甜杏仁、玫瑰花各 10 克，红糖适量。

【做法】将海带洗净，切碎；玫瑰花用纱布包，与甜杏仁、绿豆同放锅中，加水适量，煮沸 15 分钟后，取出纱布包，对入红糖，搅至糖完全溶化即可。每日 2 次，吃海带、绿豆、甜杏仁、饮汤。

【功效】化痰散结。适用于痰瘀凝结的寻常疣。

红枣薏米粥

【用料】红枣 20 克，薏米 100 克，白糖适量。

【做法】将红枣洗净放水中煮至沸，捞出，与薏米同放砂锅中，加水适量，以文火煨煮至粥熟，加白糖服用。每日早晚各服 1 碗。

【功效】薏米健脾利湿。红枣益气养血、气血充盈，则皮肤得养。常服此粥，能治疗扁平疣，对其他皮肤病和老年皮肤色斑、青春期皮肤痤疮也有一定疗效。

薏仁汤

【用料】薏米仁 50 克，紫草 10 克，马齿苋、板蓝根各 25 克。

【做法】将板蓝根、马齿苋、紫草 3 味煎汁去渣。加于薏米仁中煮熟后，加冰糖适量即可。可吃汤与薏米仁。每日 1 次，连服 10 天为 1 疗程。可服数疗程。

【功效】清热解毒、软坚去疣。

四仁饮

【用料】冬瓜仁、苡仁各 30 克，桃仁、杏仁各 10 克。

【做法】半以上各味放入锅内，加水适量水煎即可。每日 1 次。

【功效】通利血脉。清热解毒。

黑木耳拌黄豆芽

【用料】水发黑木耳 50 克，黄豆芽 500 克，香油、盐、味精各适量。

【做法】木耳发好,洗净,切丝;黄豆芽洗净,放沸水中煮熟后捞起(汤可饮用)。豆芽拌木耳,加少许香油、精盐、味精调味。辅餐食。

【功效】适用于治方寻常疣及皮肤白斑。

薏米仁紫草饮

【用料】生薏米仁、紫草各 15 克。

【做法】将紫草、生薏米仁加适量水煎即成。一天一次,2 周为 1 个疗程。

【功效】可治疗扁平疣。

白果薏米粥

【用料】白果仁 8~12 颗,薏米 70 克。

【做法】薏米、白果仁洗净,加适量水同煮成粥,然后放冰糖(或砂糖)适量。

【功效】健脾利湿,除痛清热。适用于青年扁平疣、水肿、糖尿病等症,并对肿瘤有抑制作用。

白果粥

【用料】白果仁 8~12 颗,粳米适量,冰糖适量。

【做法】将白果与粳米放入锅内,加适量水同煮成粥,然后放冰糖。

【功效】健脾利湿,除痛清热。适用于青年扁平疣、痰喘咳嗽、糖尿病、小便淋痛。

薏米粥

【用料】薏米仁 30~50 克,白糖(或食盐)适量。

【做法】将薏米仁用适量水煎,快熟时加白糖(或食盐)调味食。一天一次,10 天为 1 个疗程。

【功效】常服可治疗扁平疣。

醋泡鸡蛋

【用料】食醋 70 毫升,鲜鸡蛋 7 个。

【做法】将鲜鸡蛋煮熟去皮,每个蛋用竹筷刺若干个小孔,再切成四等份装入杯内。向杯内加 70 毫升食醋,加盖放置 6 小时,空腹连蛋带醋 1 次服下。服时禁用盐、酱油,更忌食碱性食物(或药物)。每周服食醋蛋 1 次,一般 1~2 次即可见效。

【功效】可治疗寻常疣。

国学经典文库

中华食疗大全

·常见病食疗养生·

图文珍藏版

去疣二号方

【用料】马齿苋 60 克,紫草、败酱草、大青叶各 15 克。

【做法】将以上原料加水 500 毫升,煎取 300 毫升。一天一次,7 次为 1 个疗程,2 个疗程即可有效。

【功效】可治疗扁平疣。据《米仁康临床经验方》载。

治扁平疣茶

【用料】苦参 15 克,菝葜 20 克,土茯苓 30 克,地肤子 12 克。

【做法】将苦参、菝葜、土茯苓、地肤子药研成粗末,置热水瓶中,冲入沸水大半瓶,盖焖 20 分钟。代茶频频饮服。

【功效】清热解毒、利水祛湿。适用于扁平疣。

【注意】脾胃虚寒者忌服。

蝉蜕白花酒

【用料】蝉蜕 3 克,地肤子、白藓皮、明矾各 6 克;红花 1 克,75% 的酒精 50 毫升。

【做法】将以上诸药捣碎,置容器中,加入 75% 的酒精,密封,浸泡 3 天后,过滤去渣,即可取用。取此酒涂擦患处,每日涂 5~6 次,以愈为度。

【功效】活血祛风、抑菌去疣。适用于扁平疣。

蛇土绿苡汤

【用料】蛇床子、土茯苓各 30 克,苡仁、绿豆各 30 克。

【做法】蛇床子、土茯苓水煎备用。苡仁、绿豆加水及上述药汁煮汤,待熟加适量糖。吃苡仁、绿豆及汤。

【功效】清热解毒、利湿软坚,可常吃,有消疣作用。

炒酸苦瓜

【用料】鲜苦瓜适量。

【做法】将苦瓜剥开去子,放入酸菜水中或泡菜坛内浸泡 1 周,取出切碎,在花生油锅内爆炒片刻,盛盘。佐餐,每日 2~3 次,每次 100~150 克,连续服用 15 日。

【功效】清热解毒。适用于面部扁平疣。

醋泡鸭蛋

【用料】青壳鸭蛋 7 个,米醋适量。

【做法】将青壳鸭蛋浸泡在米醋中,5~7天后取出。每日煮食(生食更好)1个,4~5天后患部皮肤潮红,连续服用至治愈。

【功效】适于面部扁平疣。

芥子糯米粉

【用料】炒萝卜子、白芥子、紫苏子各30克,炒糯米、糖各240克。

【做法】将以上各料混匀,碾成炒米粉状,一天三次,分10天用完。

【功效】去痛清热。适用于扁平疣。

淡煮黄豆芽

【用料】黄豆芽适量。

【做法】用清水煮熟(不加任何调味),连汤带食。一日三餐当饮食用,连续食3天,以后改为常食。

【功效】可治疗寻常疣。

去疣三号方

【用料】马齿苋60克,生薏米仁20克,蜂房9克,紫草15克。

【做法】将马齿苋、生薏米仁、蜂房、紫草加水500毫升,煎取300毫升。一天一次,7次为1个疗程,2个疗程即可有效。

【功效】可治疗扁平疣。据《米仁康临床经验方》载。

(七)湿疹

湿疹是一种常见的由多种因外因素引起的表皮及真皮浅层的炎症性皮肤病。其临床表现有对称性、渗出性、瘙痒性、多形性和复发性等特点。

中医所谓浸淫疮、湿疡、四弯风、旋耳疮、绣球风等均属于本病范畴。常分三型辨证论治:

(1)湿热并盛型,症见皮损潮红、丘疹水疱较广泛,瘙痒剧烈,舌红、苔黄腻,脉弦滑有力。治宜清热除湿。

(2)脾虚湿盛型,症见皮损不红,渗出较多,下肢多发,瘙痒较轻。治宜健脾利湿。

(3)血虚风燥型,症见皮损肥厚,有糠样脱屑,伴抓痕、血痂。治宜养血润肤。

红枣扁豆汤

【用料】白扁豆30克,黑红枣10枚,红糖适量。

国学经典文库

中华食疗大全

·常见病食疗养生·

图文珍藏版

【做法】将白扁豆、黑红枣同加水煮至红枣烂熟,然后将红糖放入即可。每日1次,连服2~3周。

【功效】补脾生血。

山楂白术粥

【用料】粳米 100 克,白术 15 克,山楂 15 克。

【做法】后二味水煎取汁。与粳米共煮为粥。随意服用,可常食。

【功效】益脾消食化滞。

芹菜炒肉丝

【用料】芹菜 250 克,瘦肉 50 克。

【做法】芹菜洗净切段,瘦肉洗净切丝,炒锅加油,放入瘦肉丝稍炒,加芹菜一同炒熟,加调料即成,辅餐。

【功效】清热利湿,解毒利尿。

海带绿豆汤

【用料】海带 50 克,绿豆 100 克,芸香 10 克,红糖 50 克。

【做法】海带先用水泡发洗净切丝,与芸香、绿豆一起放入砂锅,加水煮沸,改文火煎至豆烂熟,加入红糖便成。

【功效】除湿利水,清热解毒。

赤豆米粥

【用料】赤豆 100 克,大米 250 克。

【做法】锅内水开后,将赤豆放入(赤豆与水的比例约为 1∶8),煮至八成熟时捞出。大米洗净沥水,然后加入煮成八成熟的赤豆汤,如赤豆汤水不够,可加清水补足,超出了平时煮饭用水则倒出点,原则是以平时煮饭用水为难。将赤豆与大米搅匀后,煮熟即成。当饭用,连服数日。

【功效】健脾理气利水。

炒荠菜

【用料】荠菜 250 克。

【做法】炒熟,每日当菜食用,连吃 1~2 月。

【功效】清热利尿,去肿降压。

藕汁萝卜饮

【用料】鲜藕 100 克,白萝卜 100 克,蜂蜜 30 克。

【做法】将鲜藕、白萝卜洗净切碎,放入榨汁机中榨汁,过滤后在汁中调入蜂蜜即可服用。每日 2 次,随饮随榨。

【功效】凉血止血,润肠益肺。

煮玉米

【用料】玉米 100 克。

【做法】水煮服食。每日 1 次,连服 1 月。

【功效】补中健脾,化湿利尿。

红枣泥鳅汤

【用料】红枣 15 克,泥鳅 30 克,食盐少许。

【做法】把泥鳅洗净与红枣煎汤,加盐调味食用。每日 1 次,连服 10~15 次。

【功效】补血益肝。

绿豆苡仁粥

【用料】绿豆 50 克,薏苡仁 50 克。

【做法】将绿豆、薏苡仁加水煮粥食用。

【功效】清热下湿。

苡仁茅根粥

【用料】生苡仁 300 克,鲜茅根 30 克。

【做法】先煮茅根 20 分钟后去渣留汁,纳生苡仁熬成粥。

【功效】清热凉血,祛湿利尿。

茯苓山药糕

【用料】茯苓 100 克,生山药 200 克(去皮),大枣 100 克,蜂蜜 30 克。

【做法】先将生山药蒸熟捣烂,大枣煮熟,去皮核留肉,茯苓研细粉,与枣肉、山药拌匀,上锅同蒸成糕,熟后浇上蜂蜜即可。

【功效】健脾除湿,生阴润燥。

胡桃仁糊

【用料】胡桃仁适量。

国学经典文库

中华食疗大全

· 常见病食疗养生 ·

图文珍藏版

【做法】将胡桃仁捣碎,炒至焦黑出油为度,用乳钵研成糊状,冷后待用。均匀外敷。

【功效】除湿消疹。

绿豆苡仁百合汤

【用料】绿豆 30 克,苡仁 15 克,百合 30 克,芡实 15 克,淮山药 15 克,冰糖适量。

【做法】将以上诸药一起下锅,加水适量,烂熟后,加冰糖即可。每日分 2 次用完,连服数日。

【功效】泻热解毒,健脾除湿。

(八)丹毒

丹毒常发于下肢和头面部,有接触传染性。是由丹毒链球菌引起的皮内或粘膜内网状淋巴管炎。炎症呈片状红疹,鲜红似玫瑰色,周围界限清楚,红肿向四周蔓延,中央红色消退,脱屑,呈棕黄色,红肿边缘隆起,高于正常皮肤。有时可发生水泡,呈烧灼样疼痛,伴有畏寒发热、头痛等全身症状。下肢丹毒常和足癣、血丝虫病有关。本病应防止蚊虫叮咬,不接触丹毒病人。

鲜芦根饮

【用料】鲜芦根 2000 克。

【做法】鲜芦根洗净,榨汁,分次当茶饮,每次 100 毫升,每日 3~5 次。

【功效】清热祛毒利湿。

马齿苋菊花米粥

【用料】鲜马齿苋 60 克,菊花 15 克,粳米 100 克。

【做法】鲜马齿苋洗净切碎,粳米淘洗干净一同入锅加水 1000 毫升,文火煮成粥;取霜降前菊花烘干研成粉。粥将成时调入菊花末,稍煮即成,每日 3 次,连服多时。

【功效】清热解毒,清肝利湿。

凉拌马兰头

【用料】马兰头 500 克。

【做法】洗净马兰头,入沸水中烫数分钟,取出略挤,切碎,加入香干末、糖、盐、味精、麻油拌和食用,其水代茶饮用,每日 3 次。

【功效】泻热解毒利湿。

苡仁赤小豆汤

【用料】苡仁 100 克,赤小豆 100 克。

【做法】赤小豆、苡仁浸泡半天,加水 500 毫升,文火煮烂,分次服用,每日 3 次。

【功效】利水化肿。

红花茯苓粥

【用料】茯苓 30 克,红花 5 克,苡仁 30 克。

【做法】茯苓、红花熬汁去渣,加入苡仁、大米若干,用文火煮成粥,每日早晚各服一次。

【功效】健脾利水,活血祛瘀。

(九)银屑病

银屑病又称牛皮癣,是一种常见的慢性炎症性皮肤病,因患部皮肤坚厚状如牛颈之皮而得名,具有顽固性和复发性等特点。

常见的银屑病有以下几种类型:

(1)寻常型银屑病:皮损好发于四肢外侧,其次为躯干部和头部等处。为红色、棕色的斑丘疹或斑块,数目、大小不定,形态可为点滴状、银币状、地图状、环状、回状、蛎壳状等,皮疹边缘清楚。表面履有多层银白色鳞屑,轻轻刮去鳞屑,可见半透明的薄膜。

(2)脓疱型银屑病:症状表现在红斑基础上出现表浅细小的无菌性脓疱。

(3)红皮病型银屑病:症状表现为全身皮肤弥漫性潮红,浸润,脱屑。

(4)关节型银屑病:症状表现除有寻常型银屑病的皮损外,还兼有类风湿关节炎的症状。如各小关节酸麻、胀痛、屈伸不灵活及疼痛等。

炖穿山甲肉

【用料】穿山甲肉 100 克,带少许舌头肉。

【做法】取穿山甲肉加适量水炖至肉烂熟,加少许食盐调味。食肉饮汤。

【功效】生阴养血柔肝。适用于牛皮癣。

薏米桂花粥

【用料】桂花、牛膝各 9 克,杜仲 18 克,薏米 30 克,白糖适量。

【做法】将桂花、牛膝、杜仲放入锅内,加水适量煎煮,取药汁。用药渣煮薏米成粥。粥熟加白糖调用。每日 1 次,10 日为 1 疗程。

【功效】活血通络、息风除湿。适用于牛皮癣等皮肤病。

海带猪排汤

【用料】猪排骨 250 克,海带 100 克。

【做法】将海带洗净切丝,猪排骨洗净切碎,一同入锅,加水煮至排骨烂熟,食盐调味。饮汤食海带、排骨。

【功效】温中利水。适用于牛皮癣。

斑蝥酒

【用料】斑蝥 30 个,青皮 6 克,白酒 250 毫升。

【做法】斑蝥、青皮洗净后,放入白酒中,在密闭的玻璃容器中浸泡 7 日,过滤去渣即得。用温水洗净患处,再用棉签蘸取药酒,反复涂搽患处,直至患部感到发热、痛痒并起白疱,然后刺破白疱,用清洁水洗去脱皮。如不易脱去,可再搽药酒 2~4 次。

【功效】活血息风、杀虫止痒。适用于牛皮癣。

【注意】本品毒性大,尽量不要接触健康皮肤。

二黄四虎酒

【用料】丁香、花椒、生半夏、生南星、生马钱子、生白附子各 3 克,黄连、雄黄各 2 克,斑蝥、五倍子各 5 克,白酒 250 毫升。

【做法】将前 10 味共研为粗末,置容器中,加入白酒,密封,浸泡一周后,即可取用。用时以棉签蘸药酒反复涂擦患处直至患处皮肤有痛痒和发热时为止,每日 1 次。

【功效】解毒杀虫、息风止痒。适用于银屑病、神经性皮炎。

【注意】本品有毒,切忌口服。

二黄马钱酒

【用料】细辛、马钱子(生用不去毛)、硫磺、生草乌各 3 克,雄黄、白矾各 6 克,冰片 3 克,75% 的酒精 100 毫升。

【做法】将以上诸药共研细末,置容器中,加入 75% 的酒精,密封,时时摇动,浸泡约 1 周后,去渣,备用。取此药涂于患处,每日涂擦 1~2 次,以愈为度。

【功效】解毒杀虫、利湿止痒。主治各种顽癣、牛皮癣、久治不愈之症。

蜂房威灵粥

【用料】威灵仙15克,紫草15克,大米100克,蜂房15克。

【做法】威灵仙、紫草、蜂房水煎取药汁。大米淘洗干净,加药汁,加清水适量,同煮为粥。每日1次,早晚食用。

【功效】息风、除湿、解毒、凉血。用于银屑病的辅助治疗。

蚕砂车前薏米粥

【用料】蚕砂9克,车前子15克,薏米30克,白糖适量。

【做法】将车前子用布包好与蚕砂同放锅内加水适量煎煮,去渣取汁,用药汁加薏米熬煮成粥,加白糖调匀服用。每日1次,7日为1疗程。

【功效】清热消毒利湿。适用于银屑病(牛皮癣)。

蝮蛇人参酒

【用料】人参15克,蝮蛇1条,白酒1000毫升。

【做法】将蝮蛇、人参置容器中,用白酒浸泡7日后取出,弃渣,装瓶待用。每日2次,每次10~15毫升。

【功效】息风解毒。适用于银屑病。

槐花茯苓粥

【用料】土茯苓30克,生槐花30克,粳米50克,红糖适量。

【做法】土茯苓、生槐花水煎饮药汁。粳米淘洗干净,加清水适量,中火煮粥,粥将熟时调入药汁、红糖,稍煮即可。早晚服食。连服10日。

【功效】解毒利湿、凉血、去火。用于银屑病的辅助治疗。

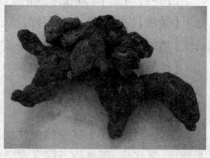

土茯苓

菟丝子仙茅羊肉汤

【用料】菟丝子15克(布包),仙茅18克,当归9克,羊肉60克,盐适量。

【做法】将仙茅、菟丝子、当归加水适量,煎煮,取药汁。将羊肉切碎放药汁里炖煮,肉熟后,加盐适量调味。每日1次,7日为1疗程。

【功效】调摄冲任、息风润燥。适用于牛皮癣。

皮癣水

【用料】木槿皮620克,紫荆皮、苦参各310克,地榆、苦楝根皮各150克,千金子150粒,斑蝥100只(布包)。蜈蚣3条,樟脑310克,75%的酒精5升。

【做法】将木槿皮、紫荆皮、苦参、地榆、苦楝根捣碎成粗粒,置容器内,加入75%的酒精,再将斑蝥、千金子、蜈蚣等加入,密封,浸泡约半月左右,滤去渣,加入樟脑,溶化,贮瓶待用,取此药酒涂擦患处,每日涂擦2次。

【功效】适用于牛皮癣。

何首乌酒

【用料】松针、何首乌、五加皮各30克,当归、穿山甲、熟生地、蛤蟆各20克,侧柏叶15克,草乌、川乌各5克,黄酒3000毫升。

【做法】将前10味加工成细末,以纱布包,置容器中,加入黄酒3000毫升,密封,隔水加热2小时,取出放置5日后,过滤去渣,取滤汁,贮瓶备用。每次空腹温服30~50毫升,每日服2~3次,或随量温服,不拘时间,常令酒气相续为佳,勿醉为适。

【功效】生阴活血、祛风解毒。适用于银屑病。

【注意】禁食辛辣之物。

高粱桃仁粥

【用料】高粱米(或粳米)50克,桃仁(去皮尖)10克。

【做法】先将桃仁和米研碎,然后加水煮成稀粥,加少许红糖。作早餐用。

【功效】助阳息风。适用于牛皮癣。

【注意】忌吃一切海鲜发物。

(十)皮肤瘙痒

皮肤瘙痒症属于神经精神性皮肤病,是一种皮肤神经官能症疾患。中医称之为痒风、风瘙痒,因部位不同又有阴痒、肛门痒等。本病可广泛发生全身,亦可局限于肢体一部。

皮肤瘙痒可分为风热外侵、风寒侵表、湿热下注、血虚肝旺等4型:

(1)风热外侵:表现为皮肤瘙痒剧烈、热后更甚、抓后呈条状血痂、发病以夏季为多。口干、心烦、舌红、苔薄黄、脉弦滑或数。

(2)风寒侵表:表现为皮肤瘙痒、干燥多屑、冬季发病为多,痒以解衣或夜间为重,部位多见于大腿内侧,小腿屈侧及关节周围等。舌淡、苔薄白、脉迟沉。

（3）湿热下注：多发生在外阴部，阴囊、肛门等处。局部瘙痒不止，抓后脂水淋漓，女子多白带、口苦胸闷、舌红、苔黄腻、脉多滑数。

（4）血虚肝旺：表现为皮肤干燥，抓后血痕累累、面色萎黄或伴有头晕、眼花、心慌、失眠等症。症程较长，多见于老人。舌淡、苔薄、脉细或弦数。

本病的预防应保持生活规律，保持精神愉快，戒烟酒、浓茶、咖啡及一切辛辣刺激食物。此外，若是全身性瘙痒，应减少洗澡次数，不用碱性肥皂等。

猪肚芥末

【用料】猪肚 400 克，芥末 20 克，芫荽 10 克，盐 3 克。

【做法】猪肚洗净放入锅内，加盐，加清水适量，煮熟，切丝，加芥末、芫荽，作佐餐食用。每 3~5 日 1 次。

【功效】补益气血、息风散寒。适用于皮肤瘙痒、皮肤干燥脱屑者食用。

【注意】高胆固醇者食用不宜。

僵蚕地黄粥

【用料】生地 20 克，熟地 20 克，僵蚕 20 克，粳米 100 克。

【做法】将熟地、生地、僵蚕水煎取汁。粳米淘洗干净，加药汁，加清水适量，中火煮粥。每日 1 次，早起空腹食用，7~10 日为 1 疗程。

【功效】清热凉血、滋阴息风。用于皮肤瘙痒症的辅助治疗。

【注意】气滞痰盛、脘腹胀痛、食少便溏不宜食用地黄。

风疹瘙痒茶

【用料】野菊花 15 克，生黄芪 10 克，土茯苓 20 克，荆芥穗 7 克。

【做法】将野菊花、生黄芪、土茯苓、荆芥穗共研粗末，置保温瓶中，冲入适量沸水，加焖 10 多分钟。代茶数饮。每日 1 次。

【功效】清热解毒、息风利湿。适用于痒疹属风热湿毒者。如风团样瘙痒性丘疹，风团红肿消退后，可遗留丘疹剧痒，常对称分布于四肢、躯干和面部。

【注意】脾虚血燥者不宜饮用。

芍药菊甘茶

【用料】甘草 6 克，野菊花 15 克，赤芍药 12 克，土茯苓 30~50 克。

【做法】将甘草、野菊花、赤芍药、土茯苓药共研为粗末，放入热水瓶中，冲入沸水大半瓶，盖焖 20 分钟。代茶数饮。其渣榨取汁涂患处，每日 1 次。

【功效】散风利湿、凉血解毒。适用于风热湿毒引起的痒疹、湿疹、风疹皮炎。

【注意】血燥、血虚所致者不宜服。

海带排骨汤

【用料】海带 100 克,猪排骨 250 克。

【做法】将排骨洗净切段;海带洗净切块。2 味放入砂锅,加水煮汤。待排骨煮烂熟,加食盐调味。食海带排骨、喝汤;隔数日 1 次。

【功效】利水清热。适用于湿热下注之皮肤瘙痒。

山药冬瓜粥

【用料】冬瓜 150 克,大米 50 克,羊肉末 50 克,山药 100 克,盐、味精各适量。

【做法】将大米加水煮粥至八成熟,再放入羊肉末同煮,同时把山药和冬瓜去皮后切成小丁放入粥中同煮,待冬瓜、山药熟烂,加入盐、味精调味即可服用。每天早晚各服 1 碗,每日 2 次。

【功效】健脾利湿、润肤止痒。适用于湿蕴肌肤型皮肤瘙痒症。

银耳茅根竹叶饮

【用料】竹叶 5 克,银耳 10 克,白茅根 30 克,金银花 3 克,冰糖适量。

【做法】将竹叶、白茅根洗净加水适量煎熬,煮沸后 15 分钟取液 1 次,反复 3 次,把药液合并待用。另将银耳用温水泡开,择洗干净。用药液将银耳上火烧沸后,改文火熬至银耳熟烂,加入冰糖。最后把洗净的金银花撒入银耳汤中,略煮沸即可服用。随时饮之。

【功效】滋阴化燥、息风止痒。适用于血热蕴肤型皮肤瘙痒。

苍耳草米粥

【用料】苍耳草 20 克,粳米 100 克。

【做法】粳米淘净,苍耳草洗净切碎,加清水适量,用武火烧沸后,转用文火煮10~15 分钟,去渣留汁,将粳米、苍耳草汁放入锅内,置武火上烧沸后,转用文火煮至米烂成粥即可。每日 1 次,作早餐用。

【功效】息风解毒。适用于风热外侵之皮肤瘙痒。

菊花苦参止痒茶

【用料】野菊花 12 克,苦参 15 克,生地 10 克。

【做法】将野菊花、苦参、生地共研粗末,置保暖瓶中,冲入适量沸水,盖焖 20 分钟。代茶数饮,每日 1 次。

【功效】清热利湿、凉血解毒。适用于痒疹属湿热夹血热证者。如痒疹红色、上肢、躯干为多、遇热加重、苔黄腻、舌质红等。

蝉蜕桃仁粥

【用料】赤芍 15 克,桃仁 15 克,蝉蜕 15 克,粳米 100 克。

【做法】将桃仁、赤芍、蝉蜕水煎取药汁。粳米淘洗干净,加药汁,加清水适量,共煮为粥。每日 1 次。早晚服用。每 7~15 日为一疗程。

【功效】活血化瘀、散风、透疹。用于皮肤瘙痒症的辅助治疗。

红枣地肤茶

【用料】红枣 4 枚,地肤子 30 克。

【做法】将地肤子与红枣捣碎,置保温瓶中,冲入沸水适量,盖焖 20 分钟。代茶频饮。每日 1 次。

【功效】利湿止痒。适用于皮肤瘙痒症、湿疹等属湿热症者。

【注意】非湿热症者饮服不宜。

凌霄生槐花茶

【用料】生槐花 10 克,凌霄花 10 克,绿茶 15 克。

【做法】将槐花、凌霄花用温水略泡,洗净去蒂,与绿茶一起用沸水冲泡,加盖焖 10 分钟即可。代茶数饮,连用 1 周。

【功效】适用于风热型皮肤瘙痒症。

肉丝二瓜汤

【用料】冬瓜 100 克,丝瓜 150 克,肉丝 50 克。

【做法】将丝瓜切小段,冬瓜连皮切块备用。肉丝加水煮熟,加入丝瓜、冬瓜再煮 15~20 分钟,加精盐调味。辅餐食用。

【功效】清热凉血、息风止痒。

生姜防风粥

【用料】生姜 15 克,防风 15 克,威灵仙 10 克,粳米 100 克。

【做法】将生姜、防风、威灵仙水煎取药汁。粳米淘洗干净,加药汁,加清水适量,共煮为粥。每日 1 次,早晚服用。

【功效】息风除湿、解表散寒。用于皮肤瘙痒、类风湿性关节炎、风湿性关节炎的辅助治疗。

黄绿豆荆芥地汤

【用料】薄荷、荆芥各 10 克,生地黄、绿豆各 100 克。

【做法】将薄荷、荆芥、生地黄水煎取汁或纱布包,与绿豆同煮汤,去药包。分 2 次服用。

【功效】泻热凉血。适用于皮肤瘙痒症。

红枣泥鳅汤

【用料】红枣 15 克,泥鳅 30 克,食盐少许。

【做法】把泥鳅洗净与红枣同煎。加盐调味服食。每日一剂。连服 10~15 次。

【功效】补血益肝。适用于血虚肝旺之皮肤瘙痒。

百部酊

【用料】百部草 180 克,75%酒精 260 毫升。

【做法】将百部草制为粗末,泡入酒精内,密封,每日摇荡 1 次,7 日后滤取酒液即成。外用涂搽患处,每日 3 次。

【功效】杀虫消痒。适用于皮肤瘙痒症、虱病、阴痒等。

败酱草炖猪大肠

【用料】猪大肠 250 克,绿豆 50 克,败酱草 15 克,盐适量。

【做法】将绿豆洗净煮 20 分钟,放入洗干净的猪大肠内,两端扎紧,和败酱草炖熟,加盐调味。食大肠、绿豆,隔日 1 次。

【功效】清热息风。适用于皮肤瘙痒症。

核桃豆奶芝麻饮

【用料】大米 60 克,黄豆 50 克,核桃仁、白芝麻各 30 克,牛奶 300 毫升,白糖适量。

【做法】黄豆放水内泡 1 日,视豆浸胀后待研;大米用水浸 1 小时,与核桃仁、白芝麻、泡好的黄豆拌匀,加入牛奶、清水,倒入小磨里磨出浆,过滤入锅煮沸,加白糖少许即可。不拘时,时时饮之。

【功效】补虚损、益血润肤。适用于血虚风燥型皮肤瘙痒症。

蝉蜕牛蒡粥

【用料】牛蒡子 10 克,蝉蜕 15 克,丹皮 15 克,粳米 50 克。

【做法】将蝉蜕、牛蒡子、丹皮水煎取汁。粳米淘洗干净,加药汁,加清水适量,同煮为粥。早晚服用。

【功效】散风除热、透疹、消毒。用于皮肤瘙痒症、风疹的辅助治疗。

【注意】牛蒡子润肠，气虚便溏者忌食用。

羊肉姜桂

【用料】羊肉250克，生姜15克，桂皮3克。

【做法】桂皮研成细粉，生姜切成小片。羊肉与姜片按常法煮熟。羊肉可沾桂皮粉食用。若无桂皮，也可用胡椒末代之。

【功效】适于皮肤干燥、瘙痒不止。

白芷川芎炖鱼头

【用料】川芎3~9克，白芷3~9克，鳙鱼头500克，葱、胡椒、姜、盐适量。

【做法】将川芎、白芷洗净；鱼头去鳃、洗净；将鱼头、白芷、川芎放入砂锅内，加水适量，再放入葱、胡椒、姜，武火烧沸。再以文火炖半小时，入盐调味，分2次于早、晚食鱼喝汤。

【功效】息风散寒。适用于风寒侵表之皮肤瘙痒。

绿豆花藤汤

【用料】绿豆60克，金银花藤30克。

【做法】先将金银花藤拣杂，洗净，晾干。切成碎小段，放入砂锅，加水浸泡片刻，煎煮30分钟，用洁净纱布过滤取汁，放入砂锅，加入淘洗干净的绿豆，用小火煮至绿豆熟烂如泥，汤汁稠浓即成。早晚2次分服。

【功效】对风热型皮肤瘙痒症尤宜。

防风红枣生姜汤

【用料】防风10克，红枣10枚，生姜10克。

【做法】先将防风、生姜、红枣分别洗净，晾干。防风、生姜切成片，与红枣同放入砂锅，加水适量浸泡片刻，煎煮20分钟，用洁净纱布过滤取汁，放入容器即成。早晚2次分服。

【功效】对风寒型皮肤瘙痒症尤宜。

地肤子苍耳子蜜饮

【用料】地肤子10克，苍耳子10克，蜂蜜30克。

【做法】先将苍耳子、地肤子分别拣杂、洗净后，同放入砂锅，加水适量，煎煮30

分钟,用洁净纱布过滤汁,放入容器,趁温热加入蜂蜜,拌匀即成。早晚 2 次分服。

【功效】对风寒型皮肤瘙痒症尤宜。

二豆苡仁羹

【用料】苡仁 30 克,赤小豆 30 克,绿豆 30 克。

【做法】先将苡仁、绿豆、赤小豆分别拣杂,淘洗干净,同放入砂锅,加水适量浸泡片刻,大火煮沸后,改用小火煮至苡仁、绿豆、赤小豆熟烂如酥,汤汁浓稠,以湿淀粉勾芡成羹。早晚 2 次分服。

【功效】对湿热下注型皮肤瘙痒症尤宜。

赤小豆马齿苋粥

【用料】赤小豆 30 克,马齿苋 30 克(鲜品 60 克),粳米 100 克。

【做法】洗净马齿苋,入沸水锅中烫后晒干,备用。使用时,切成碎小段,放入碗中。将赤小豆拣杂,淘洗干净,放入砂锅,加水适量,大火煮沸后,改用小火煮 30分钟,待赤小豆熟烂,加入淘净的粳米,视需要可加温开水适量,继续用小火煮至赤小豆、粳米熟烂如酥,加入马齿苋小段,拌匀,再煮至沸即可。早晚 2 次饮服。

【功效】对湿热下注型皮肤瘙痒症尤宜。

红枣炖泥鳅

【用料】红枣 20 枚,泥鳅 250 克,植物油、精盐各适量。

【做法】洗净红枣,放入温水中浸泡片刻,去核后备用。将泥鳅养在清水盆中,滴数滴植物油,每天换水 1 次,待排除肠内污物,约 3 天后用温水洗净,剖杀,去除内脏,与红枣同放入砂锅,加水适量,用小火炖至泥鳅熟烂,加精盐少许,拌匀即成。佐餐或当菜,随意服食。

【功效】对血虚生风型皮肤瘙痒症尤宜。

芎归炖乌梢蛇

【用料】川芎 10 克,当归 30 克,乌梢蛇 100 克,精盐、五香粉、料酒、葱花、姜末各适量。

【做法】先将当归、川芎分别洗净,晒干或烘干,切成片,同放入纱布袋,扎紧袋口,备用。将乌梢蛇剖腹,去除内脏,洗净,取 100 克蛇肉与当归、川芎药袋同放入砂锅,加水适量,大火煮沸,烹入料酒,改用小火炖 40 分钟,直至蛇肉熟烂,取出药袋,加葱花、精盐、姜末、味精及五香粉少许,拌和均匀,再煮至沸即成。

【功效】对皮肤瘙痒症有良效。

三、肿瘤科常见病食疗养生方

（一）肺癌

肺癌是指支气管黏膜和肺泡细胞的恶性病变,是最常见的恶性肿瘤之一,多发于中年男性,本病的发生与吸烟、大气污染有密切联系。一般肺癌的全身症状并不明显,早期可有咳嗽、气急、痰中带血等类似结核的症状,晚期病人可有发烧、消瘦、乏力、甚至出现恶液质。本病应多吃具有增强机体免疫、抗肺癌作用的食物,如甜杏仁、菱、薏米、牡蛎、海蜇、黄鱼、蚶、海参、茯苓、山香菇、核桃等。

大枣桃仁饮

【用料】大枣 10 枚,桃仁 20 克。

【做法】桃仁洗净,大枣洗净,共置锅中,加清水 500 毫升,急火煮开 5 分钟,改文火煮 30 分钟,滤渣取汁,分次饮之。

【功效】活血破瘀。

银耳瘦肉粥

【用料】银耳 20 克,瘦肉 50 克,葱、姜。

【做法】银耳洗净,瘦肉洗净切成小块,共置锅中,加清水 1000 毫升,加姜、葱、料酒,急火煮开,滤掉浮沫,改文火煮 30 分钟,分次食用,连续食用。

【功效】宣肺益气,健脾运化。

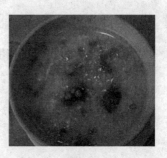

银耳瘦肉粥

山药汤

【用料】山药 50 克,苡仁 20 克,粳米 50 克。

【做法】山药洗净,切成小片,置锅中,加粳米、苡仁,加清水 1000 毫升,急火煮开 3 分钟,改文火煮 30 分钟,成粥,趁热服用。

【功效】补益肺脾,下湿。

枣仁青果茶

【用料】大枣仁 10 枚,青果 20 克。

【做法】大枣仁、青果分别洗净,置杯中,开水冲饮,用来代茶,久服。

【功效】利气活血,益气。

人参胡桃汤

【用料】人参 10 克,胡桃仁 20 克。

【做法】胡桃仁洗净焙干,磨成细末;人参洗净切成小段。共置锅中,加清水 500 毫升,急火煮开 3 分钟,改文火煮 30 分钟,分次饮汤及内含物。

【功效】活血破瘀,益肺气。

茯苓白梨茶

【用料】茯苓 10 克,白梨 1 只。

【做法】白梨洗净,去皮去核,切成小块;茯苓洗净。同置锅中加清水 500 毫升,急火煮开 3 分钟,改文火煮 20 分钟,滤渣取汁,分饮之。

【功效】化痰利湿。

荸荠汤

【用料】荸荠 50 克。

【做法】将荸荠洗净,去皮留肉,捣烂取其汁,分次饮之。

【功效】去热生津。

胆汁汤

【用料】黄酒 50 克,猪胆 50 克。

【做法】猪胆 1 只,洗净,取其汁,置黄酒中,炖温服之。

【功效】滋阴清热。

冬瓜银杏粥

【用料】冬瓜仁 30 克,银杏 20 克,粳米 50 克。

【做法】银杏、冬瓜仁分别洗净,置锅中,加清水 1000 毫升,加粳米,急火煮开 5 分钟,继之文火煮 30 分钟,成粥,趁热饮用,连服。

【功效】利湿祛痰,益肺。

燕窝莲子汤

【用料】燕窝 20 克,莲子 10 克。

【做法】莲子洗净,与燕窝同置锅中,加清水 500 毫升,急火煮开后即改文火煮 30 分钟,分次服用。

【功效】补气益阴。

水鱼圆肉苡米粥

【用料】甲鱼1只,桂圆肉20克,苡米20克。

【做法】甲鱼活杀,切成小块,置锅中,加料酒、姜,加桂圆、苡米,加清水1000毫升,急火煮开3分钟,改文火煮30分钟,分次服用,连续食用。

【功效】宜肺益气,健脾利湿。

杏仁茶

【用料】杏仁20克,陈皮20克。

【做法】杏仁、陈皮洗净,置锅中,加清水500毫升,急火煮开3分钟,后文火煮20分钟,滤渣取汁,分饮之。

【功效】破痰利气宣肺。

萝卜汤

【用料】萝卜100克,粳米50克。

【做法】萝卜洗净,去皮,切成小块,置锅中,加清水1000毫升,加粳米,急火煮开5分钟,改文火煮30分钟,成粥状,趁热服用。

【功效】清热利湿。

(二)胃癌

胃癌是指源于胃上皮的恶性肿瘤,通常以上腹部不适,疼痛,呕吐,反胃,呕血,黑便,消瘦,贫血,上腹部包块为其主要临床表现。常表现出胃痛,疼痛部位以脘部为主,食欲减退,恶心呕吐,腹部肿块,腹泻或便秘,低热,水肿,全身衰竭等。本病男性居多,男女之比为2~3∶1,发病年龄多在中、老年时期,但近年有年轻化趋势。胃癌患者应多食高热能、高蛋白、易消化、清淡的食物,并且多吃新鲜的水果蔬菜。

核桃枝炖鸡蛋

【用料】核桃树枝150克,鸡蛋2个。

【做法】将核桃树枝切成小段,先煎4小时,滤渣,取汁;再用药汁煮鸡蛋。每天2~3个鸡蛋,连续食用。

【功效】提高免疫功能,抗癌。适于胃癌、神经胶质母细胞瘤以及各种癌症的辅助治疗。

多味牛肉脯

【用料】胡椒15克,荜茇15克,陈皮6克,砂仁6克,草果6克,良姜6克,牛肉

2500 克,生姜 100 克,葱 50 克,盐 75 克。

【做法】将牛肉洗净入沸水锅中至色变捞出,凉冷后切大块。将胡椒、荜茇、草果、陈皮、砂仁、良姜研末,与生姜汁、葱汁一起拌和,加盐调成糊状。将牛肉切好与调好的药糊拌匀后,码入坛内封口,腌制 2 日后取出,再放烤炉中烤熟即成。辅餐食用。

【功效】胡椒、荜茇、陈皮、草果、砂仁、良姜、生姜、葱健脾燥湿,行气祛痰;牛肉益气血、健脾胃。有健脾化痰、温养气血的特点。适用于胃癌,症见胸膈满闷、呕吐痰涎、进食发噎、心悸气短、头晕乏力、形体消瘦或虚浮肢肿等。

小茴香炒鸡蛋

【用料】小茴香 15 克,鸡蛋 2 个,黄酒、盐适量。

【做法】将小茴香加盐炒至焦黄色,研成细末。将小茴香与鸡蛋拌匀煎炒即成。每晚临睡前与温黄酒共食,每日 1 次,4 次为 1 疗程,休息 2~3 天后再服 1 疗程。

【功效】小茴香疏肝,益气,散寒,止痛;鸡蛋益阴,润燥。特点是理气止痛。适用于胃癌,症见胃脘胀满、两胁隐痛、纳后疼痛、嗳气陈腐等。

藤梨根汤

【用料】藤梨根 50 克,鸡蛋 2 枚,白糖适量。

【做法】将藤梨根入锅,加适量水上火浓煎为汤,滤渣后,于火上煮沸,打入鸡蛋,放入糖,煮至蛋熟即可。饮汤,食蛋。1~2 次服食。可以经常服用。

【功效】补气血,去热毒,祛风湿,抗癌。对胃肠道癌症有辅助治疗作用。

【注意】藤梨根以鲜品为宜。如缺乏可用鲜果代替。肠癌大便溏泻患者更宜常服。

鸡血汤

【用料】鸡血块 250 克,小茴香 10 克,肉桂 6 克,木香 10 克,白豆蔻 10 克,山楂 30 克,盐、猪油、葱、姜适量。

【做法】将小茴香、木香等放入锅,加水适量熬煮 30 分钟,捞出滤渣,将鸡血块划成小块放入,煮熟即成。每日 1 次。

【功效】活血通络,散结化瘀。适用于胃癌,症见胃脘肿块硬如顽石、脘痛如刺、痛有定处、拒按、可伴见肌肤甲错、面色晦暗、呕吐污血、大便发黑。

高良姜猪肚汤

【用料】胡椒、高良姜各 10 克,猪肚 1 个(约 300~500 克),盐适量。

【做法】将猪肚洗净,高良姜切片;胡椒研碎。将后2味放猪肚内,拉紧两端,加水煮熟,加食盐调味。吃猪肚饮汤,每天1次,连续服用。

【功效】适于胃癌剧吐的辅助治疗。

八宝藕粉粥

【用料】白茯苓、藕粉、白扁豆(炒熟)、莲子肉(留心)、川贝母(去心)、淮山药(炒黄)、奶粉各125克,蜂蜜适量。

【做法】将七味原料研细末,每次20克,滚水冲调,另加蜂蜜6克即成。可代点心,每日1次,每次100~200克。

【功效】益胃健脾,益气血,清虚热。适用于胃癌,症见胃脘隐痛、胃内灼热嘈杂、口干喜饮、神疲乏力、羸瘦心烦、便干、尿黄等。

木棉树皮瘦肉粥

【用料】木棉树皮(连刺)500克,瘦猪肉250克。

【做法】将木棉树皮、瘦猪肉洗净,分别切碎,加水共煎汤,慢火炖至熟烂即可。喝汤,吃肉。每日或隔日1次,1次分3次服完。坚持久服,至癌痊愈为止。

【功效】清热下湿,活血消肿,缓中扶胃。适用于胃癌、肠癌等。

【注意】本方服后会大泻,但无防,宜吃姜茶粥补之。

核桃树枝鸡蛋汤

【用料】1尺长核桃树枝1根,鸡蛋2个。

【做法】核桃树枝截为8段,用水煎取汁煮鸡蛋。每日分2次服,服后不吐,可持服,如吐则止服。

【功效】核桃树枝和胃;鸡蛋滋阴。本品具有和胃、止呕吐的特点。适于恶心呕吐为主的胃癌患者。

薏仁防癌茶。

【用料】薏苡仁60克,红枣30克(剪碎),绿茶3克。

【做法】先将茶叶用沸水冲泡5分钟,取汁;将薏苡仁与红枣加水适量,煮至熟粥状,再将茶汁加入即可。每日1次,分3次温服,饮汁及食红枣、薏苡仁。

【功效】健脾利湿,解毒去浊,抗癌肿。适用于胃癌、膀胱癌、肠癌等。

野菱藕根饮

【用料】野菱、藕根、苡米仁等份。

【做法】将藕根、野菱、苡米一同文火久煮,饮其浓稠汁,应小量而连续服用。随意饮。

【功效】藕根凉血、化瘀、清热;苡仁除湿、健脾;野菱益气、健脾。本品具有健脾、去湿、清热的特点。适用于胃癌,症见胃脘隐痛或有灼热嘈杂感、口干不欲饮、小便黄少、食欲不振、舌苔黄腻等。

生津饮

【用料】青果5个,石斛6克,甘菊6克,麦冬9克,荸荠5个,鲜芦根2克,桑叶9克,竹菇6克,鲜藕10片,黄梨2个。

【做法】将荸荠、黄梨去皮,共石斛、芦根切碎,青果去核和其他味药,加水2000毫升,小火煎煮1小时,静置片刻,汁液滤过去渣即可。不限时,少量多饮。

【功效】青果、石斛、麦冬、鲜芦根、荸荠、黄梨、鲜藕清热、生津、和胃、止渴;甘菊、桑叶散风热;竹菇清热,健胃、止呕。本品具有养胃生津、清热止渴的特点。适用于胃癌、胃脘灼热、胃内嘈杂、食后剧痛、口干欲饮、五心烦热、小便黄少、大便秘结等症。

鲜鲫鱼炖莼菜

【用料】鲜鲫鱼、鲜莼菜各适量。

【做法】将鲫鱼、莼菜同煮,调服时宜清淡,不可太咸。每日1次。

【功效】鲜鲫鱼补气下水;鲜莼菜止呕抗癌。适用于胃癌,症见脘胀胸闷、恶心欲呕、形体瘦弱、下肢浮肿或腹水、神疲乏力等。

猕猴桃饮

【用料】猕猴桃50~100克,红枣25克,红茶3克。

【做法】先将猕猴桃与红枣加水1000毫升,煮沸至约500毫升时,加入红茶,煮沸1分钟即成。每日1次,分3次温服,并食猕猴桃与枣。

【功效】健脾益气,解毒抗癌。适用于胃癌、食管癌及各种癌肿。此外,还适用于艾滋病。

三香鸡血饮

【用料】鸡血块250克,木香10克,小茴香10克,豆蔻10克,盐、猪油、葱、姜适量。

【做法】将木香、小茴香、豆蔻置锅中,加清水500毫升,煮开30分钟,滤渣取汁;再将鸡血块切成小块放入,加猪油、盐、葱、姜少量煮熟即可食用。

【功效】活血通络,散结化瘀。

百合茶

【用料】鲜百合 100 克。

【做法】鲜百合洗净,置锅中,加清水 1000 毫升,急火煮开 3 分钟,改文火煮 20 分钟,分次饮用。

【功效】滋阴去热。

山楂螃蟹散

【用料】山楂 300 克,螃蟹 300 克,黄酒 200 克。

【做法】将螃蟹、山楂共同焙干,研末备用。每次 15~20 克,口服 2~3 次,用黄酒送服,连服半月。

【功效】行气活血消毒。

陈皮佛手茶

【用料】佛手 20 克,陈皮 20 克。

【做法】陈皮、佛手分别洗净,置锅中,加清水 500 毫升,急火煮开 3 分钟,改文火煮 20 分钟,滤渣取汁,分次饮之。

【功效】化痰祛结。

薏苡仁粳米粥

【用料】薏苡仁 50 克,粳米 50 克。

【做法】薏苡仁洗净,置锅中,加清水 1000 毫升,置粳米,急火煮开 5 分钟,改文火煮 30 分钟,成粥,趁热服用。

【功效】利湿化痰,健脾和中。

牛乳韭汁汤

【用料】牛乳 200 毫升,韭菜 50 克。

【做法】韭菜洗净,挤烂取汁,置入锅中,加牛乳 200 毫升,煮开后即可食用。

【功效】活血消毒。

茯苓人参粥

【用料】茯苓 20 克,人参 20 克,粳米 50 克。

【做法】茯苓、人参洗净,置锅中,加清水 500 毫升,急火煮开 5 分钟,改文火煮 20 分钟,滤渣取汁,再加粳米,加清水 1000 毫升,急火煮开 2 分钟,改文火煮 30 分钟,成粥,趁热服用。

【功效】补益气血,健脾利湿。

羊乳汤

【用料】羊乳 500 毫升,蜂蜜 20 毫升,竹沥水 20 毫升,韭菜汁 10 毫升。

【做法】将羊乳放锅中煮沸后,依次加入竹沥、蜂蜜、韭菜汁后调匀,分次饮服。

【功效】滋阴清热,补虚健体。

海带鲫鱼汤

【用料】海带 10 克,鲫鱼一尾。

【做法】水发海带切丝,活鲫鱼去肠杂留鳞,用植物油煎略黄,加少量食盐、生姜、葱、花椒与海带丝同煮 40 分钟,即可食用。辅膳服食。

【功效】消痰散结,健脾利水。适用于胃癌,症见胸胁及胃脘满痛、进食减少、吞咽困难、口苦、气味酸腐、舌苔白腻、脉弦细者。

五彩猴头蘑汤

【用料】猴头蘑 200 克,豆腐 500 克,口蘑 100 克,木耳 20 克,虾仁 50 克,菠菜 20 克,火腿肉 50 克,鸡蛋 100 克,精盐 5 克,料酒 10 克,胡椒面 1 克,高汤 200 毫升,淀粉 10 克。

【做法】水发猴头蘑拔去刺,切片入开水中焯一下,捞出控干水分。豆腐挤碎,加入盐、料酒、胡椒面,鸡蛋及淀粉。口蘑、火腿肉、菠菜、木耳、虾仁均切小块剁碎拌入豆腐内,然后置圆盘中,豆腐成饼状,上面插入猴头蘑片,入蒸箱蒸 10 分钟,再用小刀划成片,倒入高汤蒸 2 分钟即可。辅餐食。

【功效】养心开胃,补五脏,增进食欲。对防治胃、十二指肠溃疡及早期胃癌有疗效。

陈皮炖老鸭

【用料】陈皮 50 克,活老鸭 1 只。

【做法】老鸭活杀,去血,去毛、头、爪、内脏,剁成块,陈皮洗净,同置锅中,加清水 1000 毫升,加黄酒、食盐、姜、葱,炖熟即可服用。

【功效】补气益血,健脾和胃。

蘑菇炒刀豆

【用料】罐头蘑菇 450 克,鲜刀豆荚 150 克,红萝卜 80 克,川椒 10 克,味精 3 克,精盐 4 克,姜片 6 克,香油 8 克,植物油 20 克。

【做法】将川椒在锅里小火焙至酥脆,倒在案板上碾碎成川椒末。蘑菇捞起控干;鲜豆荚撕掉筋脉;姜拍松;红萝卜刨皮切片。炒锅放武火上入油烧热,煸姜片,放蘑菇、红萝卜片,调精盐加水烧 5 分钟,再放刀豆荚烧 3 分钟,调味精,撒香油颠翻装盘,撒入川椒粉即可。辅餐食。

【功效】川椒性甘味辛,具有健胃止痛、促进消化功用。蘑菇性和味甘,熟食补气益胃,祛痰理气。适用于胃癌的辅助治疗。

鲫鱼煨蒜

【用料】鲜鲫鱼 1 尾,大蒜适量。

【做法】将鲫鱼去肠杂留鳞,大蒜切细,塞入鱼腹,纸包泥封,烧好存性,研成细末(或做成丸子)。每次食 5 克,用米汤送下,每日 2~3 次。

【功效】鲫鱼健脾利水;大蒜抗癌解毒。具有健脾抗癌作用。适用于胃癌,症见心悸气急、食欲不振、面色萎黄、下肢浮肿或腹水等。

姜糖丁香

【用料】生姜 30 克,丁香 5 克,白糖 250 克。

【做法】将丁香研粉,生姜剁末。将白糖煎熬至稠时,置丁香粉、生姜末调匀,煎熬至挑起成丝状时停火。将糖汁倒在涂有熟菜油的盘中,摊平稍凉,用刀划成块即成。可代点心,每日 1 次,每次 20~50 克。

【功效】温中,祛寒,止呕。适用于胃癌,症见胃脘隐痛、喜温喜按、泛吐清水或恶心欲吐、朝食暮吐、大便溏稀、神疲乏力、四肢不温、面色苍白等。

鹅血豆腐块

【用料】鹅血 200 克,蘑菇适量,盐、姜汁、味精各少量。

【做法】将蘑菇洗净,放锅中加水适量煮熟,加鹅血、盐及姜汁,煮至鹅血成豆腐状,加味精调味。辅餐食。

【功效】抗癌。适用于胃癌、食道癌、肝癌、肺癌、乳腺癌、淋巴肉瘤等。

猪肉大枣白木耳汤

【用料】白木耳 30 克,大枣 10 粒,猪肉适量。

【做法】将白木耳泡发,用该汤加水与肉、枣同炖至烂熟。辅餐食用。

【功效】益胃,养阴,去热。适用于胃癌,症见胃脘灼热、胃内嘈杂、食用剧痛、口干欲饮、五心烦热、小便黄少、大便秘结等。

红扒猴头蘑

【用料】干猴头蘑 200 克,鸡汤 250 克,料酒 15 克,酱油 20 克,白糖 15 克,香油 20 克,水豆粉 60 克,猪油 75 克。

【做法】将干猴头蘑用热水泡软,捞出挤干,弄去刺针和根蒂,再用开水泡发,水凉后捞出挤干,从根部往上切成片,加上清汤上笼蒸(中途须换二次汤),蒸至酥烂。锅烧热,加入猪油烧热,放入酱油、料酒、盐、味精、白糖和鸡汤,再将蒸碗中的原汤滗净,把猴头蘑片投入锅内,烧透后,加水豆粉收汁,再加香油、搅匀,出锅即可。辅餐食用,每日 1 次,宜常吃。

【功效】猴头蘑补气,健脾,抗癌。适用于胃癌症见胃脘隐痛、心悸气短、头目眩晕、食欲不振、面色枯黄、大便失调、形体消瘦等。

健胃抗癌粥

【用料】向日葵芯杆(或向日葵托盘)30 克,粳米 50 克。

【做法】先将向日葵杆或向日葵托盘煎汤,滤汁去渣,加入粳米煮为稀粥。每日 2 次,经常服食。

【功效】抗癌,消炎。适于胃癌术后吻合口炎症显著者。

蘑菇粥

【用料】鲜蘑菇(或香蕈),葱末、盐适量。

【做法】将鲜蘑菇洗净撕成片,入锅加适量水和盐、葱等煮熟。吃蘑菇喝汤,每日 1 次。

【功效】健胃,祛痰湿。适用于胃癌,症见胃脘灼热或时而隐痛、嘈杂、食后加剧、口干欲饮、五心烦热、神疲乏力、尿黄等。

丁香代茶饮

【用料】丁香 5 粒,黄酒 50 毫升。

【做法】将丁香置瓷杯中,再将黄酒倒入杯里,将杯上笼蒸 10 分钟即可。每次 10~20 毫升,每日 2 次。

【功效】丁香温中散寒、行气止呕;黄酒散寒,通络,活血。具有温胃散寒、行气活血的特点。适用于胃癌、胃脘隐痛、喜温喜按、泛吐清水或恶心欲吐、或朝食暮吐、大便溏泻、神疲乏力、四肢寒凉、面色苍白等。

橙子绿豆饮

【用料】绿豆 15 克,橙子 1 个,鲜青果 20 个,竹叶 3 克。

【做法】将青果去核,橙子带皮切碎。将青果、橙子、绿豆、竹叶一同置锅内,加水 750 毫升,煎煮 1 小时,静置片刻即可使用。不拘时,可作饮料饮用。

【功效】绿豆清热,解毒;鲜青果清热,解毒,生津,止渴;竹叶清心;橙子理气,生津。特点是解毒清热、生津止渴。适用于胃癌胃脘灼热、胃内嘈杂、纳后痛烈、口干欲饮、五心烦热、小便短赤、大便秘结等。

干姜麦芽饮

【用料】干姜 20 克,麦芽 20 克。

【做法】干姜洗净,麦芽炒熟,共置锅中,加清水 500 毫升,急火煮开 5 分钟,改文火煮 20 分钟,滤渣取汁,分次饮之。

【功效】温中散寒,健脾益胃。

阿胶圆肉粥

【用料】桂圆肉 12 克,大枣 15 克,阿胶 30 克,花生米 20 克,糯米 100 克,红糖少许。

【做法】先将桂圆肉、大枣(去核)、花生米、糯米煮粥,至粥熟时,放入捣碎的阿胶,边煮边搅匀,稍煮 2~3 沸,加入红糖调匀即可。分 2 次早晚服,温热食用。

【功效】补血和胃。适用于胃癌贫血症明显的病人。

陈皮代花饮

【用料】代代花 10 克,陈皮 20 克。

【做法】陈皮晾干洗净,代代花洗净。共置杯中,开水冲饮。

【功效】益胃降逆。

龙眼山药汤

【用料】龙眼肉 20 克,山药 20 克。

【做法】将山药、龙眼肉洗净,共置锅中,加清水 500 毫升,急火煮开 5 分钟,改文火煮 20 分钟,分次饮用。

【功效】温补脾肾,驱寒止痛。

三七猪肉汤

【用料】三七 50 克,猪瘦肉 150 克。

【做法】将三七研成末。将猪肉盛于瓷罐中,再将药末撒在肉上,加清水一杯,不放盐,隔水炖熟即成。汤渣全部饮用,每日 1 次。

【功效】活血,破瘀,而不伤阴血。适用于胃癌,症见胃脘可触及肿块、硬如顽石、脘痛如刺、痛有定处、拒按、可伴见肌肤甲错、面色晦暗、大便发黑。

杞子百合汤

【用料】杞子20克,百合20克。

【做法】杞子、百合分别洗净,共置锅中,加清水1000毫升,急火煮开3分钟,文火煮20分钟,滤渣取汁,分次服用。

【功效】清热滋阴。

荔枝汤

【用料】粳米50克,荔枝50克。

【做法】荔枝去壳去核,洗净,置锅中,加清水500毫升,急火煮开3分钟,改文火煮20分钟,成粥,趁热服用。

【功效】温中利气。

乌贼瘦肉汤

【用料】乌贼骨10克,猪瘦肉50克,陈皮10克,粳米50克。

【做法】将乌贼骨、陈皮共置锅中,加清水500毫升,煮煎30分钟,滤渣取汁备用,再将粳米、猪瘦肉末一并加入锅中,加清水1000毫升,急火煮开5分钟,改文火煮30分钟,趁热分次食用。

【功效】健脾补气,滋阴敛血。

竹笋烧海参

【用料】水发海参200克,竹笋100克,猪肉汤500毫升,盐、白糖、黄酒、酱油、水豆粉适量。

【做法】将海参切长丝,笋切片,置锅中,加猪肉汤。将锅置火上烧沸,用文火炖熟,加盐、酱油、白糖、黄酒、水淀粉,待汤汁明透即可。服法:佐餐食。

【功效】滋阴清热,理气化痰。适用于胃癌,症见胃脘灼热或时而隐痛嘈杂、食后加剧、口干欲饮、五心烦热、神疲乏力、尿黄等。

附子猴头汤

【用料】附子9克,猴头蘑36克,盐适量。

【做法】将附子煎汤,滤渣,入猴头菌煮熟,加食盐调味服食。每日1次,常用。

【功效】适用于胃癌的辅助治疗。

青果佛手饮

【用料】青果 20 克,佛手 20 克。

【做法】青果、佛手洗净,共置锅中,加清水 500 毫升,急火煮开 3 分钟,文火煮 20 分钟,滤渣取汁,分次服用。

【功效】行气降逆,益胃止痛。

补血鸡汤

【用料】当归 10 克,黄芪 30 克,母鸡 1 只,姜、葱、盐适量。

【做法】将母鸡去内脏,将前两味药用纱布包好,放鸡腹内,加水煮开后,放入姜、葱、盐,炖 2 小时后,食鸡用汤。辅膳服食。

【功效】补气养血,解毒祛肿。适用于胃癌,症见形体消瘦、面色白、肢倦乏力、胃脘隐痛、食后腹胀、呃逆呕吐、口泛清水、舌质淡、苔薄白、脉细弱者。

野葛桂花粥

【用料】野葛粉 50~150 毫克,桂花 3 克,玫瑰花 1 克,粳米 100 克,红糖适量。

【做法】取野葛干粉及桂花、玫瑰花共置煮熟的粥中,稍煮加糖即可。分 2~3 次食用,连续服用。

【功效】温中益气,扶正去毒。适用于胃癌,症属胃脘部隐痛、呃逆呕吐、朝食暮吐、暮食朝吐、口泛清水、食后胀痛、痛时喜按、舌暗淡、苔白腻、脉沉细者。

菱角薏米香菇饮

【用料】薏米 30 克,菱角 15 克,红花 3 克,龙眼肉、香菇各 20 克。

【做法】将红花布包,与其他各味水煎,去红花布包,服用。每日 1 次,连服 20~30 剂。

【功效】适于胃癌的辅助治疗。

香薷茯苓茶

【用料】香薷 10 克,茯苓 20 克。

【做法】茯苓洗净,研碎;香薷洗净。同置锅中,加清水 500 毫升,急火煮开 3 分钟,改文火煮 20 分钟,滤渣取汁,分次饮用。

【功效】健脾益胃,降逆。

(三)肝癌

肝癌是指自肝细胞或肝内胆管细胞发生的恶性肿瘤,早期无明显症状,或仅有上腹或右上腹胀痛,后期病情进展快,可见肝区疼痛、消瘦、黄疸、脾大和腹水等症。治疗上以滋肝养肾,清热化瘀为主。中医把肝癌归为"肝积""癥瘕""积聚""鼓胀""黄疸"等范畴。

青果陈皮饮

【用料】青果 20 克,陈皮 20 克。

【做法】陈皮、青果分别洗净,置锅中,加清水 500 毫升,急火煮开 3 分钟,改文火煮 20 分钟,滤渣取汁,分次服用。

【功效】疏肝理气,益气活血。

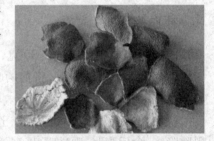
陈皮

桃仁粥

【用料】桃仁 20 克,粳米 50 克。

【做法】桃仁洗净,捣碎,置锅中,加清水 1000 毫升,加粳米,急火煮开 5 分钟,改文火煮 30 分钟,分次服用。

【功效】活血破瘀。

鸡血三香汤

【用料】小茴香 10 克,豆蔻 10 克,木香 10 克,鸡血块 250 克,盐、猪油、葱、姜适量。

【做法】将小茴香、木香、豆蔻置锅中,加清水 500 毫升,煮开 30 分钟,去渣取汁;再将鸡血块划成小块放入,加猪油、盐、葱、姜少许,煮熟即可食用。

【功效】活血通络,散结破瘀。

猪肝佛手汤

【用料】鲜猪肝 150 克,佛手片 10 克,生姜 10 克,食盐、葱适量。

【做法】将佛手片置锅中,加清水 500 毫升,煮沸约 20 分钟,滤渣取汁;将猪肝洗净,切成片,加姜、盐、葱略腌稍息,锅中药汁煮沸后倒入猪肝,煮一二沸后即可服用。

【功效】疏肝解郁,理气止痛。

香薷刀豆粥

【用料】香薷 30 克,刀豆子 30 克,猪肝 60 克,粳米 60 克,葱、姜、香油、食盐少许。

国学经典文库

中华食疗大全

· 常见病食疗养生 ·

图文珍藏版

【做法】温水发香薷,猪肝切成小丁。香薷浸出液沉淀,过滤备用。香油下锅烧热,放入刀豆子、猪肝、香薷,煸炒后,再加黄酒、盐、葱、姜炒拌入味;粳米淘净,下锅加水,煮成稀粥后加刀豆、猪肝等原料,再煮片刻即可食用。

【功效】疏肝行气,健脾化湿。

白茅根香薷饮

【用料】鲜白茅根 30 克,香薷 20 克。

【做法】香薷、鲜白茅根分别洗净,置入锅中,加清水 500 毫升,急火煮开 5 分钟,文火煮 20 分钟,滤渣取汁,分饮服用。

【功效】清热利湿去毒。

冬瓜子茯苓汤

【用料】冬瓜子 10 克,茯苓 10 克。

【做法】茯苓、冬瓜子分别洗净,置砂锅中,加清水 500 毫升,急火煮开 5 分钟,改文火煮 30 分钟,去渣取汁,分次服用。

【功效】清热利湿,健脾益胃。

蒲公英粥

【用料】蒲公英 20 克,粳米 50 克。

【做法】蒲公英洗净,切成细末,置锅中,加清水 1000 毫升,加粳米,急火煮 3 分钟,改文火煮 30 分钟,成粥,趁热服用。

【功效】清热去毒。

百合茶

【用料】鲜百合 30 克。

【做法】鲜百合洗净,置锅中,加清水 500 毫升,急火煮开 3 分钟,改文火煮 30 分钟,分次服用,连服。

【功效】滋阴清热。

山楂螃蟹散

【用料】山楂 300 克,螃蟹 300 克,黄酒适量。

【做法】将螃蟹、山楂共同焙干,研成细末备用。每次 15~20 克,用黄酒冲服,每日 2 次。

【功效】解毒破瘀。

丝瓜金花饮

【用料】老丝瓜 20 克,金银花 10 克。

【做法】金银花、丝瓜分别洗净,置锅中,加清水 1000 毫升,急火煮开 3 分钟,改文水煮 20 分钟,滤渣取汁,分次服之。

【功效】清热解毒,通经止痛。

薏仁豆豉饮

【用料】薏苡仁 10 克,淡豆豉 10 克。

【做法】淡豆豉、薏苡仁分别洗净,共置锅中,加清水 500 毫升,急火煮开 5 分钟,文火煮 30 分钟,去渣取汁,分次食用。

【功效】清热下湿。

牛乳韭汁饮

【用料】鲜韭菜 60 克,牛乳 100 毫升。

【做法】将韭菜洗净,捣烂取汁,将韭汁与牛乳和匀,炖热,趁热缓缓咽下。

【功效】和伤养阴,化瘀止痛。

银耳燕窝瘦肉汤

【用料】银耳 20 克,燕窝 20 克,瘦肉 50 克。

【做法】瘦肉洗净,切成小块,置锅中,加清水 1000 毫升,加燕窝、银耳,急火煮开,去浮沫,加黄酒、食盐,文火煮 20 分钟,调味即可食用。

【功效】补肝益肾。

葵子蜂蜜饮

【用料】向日葵子 20 克,蜂蜜 100 克。

【做法】将向日葵子去壳留仁,捣碎,加蜂蜜调和,分次服用。

【功效】滋养肝肾,活血散瘀。

青果杞子饮

【用料】青果 10 克,杞子 20 克。

【做法】杞子、青果分别洗净,置锅中,加清水 1000 毫升,急火煮开 3 分钟,改火煮 20 分钟,滤渣取汁,分次服用。

【功效】滋阴养肝,散瘀清热。

（四）大肠癌

大肠癌是结肠癌和直肠癌的总称,指大肠粘膜上皮在环境或遗传等多种致癌因素作用下发生的恶性病变,预后不良,死亡率较高。一般发病男性多于女性,且多发于30~50岁之间。患者一般表现出形体消瘦,心烦乏力,大便秘结,腹部疼痛等症状。治疗时以清热利湿,补脾益肾为主。

马齿苋汤

【用料】马齿苋20克,绿豆10克。

【做法】马齿苋、绿豆洗净,置锅中,加清水1000毫升,急火煮开5分钟,文火煮30分钟,滤渣取汁,分次服用。

【功效】清利湿热。

木香大肠汤

【用料】猪大肠100克,广木香20克。

【做法】猪大肠洗净,去脂肪,切成小段,置锅中,加清水500毫升,加木香、黄酒、食盐、葱、姜等,急火煮开3分钟,文火炖煮30分钟,分次食用。

【功效】理气利湿。

苡仁赤小豆米粥

【用料】薏苡仁20克,赤小豆20克、粳米50克。

【做法】将赤小豆、薏苡仁洗净,置锅中,加清水1000毫升,加粳米,急火煮开5分钟,改文火煮30分钟,成粥,趁热服用。

【功效】清热下湿。

桃花粳米粥

【用料】桃花20克,粳米50克。

【做法】桃花洗净,置锅中,加清水500毫升,急火煮10分钟,去渣取汁,加粳米,加清水500毫升,急火煮5分钟,文火煮20分钟,成粥,趁热服用。

【功效】解毒调中。

粳米佛手粥

【用料】佛手20克,粳米50克。

【做法】佛手洗净,切成片,置锅中,加清水500毫升,急火煮开10分钟,去渣取汁,再加粳米,加清水500毫升,急火煮开5分钟,改文火煮30分钟,成粥,趁热食用。

【功效】和中解毒,理气止痛。

马齿苋杞子饮

【用料】马齿苋15克,杞子20克。

【做法】杞子、马齿苋分别洗净,置锅中,加清水500毫升,急火煮开5分钟,改文火煮30分钟,去渣取汁,分次饮用。

【功效】养肝去热。

扁豆粳米粥

【用料】白扁豆20克,粳米50克。

【做法】白扁豆洗净,置锅中,加清水1000毫升,加粳米,急火煮开5分钟,文火煮30分钟,成粥,趁热分次服用。

【功效】和中清热养肝。

山楂螃蟹散

【用料】山楂300克,螃蟹300克,黄酒适量。

【做法】将螃蟹、山楂洗净,焙干,研成细末,调和,每次15~20克,黄酒冲服,每日2次,连服。

【功效】破瘀解毒。

百合菖根饮

【用料】鲜百合30克,菖蒲根30克。

【做法】菖蒲根洗净,切成小段,鲜百合洗净,同置锅中,加清水700毫升,急火煮开5分钟,改文火煮30分钟,去渣取汁,分次服用。

【功效】清热调中。

大枣龙眼肉汤

【用料】大枣20枚,龙眼肉20克。

【做法】龙眼肉、大枣洗净,共置锅中,加清水500毫升,急火煮开3分钟,改文火煮20分钟,分次服用。

【功效】理气益血。

山药肉豆蔻粥

【用料】山药20克,肉豆蔻20克,粳米50克。

【做法】肉豆蔻、山药分别洗净，切成片，置锅中，加清水500毫升，煮沸20分钟，滤渣取汁，再加清水500毫升，加粳米，急火煮开3分钟，改文火煮20分钟，成粥，趁热食用。

【功效】益气补血，消肿散结。

荔枝粳米粥

【用料】鲜荔枝50克，粳米50克。

【做法】鲜荔枝洗净，剥壳去核，置锅中，加清水100毫升，加粳米，急火煮开3分钟，改文火煮30分钟，成粥，趁热服用。

【功效】温脾补肾。

肉桂干姜饮

【用料】肉桂10克，干姜20克。

【做法】干姜、肉桂分别洗净，置锅中，加清水500毫升，急火煮开5分钟，改文火煮30分钟，去渣取汁，分次饮用。

【功效】温脾补肾。

龙眼山药汤

【用料】龙眼肉20克，山药20克。

【做法】山药、龙眼肉分别洗净，置锅中，加清水500毫升，急火煮开5分钟，改文火煮30分钟，分次服用。

【功效】补肾健脾。

茯苓人参粥

【用料】茯苓20克，人参10克，粳米50克。

【做法】人参洗净，切成小段，茯苓洗净，共置锅中，加清水500毫升，急火煮20分钟，滤渣取汁，加清水500毫升，加粳米，急火煮5分钟，改文火煮20分钟，成粥，趁热食用。

【功效】大补元气，和胃益脾。

（五）乳腺癌

乳腺癌是女性最常见的恶性肿瘤之一，多与遗传有关，40～60岁之间，绝经期前后的妇女发病率高。临床表现为：乳房内有肿块，绝大多数患者无明显疼痛感觉，少数患者感觉到按痛，乳房皮肤改变，乳房外形变化，乳头溢液。初期治疗原则以疏肝解郁,活血通络,软坚散结为主;中期治疗原则以清肝解郁为主;后期治疗原则以调补气血,理气化痰为主。

大枣陈皮汤

【用料】大枣 20 枚,陈皮 20 克。

【做法】陈皮、大枣洗净,同置锅中,加清水 500 毫升,煮沸 20 分钟,去渣取汁,服用。

【功效】行气化痰,温补中气。

银耳燕窝瘦肉汤

【用料】银耳 20 克,燕窝 20 克,瘦肉 50 克。

【做法】瘦肉洗净,切成小块,置锅中,加清水 1000 毫升,加燕窝、银耳,急火煮开,去浮沫,加黄酒、食盐、文火煮 20 分钟,调味后即可服用。

【功效】补气益血。

牛乳韭汁饮

【用料】牛乳 200 毫升,生韭菜 250 克。

【做法】韭菜洗净,捣烂取汁,牛乳烧开,韭汁冲入,每日数服。

【功效】理气活血解毒。

陈皮马齿苋汤

【用料】陈皮 10 克,马齿苋 20 克。

【做法】马齿苋、陈皮洗净,同置锅中,加清水 500 毫升,煮沸 15 分钟,去渣取汁,分次饮用。

【功效】清热利湿,行气止痛。

蒲公英粳米粥

【用料】蒲公英 20 克,粳米 50 克。

【做法】蒲公英洗净,捣碎,置锅中,加清水 1000 毫升,加粳米,急火煮开 5 分钟,改文火煮 30 分钟,成粥,趁热服用。

【功效】清热解毒调中。

佛手百合饮

【用料】佛手 20 克,百合 30 克。

【做法】百合、佛手分别洗净,置锅中,加清水 500 毫升,急火煮开 3 分钟,改文火煮 20 分钟,去渣取汁,分次饮用。

【功效】清热解郁,理气止痛。

鹅血佛手汤

【用料】鹅血块 250 克,佛手 20 克。

【做法】佛手洗净,切成片,置锅中,加清水 500 毫升,煮沸 5 分钟,去渣取汁,再加清水 200 毫升,加鹅血块,加黄酒、食盐少许,煮后即可食用。

【功效】理气止痛,活血通络。

桃仁昆布饮

【用料】桃仁 20 克,昆布 20 克。

【做法】昆布、桃仁洗净,置锅中,加清水 500 毫升,急火煮开 5 分钟,改文火煮 30 分钟,去渣取汁,分次饮用。

【功效】活血化瘀,软坚化结。

海藻汤

【用料】海藻 50 克

【做法】海藻洗净,切段,置锅中,加清水 500 毫升,煮 20 分钟,即可服用。

【功效】软坚化结。

代花陈皮饮

【用料】代代花 5 克,陈皮 20 克。

【做法】陈皮、代代花分别洗净,置杯中,开水冲泡,代茶服用。

【功效】疏肝解郁,活血通经。

木耳银耳米粥

【用料】木耳 20 克,银耳 20 克,粳米 50 克。

【做法】银耳、木耳洗净拽碎,置锅中,加清水 500 毫升,加粳米,急火煮开 5 分钟,文火煮 30 分钟,成粥,趁热服用。

【功效】调补气血,去痰利湿。

青果陈皮饮

【用料】青果 20 克,陈皮 20 克。

【做法】陈皮、青果洗净,同置锅中,加清水 500 毫升,急火煮开 5 分钟,改文火煮 30 分钟,去渣取汁,分次饮用。

【功效】疏肝解郁,理气止痛。

(六)食管癌

食管癌是发生于食管上皮组织的恶性肿瘤。本病的发生与亚硝胺慢性刺激、炎症与创伤,遗传因素以及饮水、粮食和蔬菜中的微量元素含量有关。吞咽困难是本病最突出和最常见的症状,在疾病发展的初期常常是间歇性的,或者仅仅表现为食物下咽时在食管的某个部位受阻,胸骨后有轻微的压迫、粘着感,随着病程延长,阻塞感呈进行性加剧,无论进食与否均持续存在。由于长期不能进食,患者会出现营养不良、脱水、极度消瘦等体征。本病的治疗应以温补脾肾为主。

佛手陈皮饮

【用料】佛手20克,陈皮20克。

【做法】将陈皮、佛手洗净,同置锅中,加清水1000毫升,急火煮开3分钟,文火煮30分钟,去渣取汁,分次饮服。

【功效】化痰理气。

菱粉羹

【用料】菱粉50克。

【做法】菱粉置锅中,加清水500毫升,加温煮开,成羹状,分次服用。

【功效】利湿化痰。

鲜芦根汁

【用料】鲜芦根100克。

【做法】鲜芦根洗净,切成小段,捣烂,取其汁,分次服用。

【功效】养阴生津。

荸荠饮

【用料】荸荠100克。

【做法】荸荠洗净,去皮,捣烂取汁,分次饮用,连续服用1~2周。

【功效】滋阴生液。

百合汤

【用料】鲜百合100克。

【做法】鲜百合洗净,置锅中,加清水1000毫升,急火煮开3分钟,文火煮20分钟,分次服用。

【功效】滋阴生津养液。

牛乳韭汁饮

【用料】牛乳 100 克。韭菜 50 克。

【做法】韭菜洗净,捣烂取汁,置锅中,加牛乳,煮开 2 分钟,分次服用。

【功效】滋阴生津。

薏以仁粳米粥

【用料】薏以仁 30 克,粳米 50 克。

【做法】薏以仁洗净,置锅中,加清水 1000 毫升,加粳米,急火煮开 5 分钟,改文火煮 30 分钟,成粥,趁热食用,持续服用。

【功效】利湿去痰。

青果杞子饮

【用料】青果 20 克,杞子 20 克。

【做法】杞子、青果分别洗净,置锅中,加清水 500 毫升,急火煮开 3 分钟,改文火煮 30 分钟,分次服用。

【功效】滋阴养血,理气散结。

白鹅血汤

【用料】白鹅血 100 克。

【做法】白鹅血凝固后,切成小块,置锅中,加清水 1000 毫升,加料酒、食盐等,急火煮开 3 分钟,分次服用。

【功效】养血化瘀。

葵子蜂蜜饮

【用料】向日葵子 20 克,蜂蜜 100 克。

【做法】将向日葵子去壳留仁,捣碎,加蜂蜜调和,分次服用。

【功效】活血生阴。

鲃鱼胡桃仁汤

【用料】鲃鱼 1 条,胡桃仁 20 克。

【做法】鲃鱼活杀,去鳞、鳃、内脏;胡桃仁洗净。并置锅中,加清水 100 毫升,加姜、葱等,急火煮开,去浮沫,加黄酒、食盐,改文火煮 20 分钟,分次服用。

【功效】补肾和中补虚。

五汁饮

【用料】梨,藕,蔗,韭菜,牛乳。

【做法】将梨、藕、蔗洗净,去皮,捣烂取汁;韭菜洗净,捣烂取汁。将梨、藕、蔗、韭菜汁同合,加牛乳,调和,分次服用。

【功效】养气清热化瘀。

桃仁米粥

【用料】桃仁 20 克,粳米 50 克。

【做法】桃仁洗净,捣碎,置锅中,加清水 1000 毫升,加粳米,急火煮开 5 分钟,改文火煮 30 分钟,成粥,趁热服用。

【功效】活血化瘀,健脾补气。

龙眼山药汤

【用料】龙眼肉 20 克,山药 20 克。

【做法】山药、龙眼肉分别洗净,置锅中,加清水 500 毫升,急火煮开 3 分钟,改文火煮 20 分钟,分次服用。

【功效】温肾健脾。

四、骨科常见病食疗养生方

(一)跌打损伤

跌打损伤即扭、挫伤,是临床较常见损伤。扭伤指间接暴力使肢体和关节周围的筋膜、肌肉、韧带过度扭曲、牵拉,引起损伤或撕裂。多发生在关节及关节周围的组织。挫伤指直接暴力打击或冲撞肢体局部,引起该处皮下组织、肌肉、肌腱等损伤。其中腰部扭挫伤是最常见的腰部伤筋疾患,多见于青壮年。跌打损伤轻者伤及肌肤,多于短期内痊愈,只用通常膳食治疗即可;重者伤筋动骨,创面污染,或出血过多,而致血虚气衰,甚至伤及内脏,生命垂危,病期较长,则需膳食治疗辅佐。

治疗本病应使用具有活血化瘀、消肿止痛功能的药物。

舒筋定痛酒

【用料】制乳香、制没药各 15 克,当归、血竭、红花、延胡索各 10 克,白酒 1000 毫升。

【做法】乳香、没药均炮制后入药。上药粉碎为粗末,纱布袋装,扎口,白酒浸泡。7 日后取出药袋,压榨取液。将榨得的药液与药酒混合,静置,过滤即成。每日 2~3 次,每次 30 毫升,宜饭后服;外用,涂擦患处。

【功效】散瘀止痛、舒筋活血。适用于跌打损伤、血瘀肿痛。

【注意】孕妇、肝功能异常及乙醇(即酒精)过敏者禁用。高血压、心脏病患者慎用。皮肤破损者不宜外涂,该药酒不宜空腹使用。

焙蟹末

【用料】大蟹 2 只,白酒适量。

【做法】用瓦将蟹焙干研为末。每服 20 克,以酒送服。

【功效】散瘀血、通经络、续筋接骨。适用于跌打损伤、骨折筋断、瘀血红肿。

三七酒

【用料】三七、海桐皮、薏苡仁、生地、牛膝、川芎、羌活、地骨皮、五加皮各 15 克,白酒 2500 毫升。

【做法】将以上味药研为粗粉,入白酒中浸渍,密封,夏季浸 7 日,冬季浸泡 10 日,过滤即可。每日 2 交,每次饮服 15 毫升。

【功效】活血止痛、通络祛瘀。适用于跌打损伤、瘀血肿痛。

竹七药酒

【用料】竹七 45 克,白酒 500 毫升。

【做法】竹七加工碎后放入砂锅内,倒入白酒,煮至沸,待其冷。将竹七与酒倒入净瓶中,加盖密封,置于阴凉处。经 7 日后即可启封取饮。每日早、晚各 1 次,每次饮服 15~20 毫升。

【功效】活血补血,补中益气、生肌长肉。适用于跌打损伤、劳伤吐血、腰痛、体虚乏力等症。

【注意】无瘀血者不宜使用。

桃仁粳米粥

【用料】桃仁 10 克,粳米 50 克。

【做法】将桃仁捣烂如泥,加水研汁去渣,以汁加粳米煮为粥。空腹温食,每日 2 次。

【功效】祛瘀止痛、通络活血。用于跌打损伤、瘀血肿痛、胸胁刺痛。

苏木散瘀酒

【用料】苏木 70 克,酒 500 毫升。

【做法】苏木捣细碎后放入锅内,加水、酒等量各 500 毫升,煎取 500 毫升。每日 1 次,分早、午、晚及临睡空腹各饮 1 次。

【功效】祛瘀行血、止痛消肿。适用于跌打损伤及肿痛。

【注意】孕妇忌服。

内伤白酒

【用料】红花、桃仁(炒)、秦艽、续断、广木香、砂仁(炒)、丹皮、威灵仙各 15 克,当归、五加皮、怀牛膝各 45 克,骨碎补、胡桃肉、杜仲(炒)、丹参各 30 克,白酒 5000 毫升。

【做法】将上药捣碎,与 2500 毫升白酒同置于容器中,密封后置锅巾隔水煮 4 小时,待冷后开封,再加入余下的 2500 毫升白酒,密封静置 3 日后即可饮用。早、晚各 1 次,每次 15~30 毫升。不论病程长短皆可服用。

【功效】行气活血、祛瘀壮筋。适用于跌打及劳伤太过引起的机体四肢筋骨疼痛、步履无力。

红花药酒

【用料】红花 30 克,白酒 500 毫升。

【做法】将红花浸泡于白酒中,7 日后即可。每日 2~3 次,每次服 20~30 毫升。

【功效】活血通经、消肿止痛。适用于各种瘀阻疼痛。

续筋接骨酒

【用料】透骨草、大黄、当归、白芍、土狗、红花各 10 克,丹皮 5 克,生地 15 克,土虫 30 克,自然铜末 3 克,好酒 350 毫升。

【做法】将土狗槌碎;再将上药中除自然铜末外,共研为粗末,以好酒 350 毫升煎至 175 毫升,去渣取汁,候温待用。将药酒分成 3 份,每日用 1 份药酒送服铜末 1 克。

【功效】止痛、接骨续筋。适用于跌伤。

【注意】孕妇忌服。

消肿止血酒

【用料】延胡索、刘寄奴、骨碎补各 80 克,白酒 1350 毫升。

【做法】将延胡索、刘寄奴、骨碎共制为粗末,浸入白酒内,密封,每日摇荡 1 次,15 日后即可,每服 15 毫升,每日 2 次。

【功效】消肿止痛,续筋止血。适用于跌打损伤,瘀血肿痛。

鸡血药酒

【用料】鸡血 120 克,白酒 500 毫升。

【做法】将鸡血倒入净器中,放入白酒,用竹筷搅匀,加盖密封,放于阴凉处。一昼夜后,用细纱布滤去渣,贮入净瓶中。每日 3 次,每次空腹温饮 20~30 毫升。

【功效】活血补血、祛风通络。适用于跌打损伤、筋骨折伤等症。

焙老丝瓜

【用料】老丝瓜 1 个,白酒适量。

【做法】将老丝瓜切片,晒干,置于铁锅内用小火焙炒成棕黄色,研为面,装瓶备用。每次 3 克,日服 2 次,连用 3 天,白酒冲服。

【功效】消肿、散瘀。适用于跌打损伤。

破血散瘀药酒

【用料】羌活、防风、官桂各 3 克,苏木 5 克,连翘、当归尾、柴胡各 6 克,水蛭 9 克(炒烟尽),麝香少许,白酒 1000 毫升。

【做法】将上药(除水蛭、麝香 2 味)用 200 毫升水煎至 100 毫升,去渣,倒入白酒中,再把水蛭、麝香研成泥状,调入酒内搅匀即可饮用。每日早、晚各 1 次,每次空腹饮 15~30 毫升。

【功效】散瘀止血、理气止痛。适用于跌打损伤、瘀血疼痛。

红枣牛肉汤

【用料】牛肉 300 克,红枣 20 枚,盐、味精适量。

【做法】将牛肉切成小块与红枣同放入锅中,加水适量,以微火炖熟即可。饮汤,吃肉及枣。可佐餐食用。

【功效】补中益气、助肌生长、促伤痊愈。

化瘀止痛酒

【用料】生地黄汁 250 毫升,丹皮、肉桂、桃仁各 30 克,白酒 500 毫升。

【做法】将肉桂去粗皮,桃仁去皮尖后炒。将丹皮、桃仁、肉桂共捣为细末,并与生地黄汁、酒同煎数十沸,候温,去渣待用。每日 3 次,每次饮服适量。

【功效】通经化瘀、止痛。适用于伤损瘀血等症。

(二)肩周炎

肩周炎是以肩关节疼痛和活动不便为主要症状的常见病症。以中老年患者居多,老年人因肝肾不足,气血虚亏,筋肉失养,若受外伤或风寒湿邪侵袭,易致肩部络脉不通,气血凝滞,筋肉挛缩而产生诸症。临床表现为患者先感到肩部、上臂部轻微疼痛,随后逐渐加重,最后使肩关节僵硬,疼痛可有钝痛、刀割样痛,夜间加重,亦可放射至上臂和手,亦有肩部外伤、骨折或脱位,肩部行固定 3 周后,直接出现冻结肩者。肩周炎可分为风寒型,瘀滞型和亏虚型,治疗时应以通经活络,行气活血为主。

黄豆猪肉骨汤

【用料】黄豆 250 克,猪肉骨 1000 克,黄酒、生姜、盐等。

【做法】猪肉骨洗净,开水浸泡去浮沫,加入黄豆,再加清水 1000 毫升,武火煮开 5 分钟,再加黄酒、生姜、精盐等,改为文火煮 30 分钟,分次服用。

【功效】补肾健脾利水。

木瓜猪肉汤

【用料】木瓜 150 克,猪肉 500 克,黄酒、生姜、精盐。

【做法】木瓜洗净、切片,猪肉洗净切成块,开水浸泡,除去浮沫。将木瓜、猪肉放入锅中,急火煮开 5 分钟,再加黄酒、生姜、精盐,改为文火煮 30 分钟,分次服用。

【功效】补气养血,祛风通络。

鸡蛋煎茄块

【用料】鸡蛋 2 只,茄子 200 克,蒜茸、精盐、生抽、白糖、鸡精适量。

【做法】茄子去皮,斜切成块,粘上蛋糊,入油锅煎至两面呈金黄色时盛起;鸡蛋去壳,入碗打散,加生抽拌成蛋粉糊;炒锅下油,爆香蒜茸投入煎茄块炒匀,调入鸡精及适量清水,煨至茄块入味,用湿生粉打芡,炒匀上碟即成,分次食用。

【功效】活血祛瘀止痛。

乌梢蛇羹

【用料】乌梢蛇 1 条,黄酒、姜、蒜等。

【做法】将乌梢蛇活宰,去皮、头尾及腹中杂物,切成段,与清水、黄酒、蒜泥、生姜等一并放入砂锅中,急火煎开 5 分钟,去浮沫,改用文火煎 30 分钟,分次饮服。

【功效】通经络,祛风湿。

桑叶冰糖饮

【用料】桑叶 50 克,冰糖 20 克。

【做法】将桑叶洗净,放入锅内,倒入清水 500 毫升,加冰糖,武火煎沸 5 分钟,改用文火煎 30 分钟,滤渣取汁,分次饮用,每日 2 次。

【功效】祛风通络止痛。

木瓜药酒

【用料】木瓜 90 克,白酒 500 毫升。

【做法】将木瓜洗净,切成块。将白酒、木瓜分别置于坛中,封口扎紧,浸泡半个月左右,分次饮服。

【功效】止痛,祛风湿,通络脉。

陈皮鹿蹄汤

【用料】鹿蹄 4 只,陈皮 5 克。

【做法】将鹿蹄去爪壳、毛,洗净;将陈皮洗净。分别将鹿蹄、陈皮放入锅中,加入清水、黄酒、生姜等,急火煎开 3 分钟,去浮沫,文火煎 30 分钟,分次饮服汁及鹿蹄。

【功效】祛风湿,强筋骨。

小茴香炖羊肉

【用料】小茴香 20 克,净羊腿肉 500 克,姜、葱、黄酒、精盐等。

【做法】将净羊腿肉洗净后放进开水锅中煮 5 分钟,捞起放到冷水中浸透,洗净,切成块;小茴香冷水洗净。将羊肉、小茴香放入锅中,分别将姜、葱也一并放入,清水 500 毫升,旺火烧开,撇去浮沫,再加酒、盐等急火煮开 5 分钟,用文火炖羊肉 30 分钟,拣去葱、姜、小茴香,分次食用。

【功效】补益肝肾,活血止痛。

桃仁粳米粥

【用料】桃仁 10 克,粳米 50 克。

【做法】将桃仁洗净,粳米淘清,放入锅中,放清水 500 毫升,急火煮至开 5 分钟,改用文火煮 20 分钟,分次食用。

【功效】活血化瘀止痛。

桂圆粳米粥

【用料】桂圆 50 克,粳米 500 克,白糖 60 克。

【做法】将桂圆去壳洗净,粳米淘洗干净,共放入锅中,加清水 1000 毫升,急火煮开 5 分钟,改为文火煮 30 分钟,分次饮服。

【功效】补益肝肾。

桑叶黑芝麻粥

【用料】桑叶 20 克,黑芝麻 20 克,粳米 50 克。

【做法】桑叶烘干研细,黑芝麻炒后研细,放入锅中,放清水 1000 毫升,急火煮开 5 分钟,改为文火煮 30 分钟,分次服用。

【功效】祛风止痛、补益肝肾。

白芷鲤鱼汤

【用料】鲤鱼 1 条,白芷 20 克,姜、葱、酒。

【做法】宰杀鲤鱼后去肠、鳃并切段;白芷洗净。共放入锅中,加清水 500 毫升,急火煮开 5 分钟,加入姜、葱、黄酒,改用文火煮 30 分钟,除去白芷,分次服用。

【功效】补虚羸,祛风止痛。

丁香麻雀汤

【用料】麻雀 10 只,丁香 50 克,芡实 50 克。

【做法】麻雀刮净去内脏、脚爪,丁香、芡实洗干净。将全部用料放入清水锅中,急火煮开 5 分钟,再加入姜、葱、黄酒、精盐,改为文火煮 30 分钟,分次食用。

【功效】强筋骨、补肝肾,祛风活血止痛。

(三)腰肌劳损

腰肌劳损是一种常见的腰部疾病,一般指腰部一侧或两侧或正中等处发生疼痛之症,既是多种疾病的一个症状,又可作为独立的疾病,可见于现代医学所称之肾病、风湿病、类风湿病、腰肌劳损脊椎及外伤、妇科等疾病。本病往往无明显外伤史,常在不知不觉中出现腰痛,其发病没有明显职业区别。临床表现:腰部隐痛反复发作,劳累后加重,休息后缓解,弯腰困难,持久弯腰疼痛加剧,适当活动或经常变换体位后疼痛可减轻,睡觉时用小枕垫于腰部能减轻症状,常喜用两手捶腰。中医对腰肌劳损的临床分型:(1)肾虚型,(2)气滞血瘀型,(3)风寒湿型,(4)湿热型,治疗时应以活血化瘀,清化湿热为主。

本病的预防应防止受凉、过劳,使用硬板软垫床,节制房事,注意劳动时姿势等。

茯苓药酒

【用料】茯苓 50 克,白酒 500 克。

【做法】茯苓洗净,放入瓶中,加白酒,密封3周,分次饮用,每日2次,每次10～20克。

【功效】清热利湿。

红花乌梢蛇酒

【用料】红花15克,乌梢蛇1条,白酒1000克。

【做法】宰杀乌梢蛇后去内脏,放入瓶中,加红花、白酒,密封两个月,分次食用,每日2次,每次15～20克。

【功效】祛风寒,活血止痛。

陈皮鹿蹄汤

【用料】鹿蹄4只,陈皮5克。

【做法】鹿蹄去毛洗净,放入锅中,加陈皮及清水500毫升,急火煮开3分钟,去浮沫,加黄酒、姜、葱,改用文火煮30分钟,分次食用。

【功效】祛风湿,强筋骨。

金环蛇药酒

【用料】金环蛇1条,白酒500毫升。

【做法】金环蛇活杀,去内脏,放入瓶中,加白酒500毫升,密封3月,分次饮用。

【功效】祛风湿,通经络。

赤小豆金针菜汤

【用料】金针菜20克,赤小豆25克,黄酒25毫升。

【做法】金针菜、赤小豆洗净,放入锅中,加清水200毫升同煮30分钟,去渣取汁,与黄酒一同温服。

【功效】化瘀消肿止痛。

姜枣桃仁汤

【用料】桃仁25克,生姜10克,大枣10枚。

【做法】将桃仁洗净后入锅,加清水200毫升,放入大枣、生姜,急火煮开3分钟,改用文火煮20分钟,分次食用。

【功效】止痛活血行瘀。

黄酒韭菜汤

【用料】韭菜50克,黄酒100毫升。

【做法】韭菜洗净后切成丝,与黄酒同炖,煮沸后趁热服用。

【功效】祛瘀通络。

黑芝麻酒

【用料】黑芝麻 50 克,白酒 500 毫升。

【做法】黑芝麻炒熟,放入瓶中,加白酒,密封 3 周,分次饮用,每日 1~2 次,每次 15~20 克。

【功效】活血通络,滋阴强腰。

甜菜根粳米粥

【用料】甜菜根 30 克,粳米 50 克。

【做法】甜菜根洗净切碎,放入锅中,加粳米,加清水 500 毫升,急火煮开 5 分钟,改用文火煮 30 分钟,成粥,趁热食用。

【功效】止痛活血通络。

杞子猪腰汤

【用料】猪腰子 2 只,杞子 20 克,黄酒 20 毫升,生姜、葱少许。

【做法】猪腰子剖开洗净,切成小块,开水浸泡 1 小时,去浮沫,放入锅中,加杞子、姜、葱、黄酒,清水 200 毫升,急火煮开 3 分钟,改用文火煮 20 分钟,分次食用。

【功效】滋阴补肾强腰。

桑叶芝麻粥

【用料】桑叶 20 克,芝麻 20 克,粳米 50 克。

【做法】桑叶、黑芝麻洗净焙干,研成粉末,放入锅中,加清水 500 毫升,加粳米,急火煮开 5 分钟,改用文火煮 30 分钟,成粥,趁热食用。

【功效】强筋通络,滋阴补肾。

韭菜子粳粥

【用料】韭菜子 10 克,粳米 50 克。

【做法】洗净韭菜子,炒熟,入锅,加粳米,加清水 250 毫升,急火煮开 3 分钟,改用文火煮 30 分钟,至成粥,趁热分次食用。

【功效】温暖腰膝,壮阳固精。

双鞭汤

【用料】牛鞭 500 克,狗鞭 200 克,杞子 20 克。

【做法】先将牛鞭放入开水内浸泡 3 小时,然后顺尿道对剖成两半,刮洗干净;放入温油中浸泡,以微火炸酥,捞起,放入开水锅中泡洗干净。将牛鞭、狗鞭置于锅内,加入清水 500 毫升,加黄酒、姜、葱,急火煮开 5 分钟,加入杞子,改用文火煮 30 分钟,分次食用。

【功效】壮阳暖肾,益精补髓。

燕窝粳米粥

【用料】燕窝 30 克,粳米 50 克。

【做法】将粳米燕窝放入锅中,加清水 500 毫升,急火煮开 2 分钟,改为文火煮 20 分钟,成粥,趁热食用。

【功效】补气强腰,填精补髓。

羊肉粳米粥

【用料】羊腿肉 250 克,粳米 200 克。

【做法】羊腿肉洗净,切成小块,开水浸泡,去浮沫,放入锅中;加粳米及清水 500 毫升,急火煮开 3 分钟,改用文火煮 30 分钟,成粥,趁热食用。

【功效】补肾阳,通筋脉,壮腰脊。

龙眼麻雀汤

【用料】麻雀 4 只,龙眼肉 20 克。

【做法】麻雀活杀,去皮毛、头爪及内脏,洗净,放入锅中,加龙眼肉,清水 200 毫升,急火煮开,去浮沫,加入黄酒、生姜、葱、精盐等,改为文火煎煮 20 分钟,即可服用。

【功效】强筋止痛,壮阳温肾。

韭菜子桃仁汤

【用料】炒韭菜子 6 克,胡桃仁 5 枚。

【做法】将炒韭菜子、胡桃仁共放入锅中,加清水 200 毫升,急火煮开 3 分钟,改为文火煮 10 分钟,加入少量黄酒,分次服用。

【功效】壮阳益肾,温暖腰膝。

红烧狗肉

【用料】狗腿肉 250 克,黄酒、姜、葱等。

【做法】洗净狗腿肉,切块,放入开水中浸泡 2 小时,去浮沫,加入少量清水,急火煮开,加黄酒、姜、葱等调味,改用文火煮30分钟,再加醋、酱油、白糖,分次食用。冬天服用尤佳。

【功效】温肾助阳,补中益气。

淡菜麻雀汤

【用料】淡菜50克,麻雀4只,调料。

【做法】淡菜洗净切碎;麻雀活杀,去头爪、皮毛及内脏,洗净,放入锅中;加淡菜,急火煮开5分钟,加黄酒、姜、葱等,改用文火煮30分钟,分次食用。

【功效】滋阴健腰。

山药鳗鱼汤

【用料】鳗鱼1条,山药20克。

【做法】宰杀鳗鱼后,去鳃及内脏并洗净;山药洗净。鳗鱼、山药放入锅中,加清水500毫升,加姜、葱、黄酒、精盐等,急火煮开,去浮沫,改用文火煮20分钟,分次食用。

【功效】补虚通络,祛风湿。

薏苡仁粳米粥

【用料】薏苡仁50克,粳米50克。

【做法】薏苡仁洗净,放入锅中,加粳米,加清水500毫升,急火煮开3分钟,改用文火煮30分钟,成粥,趁热食用。

【功效】清热利湿。

大枣青果茶

【用料】青果3枚,大枣6枚。

【做法】将青果打碎后与大枣一同放入杯中,用开水冲泡,代茶饮用。

【功效】止痛活血生津。

(四)胸肋损伤

胸肋损伤是指胸肋部受外力或自身扭转、牵拉而导致胸肋部软组织的损伤或气血、经络功能紊乱,以胸部疼痛为主要症状。临床表现:胸肋部外伤后数小时或1~2日才出现疼痛症状,疼痛可牵涉肩背部,直接暴力伤处疼痛较明显,胸部痛闷,走窜不定,深呼吸或大声说话以及咳嗽时疼痛尤甚,甚至不能平卧,转侧困难,如果由气及血,可出现咯血、咳血。中医对胸肋损伤的临床分型:(1)伤气型,疼痛窜走不固定。治疗宜行气止痛。(2)伤血型,疼痛位置比较固定。治宜活血化瘀,(3)气血伤型,治疗宜行气活血止痛。

陈皮红花酒

【用料】橘络 30 克,陈皮 30 克,红花 30 克,黄酒 250 毫升。

【做法】将橘络、陈皮、红花分别洗干净,放入瓶中,加黄酒,密封 2 周,每取 10 毫升酒,兑水 10 毫升,炖温饮用。

【功效】行血止痛,理气通络。

薤白羊肾汤

【用料】薤白 50 克,羊肾 2 只,生姜、黄酒、葱、精盐适量。

【做法】薤白洗净切碎;羊肾洗净,沸水漂清,切成片。薤白、羊肾共放入锅中,加清水 500 毫升,急火煮开,去浮沫,加姜、葱、黄酒、精盐,改用文火煮 30 分钟,分次食用。

【功效】补益气血,活血行气。

合欢花蒸猪肝

【用料】合欢花干品 10 克,鲜品 20 克,鲜猪肝 150 克,鸡蛋 2 个。

【做法】先将干、鲜合欢花放入碗中,注入清水浸泡 10 分钟;鸡蛋去壳,与合欢花搅匀;新鲜猪肝切小片,加少量盐;合欢花、鸡蛋、猪肝共放入碗中,隔水蒸 30 分钟,分次食用。

【功效】疏肝理气止痛。

橘皮米酒

【用料】橘皮 50 克,米酒 500 克。

【做法】橘皮洗净,放入瓶中,加米酒,密封 1 周,分次饮服,每日 1~2 次。

【功效】散结止痛,理气调中。

白梅花茶

【用料】白梅花 500 克。

【做法】将白梅花洗净阴干待用,每日 5 克,冲汤代茶饮之。

【功效】疏肝解郁止痛。

糖蜜月季花

【用料】月季花 5 克,红糖 5 克。

【做法】月季花花瓣洗干净,加红糖,加水适量共煎煮3分钟,取汁,再加入甜酒1匙,早晚各用1次。

【功效】活血化瘀,行气止痛。

红花药酒

【用料】红花20克,白酒500克。

【做法】红花洗净,放入瓶中,加白酒,密封3周,分次饮服,每日1~2次,每次15~20克。

【功效】活血通络,祛瘀止痛。

茉莉粳米粥

【用料】鲜茉莉花20克,粳米50克,白糖2匙。

【做法】鲜茉莉花洗净,放入锅中,加粳米,加800毫升清水,急火煮开5分钟,改用文火煮30分钟,成粥,趁热食用。

【功效】理气和中止痛。

姜枣桃仁汤

【用料】桃仁15克,生姜20克,大枣15枚。

【做法】洗净桃仁、生姜,大枣去核,放入锅中,加清水200毫升,米酒适量。急火煮开5分钟,分次食用。

【功效】活血行瘀止痛。

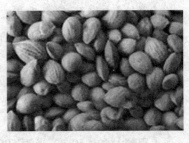

桃仁

丝瓜胡萝卜汤

【用料】胡萝卜30克,老丝瓜30克。

【做法】胡萝卜、老丝瓜洗净,切成块,放入锅中,加清水200毫升,急火煮开3分钟,改用文火煮20分钟,加红糖,分次食用。

【功效】活血通络,化瘀止咳。

小茴香煮猪肋

【用料】猪肋排250克,小茴香10克。

【做法】洗净猪肋排并切小块,入锅,注入少许清水,加八角、小茴香,黄酒10毫升,焖煮至骨肉脱离;小火煨煮,加入红糖50克,葱、姜、酱油适量调味,再加食醋25毫升,起锅食用。

【功效】养血补虚。

薤白药酒

【用料】薤白 50 克,白酒 50 克。

【做法】将薤白洗净,切成块,放入瓶中,加白酒,密封 3 周,分次饮用,每日 1~2 次,每次 15~20 克。

【功效】行气散结,通阳止痛。

玫瑰花茶

【用料】玫瑰花 500 克。

【做法】玫瑰花阴干待用,每日 5 克,冲汤代茶。

【功效】和血止痛,疏肝理气。

河蟹药酒

【用料】河蟹 3 只,白酒 500 克。

【做法】新鲜活河蟹洗净,放入大口瓶中,加白酒,浸泡河蟹,密封 6 周。分次食用。

【功效】清热散血,续接外伤。

丝瓜萝卜橘皮络汤

【用料】丝瓜络 30 克,橘皮络 6 克,萝卜子 15 克,葱白 3 根。

【做法】将丝瓜络、橘皮络、萝卜子分别用清水洗净,放入锅中,加水 500 毫升,煎汁代茶饮用。

【功效】理气行气,通络止痛。

橘络粳米粥

【用料】橘络 5 克,粳米 50 克。

【做法】橘络洗净后放入锅内,加清水 500 毫升,加粳米,急火煮开 5 分钟,改用文火煮 30 分钟,成粥,趁热饮服。

【功效】化痰止咳,润肺通络。

甜菜根粥

【用料】甜菜根 30 克,粳米 50 克。

【做法】甜菜根洗净切碎,放入锅中,加粳米,加清水 500 毫升,急火煮开 5 分钟,改用文火煮 30 分钟,成粥,趁热食用。

【功效】活血通络,宽胸止痛。

(五)软组织损伤

软组织损伤是指各种急性外伤或慢性劳损或者风寒湿邪侵袭等造成人体的皮肤、皮下浅深筋膜、肌腱、肌肉、腱鞘、韧带、关节囊、滑膜囊、椎间盘、周围神经血管等组织的病理损害。患者会出现部位疼痛,肿胀,畸形,甚至产生功能障碍。软组织损伤主要分为:扭伤类,挫伤类,碾压伤类。中医称软组织损伤为"筋伤",治疗以活血止痛为主。

黄酒泡薏仁

【用料】薏苡仁 100 克,黄酒 500 克。

【做法】薏苡仁洗净晾干,研为细末,放入黄酒瓶中密封,每天振摇 1 次。封固 5 天后,分次饮用,每日 2 次,每日 10~15 克。

【功效】祛风湿,健脾胃,强筋骨。

黄酒鸡血热饮

【用料】活鸡热血 15 毫升,热黄酒 25 毫升。

【做法】活杀鸡时取鸡热血 15 毫升,即刻注入热黄酒内,趁热饮用。

【功效】行气散结通络。

橘皮米粥

【用料】橘皮干 10 克,粳米 50 克。

【做法】橘皮干碾为细末后放入锅内,加粳米,注入清水 500 毫升,急火煮开 3 分钟,改用文火煮 30 分钟,成粥,趁热分次饮食。

【功效】行气止痛。

荔枝牛肉羹

【用料】牛肉 50 克,荔枝(鲜)50 克。

【做法】牛肉煮熟后切成块,鲜荔枝去核,共放入锅中,加清水 200 毫升,急火煮开 2 分钟,再用文火煲成羹,分次食用。

【功效】理气止痛,益气健脾。

韭菜炒鹌鹑蛋

【用料】韭菜 200 克,鹌鹑蛋 10 只。

【做法】韭菜拣净洗清,切成条,鹌鹑蛋去壳拌匀。鹌鹑蛋下油锅炒成块,盛起待用;韭菜炒熟,再将鹌鹑蛋拌炒,加盐、味精调味,上碟食用。

【功效】行气活血散瘀。

月季花红糖饮

【用料】月季花5克,红糖15克。

【做法】将月季花洗净,放入锅中,加清水200毫升,急火煮开5分钟,滤渣取汁,加红糖,分次饮服。

【功效】活血止痛消肿。

白芷黑豆饮

【用料】黑豆20克,白芷20克,白糖2匙。

【做法】黑豆、豆芷分别洗净后入锅,加清水500毫升,急火煮开5分钟,改用文火煮30分钟,滤渣取汁,加白糖,趁热分次服用。

【功效】行气活血止痛。

冬瓜桃仁粥

【用料】桃仁10克,冬瓜20克,粳米100克。

【做法】桃仁捣烂如泥,用水研汁去渣,与冬瓜、粳米一同放入锅中,加清水200毫升,急火煮开3分钟,改用文火煮30分钟,成粥,趁热食用。

【功效】行气止痛消肿。

荔枝核粳米粥

【用料】荔枝核50克,粳米100克。

【做法】将荔枝核捣碎洗净,放入锅中,加清水100毫升,急火煮开10分钟,滤渣取汁;将粳米荔枝核汁共置锅中,加清水500毫升,急火煮开5分钟,改文火煮30分钟,成粥,趁热食用。

【功效】行气止痛散结。

陈皮佛手饮

【用料】佛手50克,陈皮30克,白糖2匙。

【做法】洗净佛手、陈皮并切碎,入锅,加清水500毫升,急火煮开3分钟,改用文火煮10分钟,滤渣取汁,加白糖,分次饮用。

【功效】行气活血止痛。

桃仁牛血汤

【用料】桃仁12克,鲜牛血(已凝固)200克,精盐少许。

【做法】将桃仁去皮、尖,研为细末。将桃仁末、牛血同置于锅中,加清水500毫升,急火煮开,再用文火煲成汤,放入精盐调味,即可食用。

【功效】活血通络止痛。

豆腐猪血汤

【用料】猪血(凝固)100克,豆腐100克。

【做法】将猪血、豆腐切成小块,投入煮沸的鸡汤250毫升内,加入调味品,再次煮沸后食用。

【功效】和胃养血柔筋。

白芷大枣粥

【用料】大枣10枚,白芷10克,粳米200克。

【做法】将大枣、白芷分别洗净,放锅中,加清水500毫升,加粳米,急火煮开5分钟,改用文火煮30分钟,成粥,趁热分次饮用。

【功效】行气止痛,补益中气。

(六)骨质疏松症

骨质疏松症是一种全身性骨质代谢性疾病,它以骨量减少、骨的微观结构退化、骨的脆性增加和容易发生骨折为特征。临床表现:无声无息,负重疼痛,身高下降,弯背,腰部疼痛,活动受限,易发生骨折或已出现骨折。中医把原发型骨质疏松分为Ⅰ型和Ⅱ型,前者属阴虚火旺,治疗宜滋阴降火清热,后者属阳虚肾亏,治疗宜壮阳补肾为主。

核桃炖老龟

【用料】核桃仁50克,陈年老龟1只。

【做法】将陈年老龟活杀,去内脏,放入锅中,加核桃仁、黄酒、姜、葱、精盐、味精等,少许清水,隔水炖蒸1个小时,分次食用。

【功效】壮骨健筋,益阴补血。

白参鱼鳔汤

【用料】白人参50克,鱼鳔干20克。

【做法】白人参洗净切块,鱼鳔洗净后水发。将二者同放入锅中,加少许黄酒,隔水炖蒸 2 小时,分次食用。

【功效】大补阴血,滋阴降火。

核桃仁炒芝麻

【用料】核桃仁 100 克,黑芝麻 100 克。

【做法】核桃仁、黑芝麻分别放入锅中热炒,至熟为止,可分次食用。

【功效】补肝益肾,滋阴清热。

杞子炖乌骨鸡

【用料】杞子 50 克,乌骨鸡 1 只。

【做法】杞子洗净待用;乌骨鸡活杀,去毛及内脏,剁成块,放入锅中,加清水 1000 毫升,急火煮开,去浮沫,加杞子、黄酒、姜、葱、精盐,再用文火煲炖 30 分钟,分次食用。

【功效】滋阴补肾,强筋壮骨。

淡菜干贝汤

【用料】淡菜 20 克,干贝 20 克。

【做法】淡菜洗净,切成块,干贝洗净;淡菜、干贝同放入锅中,加清水 500 毫升,加黄酒、精盐,急火煮开 5 分钟,改用文火煎煮 20 分钟,分次食用。

【功效】降虚火,清热滋阴。

银耳粳米粥

【用料】银耳 25 克,粳米 50 克。

【做法】洗净银耳,放入凉水中浸泡 2 小时,然后入锅,加粳米,加清水 1000 毫升,急火煮开 3 分钟,改用文火煮 30 分钟,成粥,趁热分次服用。

【功效】补益肝肾,滋阴清热。

杞子菊花饮

【用料】菊花 500 克,杞子 500 克。

【做法】菊花、杞子洗净,分别晒干待用,每次各取 5 克,放入杯中,开水冲服代茶。

【功效】清热明目,滋补肝肾之阴。

虾皮凉拌豆腐

【用料】嫩豆腐 750 克,虾皮 50 克,葱花 25 克,姜末 25 克,麻油 10 克。

【做法】先将虾皮洗净，放入碗中，用刚煮沸的开水焖泡10分钟，待凉后，沥干水。将嫩豆腐入沸水锅煮一下，捞出，剖条后切成小方丁，放入盘碗内，铺上虾皮，加葱花、姜末、精盐、味精、麻油，拌和均匀即可。佐餐或当菜，随早、中、晚餐食用。

【功效】通治各类骨质疏松症。

复方海螵蛸粉

【用料】海螵蛸300克，胎盘（紫河车）1个，鳖鱼肝200克。

【做法】将海螵蛸（从乌贼鱼中取出洗净，日晒夜露至无腥味）研为细粉。将胎盘去除羊膜及脐带，用清水反复漂洗干净后，放入沸水锅中略煮片刻，捞出，撑开烘干，研为细末。鳖鱼肝洗净，切片，烘干或晒干，研成细粉，与海螵蛸粉、胎盘粉混合在一起，充分拌匀，瓶装，防潮，放入冰箱内冷藏保存。每日2次，每次10克，温开水送服。

【功效】通治各类骨质疏松症。

羊腰羊骨汤

【用料】新鲜羊骨500克，羊腰（羊肾）2个，料酒、葱花、姜末、精盐、味精、五香粉、麻油各适量。

【做法】新鲜羊骨洗净，用刀背砸碎或砸断，待用。羊腰洗净，去除臊腺及筋膜，斜切成羊腰片，与羊骨一同放入砂锅，加足量水，大火煮开，撇去浮沫，烹入料酒，加葱花、姜末，改用小火煮一个半小时，待羊骨汤汁浓稠时加入味精、五香粉、精盐，拌和调匀，淋入麻油即可。佐餐或当汤，随意服食。

【功效】对肾阳虚型骨质疏松症效果尤佳。

砂锅牛尾汤

【用料】带皮牛尾1千克，母鸡汤250毫升，熟火腿30克，料酒、葱花、姜末、精盐、味精、五香粉、麻油各适量。

【做法】先将熟火腿切成片。将带皮牛尾洗净，剁切成约3厘米长的段，与熟火腿片、母鸡汤同放入砂锅，再加适量水，大火煮开，烹入料酒，加葱花、姜末、花椒末，改用小火煮3小时，待牛尾熟烂，加精盐、味精，煨煮至沸，淋入麻油即可。佐餐或当菜，随意食用。

【功效】对肾阳虚型骨质疏松症效果尤佳。

杞子酸枣仁酒

【用料】酸枣仁50克，杞子50克，白酒500毫升。

【做法】酸枣仁、杞子分别洗净,放入瓶中,加白酒密封 3 周,分次饮用,每日 2 次,每次 10~20 克。

【功效】敛汗安神,滋补肝肾。

鸭肉粳米粥

【用料】老鸭 1 只,粳米 100 克。

【做法】宰杀老鸭后,去毛及内脏,并切小块,放入锅中,加清水 1000 毫升,并加入黄酒、姜、葱等,急火煮开,去浮沫,文火煮 30 分钟,取其汁,再加粳米,急火煮开 3 分钟,改用文火煮 30 分钟,成粥,趁热分次食用。

【功效】滋阴清热,补中益气。

乌骨鸡粳米粥

【用料】乌骨鸡 1 只,粳米 100 克。

【做法】乌骨鸡活杀,去毛及内脏,放入锅中,加清水 1000 毫升,并加黄酒、姜、葱,急火煮开 3 分钟,去浮沫,加入粳米,改用文火煮 1 小时,分次食用。

【功效】补气养血,补肾健脾。

炖狗肉

【用料】狗腿肉 200 克,八角 10 克,肉桂 20 克,黄酒、姜、葱、精盐、味精等。

【做法】将狗肉洗净,切成小块,开水浸泡 1 小时,去浮沫,放入锅中,加肉桂、八角、黄酒、姜、葱、少许精盐,急火煮开 3 分钟,改用文火煮 30 分钟,分次食用。

【功效】补中益气,温肾助阳。

韭菜炒河虾

【用料】韭菜 250 克,河虾 100 克。

【做法】韭菜洗净、切段,河虾洗净;放入油锅将韭菜、河虾炒熟,加少许精盐,分次食用。

【功效】温阳补虚,强筋补肝。

海参粥

【用料】海参 50 克,粳米 50 克。

【做法】洗净海参,切块,置锅中,加清水 500 毫升;加粳米,急火煮开 3 分钟,文火煮 30 分钟,成粥,趁热食用。

【功效】补肾益精,壮阳疗痿。

核桃仁牛奶

【用料】核桃仁 20 克,牛奶 250 毫升,蜂蜜 20 克。

【做法】洗净核桃仁后烘干或晒干均可,研为粗末;备用。牛奶放入砂锅中,用小火煮沸,再调入核桃粉,拌匀,再煮至沸,停火,加入蜂蜜,搅拌均匀即可。每日清晨与早点或随早餐同时服食。

【功效】对肾阳虚型骨质疏松症尤为适宜。

杜仲炖牛骨

【用料】杜仲 30 克,骨碎补 15 克,牛骨 500 克,料酒、葱花、姜末、精盐、味精、五香粉、麻油各适量。

【做法】先将杜仲、骨碎补分别拣杂,洗净,晒干或烘干,切成片或切碎,装入纱布袋中,扎紧,待用。将新鲜牛骨洗净,砸成小段或砸碎,与药袋同放入砂锅中,加水适量,大火煮沸,烹入料酒,改用小火煮一个半小时,取出药袋,加葱花、姜末、精盐、味精、五香粉,再烧煮至沸,淋入麻油即成。佐餐或当汤,随意食用,当日吃完。

【功效】对肾阳虚型骨质疏松症尤为适宜。

鳖鱼软骨鹿角胶粉

【用料】鹿角胶 10 克,鳖鱼软骨 10 克。

【做法】先将鹿角胶、鳖鱼软骨分别拣杂,晒干或用微火烘干,共研成粉末,包装成 2 包。每日 2 次,每次 1 包,蜂蜜水调服或温开水送服。

【功效】对肾阳虚型骨质疏松症效果尤佳。

龟板鳖甲粉

【用料】龟板 150 克,鳖甲板 150 克。

【做法】宰杀龟、鳖,取龟板、鳖甲板(肉可另用),洗净,风干或晒干,烤炒后用醋淬,共研为细末,瓶装,贮存备用。每日 2 次,每次 3 克,温开水送服。

【功效】对肾阴虚型骨质疏松症效果尤佳。

藤菜炖猪蹄

【用料】猪蹄 1 个,清水 500 毫升,藤菜 200 克,盐、味精各适量。

【做法】猪蹄去余毛,刮洗干净,切成小块,注入清水,先用大火烧沸,去浮沫。再加入藤菜和盐,继续用小火炖至猪蹄酥烂,加入味精调味,分 1~2 次趁热食肉、菜,喝汤。

【功效】适用于手足关节疼痛。

紫河车膏

【用料】胎盘 1 具,蜂蜜 2000 毫升。

【做法】胎盘洗净后切成小块,放入锅内煮烂,再加入蜂蜜收膏,每次 1 匙,早晚各 1 次。

【功效】补精益气养血。

鹿尾汤

【用料】鹿尾 2 条。

【做法】将鹿尾洗净,切成小段,放入锅中,加清水 500 毫升,并加黄酒、姜、葱、精盐,急火煮开 3 分钟,改用文火煮 40 分钟,分次食用。

【功效】壮阳补损。

雀肉粳米粥

【用料】麻雀 4 只,粳米 50 克。

【做法】宰杀麻雀后,去头爪、皮毛及内脏,切成小块,放入锅中,加清水 500 毫升,加粳米,急火煮开 3 分钟,改用文火煮 30 分钟,成粥,趁热食用。

【功效】强筋骨,暖肾壮阳。

红人参羊肉汤

【用料】红人参 20 克,羊肉 250 克。

【做法】羊腿肉洗净,切成小块,开水浸泡 2 小时,撇去浮沫,捞起再次洗净,放入锅中,加清水 1000 毫升,加红人参、黄酒、姜、葱、精盐等,急火煮开 3 分钟,改用文火煮 30 分钟,分次食用。

【功效】大补元气,补肾壮阳。

鸡蛋壳龟板膏

【用料】鸡蛋壳 100 克,龟板 100 克,白糖 50 克。

【做法】将鸡蛋壳、龟板洗净沥干后研成粉末,加入白糖调匀,每天早晚各 1 次,每次 3 克。

【功效】益肾养血健胃。

三白草根茎猪蹄汤

【用料】鲜三白草根茎 100 克,猪前蹄 1 个,米酒、清水共 300 毫升,精盐、味精各适量。

【做法】鲜三白草根茎、猪前蹄切成小块,加入米酒和清水,大水烧沸,去浮沫,用小火炖至酥烂。加入精盐、味精,调味。分 1~2 次趁热食猪蹄、喝汤。

【功效】适用于关节炎肿痛。

三白草根茎炖土牛膝

【用料】鲜三白草根茎 50 克,土牛膝、茅根各 20 克,红糖、白酒各适量。

【做法】将前三味药水煎 2 次,每次用水 350 毫升,煎半小时,两次混合,去渣留汁在锅内,加入红糖和白酒,继续加热煎至糖溶化。分 2 次服用。

【功效】适用于关节炎肿痛、小便不利。

番薯药酒

【用料】番薯 500 克,白酒 1000 毫升。

【做法】将番薯切片隔水蒸熟,放凉晾干后,浸泡在白酒中,密封 1 个月,即可饮用,每日服 2~3 次,每次 15~20 毫升。

【功效】适用于风湿性关节炎、手足抽搐疼痛。

枸杞松叶酒

【用料】鲜松叶 200 克,枸杞 100 克,白酒 500 毫升。

【做法】鲜松叶捣烂焙干,与枸杞一同浸泡于白酒中,密封 15 日。每日服 3~4 次,每次 20~25 毫升,久服有效。

【功效】适用于关节风痛、麻风病、脚弱痿痹。

松叶蚕沙饮

【用料】松叶、蚕沙各 50 克,白酒 100 毫升,清水 400 毫升。

【做法】松叶、蚕沙注入清水和白酒,煎至 250 毫升,去渣取汁。分两次服用。

【功效】适用于风湿痹痛、有酸麻感。

(七)强直性脊柱炎

强直性脊柱炎是指以骶髂关节开始,逐步上行蔓延到脊柱关节的慢性多发性关节炎,最后会导致脊柱骨性强直。临床表现为下腰、臀、髋部疼痛及活动不利,阴天或劳累后尤甚,疼痛的性质为深部钝痛、酸痛、刺痛。甚至到凌晨从睡梦中痛醒,部分病人会出现单侧或双侧的坐骨神经痛。中医把强直性脊柱炎分为风寒和风湿型。风寒型遇寒则痛剧,治宜祛风散寒止痛。风湿型四肢疼痛如裹,治宜祛风除湿。

本病患者在饮食上应多吃富含蛋白质及维生素的食品。

红花乌梢蛇酒

【用料】红花 10 克,乌梢蛇 1 条,白酒 500 毫升。

【做法】乌梢蛇活杀,去头、皮、内脏,放入瓶中,加红花、白酒,密封 2 月,分次饮用,每日 2 次,每次 10~20 克。

【功效】通经脉,祛风湿。

薏苡仁米粥

【用料】薏苡仁 50 克,粳米 50 克。

【做法】薏苡仁洗净,放入锅中,加粳米,加清水 500 毫升,急火煮开 3 分钟,改用文火煮 30 分钟,成粥,趁热服用,连服数月。

【功效】利湿通络。

茴香蟹爪酒

【用料】蟹爪 100 克,小茴香 20 克,白酒 50 克。

【做法】蟹爪、小茴香分别洗净,放入瓶中,加白酒,密封 2 月,分次饮用,每日 2 次,每次 10~20 克。

【功效】散寒通络,补肾助阳。

双鞭壮阳汤

【用料】牛鞭 500 克,狗鞭 200 克,姜、葱、黄酒、精盐等。

【做法】将牛鞭(最好是黄牛鞭)放入开水中浸泡 5 小时,然后顺尿道对剖成两半,刮洗干净;将狗鞭洗净,同放入温油中浸泡,用微火炸酥,捞起,再放入开水锅中浸泡洗净。将牛鞭、狗鞭放入锅内,加入姜、葱、料酒等,并加清水 500 毫升,上锅蒸煮约 2 小时,分次食用。

【功效】散寒止痛,暖肾壮阳。

龙眼雀肉汤

【用料】麻雀 4 只,龙眼肉 20 克。

【做法】宰杀麻雀后,去头爪、皮毛及内脏并洗净;龙眼肉去核洗净。将雀肉与龙眼肉同放入锅中,加清水 1000 毫升,加黄酒、姜、葱、精盐,急火煮开 3 分钟,改用文火煲 30 分钟,分次食用。

【功效】温经散寒止痛。

白芷羊肉汤

【用料】白芷 20 克,羊肉 100 克。

【做法】白芷洗净待用;羊腿肉洗净,切小块,开水浸泡 2 小时,捞起再洗净,放入锅中,加黄酒、姜、葱、精盐,开水煮沸,去浮沫;再加白芷,急火煮开 5 分钟,改用文火煮 30 分钟,分次食用。

【功效】祛寒通络,温阳补血。

鲜河虾炖黄酒

【用料】鲜河虾 500 克,黄酒 500 克。

【做法】河虾洗净后浸于黄酒 15 分钟,捞起,隔水炖服,分次食用,黄酒与河虾同食。

【功效】舒筋止痛,温肾壮阳。

干姜羊肉汤

【用料】羊肉 500 克,干姜 30 克。

【做法】羊肉洗净切成小块,开水浸泡 2 小时,撇去浮沫,放入锅中,加清水 1000 毫升,并加干姜、葱、黄酒、精盐等,急火煮开 5 分钟,改用文火煮 30 分钟,分次食用。

【功效】祛寒通络,温阳补肾。

木瓜茯苓汤

【用料】木瓜 25 克,茯苓 25 克。

【做法】木瓜洗净切成小块,茯苓洗净切成小片,同放入锅中,加清水 250 毫升,急火煮开 3 分钟,改用文火煮 20 分钟,滤渣取汁,分次饮用。

【功效】通络止痛,清利湿热。

韭菜子桃仁汤

【用料】韭菜子 20 克,桃仁 20 克。

【做法】洗净韭菜子、桃仁后,放入锅中,加清水 200 毫升,急火煮开 3 分钟,改用文火煮 30 分钟,分次饮用。

【功效】壮阳暖肾,活血化瘀。

陈皮鹿蹄肉汤

【用料】鹿蹄肉 4 只,陈皮 5 克。

【做法】鹿蹄去毛去壳,剁成块,放入锅中,加陈皮、黄酒、姜、葱、精盐,急火煮开 5 分钟,改用文火煲 30 分钟,分次食用。

【功效】强筋骨,祛风湿。

茯苓乌鸡汤

【用料】茯苓 50 克,乌鸡 1 只。

【做法】洗净茯苓,并切成块,用纱布包扎。乌鸡活杀,去内脏、毛,放入锅中,加茯苓,急火煮开,撇去浮沫,加姜、葱、黄酒,改用文火煲 2 小时,分次食用。

【功效】利湿止痛通络。

木瓜猪肉汤

【用料】猪肉 100 克,木瓜 25 克。

【做法】猪肉洗净,切成小块,开水浸泡半小时,撇去浮沫,放入锅中,加清水 500 毫升,加木瓜,并加入黄酒、姜、葱、精盐调味,急火煮开 3 分钟,改用文火煮 20 分钟,分次食用。

【功效】祛风利湿,通络止痛。

(八) 颈椎病

颈椎病是指一种由于颈椎间盘发生退形性变、脱水、纤维环弹力减退、椎间隙变窄、周围韧带松弛、椎体失稳而位移、椎体边缘骨质增生等原因,直接刺激与压迫脊神经根、脊髓、椎动脉及交感神经,从而引起相应的临床症状,称为颈椎病或颈椎综合征。其症状为头晕眼花,心律紊动,肢体发凉,畏寒多汗等。

中医对颈椎病的辨证分型:(1)痹证型:颈肩、上肢感到疼痛和麻木,治疗宜温经活血。(2)眩晕型:时常发生眩晕、头痛或猝倒,治疗宜祛湿化瘀、散瘀通络。(3)瘫痪型:下肢运动出现障碍、间歇性发作,治疗宜活血化瘀、疏通经脉。(4)气虚型:心悸、胸闷、周身乏力、遇劳颈部疼痛复发,治疗宜补中益气、调和气血。

栗子粳米粥

【用料】板栗 20 克,粳米 50 克。

【做法】板栗去壳,洗净,放入锅中,加清水 500 毫升,再加粳米,急火煮开 5 分钟,改用文火煮 30 分钟,成粥,分次食用。

【功效】补中益气。

杞子叶粳米粥

【用料】枸杞子叶 20 克,粳米 50 克。

【做法】枸杞子叶洗净,放入锅中,加粳米、清水 500 毫升,急火煮开 2 分钟,改用文火煮 30 分钟,成粥,趁热食用。

【功效】补中益气。

佛手牛肉粳米粥

【用料】牛肉 50 克,佛手 20 克,粳米 50 克。

【做法】佛手洗净切成片,牛肉洗净切成块,放入锅中,加粳米,注入清水 500 毫升,急火煮沸 5 分钟,改用文火煮 30 分钟,成粥,趁热食用。

【功效】行气活血止痛。

山药薏苡仁粥

【用料】山药 20 克,薏苡仁 20 克,粳米 100 克。

【做法】山药洗净切碎,薏苡仁洗净;将山药、薏苡仁、粳米同放入锅中,急火煮开 3 分钟,改用文火煮 20 分钟,成粥,趁热食用。

【功效】祛湿止痛通络。

杞子菊花红茶

【用料】菊花 10 克,杞子 10 克,红茶 10 克。

【做法】将菊花、杞子、红茶放入杯中,开水冲泡,分次饮用。

【功效】明目醒脑。

百合莲子粥

【用料】莲子 20 克,百合 20 克,粳米 50 克。

【做法】莲子、百合、粳米分别洗净,放入锅中,加清水 500 毫升,急火煮开 3 分钟,改用文火煮 30 分钟,成粥,趁热食用。

【功效】养心利湿,通络。

丁香甜菜饮

【用料】甜菜 25 克,丁香 20 克。

【做法】甜菜洗净,切成小块,放入锅中,加清水 200 毫升,加入丁香,同煮沸 5 分钟,去渣取汁,分次饮用。

【功效】通络止痛,活血化瘀。

蒜炒茄子

【用料】茄子 500 克,大蒜 20 克,生姜 3 克,葱白 5 克。

【做法】茄子洗净切成块,油锅加热,将茄子炒拌,加入上述调味品,分次食用,连服两月。

【功效】行气活血止痛。

蝮蛇药酒

【用料】蝮蛇 1 条,白酒 500 克。

【做法】宰杀蝮蛇后去其头及内脏,放入瓶中,加入白酒,密封 2 月,分次饮用,每日 2 次,每次 10~20 克。

【功效】活血祛瘀止痛。

芝麻狗肉汤

【用料】带骨狗肉 1000 克,鸡蛋 120 克,芝麻 20 克,香菜末 50 克,香油 15 克,味精 3 克,姜末 10 克。

【做法】将芝麻洗净,炒熟,将狗肉在冷水中浸泡 2 小时,捞出剁成大块,用水洗净,放入锅中,加适量水。将狗肉块用中火煮熟,去浮油和浮沫,加入芝麻、姜末、葱丝、香油、味精、精盐、黄酒,急火煮开 3 分钟,改用文火煮 30 分钟,分次食用。

【功效】补益肝脾肾,益气补虚。

韭菜炒胡桃

【用料】韭菜 200 克,胡桃肉 50 克,芝麻油 20 克。

【做法】韭菜洗净切断,胡桃肉捣碎,加热芝麻油,将韭菜、胡桃肉一起炒熟,分次食用,连续食用 1 月。

【功效】温经止痛通络。

花生米鹿筋汤

【用料】鹿筋 150 克,花生米 200 克。

【做法】洗净鹿筋并切成块,放入开水中浸泡,去浮沫;将鹿筋,花生米一同放入锅中,加清水 500 毫升,急火煮开 3 分钟,改用文火煮 20 分钟,加黄酒、精盐等调料,分次食用。

【功效】散寒止痛,温经通络。

桑叶鲢鱼头汤

【用料】鲢鱼头 1 个,桑叶 20 克。

【做法】鲢鱼头洗净,桑叶洗净、纱布包好。将鲢鱼头、桑叶放入锅中,加清水 500 毫升,急火煮沸 3 分钟,加姜、葱、黄酒、精盐等,文火煮 20 分钟,分次食用。

【功效】通络止痛,温中益气。

白芷鲢鱼汤

【用料】花鲢 1 条,白芷 20 克,姜、葱、黄酒、精盐等。

【做法】花鲢活杀,去内脏、鳃等,放入锅中,加白芷、清水 500 毫升、姜、葱、黄酒、精盐等,急火煮开 3 分钟,改用文火煲熟,分次食用。

【功效】祛湿通络止痛。

羊肉粳米粥

【用料】羊腿肉 50 克,粳米 50 克。

【做法】羊腿肉洗净,切成块,开水浸泡 2 小时,放入锅中,加清水 500 毫升,放入粳米,急火煮开 5 分钟,改用文火煮 30 分钟,成粥,趁热食用。

【功效】温经补益。

桑葚龙眼汤

【用料】桑葚 20 克,龙眼肉 20 克。

【做法】洗净桑葚、龙眼肉后,入锅,加清水 200 毫升,急火煮开 5 分钟,改用文火煮 20 分钟,分次饮用。

【功效】补益肝肾。

五、五官科常见病食疗养生方

(一)近视眼

近视眼患者在饮食上,要少食酸性和甜的食品,因为食糖过多,会使血中产生大量的酸,进而影响食物中钙离子的吸收,这对近视的发生和发展有一定的影响;可多吃一些补益肝肾、健脾养胃、补益气血的食物:如动物肝脏、鸡肉、鸡蛋、牛肉、鱼类、龙眼肉、山药、胡萝卜、菠菜等。还可多吃一些具有安神明目作用的食物,如桑葚、黑豆、红枣、核桃仁、桂圆肉等。

菟丝楮实肉片

【用料】楮实子、菟丝子各 25 克,鲜黄花菜 50 克,猪肉 100 克。盐、醋、白糖各适量。

【做法】将楮实子、菟丝子煎水取浓汁;猪肉切成片,用植物油炒至发白,淋入药汁及盐、醋、白糖炒至肉熟时,放入洗净的黄花菜炒熟。一次食用。

【功效】明目补肾,清热养肝。适用于治疗近视。

菟丝子鸡蛋方

【用料】鸡蛋 1 只,菟丝子 10 克。

【做法】将菟丝子研末,打入鸡蛋搅匀,加水适量煮至蛋熟。食蛋饮汤。

【功效】适用于近视、肝血不足、视物不清。

党参桂圆粥

【用料】党参 30 克,龙眼肉 15 克,粳米 150 克。

【做法】党参煎水取汁,加入龙眼肉,粳米煮粥,分两次食用。

【功效】补气养血、养胃和中。适用于气血不足之近视眼。

红枣枸杞蛋汤

【用料】枸杞子 15~30 克,红枣 6~8 枚,鸡蛋 2 个。

【做法】将枸杞子、红枣、鸡蛋加清水同煮。蛋熟后去壳,小火煮半小时。吃蛋饮汤。每日或隔日食用 1 次。

【功效】适用于近视眼。

胡桃芝麻奶

【用料】黑芝麻、胡桃仁各 25 克,牛奶 250 毫升。

【做法】将芝麻、胡桃仁炒香,捣细,放入牛奶中煮沸。一次服完,每日一次。

【功效】补肝肾,益精血,滋养补虚。适用于治疗近视。

酸枣仁粥

【用料】酸枣仁 30 克,粳米 50 克。

【做法】将酸枣仁捣碎,用纱布袋包扎好,与粳米同放入砂锅内,加水 500 毫升,煮至米烂汤稠停火,然后去掉纱布袋,加适量红糖,盖紧,焖 5 分钟即可食用。每晚临睡前 1 小时,温热食用。

【功效】补心益气,安神定志。

归芪牛肉汤

【用料】当归 30 克,黄芪 100 克,牛肉 1000 克。调料适量。

【做法】将当归、黄芪同装入纱布袋内扎定与牛肉及调料同炖至烂熟为止。每次食用一小碗肉汤。连服 3~4 周。

【功效】强筋健骨、补益气血。适用于气血不足导致的近视眼。

枸杞生地黄酒

【用料】枸杞子 250 克,生地黄 300 克,白酒 1500 毫升。

【做法】将上药共浸泡在酒内,密封贮存,每日摇荡 1 次,15 日后去渣即可。每次服 20 毫升,每日 2 次,空腹温服。

【功效】养肝明目,补精益肾。适用于视物模糊、腰膝酸软等。

【注意】忌食香草、蒜、葱等。

龙眼

磁石龙眼饮

【用料】磁石 30 克,龙眼肉 20 克。

【做法】将磁石煎水取汁,加入龙眼肉煮烂。分两次饮服。

【功效】补益心脾,安神明目。适用于近视。

柏子茯苓饼

【用料】茯苓 15 克,粗麦粉 50 克,柏子仁 15 克。

【做法】将茯苓烘干;柏子仁炒至香黄,共研为细末,与麦粉加水和匀,烙饼食用。分次食用。

【功效】补脾安神,补肾健胃。适用于治疗心脾两虚、气血不足和肝肾两亏所导致的近视。

田鸡炖杞子鱼胶

【用料】田鸡 500 克,鱼胶 60 克,猪腰 2 个,枸杞子 30 克。

【做法】将田鸡宰净,取出田鸡腿,起肉去骨;鱼胶用开水浸软,剪丝;猪腰洗净,剖开,去脂膜,切成片;枸杞子洗净。把全料放入炖盅内,加适量开水,炖盅加盖,文火隔开水炖 2 小时,调味即可。

【功效】滋肾润肺,养阴补血,润滑肌肤,益精明目。可治疗夜盲症、视力下降、肌肤干燥等。

【注意】感冒未愈、脾虚湿盛者不宜服用。

枸杞鸡蛋

【用料】鸡蛋2只，枸杞子30克。

【做法】将鸡蛋、枸杞子加入适量水共煎煮蛋熟后去壳再煮片刻。食蛋饮汤，连服3~5日。

【功效】适用于治疗近视。

杞子蛋蒸鱼肠

【用料】枸杞子40克，鸡蛋2个，鲩鱼肠3副，盐2克，姜汁10克，胡椒粉少许。

【做法】枸杞子用滚水浸透，用清水冲洗干净，再沥干水分。将鲩鱼肠弃去黑色"屎肠"，将白色鱼肠管剖开，刮洗干净，再用少许白醋将鱼肠腌制约10分钟左右，用清水将鱼肠漂洗干净，沥干水分，切成长段。鸡蛋去壳，拂成蛋浆，加入杞子、鱼肠及盐、姜汁、胡椒粉拌匀，盛放于碟上。用大火隔水将鱼肠蒸熟，取出后淋上少许滚油即成。

【功效】养阴补血，益精明目。适用于贫血、视力衰退及夜盲症等。

黄芪炖鸡

【用料】密炙黄芪片100克，母鸡肉1000克。

【做法】将黄芪片装入纱布袋内扎牢，与鸡肉同炖，直至熟烂脱骨为止。去黄芪，每天食肉汤1小碗，连服用3~4周。

【功效】补中益气、生精明目。适用于治疗气血不足导致的近视眼。

胡萝卜菠菜汤

【用料】胡萝卜200克，菠菜100克，麻油、味精、精盐适量。

【做法】胡萝卜、菠菜加水300毫升，同煮至熟，放入味精，精盐，淋麻油，调匀后盛出。每日1次，连续食用7~10日。

【功效】适用于治疗青少年近视眼、肝虚目暗、夜盲症。

枸杞炒猪肝

【用料】枸杞50克，猪肝250克，猪油、食盐、料酒、味精少许。

【做法】枸杞用温开水浸泡2小时后捞出，猪肝切成片，同食盐、料酒拌匀，用猪油炒至将熟时加入枸杞同炒至熟，放入味精后即出锅。分顿佐餐食用。

【功效】益精养血，滋补肝肾。

猪肝葱白蛋汤

【用料】猪肝200克，鸡蛋2个，葱白5段(约1寸长)，盐、味精适量。

【做法】将猪肝切成片，加水煮汤，沸后打入鸡蛋，加入葱白，再煮片刻，加盐、味精调味。佐餐食用。

【功效】适用于治疗近视眼。

远志人参饮

【用料】人参10克，远志30克。

【做法】将人参、远志共研为末，每日8克，每次一包，沸水冲包代茶饮，连服7~10日。

【功效】养心安神、补肾益气。适用于心脾两虚导致的近视眼。

鸡肝炒木耳

【用料】鸡肝150克，黑木耳20克。

【做法】将鸡肝切成片，黑木耳用温水泡发，切丝。旺火起锅下油，先放姜丝爆香，再放鸡肝片炒匀，随后放下黑木耳丝、黄酒和精盐，反复煸炒5分钟，加水少许，盖上锅盖，稍等片刻，加入味精调匀。单食或佐餐，连服用7~10天。

【功效】适用于治疗贫血、视物模糊、青少年近视眼。

女贞子炖肉

【用料】女贞子100克，猪肉500克，调料适量。

【做法】将猪肉切成小块，女贞子用纱布袋包扎好，同炖至肉烂，每日食用，约50~100克，连服10~15日。

【功效】补肝明目。适用于肝肾亏导致的近视眼。

黑豆黑米

【用料】黑米、黑豆，羊肝各50克，精盐、酱油、植物油、姜丝适量。

【做法】黑米、黑豆淘净，加清水800毫升，用文火煮成粥，再将羊肝洗净切碎，放入植物油，酱油，姜丝，精盐等佐料，爆炒至熟。分1~2次佐粥食用。

【功效】适用于治疗青少年近视眼。

(二)白内障

白内障是眼球晶状体发生局部或全部混浊而引起的视力障碍病症，常见于50岁以上的中老年人，多为双侧性但两眼病发病先后和发展速度常不一致，初起视力微昏,眼前似有烟雾,视物昏花,眼前常见黑点或黑影随眼球动转而移动,患眼不红不痛,视力日渐下降,以致不辨人物,严重时可导致双目失明。

中医认为白内障与肝、肾功能衰竭相关,故治宜滋阴清热,宽中利湿。

菊花脑汤

【用料】菊花脑 150 克,鸡蛋 1 个。

【做法】鸡蛋破壳搅碎,与菊花脑按常法煮汤。佐餐用。

【功效】平肝清热明目。适用于肝阳偏亢型的白内障。

夜明砂粥

【用料】夜明砂 9 克,怀山药 30 克,菟丝子 9 克,粳米 60 克,红糖适量。

【做法】将夜明砂、怀山药、菟丝子用布包好,加水 5 碗,煎成 3 碗,去渣后入粳米、红糖煮粥,每日 1 次,连服 15~20 日。

【功效】健脾益肾、清热明目。适用于脾虚乏弱之老年性白内障。

鸡肉馄饨

【用料】鸡肉 100 克,馄饨皮 100 克。

【做法】鸡肉剁馅,加入葱、姜、盐、味精,包馄饨食用。

【功效】补脾益气。

豌豆炒鲜蘑

【用料】鲜口蘑 100 克,鲜嫩豌豆 150 克,酱油 15 克,食油 10 克,盐 2 克。

【做法】把豌豆剥好,将鲜蘑洗净,切成小块。熬热油锅,把豌豆、鲜蘑丁、酱油、盐等一并放入,用旺火快炒,炒熟即可。

【功效】益气和中,利湿解毒。适用于老年人、孕妇、乳母及高血压、冠心病、肾炎、肝炎、肥胖症、术后恢复期、脚气病、神经炎、浮肿、口角溃疡、舌炎、白内障、阴囊炎、癞皮病、脑血管病、糖尿病、脾胃不和所引起的呃逆呕吐、心腹胀痛、口渴泄痢、食欲不振等患者食用。

土豆烧牛肉

【用料】土豆 500 克,牛肉 250 克。

【做法】土豆去皮,与牛肉加酱油、盐、味精等煮食。

【功效】补脾益气。

决明子茶

【用料】决明子 100 克。

【做法】决明子炒香,分成每包 10 克纱布袋装好。每日 1 包,沸水冲泡,量不宜多,代茶饮用。

【功效】清热平肝。

香干肉丝炒芹菜

【用料】瘦猪肉 50 克,香干 50 克,芹菜 150 克,食油、酱油各适量。

【做法】先分别把瘦肉、香干均切成丝;芹菜理好、洗净,切成寸段,用开水焯一下。油锅熬热后即煸肉丝,然后把香干丝、芹菜、酱油等放入和炒,炒熟后食用。

【功效】本品具有补益气血、降脂、利尿等功效。适用于老年人及营养不良、结核病、贫血、高脂血症、高血压、骨软化症、口角溃疡、舌炎、溢脂性皮炎、白内障、角膜炎、术后恢复期、阴囊炎、尿血、前列腺炎、糖尿病等患者食用。

麻雀滋补丸

【用料】麻雀 10 只,磁石、神曲、青盐、肉苁蓉各 30 克,菟丝子 90 克,陈皮 9 克,米酒、蜂蜜各适量。

【做法】将麻雀去毛、翅、嘴,连肠胃肉骨研烂;磁石煅后,醋淬几次,研成细末。神曲炒后研成末;青盐、肉苁蓉用酒浸、炙后研末;菟丝子用酒浸泡 3 天,晒干研为末。用米酒,蜂蜜将以上诸药末炼膏为丸,每丸如梧桐子大。每天两次,每次 20 丸,温酒冲服。

【功效】滋补肝肾。适用于白内障的辅助治疗。

猪肝蒸鸡蛋

【用料】猪肝 150 克,竹笋 50 克,鸡蛋 2 个,蘑菇 15 克,料酒、盐、葱、胡椒粉、肉汤适量。

【做法】将猪肝筋膜撕去,洗净后放砧板上敲成浆,滤去肝渣。将肝浆放在浅汤盆中,加入葱、姜、鸡蛋、盐、胡椒粉、味精,用筷子搅拌均匀,放入笼中蒸 15 分钟,蒸至肝浆结成膏即可出笼。然后往锅中放入肉汤、笋片、蘑菇、鸡蛋、胡椒粉、味精、料酒,烧沸,出锅装碗,把肝膏浇在汤上面。佐餐食。

【功效】滋阴润燥,养血明目。适用于白内障。

杞子炒双参

【用料】海参(水发)250 克,生晒参 6 克,枸杞 10 克,料酒、葱、姜、精盐、味精等适量。

【做法】海参水发后,洗净切花刀。生晒参洗净,切为薄片,隔水,蒸片刻。起油锅,先放入海参、枸杞子与料酒同煸炒,随后放入人参与药液,并加盐、葱、姜等调料,再炒几下,即可食用。

【功效】益气补血、补肾益精、养肝明目。适用于白内障的防治,可常吃。

黑枣二豆汤

【用料】黑大豆 30 克,白扁豆 30 克,黑枣 10 个。

【做法】三味洗净,共加水适量,猛火煮沸后,改为小火,煮至烂熟。作点心,每日 1 次,常食。

【功效】适用于脾虚气弱型老年性白内障。

泽泻茅根浮萍汤

【用料】白茅根、浮萍各 30 克,泽泻 12 克。

【做法】将上三味共加水煎成汤。每日 1 次。

【功效】适用于治疗白内障。

鸡肝荠菜蛋汤

【用料】荠菜 125 克,鸡肝 125 克,鸡蛋 1 个,姜末、精盐适量。

【做法】将荠菜洗净切碎,鸡肝切成粒,共入锅中加水煮沸,鸡蛋打散后入锅,炖约 3~5 分钟,加入调料即成。佐餐。

【功效】清肝明目。适用于白内障。

猪肝羹

【用料】猪肝 150 克,葱白适量,鸡蛋 2 个。

【做法】猪肝去筋膜,切片,加水煮成汤。待猪肝熟后,放入葱白 3 根,加入鸡蛋汁,放食盐即成。可长期服食。

【功效】养肝明目。对白内障、双目失泽、双目干涩有疗效。

苹果皮苍术汁

【用料】杏 3 个,苹果皮 15 克,苍术 10 克。

【做法】将三味共放入锅内,加水煎取汁。每日 1~2 次。

【功效】适用于治疗白内障。

羊肾羹

【用料】羊肾 1 个,菟丝子 30 克。

【做法】羊肾剖开后去掉内部筋膜,切成连刀腰花,菟丝子煎汤取汁,两煎合并约 100 毫升。将羊肾爆炒后,放入作料,再将菟丝子加入汁,做成羹。

【功效】补肝养肾、明目生精。可用于治疗肝肾亏虚引起的老年白内障。

桑叶芝麻糖块

【用料】桑叶 100 克,黑芝麻 120 克,蜂蜜适量。

【做法】将桑叶洗净,烘干,研为细末;黑芝麻捣碎,和蜂蜜加水煎至浓稠,加入桑叶末混匀,制成糖块。每次嚼食 10 克,每日两次。

【功效】清热明目,滋补肝肾。适用于治疗老年性白内障。

豆浆核桃仁蜂乳饮

【用料】核桃仁泥 2 匙,豆浆 1 杯,蜂乳 1 匙。

【做法】将核桃仁泥放杯内,用煮沸的豆浆冲泡,后加入蜂乳,调匀。早餐后顿服,每日 1 次,经常服用。

【功效】适用于肝肾阴亏型老年性白内障。

山药夜明砂粥

【用料】夜明砂 9 克,淮山药 30 克,菟丝子 30 克,粳米 60 克,红糖适量。

【做法】将夜明砂、淮山药、菟丝子用布包扎好,加水 5 碗煎成 3 碗,然后去药包,入粳米、红糖煮粥。顿食,每日 1 次,连用 20 剂。

【功效】潜阳明目,滋补肝肾。适用于脾虚气弱型老年性白内障。

枸杞黄酒

【用料】枸杞 200 克,白酒或黄酒 1000 毫升。

【做法】枸杞泡入酒中,1 周后即可,日饮 30~50 毫升。

【功效】补益肝肾。

薏米莲心粥

【用料】莲子心 10 克,薏苡仁 30 克,粳米 100 克。

【做法】以上三味加水 500 毫升,煮成粥,早晚食用。

【功效】滋阴清热,宽中利湿。

大蒜烧南瓜

【用料】南瓜 500 克,蒜 100 克,大茴香、香油适量,盐少许。

【做法】将南瓜洗净切成约 3 厘米见方的块,蒜去皮;净锅放入适量香油;用旺火烧至七成熟,倒入南瓜翻炒片刻,然后放入大茴香、蒜瓣及适量水,然后改用中火熬至南瓜熟软,加入少许盐即成。单食或佐餐,每日分两次食完。

【功效】具有补中益气、降低血糖的作用,并且对糖尿病引起的白内障。

珍珠苍术饮

【用料】珍珠母 60 克,苍术 25 克,人参 6 克。

【做法】将珍珠母捣碎,与上两味同煎。早晚各 1 次,每日 1 次。

【功效】明目退翳,燥湿健脾,益气明目。适用于老年性白内障。

冬瓜柿霜饮

【用料】冬瓜 200 克,柿霜 10 克,白糖 20 克。

【做法】将冬瓜切成片,水煎,取其汁液化开柿霜、白糖。1 次服用,每日 1~2 次。

【功效】适用于治疗白内障。

枸杞蒸桂圆

【用料】枸杞子 30 克,龙眼肉 20 克。

【做法】将上两味同放入碗中,加水适量蒸熟。分 2~3 次服。

【功效】养血明目,滋养肝肾。适用于治疗老年白内障。

沙苑子炒鸡

【用料】沙苑子 150 克,鸡肉 500 克,姜、盐各适量。

【做法】将鸡洗净、切成块;沙苑子纱布包,与鸡肉同放入锅内,加水适量炖至鸡烂熟,去沙苑子布包,放姜、盐调味。分三次服食。

【功效】补肝肾,益气血。适用于治疗老年性白内障。

乌梅豌豆菠菜汤

【用料】豌豆 30 克,乌梅 3 个,菠菜根 15 克。

【做法】将菠菜根洗净,与豌豆、乌梅共煮成汤,去渣。日服 2 次。

【功效】适用于白内障。

烤红薯

【用料】新鲜红薯(选紫皮黄心者)300克左右。

【做法】红薯洗净放入炉火中或烤箱中烤熟。分2~3次食用。

【功效】强肾阴、健脾胃、益力明目。适用于脾虚气弱型白内障。

萸肉杞子粥

【用料】枸杞子、山萸肉各15克,芡实30克,大米100克,白糖适量。

【做法】山萸肉洗净去核,与枸杞子、大料、芡实按常法煮成粥。分早晚食,白糖调味。

【功效】益精明目,滋补肝肾。适用于治疗肝肾亏损导致的白内障。

五味子酒

【用料】五味子60克,低度白酒500毫升。

【做法】将五味子洗净晾干,浸泡在酒内封闭。10日后即可饮用。每晚睡前饮用1小盅。

【功效】涩精明目、滋肾敛肺。适用于治疗肺肾阴虚之老年性白内障。

鸡肝明目汤

【用料】水发银耳25克,鸡肝100克,枸杞15克。

【做法】鸡肝洗净切片,加入水豆粉、料酒、姜、盐、味精拌匀,与银耳、枸杞同煮汤,佐餐食用。

【功效】补益肝肾。

(三)流行性角结膜炎

流行性角结膜炎是由病毒感染所致的传染性眼变,是一种急性结膜和角膜疾患。双眼先后发病,初起时眼睑水肿,睑球结膜充血、球结膜水肿,睑结膜及穹窿部出现大量滤泡,可有伪膜。刺激症状明显,自觉有异物感、刺痒不爽,分泌物为水样,耳前淋巴结肿大并觉压痛。本病属于接触传染,且传染性极强,易流行。故对病人接触过的用具应严格消毒和隔离,同时避免交叉感染。中医认为本病多与肺火亢盛、肝胆火旺和正虚邪留相关。治疗上宜祛邪退翳,扶正明目。

杞叶芹菜粥

【用料】新鲜枸杞叶30克,新鲜芹菜60克,粳米50~100克,盐少许。

【做法】将芹菜洗净切碎,枸杞叶洗净,与粳米同入砂锅内,加水适量,同煮为菜粥,放入调味品即成。每日早晚餐温热食。此粥作用较慢,需要频服、久食。应现煮现吃,不宜久放。

【功效】清热平肝、固肾利尿。适用于肝火上炎所致的结膜炎及高血压、糖尿病。

猪胰荸荠汤

【用料】猪胰1具,荸荠250克,蝉蜕10克,蛇蜕6克。

【做法】先将猪胰洗净,撕去衣膜;荸荠去皮,切片,同蝉蜕、蛇蜕同放入砂锅内,加水煨汤。饮汤食肉,每日1次。

【功效】清热平旺、消炎退翳。适用于结膜炎后期目赤不退,甚至初起翳膜。

合欢花菊花粥

【用料】合欢花10克,菊花末10~15克,粳米50~100克,白糖适量。

【做法】先煎菊花、合欢花,去渣取汁,加入粳米煮粥,待粥熟时,加入白糖,稍煮即成。供早晚餐温热服食。夏季食用尤好。

【功效】散风热、清肝火、解郁安神。适用于急性结膜炎所致目赤肿痛、心烦失眠、肝火头痛。

【注意】平素脾虚便溏者不宜服用。

枸杞茶

【用料】枸杞子20克。

【做法】将枸杞子洗净,放入铝锅内,再加适量水,旺火煮沸后改为中火煮15分钟即可。1日1次,可分数次代茶频饮。

【功效】安神养血、滋阴明目、强筋骨、美容颜。本品为传统的滋补、明目上品,适用于慢性结膜炎、目干涩、腰膝酸软者饮用。中老年人常饮此茶,会使眼睛清亮,并且益寿延年。

决明子菊花茶

【用料】杞子10克,菊花10克,炒决明子10克。

【做法】上三味沸水冲泡,代茶饮用。

【功效】祛邪退翳,扶正明目。

决明子米粥

【用料】炒决明子12克,白菊花9克,粳米50克,冰糖适量。

【做法】决明子、白菊花水煎取汁,入粳米煮粥,粥成后加冰糖调匀,空腹食用。

【功效】清肝胆实火。

桑叶猪肝汤

【用料】猪肝 100 克,桑叶 15 克。

【做法】猪肝切成片状,与桑叶加清水适量煲汤,用食盐少许调味即可。佐餐食用,吃猪肝,饮汤。

【功效】养肝明目、疏风清热。适用于眼结膜炎。

清肝明目茶

【用料】决明子 25 克,芫蔚子 10 克。

【做法】将决明子、芫蔚子用文火炒黄,压碎,放入砂锅中,加水适量,煎煮 20 分钟,取汁。代茶饮用,每日 1 次。

【功效】祛风散热、清肝明目。适用于预防夏季急性结膜炎。

菊花决明粥

【用料】决明子、白菊花、白糖各 15 克,粳米 100 克。

【做法】将决明子炒出香味,凉干后与白菊花同煎,去渣取汁,澄清沉淀,淘洗净的粳米与药汁同入锅,加适量清水煮熬成粥,食用时加入白糖。每日 1 次,7 日为 1 疗程。

【功效】清肝明目、润肠通便。适用于结膜炎所导致的目赤肿痛、视物模糊以及高血压病、高血脂症等。

【注意】大便溏泻者不宜食用。

黄芩茶

【用料】黄芩 15 克。

【做法】将上药研制成粗末,沸水冲泡。代茶饮用。

【功效】清热泻火、明目。适用于上焦肺火盛或郁热导致的急性结膜炎。

香干拌马兰头

【用料】马兰头 250 克,香豆腐干 4 块,黄菊花 15 克,精盐、白糖、味精、麻油适量。

【做法】马兰头拣嫩的洗净后,放在沸水中煮片刻,待热后捞出,放在冷开水中,然后挤去水分,并切为碎末。把黄菊花放在纱布袋内,放入锅中加水煮沸约 20

分钟后,取出药袋,再煎浓缩。将香豆腐干用沸水煮一下后取出,切成小块。将马兰头末放在浓缩的菊花液内,连同香豆腐干一同拌匀,再加入精盐、白糖拌匀,最后浇上麻油,拌匀后即成。

【功效】清热解毒。适用于治疗急性结膜炎,有清热消炎作用。

冰糖银耳茶

【用料】银耳30克,清茶6克,冰糖60克。

【做法】上三味共放入锅中,加水煎汤。吃银耳,饮汤,每日1次,连饮数日。

【功效】疏风清热。适用于初起红眼、痛痒交替、流泪疼痛、畏热羞明等症。银耳味甘,性平,入肺、胃、肾经。清肺热、益脾胃、滋阴、生津、益气活血、润肠强心、健脑、补肾解酒。

马齿苋黄花米粥

【用料】黄花菜30克,马齿苋30克,粳米100克。

【做法】先将黄花菜和马齿苋洗净,入锅内加水600毫升,煮至400毫升时,去渣留汁,然后加入洗净的粳米煮成稀粥,加少许白糖调味。早、晚餐食用。

【功效】清热解毒。适用于眼结膜炎。

清炒西瓜皮

【用料】西瓜翠衣、姜、葱及作料适量。

【做法】将西瓜皮外层的青皮去掉,切成小条,用油素炒佐餐。

【功效】清热利水、导邪除烦。适用于结膜炎。

菊花黄柏茶

【用料】黄连(酒炒)、天花粉、菊花、川芎、薄荷叶、连翘各30克,黄柏(酒炒)180克,茶叶360克。

【做法】上药共研为粗末,和匀(最好用滤泡纸袋包装,每袋6克)即成。每日3次,每次取末6克,以沸水泡焖10分钟,饮服。

【功效】祛风明目、清热泻火。适用于两眼赤痛、眵多眵燥、紧涩怕光、赤眩贯睛、大便燥结等。

野菊花菠菜汤

【用料】野菊花9克,菠菜籽9克。

【做法】上两味洗净,共加水适量,煎汤。每次1次,每日2次,连用数日。

【功效】适用于风热型急性结膜炎。

生煸枸杞

【用料】鲜枸杞叶 250 克,冬笋 50 克,水发冬菇 50 克,白糖 6 克,食盐 3 克,味精 0.5 克,猪油 75 克。

【做法】将枸杞叶择洗干净,冬笋、冬菇切成丝待用,炒锅置武火上烧热,放入猪油,烧至八成热时,把笋丝、冬菇丝放入锅内,略炒后将枸杞叶倒入煸炒颠倒几下,加盐、味精、糖,再翻炒几下起锅,装盘即成。

【功效】清热解毒、祛风明目。适用于余邪滞留之结膜炎。

金莲甘草菊花饮

【用料】金边花、菊花各 10 克,生甘草 3 克。

【做法】将金莲花、菊花、生甘草加水适量,煎煮 20 分钟,滤渣煎液。分次饮用。每日 1 次。

【功效】适用于急性结膜炎。

茶叶蛋

【用料】茶叶适量,鸡蛋数枚。

【做法】上两味共加水适量煎煮,蛋熟即成。吃鸡蛋,每次 1 枚,每日 2 次,连服数日。

【功效】适用于风热型急性结膜炎。

苦瓜末

【用料】苦瓜 1 个,灯心草适量。

【做法】苦瓜切开去瓤,晒干,焙干研末,灯心草煎汤。每次取苦瓜末 5 克,灯心草汤送服,每日两次。

【功效】适用于风热型急性结膜炎。

爆炒苦瓜

【用料】苦瓜 250 克,猪油、葱、姜、盐各适量。

【做法】将苦瓜洗净,切成两片,去内瓤,切成丝。把锅烧热,加入猪油,烧至油九成热时,将苦瓜倒入,加葱、姜、盐,爆炸至熟即可。可做菜用。

【功效】清热、养肝、明目、润肺、补肾。适用于热性目疾、体衰等症。

枸杞车前桑叶汤

【用料】鲜枸杞苗 30 克,鲜车前草 30 克,鲜桑叶 60 克。

【做法】将枸杞苗、车前草、桑叶洗净。将其放入锅中,加水煎汤食用。

【功效】清热解毒、利水明目。治疗热毒壅盛之急性结膜炎。

地黄竹叶粥

【用料】鲜竹叶 30~45 克(干品 15~30 克)或淡竹叶 30~60 克,生地黄 15~30 克,粳米 50 克~100 克,砂糖少许。

【做法】先将竹叶或淡竹叶洗干净,再与生地黄加水煎汁,去渣,加入粳米,粥煮成时放砂糖搅匀。每日 2~3 次,病愈后即止。

【功效】清心火、利小便、除烦热。适用于急性结膜炎、目赤肿痛、口舌生疮糜烂、小便黄赤短少或淋痛。

【注意】凡胃寒病人或阴虚发热者不宜使用。

凉拌黄瓜

【用料】鲜嫩黄瓜 2 条,大蒜头 4 瓣,调料适量。

【做法】将黄瓜洗干净,轻轻拍打致裂,切成小段,将蒜头拍打成碎块,加入调料拌匀食用。

【功效】解毒生津、清热利水。适用于结膜炎。

合欢花蒸猪肝

【用料】合欢花 15 克,猪肝 150 克,盐少许。

【做法】将合欢花用水浸泡半日;再把猪肝切成片,与合欢花同放入碗内,加盐,盖上盖,隔水蒸熟。吃猪肝,饮汤。

【功效】疏郁理气、消风明目、养肝安神。适用于眼结膜炎、失眠。

白木耳青茶汤

【用料】白木耳 30 克,青茶 6 克,冰糖 50 克。

【做法】上三味共入锅内,加水适量煎汤。吃木耳喝汤,每日 1 次,连服数日。

【功效】适用于治疗风热型急性结膜炎。

芦根西瓜茶

【用料】芦根 30 克,西瓜皮 30 克。

【做法】上两味加水 300 毫升,煎汁代茶饮。

【功效】清热退翳，泻肺行气。

（四）鼻炎

鼻炎是指鼻腔粘膜和粘膜下组织的炎症，表现为充血或者水肿，患者经常会出现鼻塞，流清水涕，鼻痒，喉部不适，咳嗽等症状。鼻腔分泌的稀薄液体样物质称为鼻涕或者鼻腔分泌物，其作用是帮助清除灰尘，细菌以保持肺部的健康。通常情况下，混合细菌和灰尘的鼻涕后吸至咽喉并最终进入胃内，因其分泌量很少，一般不会引起人们的注意。当鼻内出现炎症时，鼻腔内可以分泌大量的鼻涕，并可以因感染而变成黄色，流经咽喉时可以引起咳嗽，鼻涕量十分多时还可以经前鼻孔流出。

辛夷鼻炎酒

【用料】辛夷、细辛各 10 克，藁本 12 克，僵蚕、蝉衣、菊花、黄芩、连翘、防风各 15 克，川芎、生地各 30 克，50°白酒 2500 毫升。

【做法】将上药 11 味研制成粗末，以纱布包，放入容器中，加入 50°白酒 2500 毫升，密封，每日振摇 1 次。放置 14~21 日后，过滤去渣，贮瓶待用。每次温服 15~20 毫升，每日服 2~3 次。

【功效】解痉消肿、辛温通络。适用于治疗慢性鼻炎。

橘红药酒

【用料】白酒 500 毫升，橘红 30 克。

【做法】橘红浸泡在白酒中，封闭 1 个月。每晚睡前服 20 毫升。

【功效】行气活络通窍，适用于气滞血瘀之慢性鼻炎。

鱼头汤

【用料】胖头鱼头 100 克，大枣、白术各 15 克，黄花菜 30 克，苍耳子、白芷各 10 克，生姜 3 片。

【做法】将鱼头洗净，与大枣、白术、黄花菜、苍耳子、白芷、生姜加水同煮。吃肉饮汤，佐餐食用。

【功效】补中通窍，扶正祛邪。适用于治疗慢性萎缩性鼻炎，感冒频繁、鼻炎动辄发作。

蒜油蜂蜜滴剂

【用料】大蒜 30 克，甘油、蜂蜜适量。

【做法】大蒜汁，甘油，蜂蜜三味等量调匀。搽鼻腔，每日 3 次，连用两周。

【功效】温肺润窍。适用于治疗鼻腔干燥等慢性鼻炎。

辛夷百合粥

【用料】辛夷适量,百合20克,粳米50克。

【做法】将辛夷研为细末,百合和粳米同锅煮粥,食粥时调入辛夷末1~2食匙。日服1次,连服1~2周。

【功效】适用于治疗过敏性鼻炎。

苍耳桔梗桂枝茶

【用料】桔梗10克,桂枝7克,苍耳子10克,红茶20克。

【做法】四味共放入锅内,加清水500毫升,改用文火煎30分钟,过滤去渣,留取药汁300毫升。1日分2~3次服完,加温为宜。

【功效】清热除风。适用于治疗鼻炎、副鼻窦炎等症。

大葱泥

【用料】大葱5根。

【做法】将大葱连须切碎捣烂,炒熟。小儿敷百会穴上,外加热敷,每次30~60分钟,每天3次。成人晚上直接敷于鼻梁,下垫纱布,外用胶布固定,第二天早晨去掉,连敷数次。

【功效】清热通窍。适用于治疗外感风邪导致鼻塞的鼻炎。

荷叶薏苡粥

【用料】薏苡仁30克,荷叶1张,淀粉少许,砂糖适量,桂花适量。

【做法】先煮薏苡仁,将成粥时盖上荷叶再煮,熟后放入淀粉少量,再加砂糖、桂花。作早点或夜宵食用,每日1次,连食1周。

【功效】适用于脾胃湿热型鼻窦炎。

黄豆萝卜汤

【用料】黄豆60克,鲜芫荽15克,葱白4根,白萝卜60克,盐3克。

【做法】将黄豆洗净,以清水浸泡半天,白萝卜洗净,去皮,切片,芫荽、葱白洗净。将黄豆、萝卜同放入锅内,加清水适量,武火煮沸后,改用文火煮30分钟,再下芫荽、葱白略煮,加盐调味即成。

【功效】发散风寒、行气化痰。用于风寒感冒、流行性感冒,急慢性鼻炎等病症的辅助性治疗。

丝瓜藤煲猪肉

【用料】丝瓜藤(近根部者佳)1~1.5米,猪瘦肉60克,盐、味精各适量。

【做法】将丝瓜藤洗净,剪成小段;猪肉洗净加块,同放入砂锅内煮汤,至肉熟,加盐、味精调味即成。日服1次,5次为1疗程,连服1~3个疗程。

【功效】通窍活血,清热解毒。适用于慢性鼻炎急性发作及萎缩性鼻炎、鼻流脓涕、头晕头痛等病症。

泥鳅炖冬瓜子

【用料】冬瓜子30克,泥鳅5条,盐少许。

【做法】先煎冬瓜子,20分钟后去滓,放入洗净的泥鳅,同炖至熟,加盐即成。佐餐吃,每日1次,连食1周。

【功效】适用于治疗脾胃湿热型鼻窦炎。

藿香辛芷丸

【用料】广藿香180克,细辛9克,白芷30克,猪胆6个,辛夷4.5克,茶叶30克。

【做法】将藿香、细辛、白芷三味药研为细末,搅匀;将猪胆煎汁,混合上药粉成丸,每丸6克;辛夷煎汤。每日3次,每次1丸,用茶叶水和辛夷汤送服。

【功效】辛散化浊。适用于治疗鼻炎、慢性副鼻窦炎。

白芷川芎炖鱼头

【用料】川芎6克,白芷6克,鳙鱼头500克,葱10克,胡椒3克,生姜10克,盐4克。

【做法】将鱼头去鳃,洗净,连同川芎、白芷、葱、生姜、胡椒一同放入砂锅内,加开水适量,武火烧沸,改用文火炖30分钟,加盐调味,趁热食用。

【功效】祛风散寒、活血止痛。用于急慢性鼻炎、鼻窦炎等病症的辅助性治疗。

辛夷花蛋汤

【用料】辛夷花10克,鸡蛋2个。

【做法】将辛夷花、鸡蛋共加水煮,至蛋熟后,去壳放汤中稍煮片刻即成。吃鸡蛋喝汤,每日1次,连用5日。

【功效】适用于治疗风寒型慢性鼻炎。

熟地龟板陈皮饮

【用料】龟板 15 克,熟地 10 克,陈皮 6 克,蜂蜜适量。

【做法】先煎龟板 20 分钟,后加入熟地、陈皮再煎 10 分钟后,去渣取汁,调入蜂蜜服用。每日 1 次,连用数日。

【功效】适用于阴虚型慢性鼻炎。

冬瓜子炖泥鳅

【用料】冬瓜子 30 克,泥鳅 5 条,盐少许。

【做法】先煎冬瓜子,20 分钟后去滓,放入洗净的泥鳅,炖至熟,加盐即可。佐餐吃,每日 1 次,连用 1 周。

【功效】适用于脾胃湿热型鼻窦炎。

枣姜甘草饮

【用料】红枣(焙干去核)500 克,生姜 50 克,甘草 60 克(炒),盐 60 克(炒)。

【做法】以上诸味研制为末。每日晨起空腹用滚开水冲服 6~10 克。

【功效】适用于治疗慢性鼻炎气虚型。

萝卜刺梨饮

【用料】萝卜 30 克,刺梨 2 个,辛夷花、沙参、麦冬各 10 克,生地 15 克。

【做法】将上述各味水煎服,去渣取汁。代茶频饮。

【功效】适用于治疗阴虚型慢性鼻炎。

党参黄芪饮

【用料】党参、连翘、苍耳、山药、莱菔子各 10 克,黄芪、银花各 15 克,辛夷 5 克,甘草 6 克。

【做法】将以上各味用水煎服。每日 1 次,连服 10 天。

【功效】适用于治疗慢性鼻窦炎。症见鼻塞、流脓涕、有腥臭味、头昏记忆力减退、乏力等症。

蜂房汁

【用料】蜂房适量。

【做法】将蜂房挤出糖汁。嚼食糖汁,每日或隔日服用 1 次,每次 30 克,连服 5~6 次。

【功效】适用于治疗风热型慢性鼻炎。

国学经典文库

中华食疗大全

· 常见病食疗养生 ·

图文珍藏版

苍耳辛夷饮

【用料】苍耳子 12 克,辛夷、白芷各 6 克,薄荷 4.5 克,葱白 3 根,茶叶 2 克。

【做法】上六味共研为末,以沸水冲泡 10 分钟即成。每日 1 次,不拘时频频温服。

【功效】散风祛湿、发汗通窍。适用于治疗鼻炎、鼻窦炎及副鼻窦炎等。

羊睾丸粉

【用料】羊睾丸 1 对,黄酒适量。

【做法】取羊睾丸 1 对,洗净后,放瓦片或砂锅内焙黄(不可炒焦炒黑),研为细末。用温黄酒送服。每对睾丸分 2 次服完,每日 1 次,2~3 天即可见效。

【功效】行气通窍。适用于慢性鼻窦炎的辅助性治疗。

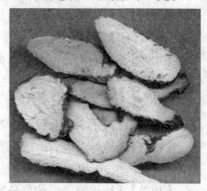

白芷

蘑菇炖鸭

【用料】蘑菇 500 克,鸭 1 只(约 1000 克),紫苏 10 克,作料适量。

【做法】鸭去毛净膛,与蘑菇同放入锅内,加水、作料炖,将熟时加入紫苏,再炖至熟,食肉喝汤。

【功效】理气通窍、补虚散邪。适用于肺脾气虚之慢性鼻炎。

橘皮黄芪荷叶汤

【用料】黄芪 15 克,橘皮 15 克,荷叶 1 张。

【做法】先将黄芪、橘皮煎汤去渣,加入荷叶浸 20 分钟,取汁。代茶饮,每日 1 次,连用 15 日。

【功效】适用于脾肺气虚型鼻窦炎。

黄芪炖冬瓜

【用料】黄芪 30 克,冬瓜适量。

【做法】黄芪煎汤去渣,加入去皮、子后切成块的冬瓜,再熬煮成汤。作汤食用,每日 1 次,连用 15 日。

【功效】适用于治疗脾肺气虚型鼻窦炎。

桃仁炖鱼

【用料】桃仁 6 克,泽泻 10 克,鳜鱼 250 克,葱、姜适量。

【做法】鳜鱼、桃仁、泽泻同煮,加葱、姜等佐料,炖熟食用。食鱼喝汤,每日 1 次,连服 1 周。

【功效】适用于血瘀型慢性鼻炎。

桑叶丝瓜藤汤

【用料】鲜丝瓜藤 30 克,桑叶 30 克。

【做法】将丝瓜藤、桑叶洗净,加水煮成汤。代茶频饮,连用 1 周。

【功效】适用于治疗风热犯肺型鼻窦炎。

菊花桑叶杏仁粥

【用料】桑叶、菊花、甜杏仁各 10 克,粳米 60 克。

【做法】先将桑叶、菊花同煎煮,去渣取汁后入杏仁和粳米,煮粥食用。每日 1 次。

【功效】适用于治疗风热型慢性鼻炎。

柏叶猪鼻汤

【用料】猪鼻肉 60 克,生柏叶 30 克,金钗石斛 6 克,柴胡 10 克,蜂蜜 60 克,30° 米酒 30 毫升。

【做法】将猪鼻肉刮洗干净,与生柏叶、石斛、柴胡同放入锅内,加清水 4 碗,煎取 1 碗。取汁后冲入米酒、蜂蜜,和匀饮服。日服 1 次,2~4 次为 1 疗程。

【功效】清热通窍、滋阴扶正。适用于慢性鼻炎、鼻流臭涕等。

荷叶小麦粥

【用料】新小麦 50 克,荷叶 1 张。

【做法】小麦去皮淘洗干净,加水如常法煮粥,将熟时把荷叶覆上再煮至熟。每日 2 次,可常服。

【功效】适用于气虚型慢性鼻炎。

芫花酊

【用料】芫花根(干品)30 克,75% 酒精 100 毫升。

【做法】将芫花根研制成粗末,浸入酒精内,密封贮存,15 日后去渣即可。本品外用,用黄豆大小的干棉球,蘸芫花酊,拧干,外裹薄层医用脱脂棉,成一棉卷,塞入鼻腔内。棉卷的位置,以深塞为宜,过浅则达不到治疗的效果。对慢性鼻炎患者,可塞中隔与下甲之间;对副鼻窦炎患者,则塞中鼻道较好。若觉刺激黏膜有灼热感后,5~10分钟取出,用温热生理盐水冲洗鼻腔。每日塞1次,每次持续1~2小时后取出或自行脱出。5次为1疗程。

【功效】消肿解毒、活血消痛。适用于治疗鼻炎。

(五)鼻出血

鼻出血又称鼻衄,是临床常见症状之一。多因鼻腔局部病变引起,也可由全身疾病所引起,出血部位大多数和在鼻中隔前下部的易出血区,其常见的原因包括局部粘膜糜烂、鼻中隔偏曲、鼻咽癌及高血压、动脉硬化症、肾炎、血液系统疾病等。鼻出血多为单侧,亦可为双侧;可间歇反复出血,亦可持续出血;出血量多少不一,轻者仅鼻涕中带血,重者可引起失血性休克;反复出血则可导致贫血。多数出血可自止。

本病的饮食原则,是需要加强营养,补充人体造血所需的营养成分,如蛋白质和含铁丰富的食物。临床上有一部分出血的病人,依靠饮食治疗完全可以治愈,如营养不良出现的鼻出血,只要加强营养,改善营养状况,特别是补充参与人体凝血机制及抗坏血不可缺少的维生素 C 和维生素 K,就可达到治愈的目的。此外,对于气候干燥造成的鼻出血,中医认为是"阴虚"所致。这类人平时应多吃补虚汤类,多饮水,并注意摄取具有补阴作用的食物,如蔬菜、水果及干果类,如大白菜、梨、苹果、西瓜、银耳、核桃仁、鱼类、龟、鳖等。

藕节枣汤

【用料】藕节 120 克,蜂蜜 20 克,蜜枣 10 枚。

【做法】将以上药物用水煎煮,食枣饮汤。3 天 2 次,连服数天。

【功效】凉血止血。适用于治疗气虚不能统血之鼻出血。

桑菊白茅根饮

【用料】桑叶、菊花、白茅根各 15 克,冰糖适量。

【做法】以上各味水煎后加入冰糖。代茶频饮。

【功效】清热凉血。适用于治疗鼻出血伴鼻中有热蒸感或发热感。

梨藕炖猪肉

【用料】梨 2 个,藕节 15 克,瘦猪肉 100 克。

【做法】将梨、藕洗净,切细;猪肉洗净切细,加适量水共炖至猪肉熟。每日 1

次,喝汤,食猪肉。

【功效】适用于治疗肝肾阴虚型鼻出血。

茅根鸭蛋汤

【用料】白茅根 50 克,鸭蛋 1 个。

【做法】将白茅根、鸭蛋加水同煮,待鸭蛋熟,去壳放汤中继续煮 3 分钟即成。饮汤食鸭蛋,每日 1 次。

【功效】适用于鼻出血反复发作,兼有头晕耳鸣、鼻干灼热、口干津少、潮热盗汗、腰膝酸软等病症。

鱼鳞胶冻

【用料】青鱼鳞(或鲤鱼、鲫鱼等之鱼鳞)适量,黄酒、生姜等调料少许。

【做法】鱼鳞洗后放入沸水中,煎煮 4~12 小时,过滤去渣,加黄酒、生姜等调料,待冷冻如明胶样时切成小块,拌芝麻酱即可。每次 30~50 克,每日 3 次,连用 1 周。

【功效】适用于治疗胃热型鼻出血。

雪梨藕节炖猪肉

【用料】雪梨 2 个,藕节 15 克,瘦猪肉 100 克。

【做法】将雪梨和猪肉切成块,与藕节同煮汤。吃梨、肉,饮汤,每日 1 次,连服数剂。

【功效】凉血止血。适用于治疗鼻出血。

旱莲草炖猪肝

【用料】旱莲草 60 克,猪肝 250 克,盐适量。

【做法】将猪肝洗净,切片,与旱莲草同放瓦锅内,加水适量煎汤,加盐调味服食。食猪肝,饮汤。每日 1 次,连服数剂。

【功效】滋阴补肾。适用于因肾阴不足所致的鼻出血。

藕节粳米粥

【用料】藕节 10 克,粳米 50 克,蜂蜜适量。

【做法】藕节洗净切碎,粳米炒至微黄。先将藕节放入锅中加水煮 15 分钟后去渣,然后加入粳米煮为粥,加入蜂蜜调匀。作早餐食用。

【功效】润肺补燥,清热凉血。适用于鼻出血。

【注意】忌食羊肉、狗肉等热性食物以及辛辣刺激性食物。

猪皮止血甜汤

【用料】猪皮 150 克,黄酒 30 克,红糖 30 克。

【做法】将猪皮洗净,切成小块,与黄酒一起放入砂锅,加水适量,用大火煮沸后转用小火炖煮 2 小时左右,待猪皮熟烂后加入红糖,搅匀即可。

【功效】滋阴、止血、养血,可用于各种出血病症的辅助食疗。每天 1 次,温水送服。

猪皮红枣羹

【用料】猪皮 500 克,红枣 250 克,冰糖适量。

【做法】猪皮去毛洗净,加水煮炖成稠粘的羹汤,再加红枣煮熟,加入冰糖。每日 3 次佐餐食用,每次 150 克,连用 1 周。

【功效】适用于治疗阴虚火旺型鼻出血。

黑木耳枣粥

【用料】黑木耳 30 克,粳米 100 克,大枣 3~5 枚,冰糖适量。

【做法】先将木耳用水浸泡半天。粳米、大枣煮粥,煮沸后加入木耳、冰糖适量,同煮成粥。做晚餐或点心食(风寒感冒者忌之)。

【功效】益气止血。适用于治疗鼻出血。

仙鹤草粥

【用料】仙鹤草、旱莲草各 15~30 克,粳米 50~100 克,白糖适量。

【做法】先将仙鹤草、旱莲草煎煮,去渣取汁,再加入粳米同煮粥,粥将熟时,加入白糖,稍煮即可。每日 2 次,空腹食。

【功效】养阴清热,凉血止血,适用于阴虚燥热所引起的鼻衄、干咳少痰。

生姜地黄粥

【用料】生地黄汁约 50 毫升(或干地黄 60 克),粳米 60 克,生姜 2 片。

【做法】将鲜生地黄洗净切成段,榨取汁待用。或用干地黄水煎取汁待用。先用粳米加水煮粥,粥沸后加入地黄汁和生姜,再煮成稀粥。每日 2 次,温服。

【功效】清热生津,凉血止血,适用于阴虚燥热所引起的鼻出血、热病后期、阴液耗伤、低热不退、劳热骨蒸、口燥作渴。

葱汁酒滴

【用料】鲜葱汁、白酒各 5 毫升。

【做法】将葱汁、白酒调匀,取少许滴入鼻中,立刻见效。

【功效】止血。适用于鼻出血。

旱莲草白茅根藕汁

【用料】旱莲草、白茅根、藕节各 100 克。

【做法】将配料切碎,搞烂取汁,加入白糖饮用。每日 3 次。

【功效】清热疏肺;对鼻腔干燥出血、色红但量少、痰少、咳嗽、口燥有疗效。

田七阿胶粥

【用料】田七 5 克,阿胶 30 克,糯米 100 克,红糖适量。

【做法】先将田七研为碎末,糯米煮粥,待粥将熟时,放入捣碎的阿胶和田七末,边煮边搅拌,待煮 2~3 沸,加入红糖即成。每日分 2 次服,3 日为 1 疗程,间断食用。

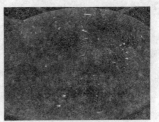

田七阿胶粥

【功效】滋阴补虚,养血止血。适用于阴血亏虚所致的咳血、鼻出血、大便出血及妇女崩漏。

【注意】连续服用有胸满气闷之感觉,故宜间断服用;脾胃虚弱者不宜多食。

栝蒌根粳米粥

【用料】栝蒌根 30 克,粳米 80 克。

【做法】将栝蒌根打磨成粉。粳米淘洗干净,加清水适量,煮粥。粥将熟时加入栝蒌根粉,再煮至粥熟,即可食用。

【功效】清热生津、润燥止渴。用于牙痛、口疮、鼻出血、咽喉肿痛。

白萝卜糖汁

【用料】白萝卜数个,白糖适量。

【做法】将白萝卜洗净,切碎,搅成汁,加入白糖适量调服。每次 50 毫升,每天 3 次,连用 3~5 天。

【功效】适用于鼻干口臭、出血量较多,伴有口渴烦躁、牙齿出血、大便燥结。

姜末凉拌青鱼

【用料】青鱼1条,黄酒、生姜末、食盐、香油各适量。

【做法】将青鱼去内脏,用开水烫熟后,加入黄酒、生姜末、食盐调味,待冷后放少量香油拌食。凉食鱼肉。连食3天。

【功效】滋阴凉血止血。适用于鼻出血的辅助性治疗。

枇杷叶陈茶

【用料】枇杷叶6克,陈茶3克。

【做法】枇杷叶去毛,焙研末,与茶冲服。每日2次。

【功效】降气解暑,升清降浊。治鼻子流血。

板栗壳散

【用料】板栗壳适量。

【做法】板栗壳烧炭存性,研成末。每次4克,米汤送下,每日2次。

【功效】适用于治疗气血亏虚型鼻出血。

豆腐石膏汤

【用料】生石膏50克,豆腐250克,盐3克。

【做法】将生石膏、豆腐加清水适量,放入砂锅中用文火煲2小时,加盐,饮汤(豆腐可吃可不吃。)

【功效】清肺、润燥、解毒、降胃火。用于鼻出血、胃热牙痛等证。

旱莲草菊花藕粉

【用料】菊花、旱莲草各15克,藕粉30克,白糖适量。

【做法】将菊花、旱莲草共水煎,去渣取汁,趁热冲熟藕粉,加白糖调服。每天1次。连服4~5剂。

【功效】清肝泻火,凉血止血。适用于治疗肝火上扰所致的鼻出血。

血余莲藕汤

【用料】莲藕500克,白糖120克,血余炭(头发灰)适量。

【做法】将莲藕洗净切片,与白糖、头发灰(布包)加水煎服。吃藕喝汤。每日1次,连服3~4次。

【功效】凉血止血。适用于肺热上蒸所引起的鼻出血。

鸡冠花煮鸡蛋

【用料】白鸡冠花 15~30 克,鸡蛋 1 个。

【做法】将白鸡冠花加清水二碗煎成一碗。去渣取汁。将鸡蛋去壳,加入鸡冠花汁中煮熟服食。每日 1 次,连服 3~4 次。

【功效】凉血止血。适用于鼻出血的辅助性治疗。

蘑菇炖猪鼻

【用料】蘑菇 50 克,猪鼻肉 15 克。

【做法】将猪鼻肉洗净切碎,同蘑菇一起加适量水煮熟,然后加入调料。佐餐,饮汤食蘑菇、肉。

【功效】益气补肾止血。适用于鼻出血。

桑白皮茅根粥

【用料】桑白皮 30~40 克,白茅根 15~30 克,粳米 100 克,冰糖适量。

【做法】将桑白皮、白茅根洗净后放入砂锅,加水适量煎取药汁,去渣,加入粳米、冰糖,再加水煮成稀粥。每日早晚温热服用,3~5 日为 1 疗程。

【功效】止咳降气,清肺化痰。适用于肺热鼻衄,及急性支气管炎、大叶性肺炎所致的咳嗽咯痰。

益母草汁蜂蜜粥

【用料】鲜益母草汁、蜂蜜各 10 克,鲜生地汁、鲜藕汁各 40 毫升,生姜汁 2 毫升,粳米 100 克。

【做法】先用粳米煮粥,待米熟时,加入上述药汁及蜂蜜,煮成稀粥即可。每日 2 次,温热服。病愈即停,不宜久用。

【功效】滋阴益血,凉血止血,消瘀调经。适用于鼻衄、吐血、咳血、便血及妇女月经不调、功能性子宫出血、产后血晕、恶露不净。

【注意】大便溏薄者、脾虚腹泻者禁用,食粥期间忌葱白、薤白及韭白。

白茅根粳米粥

【用料】白茅根 15~30 克,粳米 30 克,冰糖适量。

【做法】取鲜茅根去节间小根,洗净切碎后放入砂锅内煎煮取汁,去渣,入粳米、冰糖煮至继熟即可。空腹每日 2 次服用。

【功效】疏风清热,凉血止血。适用于治疗风热上扰之鼻衄。

荸荠莲藕萝卜汤

【用料】生莲藕、荸荠、萝卜各 500 克。

【做法】将莲藕、荸荠、萝卜洗净,切成丝,水熬煮,取汤汁。饮汤,食藕、荸荠、萝卜。

【功效】适用于治疗胃热炽盛型鼻出血。

黑豆塘虱鱼汤

【用料】塘虱鱼 1 条(约 500 克左右),黑豆 20 克,韭菜适量。

【做法】将塘虱鱼去内脏,洗净切碎,与黑豆一起入锅加水适量,炖至黑豆熟透,然后加入调料、韭菜等煮熟。佐餐,饮汤食肉、豆、菜。

【功效】补虚止血,润肺益肾。适用于治疗鼻出血。

(六)耳聋耳鸣

耳鸣是指病人自觉耳内鸣响,如闻蝉声或潮声。耳聋是指不同程度的听觉减退,甚至消失。耳鸣可伴有耳聋,耳聋亦可有耳鸣发展而来。耳聋耳鸣可使患者出现一系列精神和心理障碍,这些心理障碍又可加重耳聋耳鸣,并且影响到患者的身体健康,造成内分泌失调、免疫力低下,易诱发其他疾病。如此恶性循环,造成患者失眠、健忘、性格改变、忧虑症、抑郁症等。

鲤鱼脑髓米粥

【用料】鲤鱼脑髓 60 克,粳米 50 克,姜末、味精、盐、葱花各少许。

【做法】将鲤鱼脑髓取出洗净,以淘洗净的粳米煮成粥,粥熟时,放入鱼脑及调味品,煮熟即可。可常服食,温热吃。

【功效】补肾健脑。适用于老年耳聋及突发性耳聋。

茴香菖蒲木瓜酒

【用料】小茴香 10 克,鲜石菖蒲、九月菊、鲜木瓜各 20 克,桑寄生 30 克,白酒 1500 毫升。

【做法】上药用纱袋装,放在净器中,倒入白酒浸泡,经 7 天饮用。每日早晨温饮 10~15 毫升。

【功效】清心柔肝,补肾。适用于肝肾虚损引起的眩晕耳鸣、消化不良、行走无力等。

四味秦椒酒

【用料】秦椒、白芷、旋复花各 60 克,肉桂 25 克,醇酒 2000 毫升。

【做法】将秦椒炒至气味刺目,将上 4 味药捣碎细,放入净器之中,倒入醇酒浸泡,密封,经 5 天后启封。每日早、晚各 1 次,每次空腹温服 10~20 毫升。

【功效】祛风活血,补肾温阳。适用于肾虚耳鸣、咳逆喘急、头目昏痛等。

菖蒲磁石酒

【用料】磁石 15 克,石菖蒲 250 克,白酒 1000 毫升。

【做法】将磁石捣碎,石菖蒲以米泔水浸 1 日切焙。上三味共捣碎,用白夏布包之,放入净器中,用酒 1000 毫升浸之,封口,夏 3 日,冬 7 日,去渣待用。每食后饮适量。

【功效】开窍,纳气潜阳。适用于肝肾虚所致的耳聋、耳鸣。

胡桃滋肾酒

【用料】胡桃肉、胡桃荚、磁石、菖蒲各 20 克,黄酒 1500 毫升。

【做法】将上药捣碎,置于瓷坛中,加入黄酒浸泡,密封 15 天后经过滤即可。每日 1~2 次,每次饮用 20 毫升。

【功效】益肾补脑。适用于肾亏所致的耳鸣耳聋等症。

首乌红枣粥

【用料】制何首乌 40 克,红枣 5 枚,粳米 100 克,红糖 20 克。

【做法】将首乌洗净,切成薄片,煎汁去渣;红枣洗净去核;粳米淘洗净,加入药汁中煮粥,粥熟用红糖调匀。每日 1~2 次,7 日为 1 疗程。隔几日后可继续服食。

【功效】补肝肾,益精血。适用于肝肾亏损、头昏耳鸣、头发早白、腰膝酸痛、便秘、冠心病、高血脂症、神经衰弱等病症。

【注意】大便溏泻者不宜食用。服药粥期间忌葱、蒜。

干柿豆豉粥

【用料】干柿 3 枚,豆豉 10 克,粳米 100 克。

【做法】将干柿切成细条,豆豉洗净,二味与粳米共同煮粥。空腹服,每日 2 次。

【功效】聪耳通窍。适用于耳聋、鼻塞等。

人参防风猪肾粥

【用料】人参 5~10 克,防风 10 克,磁石 30 克,猪肾 1 对,粳米 100 克,姜、葱、盐各少许。

【做法】先煎磁石,后加入防风,去渣,并将人参单煎汁兑入,然后将猪肾洗净去筋膜,切细,与粳米同放入药汁中煮粥,并入葱、姜、盐煮熟即可。空腹食用。

【功效】益肾填精,聪耳开窍。适用于肾亏不足、耳目失聪。症见耳如蝉鸣、听力渐差兼见神疲无力、腰膝酸软、头晕目眩等症。

石菖蒲猪肾羹

【用料】石菖蒲 60 克,猪肾 1 对,葱白 1 握,大米 150 克,生姜、精盐、胡椒面等各适量。

【做法】将石菖蒲用米泔浸 1 宿,捣碎,焙干;猪肾对半剖开,去筋膜、臊腺,洗净切细葱白切碎;大米洗净待用。先用清水 2.5 盏放在锅中,再加入猪肾、葱白、姜末、大米及适量水煮之,羹成后加入精盐、胡椒面调味。佐餐食用。

【功效】活血,散风,补五脏,通九窍,明耳目,益心智。主治耳聋、耳鸣如风车声等症。

黑豆杜仲羊肾汤

【用料】羊肾 1 对,黑豆 60 克,杜仲 15 克,生姜 9 克,菖蒲 10 克。

【做法】先将破开洗净的羊肾用开水泡 2~3 分钟后备用。煮黑豆、杜仲、生姜、菖蒲,30 分钟后加入羊肾煮熟即可。每日 1 次,早晚分 2 次服,可常食。

【功效】适用于肾精亏损型耳鸣、耳聋。

磁石骨碎补粥

【用料】骨碎补 15~20 克,磁石 20 克,粳米 100 克,白糖适量。

【做法】先将骨碎补、磁石煎煮,去渣取汁,再将粳米放入砂锅内煮粥,待粥将熟时,放入白糖稍煮即可。每日 1~2 次,3~5 日为 1 疗程。

【功效】补益肝肾,强健筋骨。适用于肝肾不足,耳鸣耳聋及链霉素中毒所致的耳聋、耳鸣。

【注意】发热期间或小便淋涩者,均不宜食用。

鹿肾粳米粥

【用料】鹿肾 1 对,粳米 150 克,豆豉汁适量。

【做法】将鹿肾去脂膜,切细与豉汁、粳米同煮成粥。亦可做羹。当饭吃。每日 1 次。

【功效】有补虚治耳聋功效。

杜仲乌鸡粥

【用料】杜仲 20 克,乌鸡 1 只,粳米 100 克,葱、姜、盐适量。

【做法】先将杜仲煎煮,取汁去渣,把收拾干净的乌鸡、粳米一同煮粥,粥熟后加入葱、姜、盐,待沸即可。每日 2 次,空腹食用。

【功效】补肝肾,壮筋骨。适用于肝肾不足所致遗精、耳聋、小便频数。

首乌地黄粥

【用料】制何首乌 30~60 克,熟地黄 15~30 克,粳米 100 克,大枣 2~3 枚,冰糖适量。

【做法】先将何首乌、熟地黄入砂锅煎取浓汁,去渣取汁、加入粳米、大枣(去核)、冰糖,同煮成粥。供早、晚餐服食。

【功效】益肾抗老,养肝补血。适用于肝肾不足、阴血亏损、头晕耳鸣、贫血、头发早白、神经衰弱以及高血脂、动脉硬化等病症。

【注意】本品有通便功效,大便溏薄者忌食。服地黄首乌粥期间,忌吃葱、蒜、萝卜、羊肉、猪肉。

磁石羊肾粥

【用料】磁石 30 克,羊肾 1 对,粳米 100 克,黄酒少许。

【做法】将羊肾剖洗干净,去内脂切细。先煎磁石,去渣,后加入羊肾及米煮粥。临熟,加入黄酒少许调和,稍煮即可。空腹服食。

【功效】益肾充耳。适用于肾虚所致的耳聋耳鸣,亦治久病肾元不足、腰膝酸软、走路乏力等症。

荸荠海蜇汤

【用料】海蜇头、生荸荠各 60 克。

【做法】先将海蜇头浸泡片刻,漂清去除咸味,再与荸荠同煮成汤。饮汤,将海蜇头、荸荠蘸酱油食用。

【功效】清热泻火,生津益阴。主治因虚火上炎所致之耳鸣、耳聋、耳部胀疼等症。

羊肉羊肾粥

【用料】羊肾 2 对,羊肉、粳米各 250 克,枸杞叶 500 克,姜、葱、盐适量。

【做法】将羊肾洗净,去躁腺、筋膜,切成细丁。葱白洗净切成细节;羊肉洗净,枸杞叶洗净,用纱布装好扎紧;粳米淘洗净,再将它们一并放入锅内,加水适量熬粥,待肉熟米烂成粥时,放入调味品即成。吃羊肉、羊肾,食粥。

【功效】补肾填精。适用于肾精衰败、耳鸣耳聋、腰脊疼痛、性功能衰退。

术枣菖蒲饼

【用料】白术200克,大枣200克,菖蒲50克,面粉500克。

【做法】白术、菖蒲焙干研末,加入面粉内调匀。大枣煮熟去皮、核,捣烂如泥,混合于面粉内,加入适量水合成面团,制成小饼,每个30克。每次2~3个,每日2次,常吃。

【功效】适用于脾胃气虚型耳鸣、耳聋。

蝎子生姜粉

【用料】蝎子(小的)49个,生姜如蝎大49片,黄酒适量。

【做法】将蝎子和生姜同炒干,研成末。温黄酒送服,两剂即愈。

【功效】适用于肾虚耳聋。

菟丝子鱼鳔粥

【用料】鱼鳔、菟丝子各15克,沙苑子10克,五味子9克,粳米100克,白糖适量。

【做法】先将菟丝子、沙苑子、五味子洗净后用水煎,去渣取汁,入鱼鳔、粳米同煮粥,粥将熟时调入白糖,稍煮即可。每日早晚服,7~10日为1疗程。

【功效】养肝明目,补肾益精。适用于肾虚所致的耳鸣耳聋、头晕眼花、视物不清、腰膝酸软、阳痿、遗精、早泄以及妇人带下、习惯性流产。

薤白猪肾防风粥

【用料】猪肾1对,人参末3克,粳米50~100克,薤白末、防风末各10克,葱白3茎。

【做法】先将粳米煮成粥,待粥将熟,将上述药末放入猪肾中,下粥内,莫搅动,慢火久煮,加葱白。吃肉喝粥,温热食用。

【功效】益肾健脾。用于老人气弱、头晕耳聋等症。

益肾明目酒

【用料】覆盆子50克,巴戟天、肉苁蓉、远志、川牛膝、五味子、续断各35克,山萸肉30克,醇酒1000克。

【做法】将上药共捣成粗末,用夏白布袋盛,放入净坛中,注酒浸之,封口。春夏 5 日,秋冬 7 日,然后添冷开水 1000 毫升,和匀待用。每日早、晚各 1 次,每次空腹温饮 10~15 毫升。

【功效】益肾补肝,养心,聪耳明目,悦颜。适用于肝肾虚损、耳聋目昏、腰酸腿困、神疲力乏等症。

苍耳牛蒡子酒

【用料】苍耳子、防风、牛蒡子、大生地、黄芪、白茯苓、独活各 30 克,木通、薏苡仁各 20 克,人参 15 克,肉桂 12 克,白酒 1000 毫升。

【做法】将牛蒡子炒后,上 11 味药捣碎,用白纱布包贮,置于净器中,用白酒 1000 毫升浸泡,封口,须 7 日后启封。每日空腹饮,初次饮 1~2 小杯,以后可视量加至 2~3 小杯。

【功效】补虚,除热。适用于骨痛、耳聋。

半拌三丝

【用料】白萝卜丝 250 克,鲜橘皮丝 15 克,生姜丝 6 克,麻油、精盐(或食糖)适量。

【做法】将鲜橘皮丝、萝卜丝、生姜丝拌匀,加麻油、精盐(或食糖)适量,拌匀即可食用。佐餐吃,每日 1 次,常吃。

【功效】适用于痰气郁结型耳鸣、耳聋。

芦根菊花冬瓜皮饮

【用料】菊花、芦根、冬瓜皮各 30 克。

【做法】将上三味水煎食用。每日 2~3 次。

【功效】适用于耳鸣。

枸杞白果饮

【用料】枸杞子 30 克,白果 10 克。

【做法】将枸杞子、白果一同用水煎服。每日 2~3 次。

【功效】适用于耳鸣。

白菊花猪肝汤

【用料】新鲜猪肝、白菊花各 40 克。

【做法】将猪肝切片,同白菊花同煮成汤。日服 2 次,吃肝食汤。

【功效】适用于突聋。

聪耳磁石酒

【用料】磁石30克,木通、石菖蒲各80克,白酒1700毫升。

【做法】将磁石捣碎,用纱布包裹;石菖蒲用米泔水浸2日后切碎,用微火烤干。把3味药装入纱布袋里,与白酒同放入容器中,密封浸泡7天后即可食用。早、晚各1次,每次饮20~30毫升。

【功效】通窍,聪耳、适用于肝肾阴虚致之耳聋、耳鸣等症。

桂心菖蒲酒

【用料】石菖蒲2克,木通1克,桂心、磁石各15克,防风、羌活各30克,白酒500毫升。

【做法】将石菖蒲以米泔水浸一宿,焙干;桂心去粗皮,上六味药,共捣碎,白纱布包之,放入干净容器中,倒入白酒浸泡7天,去渣备用。每日早、晚各1次,每次空腹温饮10~15毫升。

【功效】开窍祛风,纳气潜阳,安神。适用于耳鸣、耳聋。

猪腰粳米粥

【用料】猪腰子1对,粳米60克,葱3段。

【做法】将腰子去筋膜及腰筋,切成黄豆大的小丁,葱切碎,粳米淘洗1次,同放入锅内,加料酒及花椒水少许,再加清水适量,急火烧开后改中火熬至粥烂即可。每日1次做早餐食用,连服7~10周。

【功效】适用于肾精亏损型耳鸣、耳聋。

海带大枣羊肝汤

【用料】羊肝30克,海带50克,大枣1个。

【做法】将羊肝、海带切细,与大枣同煮。吃羊肝、海带,喝汤。

【功效】适用于耳鸣。

(七)化脓性中耳炎

化脓性中耳炎为化脓性细菌入侵所致,分为急性、慢性两种。急性化脓性中耳炎是由于细菌进入鼓室引起化脓感染,多继发于上呼吸道感染。慢性化脓性中耳炎是中耳粘膜、骨膜或深达骨质的慢性化脓性炎症,常与慢性乳突炎合并存在。本病极为常见。临床上以耳内长期或间歇性流脓、鼓膜穿孔及听力下降为特点。分单纯型、骨疡型及胆脂瘤三型,后二型可引起严重的颅内、外并发症而危及生命,应及早治疗。治疗原则为消除病因、控制感染,消除病源,通畅引流,以及恢复听功能。

生地麦冬汤

【用料】生地、白芍、白术、大枣、磁石、生牡蛎、麦冬各 10 克,甘草 3 克,葱白 6 克。

【做法】水煎 2 次,每日 1 次,分 2 次服。

【功效】滋阴潜阳,健脾益气。主治慢性化脓性中耳炎。

人参防风猪腰粥

【用料】猪肾 1 对,粳米 160 克,葱白 2 根,人参 1 克,防风 6 克。

【做法】猪肾洗净,去臊腺,切成碎块,与粳米、葱白、人参、防风等同煮成粥。作早、晚餐。

【功效】益气补肾通阳。适用于中耳炎。

苍术莲子粥

【用料】苍术 10 克,莲子 25 克,大米 50 克。

【做法】将苍术水煎取液、莲子、大米洗净,加水及苍术液煮成粥。1 次顿服,每日 1 次,常服。

【功效】适用于脾虚型中耳炎。

银柴鳖甲粥

【用料】金银花 15 克,柴胡 9 克,鳖甲 15 克,米仁 25 克,红糖适量。

【做法】将金银花、柴胡、鳖甲加水煎汤后去渣,加入米仁、适量红糖煮成粥。每日粘 1 次,连用一周。

【功效】清热滋阴、祛湿利水。适用于治疗急性化脓性中耳炎。

清耳排脓汤

【用料】穿山甲、大花粉各 15 克,皂角刺 10 克。

【做法】将以上药物加水煎成汤。每日 1

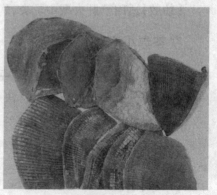

穿山甲

次,连服 1 周。

【功效】排脓解毒。适用于治疗耳道已有稠脓外流的化脓性中耳炎。

枸杞黄精汤

【用料】枸杞子 10 克,黄精 10 克,冰糖 10 克。

【做法】将黄精研制成粗末,和枸杞子、冰糖用开水冲泡。代茶饮,每日 1 次,连用 15 日。

【功效】适用于肾虚型中耳炎。

龟板粳米粥

【用料】龟板 18 克,粳米 60 克,熟附子 9 克,首乌 15 克,知母 9 克,红糖适量。

【做法】将熟附子、知母、首乌、龟板洗净后包在纱布中,放入锅加水煎汤,去药包,加入红糖、粳米同煮成粥。作早、晚餐。

【功效】滋阴补肾。适用于中耳炎。

公英车前饮

【用料】蒲公英 30 克,车前草 15 克。

【做法】以上诸味药共煎水。代茶饮,每日 1 次,连用 10 日。

【功效】适用于肝火型中耳炎。

银花黄芩饮

【用料】银花 10 克,黄芩 6 克,白糖 30 克。

【做法】将银花、黄芩加水煎 15~20 分钟,加入白糖即可。趁热饮服,每日 2 次,连用 10 日。

【功效】适用于肝火型中耳炎,病程尚短者。

茯苓赤小豆粥

【用料】茯苓 30 克,赤小豆 30 克,大米 50 克。

【做法】先煮赤小豆、茯苓,待快熟时加入大米,熬成粥。吃粥,每日 1 次,常食。

【功效】适用于脾虚型中耳炎。

葱韭滴耳液

【用料】生韭菜 100 克,大葱 50 克。

【做法】将二味挤汁,和匀滴入耳。每次 3 滴,每日 4 次。

【功效】清热杀菌。适用于急性中耳炎有耳痛症状者。

磁石猪肾羹

【用料】猪肾 1 对,磁石 50 克,葱、豉、姜、椒少许。

【做法】用水先煮磁石 30 分钟,去渣取汁,再煮猪肾至熟,加入葱、豉、姜、椒做羹。空腹食用,每 2 月 1 次,连用 10 日。

【功效】适用于肾虚型中耳炎。

酒炖雄鸡

【用料】雄鸡 1 只,米酒 1000 毫升,姜、花椒等作料适量。

【做法】用米酒和水各半煮鸡至熟,加入作料调味。可佐餐吃,每两日一剂,常食用。

【功效】适用于肾虚型中耳炎。

柴胡薏米鳖甲粥

【用料】鳖甲 15 克,柴胡 9 克,金银花 12 克,薏米 12 克,红糖适量。

【做法】将前 3 味水煎汤后去渣,入薏米煮粥,粥熟后加入红糖调味。每天 1 次,连用 4~5 剂。

【功效】适用于化脓性中耳炎,症见耳内剧烈胀痛、发热面红耳赤、脓液黄稠等。

硼砂散

【用料】硼砂、梅片、玄明粉各 15 克,朱砂 10 克。

【做法】分别研为细末,混匀后待用。先用棉花将耳内脓液拭净,然后用喷粉器将药均匀地喷入中耳腔。每日喷药 1 次。

【功效】清热解毒。主治化脓性中耳炎。

(八) 咽炎

咽炎是咽部粘膜,粘膜下组织的炎症,常为上呼吸道感染的一部分。依据病程的长晚和病理改变性质的不同,分为急性咽炎和慢性咽炎两大类。有急性和慢性之分。急性咽炎是发于咽部的急性炎症,为呼吸道感染的一部分,多由急性鼻炎向下蔓延所致,也有起初即发生于咽者。临床主要表现为:咽部红、肿、热、痛,吞咽困难,且伴有全身症状,其病机为风热毒邪侵袭,内犯肺胃,外邪引动肺胃火热上蒸咽喉。慢性咽炎是咽部黏膜的一种慢性炎症,多因屡发急性咽炎而治疗不彻底,从而转变为慢性,其次是烟酒过度,嗜吃刺激性食物,常接触污浊空气、鼻塞而需张口呼吸等,都可诱发本病。主要为咽部有不适感,如灼热感、干燥、痒感或异物感,咽部常有黏性分泌物,不易咳出,早晨刷牙常出现反射性恶心呕吐。中医称本病为"慢喉痹"或"虚火喉痹",基本病机为肺肾阴虚,虚火上炎,灼伤咽喉。本病当以疏风散热,养阴润肺,利咽止痛,生津利咽为方法。

本病患者应:注意劳逸结合;多喝淡盐开水,吃易消化的食物;避免辛辣刺激食物;饭后漱口;保持室内空气流通;不长时间讲话;戒烟。

柠檬茶

【用料】咸柠檬1个,无花果2片。

【做法】咸柠檬切薄片,与无花果同放入大茶杯中,加沸水,盖好,温浸15分钟。代茶饮用,饮完可再浸泡1次。

【功效】适用于急性咽炎、声音嘶哑。

荸荠萝卜汁

【用料】荸荠500克,鲜萝卜500克。

【做法】将荸荠去皮洗净,萝卜洗净切块后同放搅汁机内搅汁。每日饮汁数小杯,连服用3~5天。

【功效】开音化痰,清热利咽。适用于咽喉肿痛、目赤、音哑。

冰糖蒸枇杷

【用料】鲜枇杷150克,冰糖适量。

【做法】鲜枇杷去皮核,放入大瓷碗中,加入冰糖和清水,隔水蒸熟。分1~2次,食果、喝汤。

【功效】适用于急、慢性咽喉炎,咳血。

番石榴茶

【用料】干番石榴100克。

【做法】干番石榴洗净捣烂,加水400毫升,煎煮至200毫升,去渣。代茶饮。

【功效】用于声音嘶哑,急、慢性咽喉炎。

橄榄酸梅汤

【用料】橄榄100克,酸梅10克,白糖适量。

【做法】橄榄、酸梅分别洗净去核,加清水600毫升,小火煮半小时,去渣取汁,下白糖溶化。代茶饮。

【功效】适用于扁桃体炎、急性咽炎、咳嗽痰多、酒醉烦渴。

茶菊蜜饮

【用料】绿茶、菊花、刀豆各6克,蜂蜜1匙。

【做法】先将刀豆加适量水煎沸片刻,然后冲泡绿茶、菊茶,加盖焖片刻后,调入蜂蜜,徐徐饮汁。每日服2次。

【功效】清热化痰,润喉止渴。治疗慢性喉炎。

牛蒡荆芥粥

【用料】牛蒡子、荆芥、淡豆豉各5~10克,薄荷3~5克,粳米50~100克。

【做法】先将牛蒡子、荆芥、薄荷、淡豆豉煮沸5分钟(不宜久煮)去渣,取汁。另将粳米熬煮成粥,待粥将熟时,加入药汁,同煮为稀粥。每日2次,温热服。2~3日为1疗程。

【功效】发汗解表,清利咽喉,退热去烦。适用于伤风感冒、发热恶寒、咽痛、头痛、牙痛以及面神经麻痹初期。

百合金银花茶

【用料】百合30克,金银花20克,冰糖适量。

【做法】将三味料放入砂锅中,加水1000毫升,煎沸5分钟,晾凉后取汁代茶饮。代茶饮用。

【功效】清热解毒。用于咽喉肿痛。

大海桔梗舒咽茶

【用料】胖大海9克,桔梗、生甘草各5克。

【做法】将胖大海、桔梗洗干净,与甘草同放入大茶缸中,用沸水焖泡10分钟后可饮用。代茶饮。

【功效】清肺利咽。适用于慢性咽炎及其他原因引起的咽部不适。

银花青果清咽茶

【用料】银花、玄参、青果各9克。

【做法】上述诸药共加水,煎汤,取汁。代茶频服,每日1次。

【功效】清热养阴,解毒利咽。适用于慢性咽炎。

西青果开音茶

【用料】西青果6枚。

【做法】上药洗净捣碎,用沸水冲泡。代茶频饮。

【功效】利咽解毒,清热生津,开音,涩肠。适用于慢性咽炎、喉炎。

双叶蒲公英粥

【用料】茶叶、苏叶各3~6克,蒲公英、金银花各30克,粳米50~100克。

【做法】先煎蒲公英、金银花、茶叶、苏叶,去渣取汁,再加入粳米熬煮成粥。每日2次服食。

【功效】清热解毒,宣肺利咽。适用于扁桃体炎、上呼吸道感染所致的咽喉肿痛、急性咽喉炎、声音沙哑。

荔枝草粥

【用料】荔枝草30克,粳米100克,冰糖适量。

【做法】先将荔枝草洗净,放入砂锅,去渣,煎汁,然后入粳米同煮成粥,加冰糖,稍煮即可。每日2~3次,顿服。

【功效】清热解毒,止痛消肿。适用于外感风热或内伤阴虚之咽喉肿痛、声音嘶哑、吞咽困难。

牛蒡子炖鱼汤

【用料】鱼肉300克,牛蒡子12克,盐、酱油、葱花、胡椒粉等调料各适量。

【做法】先将牛蒡子加水煎取药汁适量备用。将鱼切片,放入沸水中,随即加入牛蒡子汁,待鱼片将熟时,加入盐、酱油、葱花、胡椒粉等,待见汤沸即成。食鱼,饮汤。

【功效】利尿,除脓,解毒,消肿。适用于咽喉肿痛等症。

咸鸭蛋蚝豉米粥

【用料】咸鸭蛋2个,蚝豉60~100克,大米适量。

【做法】将咸鸭蛋去壳与蚝豉、大米同加入清水煮熬成粥。每日1~2次,温服食。

【功效】降火安心,滋阴养血。适用于虚火上升而致牙痛咽痛、神经衰弱、小儿淋巴结核等。

蛋白豆沙糕

【用料】鸡蛋清10只,豆沙75克,精面粉25克,干菱粉30克,糖粉25克,生油1000克(实耗50克)。

【做法】将豆沙搓成20个小圆子,沾上干面粉。蛋清用力打起泡沫状(至筷子插入不倒为准），加入菱粉、面粉调匀。烧热锅，放入生油，待油烧至四成热时，将搓好的豆沙圆子，沾上蛋白（成一个圆球，豆沙要在中间），如乒乓球大小，投入油锅内，用文火炸，并用勺子不停地翻动，至蛋白球呈金黄色时，即用漏勺捞出，盛入盘中，撒上糖粉，迅速上席就餐（时间长易变形）。当点心食用。

【功效】润肺利咽，清热解毒。适用于咽痛、咳嗽、目赤、痈肿热痛等症。

米醋蛋清汤

【用料】鸡蛋2个，制半夏5克，米醋5匙。

【做法】鸡蛋除壳及蛋黄；半夏研为细粉；将蛋清、半夏粉、米醋拌匀加水适量，煮沸成。含服。每日2次。

【功效】滋阴，润燥，养血，化痰。适用于慢性咽喉痛及声音沙哑。

麦冬菊花茶

【用料】野菊花、麦冬、金银花各12克。

【做法】将上述诸药洗净，同放入茶壶中，用沸水冲泡。代茶饮用，每剂可冲泡3~4次。

【功效】清热生津。适用于急慢性咽炎。

罗汉雪梨汁

【用料】罗汉果1只，雪梨1只。

【做法】将雪梨去皮、核，切成碎块；罗汉果洗净，放入锅中，加适量水，水煎30分钟即成。代茶频服，每日1次。

【功效】清热滋阴，润喉消炎。适用于急慢性咽炎有阴虚内热之症的咽痛、音哑、咽干、咽喉部异物感、咳痰不爽等。

梅橄竹茶

【用料】咸橄榄5个，竹叶、绿茶各5克，乌梅2个，白糖10克。

【做法】上五味加水适量，共煎去渣取汁饮。每日2次，每剂煎汁1杯，温服之。

【功效】清肺润喉。宜用于久咳及劳累过度引起的失音，急慢性咽喉炎等。

生萝卜汁

【用料】生白萝卜500克，白糖20克，生姜片10克。

【做法】将生白萝卜、生姜片绞汁，加入白糖，混合调匀即可。饮服。每日2次。

【功效】清热利痰。用于慢性咽炎。

丝瓜甘蔗汁

【用料】生丝瓜汁、甘蔗汁各 100 毫升,粳米 50～100 克。

【做法】用生丝瓜、新鲜甘蔗榨取汁,对水适量。同粳米煮粥,以称薄为佳。每日 2 次,或随意随食。

【功效】清热生津,消肿止痛。适用于咽喉炎、扁桃体炎所致的咽干肿痛、声音嘶哑、大便燥结。

【注意】丝瓜甘蔗汁粥煮制时不宜稠厚,以稀薄为宜。

防疫清咽茶

【用料】金银花 15 克,杭菊花 10 克,板蓝根 20 克,麦冬 10 克,桔梗 15 克,甘草 3 克,茶叶 6 克,冰糖适量。

【做法】将以上各味捣成细末,纱布袋分装成 3 包。每次服 1 包,每日 1 包,可当茶反复冲泡饮用。

【功效】清热解毒。适用于急慢性咽炎。

银花蜜糖粥

【用料】金银花、蜂蜜各 50 克,粳米 100 克。

【做法】将金银花洗净,加水约两碗,放在文火上煎煮,剩一碗水时去渣取汁。粳米淘净煮粥,煮至半熟时倒入金银花汁,同煮成稀粥,待粥晾至温热时倒入蜂蜜搅匀。早晚餐温热服用。

【功效】清热解毒。适用于咽喉炎。

麦冬竹叶茶

【用料】新鲜竹叶 10～15 片,麦冬 6 克,绿茶 1 克。

【做法】将竹叶、麦冬洗净切片,与茶同放入杯中,用沸水冲泡,加盖温浸 10 分钟。随意饮用。

【功效】清热养阴、止渴生津。适用于肺热型慢性咽炎。

生地鲜蟹汤

【用料】生地 50 克,鲜蟹 1 只。

【做法】将螃蟹洗净后,同生地放锅中,加适量清水,置火上煎熬成汤 1 碗,去渣、蟹壳即可。饮汤,食蟹。1 次顿服,连服 3 次。

【功效】清热凉血、止痛、解毒。适用于急性咽喉炎饮食不下。

薄荷冰绿

【用料】薄荷、绿茶各 5 克,冰片 0.2 克。

【做法】将薄荷、绿茶、冰片同时放入茶杯中,用沸水冲泡,3 分钟后即可饮用。代茶饮。

【功效】消食下气、清热生津。适用于急、慢性咽炎,腹中胀满、矢气不通等。

麦冬沙参饮

【用料】北沙参 20 克,麦冬 10 克,鲜萝卜汁适量。

【做法】前两味煎水取汁,入鲜萝卜汁,以白糖调味,1 次饮用,每日 2 次。

【功效】养阴清热、利咽润燥。适用于肺肾阴虚之咽炎。

胖大海冬瓜子茶

【用料】胖大海 3 枚,生冬瓜子 10 克。

【做法】将胖大海、冬瓜子洗干净,用沸水冲泡 20 分钟。代茶饮用。

【功效】清咽润喉、美声色、利湿消肿。适用于急慢性咽喉炎、声带及喉头水肿导致的声音嘶哑。

葛菜生鱼汤

【用料】鲜生鱼 1 条(重约 100~150 克),葛菜约 60 克,盐、味精各适量。

【做法】将生鱼去除鳞及内脏,洗净,加适量水,与葛菜同煮 1~2 小时,加盐、味精调味。食鱼、葛菜,饮汤。

【功效】清热解毒,利水消肿。适用于咽喉炎、肾炎水肿、肺炎、小便不利等症。

荸荠糕

【用料】地栗(荸荠)750 克,牛奶 500 毫升,地栗粉 250 克,麦淀粉 50 克,白糖 500 克,鸡蛋 3 只,熟猪油 100 克。

【做法】地栗去皮剁碎,搓烂成茸。麦淀粉、地栗粉、牛奶、蛋黄放在盆里搅匀,成混合粉浆。锅内放清水 750 克,加地栗茸、白糖烧沸,然后加粉浆、猪油搅拌调匀。取搪瓷盘或铝盘 1 只,盘中刷些油,将粉浆倒入盘中,上笼在沸水锅上用旺火蒸 30 分钟,取出。冷却后,切成片。油煎或冷吃,上笼蒸后吃皆可。作主食吃。

【功效】清热,消积,化痰。适用于消渴黄疸、热淋、痞积、目赤、咽喉肿痛、肺热咳嗽、痔疮出血等症。

木蝴蝶薄荷粥

【用料】木蝴蝶30克,薄荷6克,糯米50克,冰糖适量。

【做法】先煎木蝴蝶,后下薄荷,煎去渣取汁。糯米煮成稀粥,将熟时加入上述药汁及冰糖,再煮1~2沸即可。随意食用。

【功效】清咽润燥。适用于咽喉炎所致咽痛、声音嘶哑。

牛蒡根米粥

【用料】牛蒡根9克,白米60克,白糖适量。

【做法】将牛蒡根洗净,加水煎约30分钟,去渣取汁,用淘洗净的大米同煮粥,粥将熟时,加入白糖搅匀,粥熟即可。每日早晚温热服食。

【功效】消肿解毒,疏散风寒,祛痰利咽。适用于风寒感冒、咽喉肿痛、咳嗽、皮肤痤疮、风毒面肿、牙痛等。

胖大海蜜橄榄茶

【用料】绿茶、橄榄各6克,胖大海3枚,蜂蜜1匙。

【做法】先将橄榄放入适量清水中煎煮片刻,然后冲泡绿茶、胖大海,盖焖片刻,加入蜂蜜调和。徐徐饮汁。

【功效】清火消炎。适用于声音嘶哑、喉咙干痛为主症的慢性喉炎。

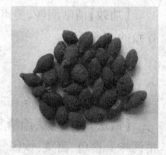

胖大海

玄参乌梅粥

【用料】玄参、乌梅各15克,糯米30克,少量冰糖。

【做法】先煎玄参、乌梅,取汁去渣,再煮糯米为稀粥,加入上药汁及少量冰糖,稍煮即成。随意服食。

【功效】滋阴清热,生津润喉。适用于虚火上窜所引起咽喉干燥疼痛、音哑语轻。

苏叶清咽茶

【用料】绿茶叶3克,苏叶、糖、盐各6克。

【做法】先将绿茶在锅内炒至微焦,再将晶盐炒呈红色,和苏叶三者共加水适量煎汤即成。每日2次,分2次温服。

【功效】清热宣肺,利咽喉。适用于外感所致的咽痛,对声音嘶哑也有一定的治疗作用。

麦冬桔梗利咽茶

【用料】麦冬、沙参、玄参、桔梗各 12 克,胖大海 1 个,甘草、木蝴蝶各 3 克。

【做法】将上述七味药同放入大茶缸中,用沸水冲泡饮用。每日 1 次,不拘时饮。

【功效】滋阴清热,润肺利咽。适用于声音嘶哑、咽喉肿痛、慢性咽喉炎。

胖大海蜂蜜茶

【用料】胖大海 3 枚,蜂蜜 15 克。

【做法】将胖大海洗净,放入茶杯内,加入蜂蜜,以开水冲泡,加盖,3~4 分钟后,揭盖,用勺拌匀即成。代茶饮用。

【功效】清热润肺,利咽,解毒。适用于咽痛、音哑、干咳无痰、骨蒸内热、吐衄下血、牙痛、目赤、痔疮瘘管等。

罗汉果绿茶

【用料】罗汉果 10~15 克,绿茶 1 克。

【做法】将罗汉果切碎与茶放在一起冲泡,加盖 5 分钟后饮用。代茶频饮。

【功效】润喉止渴。清热化痰。适用于痰火喉痛。

干桂花茶

【用料】茶叶 2 克,干桂花 1 克。

【做法】上述诸味药同放保温杯中,用沸水冲泡,加盖浸泡 5 分钟。每日早、晚各服用 1 次。

【功效】强肌滋肤,活血润喉。适用于声音沙哑、皮肤干裂等症。

芦根牛膝羹

【用料】鲜芦根 30 克,土牛膝 15 克,藕粉 10 克。

【做法】鲜芦根、土牛膝煎水取汁,藕粉和水调湿。将前汁煎煮至沸,冲入藕粉;加白糖调味,分两次服。

【功效】清热解毒、润燥生津。适用于肺胃热盛之咽炎。

草莓汁

【用料】鲜草莓 500 克。

【做法】鲜草莓绞汁。每日早晚各服用 1 次,每次服 30 毫升。

【功效】适用于咽喉肿痛、声音嘶哑。

百合炖全鸭

【用料】干百合 30 克,净老雄鸭 1 只,姜、葱、食盐、酒各适量。

【做法】将干百合、姜、葱洗干净,入鸭腹内,调以食盐、酒,蒸熟。佐餐食用。

【功效】滋补肺肾。用于慢性咽炎。

凉拌鱼腥草

【用料】鱼腥草 100 克。

【做法】将鱼腥草洗净切成小段,放入沸水中稍烫后迅速捞出,调味即可。佐餐食用。

【功效】清热化痰。用于慢性咽炎。

酸梅橄榄汤

【用料】鲜橄榄(带核)60 克,酸酶 10 克,白砂糖适量。

【做法】将鲜橄榄、酸酶稍捣烂,放进砂锅中,加清水 3 碗置火上,煎成 1 碗,去渣加白糖调味即可。饮服,每日 2 次。

【功效】清热解毒、生津止渴。适用于急性咽炎、急性扁桃体炎及酒毒烦渴。

刀菊蜜茶

【用料】绿茶、菊花、刀豆各 6 克,蜂蜜 1 匙。

【做法】先将刀豆加适量水煮沸片刻,然后冲泡绿茶、菊花,加盖焖片刻后,调入蜂蜜,徐徐饮汁。每日服 2 次。

【功效】清热化痰、润喉止渴。治疗慢性喉炎。

蝉蜕胖大海米粥

【用料】蝉蜕 5 克,胖大海 10 克,粳米 50 克,冰糖适量。

【做法】将蝉蜕与胖大海煎煮,取汁去渣,粳米淘洗干净煮粥,粥将熟时,放入上述药汁及冰糖,稍煮即成。每日服 2~3 次,温服。

【功效】清热润肺、利咽开音。适用于喉痛、失音、干咳无痰、急慢性咽炎。歌唱演员常服,可保持嗓音清亮、不哑。

生津滋胃饮

【用料】绿豆 15 克,鲜青果 20 克,竹叶 3 克,橙子 1 个。

【做法】将鲜青果去核;橙子带皮切碎,与竹叶、绿豆同放入锅内,加水 750 毫升,煎煮1小时,静置片刻。取上清汁随意饮用。

【功效】生津止渴,清胃除烦。适用于口中干渴、咽喉肿痛、食少气逆、胸膈烦热等症。

罗汉果白糖饮

【用料】罗汉果250克,白糖250克。

【做法】将罗汉果捣碎,水煎3次,每次30分钟,合并煎液,文火浓缩到稍黏稠将要干锅时,停火,晾凉,拌入白糖粉,混匀,晒干,压碎,装瓶。每次10克,沸水冲泡饮,次数不限。

【功效】清咽利喉。适用于急慢性咽炎、喉炎等。

柑橘薄荷粥

【用料】甘草6克,桔梗10克,干薄荷15克(鲜品30克),粳米50~100克,冰糖适量。

【做法】先将甘草、薄荷、桔梗煎汤候冷,再将粳米煮成稠粥,待粥将熟时,加入冰糖及上药汤,再煮1~2分钟至沸即可。每日1~2次,凉服。

【功效】疏散风热、清利咽喉。适用于风热所致咽喉红肿疼痛、头痛目赤。

萝卜橄榄汤

【用料】鲜(或盐腌)橄榄20克,鲜萝卜100克,水适量。

【做法】将萝卜洗净,切成片;橄榄洗净。然后将两者共入锅,加水适量,旺火煮沸后再改用文火煨至萝卜熟软即成。1日数次或代茶频频饮用。

【功效】具有清热润燥、清肿利咽之效。适用于风火咽喉肿痛、声音嘶哑者食用。

梨汁糯米粥

【用料】鲜梨3个,糯米50克,冰糖适量。

【做法】先将鲜梨捣碎取汁,再煮糯米为稀薄粥,待熟时加入梨汁、冰糖,稍煮即可。随意服食。

【功效】润喉生津。适应于风热咳嗽、咽喉疼痛、声音嘶哑、吞食难下。

野菊麦冬银花茶

【用料】野菊花、麦冬、金银花各12克。

【做法】将上述各药洗干净,同放入茶壶中,用沸水冲泡。代茶频饮,每剂可冲泡 3~4 次。

【功效】清热生津。适用于急、慢性咽炎。

（九）咽神经官能症

咽神经官能症，也称癔性咽喉异感症，是指除疼痛以外的多种咽喉异常感觉或幻觉。女性患者比男性多。其原因与精神因素相关，如癔病、疑病症、恐癌症、神经衰弱、焦症、精神分裂症等。

中医称本病为梅核气，如有梅核塞阻于咽喉，咯之不出，咽之不下。每因肝郁脾滞，痰气互结于咽喉而发病，症见患者自觉咽喉中有异常感觉，如有物梗，咯之不出，吞之不下，无疼痛、不碍饮食。其症状每随情志之波动而变化，时轻时重。全身症状每见精神抑郁，胸胁胀满，多疑，纳呆，困倦，消瘦，便溏，妇女常见月经不调，舌质暗滞，脉弦。治疗宜以疏肝解郁，行气导滞，散结除痰为主。

燕麦橘皮糊

【用料】熟燕麦粉 100 克，橘皮末 10 克。

【做法】熟燕麦粉与橘皮末制成麦糊，和蜂蜜调服，分次服用。

【功效】行气导滞，散结化痰。

豌豆粥

【用料】豌豆干 100 克，粳米 60 克。

【做法】豌豆干水发 1~2 日，用文火煨煮至熟，加粳米煮熬成稀粥，每日食用 1~3 小碗。

【功效】健脾助运，行气除痰。

蜂蜜萝卜汁

【用料】白萝卜 1000 克，蜂蜜 30 克。

【做法】白萝卜洗净切细丝，用粗布包裹挤汁，加入蜂蜜，蒸熟，冷饮。

【功效】化痰行气解郁。

（十）声带息肉

声带息肉是指发生于一侧声带的前中部边缘的灰白色，表现光滑的息肉样组织，多为一侧单发和多发，有蒂或广基，常呈灰白色半透明样，或为红色小突起，有蒂者常随呼吸上下移动，大者可阻塞声门发生呼吸困难，影响发音，其原因可能由于长期发声不当或用声过度，或一次强烈发音之后引起的。分局限性声带息肉和弥漫性声带息肉两型。前者临床表现主要是声嘶,轻者仅有轻微的声音变化;大息肉影响声带闭合者,可严重嘶哑,甚至失音。后者临床表现声嘶为主要症状,一般较重,有时可导致失音。很大的息肉,可造成喉腔阻塞,发生憋气及呼吸困难,甚至需要做急症处理。本病部分患者在去除刺激因素,进行保守疗法后,可使息肉缩小或消失。除此以外,应采用手术摘除。预防本病应纠正不良的发音习惯,避免饮酒、吸烟及过食辛辣食物。中医将本病列入"慢喉瘖"范畴,又称久瘖。治疗以行气活血,化痰开音为主。

萝卜紫桃汤

【用料】紫菜、桃仁各 15 克,陈皮 30 克,白萝卜 250 克。

【做法】紫菜撕碎,萝卜切丝,陈皮剪成小块,共放入锅中煮半小时,去渣,取水煎液 300 毫升;桃仁打细粉,以水煎液调冲,并加调味品,即可服用,每日 1~2 次。

【功效】化痰开音,行气活血。

陈皮山楂汤

【用料】山楂 40 克,陈皮 10 克,红糖适量。

【做法】山楂打碎,陈皮切碎,加水煎煮,加红糖适量温服。

【功效】行气活血,化痰开音。

桃杏仁凉菜

【用料】桃仁 50 克,杏仁 50 克,花生米 150 克,芹菜 250 克。

【做法】将桃仁、杏仁泡发洗去皮,花生米泡发洗净,加佐料一起煮熟,勿煮太久;将芹菜洗净切断,用开水焯过待凉,与杏仁、桃仁、花生米拌匀,加入少量盐即可食用,也可作正餐小菜食用。

【功效】行气活血,化痰开音。

(十一)扁桃体炎

扁桃体炎是扁桃体的炎症,临床上有急慢性之分。急性扁桃体炎多见于 10~30 岁之间的青年人,频发于春秋季节,通常与急性咽炎同时发生,主要由细菌感染而引起,常见的致病菌为溶血性链球菌、葡萄球菌和肺炎双球菌。细菌通过空气飞沫、食物或直接接触而传染。慢性扁桃体炎多由扁桃体炎的急性反复发作或隐窝引流不畅,细菌在隐窝内繁殖所致,也可断发于某些急性传染病,如猩红热、白喉、麻疹等。扁桃体炎中医上称为"乳蛾""喉蛾",中医认为外感风热毒邪是本病发生的主要原因。本病急性者多为风火热毒之症。慢性者多属阴亏燥热之候。治疗时当以清火、润燥、滋阴为基本法则。急性宜用疏风清热,消肿解毒之食物。慢性宜用养阴清热之食物。此外,本病患者还应注意休息、通大便、多饮水等。

山豆根甘草蜜饮

【用料】山豆根 15 克,生甘草 6 克,蜂蜜 20 克。

【做法】先将山豆根、生甘草分别洗净,晾干或晒干,切成片,一同放入砂锅,加水煎煮 20 分钟,再用洁净纱布过滤取汁,放入容器,趁温热加入蜂蜜,调匀即成。早晚 2 次分服。

【功效】适用于扁桃体炎急性期。

百合炖香蕉

【用料】百合 15 克,去皮香蕉 2 个,冰糖适量。

【做法】以上三味加水同炖,服食之。

【功效】养阴清肺,生津润燥。

百合桑叶羹

【用料】百合 20 克,桑叶 9 克。

【做法】百合去衣,加桑叶所煎出的汁,两味合煮为羹,每日食 1 小碗。

【功效】生津润燥,养阴清肺。

枸杞猪肉汤

【用料】枸杞 30 克,猪肉 500 克。

【做法】以上二味加入调料炖汤,佐餐食用。

【功效】滋阴降火,清咽利喉。

甘草银花桔梗茶

【用料】金银花 30 克,生甘草 3 克,桔梗 10 克,绿茶 2 克。

【做法】先将金银花、生甘草、桔梗分别拣杂、洗净,晒干或晾干,生甘草、桔梗切成细片,与金银花同时放入砂锅,加水适量,大火煮沸,放入绿茶,改用文火煎煮 20 分钟,用洁净纱布过滤,取汁放入容器内。早晚 2 次分服,或代茶饮,频频服食,当日吃完。

【功效】适用于扁桃体炎急性期。

甘草玄麦桔梗茶

【用料】玄参 15 克,麦冬 15 克,生甘草 3 克,桔梗 10 克。

【做法】先将玄参、麦冬、生甘草、桔梗分别拣杂，洗净，晾干后切成片，一同放入砂锅，加水适量，煎煮约30分钟，用洁净纱布过滤取汁，倒入容器。早晚2次分服。

【功效】对慢性扁桃体炎尤为适宜。

麦冬竹叶茶

【用料】新鲜竹叶30克，麦冬15克，绿茶2克。

【做法】先将新鲜竹叶、麦冬分别拣杂，洗净，晾干或晒干。竹叶切碎，麦冬切成片，与绿茶一同放入砂锅，加水浸泡片刻，中火煎煮20分钟，用洁净纱布过滤，取汁倒入容器，即成。代茶频饮，早晚分2次服用。

【功效】对慢性扁桃体炎尤为适宜。

沙参玉竹煲老鸭

【用料】沙参30克，玉竹30克，老鸭1只，料酒、精盐、味精、麻油各适量。

【做法】先将沙参、玉竹分别洗净，烘干或晒干、切成片，同放入纱布袋，扎紧袋口，待用。将老鸭宰杀、洗净，放入沸水锅中焯透，捞出，用温水冲洗一下，放入砂锅，加沙参、玉竹药袋及清水足量（以浸没老鸭为度），大火煮沸，烹入料酒，换用小火煲1小时，取出药袋，加少许葱花末，继续用小火煮至老鸭肉熟烂如酥，加精盐、味精，搅和均匀，淋入麻油即成。佐餐或当茶，随意食用，当日吃完。

【功效】对慢性扁桃体炎效果尤佳。

土牛膝蒲公英蜜饮

【用料】蒲公英30克（鲜品60克），土牛膝30克，蜂蜜20克。

【做法】先将蒲公英、土牛膝分别拣杂，洗净，晾干，切碎，一同放入砂锅，加水浸泡片刻，再煎煮20分钟，用洁净纱布过滤取汁，放容器，趁温热加入蜂蜜，调匀即可。早晚2次分服。

【功效】适用于扁桃体炎急性期。

桑菊茶

【用料】桑叶3~5克，菊花3~5克，薄荷叶2~3克。

【做法】把干桑叶晒后搓揉碎。把桑叶碎片同菊花、新鲜薄荷叶一同放入茶杯内，用沸水浸泡5~10分钟即成。或把桑叶、菊花及薄荷叶适量一同放入搪瓷杯中，加水适量，煮沸后饮用。每日2~3次，当做清凉饮料每天饮用1~2杯。连用3~5日。

【功效】清热解毒、消炎利咽。适用于小儿急性扁桃体炎、咽喉疼痛、小儿夏季风热感冒、目赤、头痛、发热、咳吐黄痰。

银连柴胡姜汤

【用料】生姜、柴胡各 15 克,黄芩、银花、芍药、连翘、半夏、枳实各 9 克,大黄 6 克,大枣 5 枚。

【做法】上述诸药共煎水服。每日 1 次,日服 2~3 次。

【功效】解表攻里。适用于急性扁桃体炎。

双花豆腐汤

【用料】金银花 30 克,野菊花 30 克,鲜豆腐 200 克。

【做法】豆腐加清水适量煲汤,再加入银花、野菊花同煲 10 分钟,用食盐少许调味,饮汤(豆腐可吃可不吃)。

【功效】清热解毒、疏散风热。适用于急性扁桃体炎。

萝卜青果汤

【用料】白萝卜 250 克,青果 5 克,银花 20 克。

【做法】将白萝卜洗净切成薄片,青果打碎后与金银花一同装入纱布袋中。铁锅内加适量清水,投入萝卜和纱布包,加食盐少许,煮至萝卜软烂。饮汤。

【功效】清肿止痛,散风清热。适用于扁桃体炎。

百合炖香蕉

【用料】百合 15 克,去皮香蕉 2 个,冰糖适量。

【做法】上三味加水,同炖,食之。

【功效】养阴清肺、生津润燥。适用于肺阴亏虚型扁桃体炎。

荔枝草醋

【用料】鲜荔枝草 250~500 克,米醋 50~100 毫升。

【做法】采挖新鲜荔枝草 250~500 克,用干净自来水反复洗净后再用冷开水洗一遍。把荔枝草切碎后捶烂或捣烂。把米醋 50~100 毫升,和入捶烂的荔枝草内,拌匀。用干净纱布把荔枝草包扎起来,绞取鲜汁即可。每日 3~5 次,每次饮汁约 2~3 日,徐徐咽下,连用 2~3 日。

【功效】解毒、凉血、利咽。适用于小儿咽喉肿痛,包括小儿急性扁桃体炎。

【注意】在饮用荔枝草醋期间,禁食辛辣油腻食物。

罗汉果绿茶

【用料】罗汉果 20 克,绿茶 2 克。

【做法】先将罗汉果洗净,烘干或晒干,切碎,与绿茶一同放入大杯中,用刚煮沸的水冲泡,加盖焖 10 分钟,即可饮用。代茶频饮,一般可冲泡 3~5 次,直至冲泡茶汁淡时为止。

【功效】对喉部疾病效果尤佳。

青果玄参甘草桔梗茶

【用料】玄参 30 克,青果 6 枚,生甘草 3 克,桔梗 6 克。

【做法】先将青果洗净,晾干。将玄参、生甘草、桔梗分别拣杂,洗净,烘干或晒干,切成饮片,一同放入大杯中,加入青果后,用刚煮沸的水冲泡,加盖焖 15 分钟,即可饮用。代茶,频频饮服,一般可冲泡 3~5 次,直至冲泡茶汁淡时为止,青果可一并嚼食咽下。

【功效】对慢性扁桃体炎效果尤佳。

萝卜青果茶

【用料】白萝卜 300 克,青果 10 枚,精盐、味精各适量。

【做法】先将白萝卜、青果分别洗干净,白萝卜刨去外皮,切成片或切成条状,与青果一同放入砂锅,加水适量,大火煮沸,后改用小火煮 30 分钟,加少许精盐、味精,调匀即可。代茶,早晚 2 次分服。

【功效】对慢性扁桃体炎尤为适宜。

土牛膝板蓝根茶

【用料】土牛膝 30 克,板蓝根 30 克。

【做法】先将土牛膝、板蓝根分别拣杂,洗净,晒干后切成片,同放入砂锅,加水浸泡片刻,中火煎煮 20 分钟,用洁净纱布过滤取汁,倒入容器。代茶饮用,早晚 2 次分服。

【功效】适用于扁桃体炎急性期。

鲜威灵仙丝瓜汁

【用料】鲜威灵仙(全草)100 克,新鲜嫩丝瓜 3 条(约 250 克)。

【做法】先将鲜威灵仙全草拣杂,留其根,洗净后放入温水中浸泡 30 分钟,取出,切成小段,放入碗中。将新鲜嫩丝瓜洗净,去蒂柄,切碎,与切成小段的鲜威灵仙一同放入榨汁机中,搅打取汁,用洁净纱布过滤,取得滤汁倒入大杯中,即成。早晚2次分服。

【功效】适用于扁桃体炎急性期。

木蝴蝶麦冬茶

【用料】麦冬30克,木蝴蝶6克。

【做法】先将麦冬、木蝴蝶分别洗净,烘干或晒干,麦冬切成片,与木蝴蝶一同放入大杯中,用沸水冲泡,加盖焖15分钟,即可开始饮用。代茶频饮,一般可冲泡3~5次。

【功效】对慢性扁桃体炎效果尤佳。

蒲公英粳米粥

【用料】蒲公英20克(鲜品30克),粳米100克。

【做法】蒲公英洗净,切碎,煎汁去渣。粳米淘洗干净,加入药汁,加清水适量,同煮成粥。每日分3次,稍温食用。3日为1疗程。

【功效】清热解毒、消肿散结。用于急性扁桃体炎、呼吸道感染等病症的辅助治疗。

虾米凉拌黄瓜

【用料】黄瓜250克,虾米5克,香菜少许,酱油、醋、香油适量。

【做法】将黄瓜用刷子充分刷洗干净,再用开水烫一下,切成细丝装盘。香菜切成段,虾米用开水泡发。黄瓜丝中加入酱油、醋、香油、味精,再与虾米、香菜调匀。佐餐食。

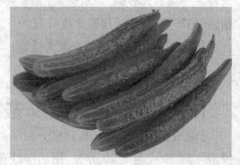

黄瓜

【功效】清热利水。适用于扁桃体炎。

威灵仙茶

【用料】鲜威灵仙全草50~75克,(或干品20~30克)。

【做法】采取新鲜威灵仙全草,或单用鲜威灵仙叶,也可单用鲜威灵仙藤约50~100克,洗净后煎汤前茶饮服。或在中药店内购买干品威灵仙25~50克,洗净后煎水代茶。以上为1日剂量,代茶分2~3次温热饮用,直到痊愈。

【功效】适用于小儿扁桃体炎。

【注意】在饮用灵仙茶期间禁食酸辣食物。

消炎清热茶

【用料】蒲公英、金银花各400克,薄荷200克,甘草100克,胖大海50克,淀粉30克。

【做法】先取薄荷、甘草、胖大海及蒲公英200克,金银花200克,磨为细粉,过筛备用;将剩下的蒲公英、金银花加水煎2次,合并煎液,过滤,浓缩至糖浆状,与淀粉浆混合均匀,成软块状,过20目筛制粒,烘干。沸水冲泡10分钟,喝上面的澄清液,每次10克,日服3次。

【功效】清热解毒。适用于扁桃体炎、急性咽喉炎等。

青果嚼化方

【用料】青果10枚。

【做法】青果洗净后放入碗中,用淡盐开水浸泡片刻即可服用。每日2次,每次5枚,逐个口嚼青果,即用牙齿咬几口,使青果出汁,含汁停嚼,与唾液混合后,徐徐咽下,再过数分钟,又咬几口,使之出汁,这样重复若干次,1枚青果嚼慢嚼约30分钟,嚼完,吐青果核,将青果渣嚼食咽下,间隔30分钟,再嚼化1枚。

【功效】对慢性扁桃体炎尤为适宜。

青果酸梅饮

【用料】酸梅15克,青果10枚。

【做法】先将青果洗净,与酸梅一同放入砂锅,加水适量,用中火煎煮30分钟,即可。代茶频饮,或于早晚2次分服,酸梅、青果可缓缓咀嚼,徐徐咽下。

【功效】对慢性扁桃体炎效果尤佳。

无花果炖猪肉

【用料】无花果100克,瘦猪肉120克,盐3克。

【做法】将无花果、瘦猪肉洗干净,同置炖盅内,隔水文火慢炖熟,加盐调味即可食用。

【功效】解毒消肿、健胃清肠。用于急性扁桃体炎、急性咽炎等病症的辅助治疗。

【注意】有动脉硬化、冠心病,以及老年人不宜多食。

双叶蒲公英粥

【用料】茶叶、苏叶各3~6克,蒲公英、金银花各30克,粳米50~100克。

【做法】先煎蒲公英、金银花、茶叶、苏叶、去渣取汁,再入粳米煮成粥。每日 2 次服食。

【功效】宣肺利咽,清热解毒。适用于扁桃体炎、急性咽喉炎、上呼吸道感染所致的声音嘶哑、咽喉肿痛。

胖大海柿霜饮

【用料】胖大海 3 枚,柿饼霜 3 克。

【做法】先将胖大海洗净,晒干或晾干,与柿饼霜一同放入大杯中,用刚煮沸的水冲泡,加盖焖 15 分钟,即可饮用。代茶频饮,一般可冲泡 3~5 次,直至冲泡茶汁淡时为止,胖大海的膨胀海绵体可一并嚼食咽下。

【功效】对慢性扁桃体炎尤为适宜。

(十二)口疮

口疮是较为常见的口腔粘膜溃疡病,很容易复发,发病者以成年人为多,一般一至两个星期可自愈。溃疡易发的部位,通常在嘴唇内侧、舌的边缘以及口底和颊部的粘膜。症状多半是出现圆形或椭圆形的溃疡,有火灼样的疼痛。每当唇部或舌头运动时就能发生疼痛,特别是在吃饭、说话时更痛。

引起本病的原因,一般认为可能和以下一些情况有关:消化不良;在口腔里受到擦伤(如刷牙)、咬伤及有尖锐的牙尖和边缘的刺激;内分泌的紊乱;食物或药物的过敏;特殊的细菌因素等。

关于本病的病因,中医认为是由心脾积热,外感邪热,或阴虚阳亢,或虚阳浮越等,致邪热上蒸,或虚火上浮引起的。

荷叶冬瓜汤

【用料】鲜荷叶 2 片,鲜冬瓜 500 克,盐 3 克。

【做法】将荷叶、冬瓜加适量清水,同放入砂锅用文火煲汤,捞去荷叶,加盐调味,饮汤食冬瓜。

【功效】清热解毒、生津止渴。用于暑热心烦、口舌生疮等症。

芝麻壳金橘饮

【用料】芝麻壳 30 克,金橘 3 枚。

【做法】芝麻壳与金橘加水适量。文火煎 45 分钟。去壳饮汁,吃金橘。或以芝麻壳煎水去壳,嚼食金橘饼。

【功效】理气解郁、清热祛痰。适用肝气郁滞型口疮。

竹叶糯米酒

【用料】淡竹叶 250 克,糯米、酒曲各适量。

【做法】将淡竹叶水煎取汁,与淘洗干净的糯米共熬煮成米饭,放入酒坛内,拌入酒曲,密封至酒熟,压去酒糟,取出酒液即可。每日不拘时徐徐饮下,以愈为度。

【功效】清心利尿。适用于小便赤涩热痛、口舌生疮、心烦口渴、舌质红、苔薄黄、脉浮数。

黄芩生地竹叶汤

【用料】生地黄 25 克,黄芩 15 克,淡竹叶 25 克,白糖适量。

【做法】以上三味分别洗净,置瓦煲内,加水四碗,煲出味,去渣,加白糖调味拌匀。饮用几次即可治愈。

【功效】适用于心胃火盛型口疮。

竹叶芯石斛茶

【用料】取竹叶卷芯 30 支,石斛 5 克。

【做法】取竹味卷芯、石斛热开水冲泡 15 分钟。代茶频饮,坚持 15 日。平日不发溃疡时也可饮用。

【功效】清热养阴、生津利尿。适用于心胃火盛性口疮。

茯苓糖枣包

【用料】大枣 500 克,红糖 150 克,茯苓粉 550 克,面粉适量。

【做法】大枣煮熟去皮及核,加入红糖调匀,茯苓粉和面粉调和,放碱发面,包成糖枣包,蒸熟。早餐食用。

【功效】补脾和胃、健脾补中、益气生津。适用于脾胃虚寒型口疮。

沙麦石斛饮

【用料】沙参、麦冬各 15 克,石斛 10 克,生甘草适量。

【做法】沙参、麦冬、石斛、生甘草按常法水煎取汁。代茶频饮。

【功效】生津益胃、清热养阴、润肺解毒。适用于阴虚火旺型口疮。

竹叶粥

【用料】鲜竹叶 30 克或干品 15 克,生石膏 45 克,粳米 50 克,砂糖适量。

【做法】生石膏先煎 20 分钟,再放入竹叶同煮 7~8 分钟,取汁加粳米煮至粥熟,加入砂糖搅匀。冷服,每日 1 次,连用 3~5 日。

【功效】适用于心胃火盛型口腔溃疡。

知母石膏茶

【用料】生石膏 50 克,知母 10 克,生甘草 5 克。

【做法】生石膏、知母、生甘草加水适量,煎 30 分钟去渣。喝汁,代茶频饮。

【功效】滋阴降火、清热止渴、润燥滑肠。适用于心胃火盛型口疮。

可可粉蜜

【用料】可可粉适量,蜂蜜适量。

【做法】将可可粉用蜂蜜调成糊状即可。每次服 4~5 克,送入口中慢慢含咽,每日数次,连用 3~4 日。

【功效】宜用于阴虚火旺型口腔溃疡。

干姜甘草米粥

【用料】干姜 3 克,高良姜 5 克,炙甘草 5 克,糯米 50 克。

【做法】干姜、高良姜、炙甘草加水适量煎 30 分钟,去渣取汁,与粳米按常法煮粥。可供早晚餐服食。

【功效】清热养阴、温胃祛风、润肺解毒、散寒行气。适用于脾胃虚寒型口疮。

牛膝石斛饮

【用料】怀牛膝 15 克,石斛 15 克,白糖适量。

【做法】将怀牛膝、石斛水煎 10 分钟,取汁,加白糖即可。频频饮用,每日 1 次,连用 1 周。

【功效】适用于阴虚火旺型口腔溃疡。

橘叶薄荷茶

【用料】橘叶 30 克,薄荷 30 克。

【做法】橘叶、薄荷洗净切碎,沸水冲泡 15 分钟。代茶频饮。

【功效】疏肝行气、化痰消肿毒、散热避秽。适用于肝气郁滞之口疮。

炙甘草糯米粥

【用料】炙甘草 10 克,糯米 50 克。

【做法】将炙甘草水煎 10 分钟,取汁加糯米熬煮成粥。1 次顿服,每日 1 次,连用 5 日。

【功效】适用于脾胃虚寒型口腔溃疡。

萝卜藕汁饮

【用料】生萝卜数个,鲜藕 500 克。

【做法】两种料均洗净捣烂取汁。含漱后缓缓咽下,每日 4~5 次,每次 100 毫升,连用 3~4 日。

【功效】适用于心胃火盛型口腔溃疡。

冰糖银耳饮

【用料】银耳 12 克,冰糖适量。

【做法】将银耳加入冷开水和冰糖,放入蒸笼(或蒸锅)中蒸熟。一顿或分顿食用,食银耳饮汁,每日 1 次。

【功效】银耳滋阴润肺、养胃生津,冰糖和胃润肺。本品可治疗口疮,对虚热型者尤佳。

莲子栀子茶

【用料】莲子心 3 克,栀子 9 克,连翘 6 克,甘草 6 克。

【做法】以上诸味洗净,开水浸泡代茶饮用。每剂浸泡数次,每日 1 次,连服 2~3 日。

【功效】清心除火。适用于心火上炎之口疮。

(十三) 牙痛

牙痛是口腔疾患中常见的一种症状,可由多种原因引起。一般可分为以下几种情况:龋齿牙痛为牙体腐蚀有小孔,遇到冷热、甜、酸时才感到疼痛;患急性牙髓炎是引起剧烈牙痛的主要原因;患急性牙周膜炎,疼痛严重,呈持续性的跳痛。临床辨证可分为寒凝牙痛、风热牙痛、胃火牙痛、肾虚牙痛等证型。

寒凝牙痛的症状是牙痛剧烈、遇冷加重、遇热减轻、牙痛常连及半侧头部疼痛、舌苔薄白、脉浮紧。食疗宜驱散寒,温经止痛。

风热牙痛的症状是发病急,牙齿疼痛遇热加重,遇冷则减轻,严重时肿胀延及面颊、发热、头痛、舌苔薄白或微黄、脉浮数。

胃火牙痛的症状是开口不利、口中臭秽、口渴喜冷饮、胃脘灼热或疼痛、便秘、尿赤、舌苔黄厚、脉洪数。食疗宜清热泻火,消肿止痛。

肾虚牙痛的症状是为久病及肾或热极伤阴,肾阴亏损,致齿松动作痛,咀嚼无力,伴头昏耳鸣、腰膝酸饮、五心烦热、口干咽燥、舌红少苔或无苔、脉细数。食疗宜滋阴益肾,固齿止痛。

升麻薄荷饮

【用料】升麻 10 克,薄荷 6 克。

【做法】水煎煮取汁。代茶饮,每日 1 次。

【功效】适用于热型牙痛。

红枣炖鹿肉

【用料】鹿肉 250 克,红枣 10 枚,料酒、葱花、姜末、酱油、红糖、精盐、五香粉、味精、麻油各适量。

【做法】先将鹿肉洗净,放入沸水锅中焯去血水,捞出,切成块状。将红枣洗净,用温水浸泡片制,去核,与鹿肉一同放入砂锅,加水适量,大火煮开,加料酒、葱花、姜末,改用小火煮 1 小时,待鹿肉熟烂,加酱油、红糖、精盐、五香粉、味精,再煮至沸,淋入麻油即可。佐餐或当菜,随意食用。

【功效】对脾肾两虚型牙周病效果尤佳。

香蕉冰淇淋

【用料】成熟香蕉 2 个,鸡蛋 2 个,鲜牛奶 300 毫升,茯苓粉 10 克,细玉米粉 20 克,红糖 25 克。

【做法】先将鸡蛋打入碗内,用竹筷搅打成泥糊,放入用水调匀的茯苓粉、玉米粉中,边倒边搅拌。用力搅打成鸡蛋粉糊。将香蕉去皮,切碎,捣绞成香蕉泥。将牛奶倒入锅中,小火煮沸后慢慢拌入鸡蛋粉糊,同时不断地用筷子搅拌,加入红糖,混合均匀,离火,加入香蕉泥,搅拌均匀成冰淇淋糊,放入冰箱的冷冻室中,快速冷冻 20 分钟后取出,再搅打片刻,放回冰箱冷冻室,使制成冰淇淋,取出食用。早晚 2 次分食。

【功效】对阴虚胃热型牙周病效果尤佳。

茵陈蒿茶

【用料】茵陈蒿 30 克。

【做法】茵陈蒿用滚开水冲泡,封盖,温浸约 15 分钟。代茶频饮,轻者每日含漱数次,重者口服 3~4 次。

【功效】适用于单纯性口腔黏膜溃疡。

生姜米粥

【用料】生姜 10 克,粳米 50 克。

【做法】先用粳米煮粥,煮熟后加入生姜片,再略煮片刻即可。空腹趁热吃,每日1次。

【功效】适用于风寒凝型牙痛。

花椒米粥

【用料】花椒5克,粳米50克。

【做法】花椒水煎,留汁加入粳米煮粥。空腹趁热服,每日1次。

【功效】适用于寒凝型牙痛。

生地煮鸭蛋

【用料】生地50克,鸭蛋2个,冰糖5克。

【做法】砂锅加清水两碗,蛋熟后剥去皮,再入生地汤内煮片刻,服时加冰糖调味。吃蛋饮汤。

【功效】清热、生津、养血。适用于风火牙痛阴虚手心足心发热等。

玉竹旱莲汤

【用料】玉竹15克,旱莲草9克,食醋适量。

【做法】将玉竹、旱莲草水煎,加醋。每日1次,连服3~5剂。

【功效】适用于胃火型牙痛。

双花饮

【用料】银花30克,菊花30克,白糖适量。

【做法】以上诸花加水煎沸5分钟,或用沸水冲泡。代茶频饮,每日1次。

【功效】适用于胃火型牙痛。

绿豆羊肉汤

【用料】绿豆50克,羊肉150克,红枣10枚,生姜5片,味精、麻油各适量。

【做法】绿豆加清水,用小火煮至豆瓣开裂时,再将羊肉洗切块,加入红枣与生姜,同煮至羊肉酥烂,加入味精,淋麻油。分1~2次服用。

【功效】适用于复发性口疮。

玉竹旱莲草醋饮

【用料】玉竹15克,旱莲草9克,醋适量。

【做法】将玉竹和旱莲草一同水煎,取汁。加醋食用,每日1次,连服至愈。

【功效】适用于牙痛、牙龈出血。

粉葛凉粉草汤

【用料】粉葛 120 克,凉粉草 60 克。

【做法】将上述料用清水 6 碗煎至一碗,去渣加入白糖内服,每日 2 次。

【功效】消热散风止痛。适用于胃火型牙痛。

黑豆黄酒

【用料】黑豆 60 克,黄酒 200 毫升。

【做法】将黑豆洗净晾干,浸入黄酒内,12 小时后一同放入砂锅内,文火煮至豆烂,取汁频频漱口。

【功效】消肿止痛。适用于火热内盛所致的牙痛、牙龈肿痛等。

白芷冰片膏

【用料】白芷、细辛、制川乌、制草乌、冰片各 10 克。

【做法】将上药共研为细末,过 80 目筛,混合后用适量医用凡士林调成膏状。将龋洞内食物残渣清除后,取药膏适量放入龋洞。

【功效】散热止痛、祛风散寒。主治龋齿痛、风火牙痛。

牙痛药酒

【用料】生草乌 15 克,冰片 10 克,木通 50 克,细辛 30 克,50° 白酒 500 毫升。

【做法】将前四味加工成粗末,以纱布包,放入容器中,加入 50° 白酒 500 毫升,密封,放置 14 日后,即可取用。浸泡期间每日振摇数次。

黑豆蒸猪排

【用料】黑豆 100 克,猪排骨 500 克,豆瓣酱、酱油、盐、花椒、生姜各适量。

【做法】将黑豆用水泡胀放入碗中,猪排骨用豆瓣酱、酱油、盐、花椒、生姜等拌和均匀,放于黑豆上,蒸至烂熟。分两次吃完(骨酥软者尽量嚼食)。

【功效】补肾固齿。适用于龋齿,症见牙釉受损、牙表面粗糙、无光泽、或变黑色、棕色或有小、浅龋洞;儿童常见体虚、发育不良等症。

丝瓜鲜姜汤

【用料】鲜姜 100 克,丝瓜 500 克。

【做法】将鲜丝瓜洗净,切段;鲜姜洗净,切片。两味加水煮 3 小时。日饮汤 2 次。

【功效】清热止痛消肿。适用于牙龈肿痛。

地黄炖乌龟

【用料】熟地黄 20 克,乌龟 1 只,菠菜 100 克,葱花、姜末、黄酒、精盐、味精、五香粉、湿淀粉各适量。

【做法】先将熟地黄拣杂,洗净,晒干或晾干,放入纱布袋,扎紧袋口,待用。将菠菜洗净,保留根茎部分,切成段。将乌龟腹部朝上,待头伸出来时宰去 2/3,放干净血,锯开龟壳,去除内脏后洗净,放入沸水锅中焯一下,切去脚瓜,并将头尾刮洗干净,将腹部肉切成块状(不破皮),放入蒸碗,腹部朝上,加葱花、姜末、黄酒、精盐等作料。熟地黄药袋放入砂锅,加水浸泡片刻,浓煎 30 分钟,留汁浓缩至 200 毫升,倒在乌龟腹面上,上笼,用大火蒸煮至龟肉熟烂,取下,滗出龟肉汤汁。将其汤汁放入锅中,加鸡汤(适量)、味精、五香粉,小火煮沸,用湿淀粉勾调味薄芡。将淘洗干净的菠菜段放入沸水锅氽熟,取出,码入盘碗垫底,将蒸碗中的乌龟扣在菠菜段上,使其背肉面朝上,淋入调味即可。佐餐或当菜,随意食用。

【功效】对肝肾阴虚型牙周病尤为适宜。

双黄蜜饮

【用料】生大黄 10 克,黄连 3 克,蜂蜜 20 克。

【做法】先将生大黄、黄连分别拣杂,洗净,晒干或烘干,切成片状。将黄连放入砂锅内,加水浸泡片刻,用中火煎煮 20 分钟,再加入生大黄片,改用小火煎煮 3 分钟,用洁净纱布过滤取汁,倒入容器内,趁热加入蜂蜜,拌和均匀即成。早晚 2 次分服。

【功效】对胃经实火型牙周病效果尤佳。

凉拌蒲公英

【用料】新鲜蒲公英 500 克,熟芝麻粉 20 克。

【做法】新鲜蒲公英拣杂,洗净,保留其根头部分,入沸水锅中氽透,捞出,码剂,切成 3 厘米长的段,放入盘中,匀布熟芝麻粉,加酱油、红糖、精盐、味精各少许,拌匀调味,淋入麻油即可。佐餐或当菜,随意服食,当日吃完。

【功效】对胃经实火型牙周病尤为适宜。

骨碎补米粥

【用料】骨碎补 20 克,粳米 50 克。

【做法】骨碎补水煎,取汁加粳米煮粥调味。

【功效】益肾健齿、固齿止痛。适用于肾虚牙痛。

沙参煮鸡蛋

【用料】沙参 30 克,鸡蛋 2 个,白糖或冰糖适量。

【做法】将沙参、鸡蛋加水同煮,蛋熟后去壳,再放入后同煮半小时,加入白糖或冰糖。

【功效】清热养阴生津、益脾胃。适用于肾虚牙痛。

银耳柿饼羹

【用料】水发银耳 25 克,柿饼 50 克,红糖 10 克,淀粉少许。

【做法】先将水发银耳洗净,撕成小朵片状。将柿饼去蒂,洗净,切成小方丁,与银耳片一同放入砂锅,加水适量,大火煮沸后,改为小火煮至银耳酥烂,汤呈稀糊状,用湿淀粉勾芡成羹,调入红糖,拌匀即可。早晚 2 次分服。

【功效】对阴虚胃热型牙周效果尤佳。

酒煎鸡蛋

【用料】白酒 100 毫升,鸡蛋 1 只。

【做法】将白酒倒入瓷碗内,用火点燃白酒后,立即将鸡蛋打入,不搅动,也不放任何调料,待火熄蛋熟。一次服下,每日 2 次,轻者 1 次,重者 3 次。

【功效】适用于牙周炎。

鱼头芋头汤

【用料】鲤鱼头 1 个,芋头 250 克,盐、姜各适量。

【做法】将鲤鱼头用植物油煎过;芋头切片,与鲤鱼头同放砂锅内,加入水适量及姜、盐等,煮至烂熟。分 1~2 食完。

【功效】适用于龋齿。健骨固齿。芋头、鱼头富含氟,并含有丰富的钙,有健骨固齿功效。

垂杨柳根瘦肉汤

【用料】垂杨柳根 30 克,瘦猪肉 150 克,葱、姜、料酒、盐、味精各适量。

【做法】将杨柳根洗净,切成条;猪肉切小块,同放入砂锅内,加葱、姜、料酒及水适量,用文火炖,待肉熟时加盐、味精调味。食肉饮汤,每日 1 次。

【功效】祛风清热、滋阴润燥、清肺止痛。适用于风火牙痛、虚火牙痛及牙龈炎等疾患。

地稔根煮鸡蛋

【用料】鲜地稔根 30 克,鸡蛋 3~5 只。

【做法】将鲜地稔根洗净去粗皮,与鸡蛋同放入砂锅内,加水 500 毫升煮 20 分钟时,将蛋壳敲裂,再煮,除去药渣。食蛋喝汤,每日 2 次,连服 3 日。

【功效】适用于牙痛。

石膏豆腐汤

【用料】水豆腐 2 块(约 200 克),生石膏 50 克,精盐、味精、麻油各适量。

【做法】生石膏敲成小粒,与水豆腐一同放于清水中,煮 1 小时,去石膏而加入精盐和味精,淋麻油。分 1~2 次食用。

【功效】适用于肺胃郁热引起的鼻衄、口腔糜烂、胃热牙痛。

蛤壳槐花汤

【用料】蛤壳粉 50 克,槐花 25 克。

【做法】槐花炒焦研成末,与蛤粉调匀。每次服用 5 克,每日 3 次,以温开水冲服,连服数次即有效果,病症很少复发。

【功效】胃肠实热致牙龈出血,血色鲜红,兼有牙龈红肿、口臭、大便燥结、脉滑数,宜清热泻火、理肠和胃,此汤适合作调养之用。

连衣花生炖猪皮

【用料】连衣花生 50 克,猪皮 150 克,葱花、姜末、精盐、味精、料酒各适量。

【做法】先将连衣花生拣杂,洗净。将猪皮用清水反复清洗干净,除去残毛,入沸水锅中焯透,捞出,趁热切成 1 厘米见方的小方块,与洗净的连衣花生一同放入砂锅内,加水适量,大火煮沸,烹入料酒,改用小火煮 1 小时,待猪皮酥烂,加葱花、姜末、精盐、味精各少量,再煮至沸即可。佐餐或当菜,随意食用,当日吃完。

【功效】适用于脾肾两虚型牙周病,对牙龈渗血者尤为适宜。

草莓饮

【用料】鲜草莓 60 克。

【做法】鲜草莓捣烂,冷开水冲泡调匀。每日 2~3 次。

【功效】适用于因维生素 C 缺乏引起的牙龈出血。

甘蓝炒青椒

【用料】青辣椒 50 克,甘蓝 150 克,植物油、葱、姜、酱油、精盐、味精各适量。

【做法】青辣椒、甘蓝分别洗净切成丝,锅放在旺火上,上油,烧至八成熟,先投葱、姜爆香,再放入甘蓝丝,酱油炒匀,加盖焖片刻,后放辣椒丝和精盐,同炒至熟,加入味精,炒匀。单食或佐餐。

【功效】适用于因维生素 C 缺乏引起的牙龈出血。

芫辛椒艾茶

【用料】芫花、细辛、川椒、蕲艾、小麦、细茶等分。

【做法】上述诸药加水 250~500 毫升,煎至 150~300 毫升。每日 3~4 次,温漱,至吐涎为止,即愈。

【功效】杀虫、祛风、止痛。适用于蛀牙及虚火牙痛。

白芷米粥

【用料】白芷 10 克,粳米 50 克。

【做法】白芷研成极细末,先将米煮熟后调入白芷末,再煮成稠粥,趁热服用。

【功效】散风解表止痛。适用于寒凝牙痛。

苹果胡萝卜汁

【用料】苹果 250 克,胡萝卜 200 克。

【做法】苹果、胡萝卜洗净,绞汁搅和均匀。分 2~3 次服用。

【功效】适用于热病初起、口腔糜烂、口舌生疮。

马齿苋黄柏汤

【用料】马齿苋 100 克,黄柏、防风各 10 克。

【做法】马齿苋、黄柏、防风分别洗干净,水煎两次,每次用水 300 毫升,煎 20 分钟,2 次混合,去渣取汁。分 2 次服用。连服 2~3 日。

【功效】适用于胃火上炎引起的牙龈炎。

杨桃蜜汁

【用料】杨桃 100 克,蜂蜜适量。

【做法】杨桃洗净切片,加水 400 毫升,煎煮至 200 毫升,加入蜂蜜,煮沸,分 1~2 次服用。

【功效】适用于牙痛、口腔糜烂。

干沙虫汤

【用料】干沙虫 50 克,精盐、味精、麻油各适量。

【做法】干沙虫洗净,纵切两半,再切为小段,放于砂锅中,注入清水150毫升,用小火煮至熟透,加下盐、味精,淋麻油。分1~2分趁热食虫、喝汤。

【功效】适用于肾火上炎引起的牙龈炎。

六、男科常见病食疗养生方

(一)阳痿

阳痿即男性阴茎不举,或举而不坚,不能正常完成性交活动的一种性功能障碍性病症。现代医学认为其病因有精神因素和器质性因素两方面。精神因素包括发育过程中所受的影响,如儿童期性遭受的精神创伤,父母的控制等;认识方面的原因,如迷信某些传说、性无知、性欲倒错等。器质性因素包括了内分泌性、神经性与血管性,如糖尿病、甲状腺功能亢进、甲状腺功能减退、原发性性腺功能不全、阿狄森氏病、慢性肾功能衰竭、外伤、手术创伤等均可导致本病。本病的治疗以清湿利热为主。

韭菜烧羊肝

【用料】韭菜100克,羊肝120克。

【做法】将韭菜去杂质洗净,切6厘米长;羊肝切片,与韭菜一起用铁锅旺火烧熟。当菜食用,每天1次。

【功效】温肾生精。适用于男子阳痿、遗精、盗汗、女子月经不调、经漏、带下、遗尿、夜盲、角膜软化症。

杜仲炒羊腰

【用料】杜仲15克,五味子6克,羊腰500克,葱、料酒、姜、酱油、茨粉汁、素油各适量。

【做法】将杜仲、五味子放入锅内,加水适量煎煮40分钟,去渣,加热浓缩成稠液,待用;羊腰洗净,去筋膜臊腺,切成腰花,以茨粉汁裹匀,再以素油加热爆炒,至嫩熟,调以杜仲等的浓缩稠液、酱油、姜、葱、料酒等出锅。分顿服用。

【功效】补肝益肾健腰。适用于肾虚体弱、慢性腰痛、阳痿。

阳痿食疗法

【用料】雄鸡肝4只,鲤鱼胆4只,菟丝子粉30克,麻雀蛋1枚。

【做法】将鸡肝、鲤鱼胆风干百日后研细末,加菟丝子粉、麻雀蛋清拌匀。做成黄豆大药丸,烘干或晒干。每日3次,每次1粒,温开水冲服。

【功效】补肾壮阳。适用于阳痿。

红烧拌海杂

【用料】水发海参、大虾、水发鲍鱼各 100 克,水发鱼肚、水发鱼肠、鲜海螺各 15 克,酱油、料酒、味精、湿淀粉、葱姜丝、盐、花椒水、植物油各适量。

【做法】将前五味药料洗净,切成片,放在开水中烫透捞出。炒锅放火上,放入油,用葱姜丝炝锅,加酱油、料酒、花椒水、味精、再将海参、鲍鱼、鱼肚、鱼肠、大虾、海螺放入锅中,移小火上煨 2 分钟,勾粉芡,装盘即成。辅餐食。

【功效】滋补肾阴,壮阳益精。适用于肾虚所致的阳痿、遗精、神疲乏力、腰软腿痛等症。

核桃煲蚕蛹

【用料】核桃肉 100~150 克,蚕蛹(略炒过)50 克。

【做法】将核桃肉与蚕蛹共放盅中,隔水炖熟。隔日 1 次。

【功效】补脾健肾。适用于阳痿、滑精、小儿疳积、胃下垂等。

白酒雄蚕蛾

【用料】雄蚕蛾 20 只,白酒 30 克。

【做法】选活雄蚕蛾,在热锅上焙干,研细末。每日早晚用白酒冲服雄蚕蛾末 3 克,连服半月以上。

【功效】补肾益阳。适用于肾虚阳痿。

【注意】禁服萝卜。

罗汉炸虾

【用料】对虾 12 个,鱼肉泥 60 克,鸡蛋清 1 个,豆嫩苗 12 棵,火腿末、油菜末各 3 克,油菜叶、清汤各 150 克,味精 2 克,料酒 12 克,玉米粉 15 克,白糖 15 克,熟猪油 45 克,姜丝 6 克,食盐适量。

【做法】去掉对虾的头、皮、肠子,留下尾巴,片开,剁断虾筋,挤干水分,撒些味精,先两面蘸玉米粉,再放在鸡蛋清中蘸一下,最后把背面蘸上面包渣,放在盘子里。将鱼泥用蛋清、玉米粉、味精、盐、熟猪油拌成糊,抹在对虾上,在糊面中间放一根火腿丝,然后用筷子按一遍。将对虾用干净温油炸熟。盘中先放好生菜叶,把对虾剁成两段,对齐,码成圆圈状即成。辅餐食。

【功效】补肾益阳,强身壮骨。适用于肾虚阳痿、早泄、骨质疏松症。

【注意】阴虚火旺者禁服。

糖醋虾仁

【用料】鲜虾仁 30 克,白酒 100 毫升,酱油 9 克,白糖 15 克。

【做法】将虾米去头尾,备用。将白酒、酱油、白糖和匀,将生虾仁放在内,浸泡 15 分钟,即可吃虾仁。空腹食虾,或以酒冲服虾仁。

【功效】益阳。适用于肾虚阳痿、肝郁阳痿。

【注意】阴虚火旺者禁服。

羊肉枸杞苁蓉粥

【用料】肉苁蓉 10~15 克,枸杞子 10 克,精羊肉 63 克,粳米 100 克,精盐适量,葱白 2 茎,生姜 3 片。

【做法】分别将肉苁蓉、精羊肉洗净后细切,先用砂锅煎肉苁蓉取汁去渣,入羊肉、枸杞子、粳米同煮,待煮沸后,再加入精盐、生姜、葱白煮为稀粥。用于冬季服食,5~7 日为 1 疗程。

【功效】补肾助阳,健脾益胃,润肠通便。适用于肾阳虚弱所致腰膝冷痛、阳痿、遗精、早泄、女子不孕、小便频数、夜间多尿、遗尿以及平素体质羸弱、劳倦内伤、恶寒怕冷、四肢欠温、脾胃虚寒、老人阳虚便秘等症。

胡桃乌鸡粥

【用料】乌母鸡 1 只,胡桃肉 30 克,粳米 100 克,盐、葱、姜等适量。

【做法】先将乌鸡按常法收拾干净,放入锅内,加水煮沸,再将胡桃肉研膏水搅滤汁。以乌鸡汁加米煮粥,米熟后将胡桃肉汁加入再煮,去掉生油气,加入盐、葱、姜等调味品,稍煮即成。宜空腹食,喝粥食肉。

【功效】温肾固精。治脾肾不足、腰痛脚弱、阳痿滑精、小便频繁、大便干结等症。

羊肉海参粥

【用料】海参 20 克,羊肉、粳米各 100 克,盐、姜、葱适量。

【做法】将海参水发,切片,羊肉切片,粳米淘净后放入砂锅内,加水适量。将锅置武火上烧开,移文火上煎熬至熟,再放入海参、羊肉,稍煮至熟,加入调味品即可。适于秋冬季早晚空腹饮粥食用。

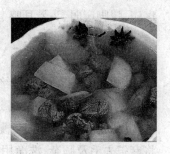

羊肉海参粥

【功效】补肾生精。适用于肾虚所致的阳痿、性机能减退、小便频数等。

【注意】凡阴虚火旺体质禁服。

阳起石牛肾粥

【用料】牛肾1个，阳起石30克，粳米100克，葱白2茎，生姜3片，食盐少许。

【做法】将牛肾去筋膜细切，布包阳起石水煎，弃渣取汁。将米洗净，同牛肾同入药汁中，兑水煮粥，粥将熟时，入葱白、生姜、食盐，再煮一沸即成。每日1~2次，温热服用。

【功效】强肾壮阳。适用于房劳过度、阳气亏虚、腰膝酸软冷痛、阳痿、早泄等症。

肉苁蓉羊肉粥

【用料】肉苁蓉15克，精羊肉100克，粳米50克。

【做法】肉苁蓉加水100毫升，煮烂去渣；精羊肉切片入砂锅内加水200毫升，煎数沸，待肉烂后，再加水300毫升；将粳米煮至米开汤稠时，加入肉苁蓉汁及羊肉再同煮片刻停火，盖紧盖焖5分钟即成。每日早晚温热服用。

【功效】强肾壮阳，润肠通便。适用于阳痿、遗精、早泄、性机能减退等。

【注意】大便泄泻，相火偏旺者禁服。

羊肉枸杞粥

【用料】枸杞叶250克，羊肾1只，羊肉100克，葱白2茎，粳米100~150克，细盐少许。

【做法】将羊肉洗净切碎；新鲜羊肾剖洗干净，去内膜，切细；枸杞叶煎汁去渣，同羊肾、羊肉、葱白、粳米一起煮粥。待粥成后，加入细盐少许，稍煮即可。每日1~2次，温热服用。

【功效】益肾阴，补肾气，壮元阳。适用于肾虚劳损、阳气衰败所致阳痿、腰脊疼痛、腿脚痿弱、头晕耳鸣、听力减退、尿频或遗尿等。

雀儿多味粥

【用料】麻雀5只，菟丝子30~45克，覆盆子10~15克，枸杞子20~30克，粳米100克，细盐、葱白、生姜各适量。

【做法】先把菟丝子、覆盆子、枸杞子一同放入砂锅内煎取药汁，去掉药渣；再将麻雀去毛及肠杂，洗净用酒炒，然后与粳米、药汁加适量水同煮粥，欲熟时，加入细盐、葱白、生姜，煮成稀粥食。每日2次，温热食用。3~5天为1疗程，以冬季食用为佳。

【功效】壮阳,补精血,养肝肾,暖腰膝。适用于肾气不足所致的阳痿、早泄、遗精、腰膝酸痛或冷痛、头晕眼花、视物不清、耳鸣耳聋、遗尿多尿、妇女带下。

杞子烧肉丝

【用料】杞子 30 克,猪肉丝 50 克。

【做法】将杞子洗净,猪肉丝洗净备用;烧热油锅,杞子、猪肉丝共炒,加黄酒、葱、食盐、调味后食用。

【功效】滋阴壮阳。

山药煲乳鸽

【用料】山药 50 克,乳鸽 1 只。

【做法】洗净山药后,将其切片;乳鸽活杀,去毛、内脏,清洗干净。共置锅中,加黄酒、葱、姜、食盐、味精,隔水清炖 30 分钟,分次服用。

【功效】滋阴补虚。

银耳百合粥

【用料】银耳 30 克,百合 30 克,粳米 50 克。

【做法】银耳、百合洗净,置锅中,加清水 1000 毫升;加粳米,急火煮开 5 分钟,改文火煮 30 分钟,成粥,温热食用。

【功效】滋阴壮阳。

松子粳米粥

【用料】松子 30 克,粳米 50 克。

【做法】松子去壳留仁,置锅中,加清水 500 毫升;加粳米,急火煮开 3 分钟,改文火煮 30 分钟,成粥,温热食用。

【功效】滋阴去火。

鳖甲煲鸡

【用料】鳖甲 1 只,母鸡 1 只。

【做法】鳖甲活杀,去内脏,洗净,切成小块;母鸡活杀,去毛、内脏,洗净,切块。置锅中,加清水 500 毫升,加黄酒、姜、葱、食盐等隔水清炖 1 小时,分次食用。

【功效】滋阴壮阳。

清蒸乌龟

【用料】乌龟一只。

【做法】乌龟活杀,去壳甲、内脏,洗净,切成小块;置碗中,加葱、姜、黄酒、食盐、味精等;隔水清蒸 1 小时,分次服用。

【功效】滋阴益水。

牛膝鱼丸

【用料】鱼肉 300 克,鸡蛋 1 个,牛膝 10 克,萝卜、菠菜、海米、淀粉各适量。

【做法】先将牛膝放入锅内,加水煎取约 30 毫升的药汁备用;鱼肉剁碎成末,加入鸡蛋和萝卜、菠菜,放入调料,再和入淀粉待用;海米用水浸泡。用鱼肉末余丸子,待鱼丸子浮上时即捞出;于汤中倒入牛膝汁,再将鱼丸、海米放入,于汤沸后加入适量调味品即可。饮汤,食肉。

【功效】通经,利尿,增加精力。主治阳痿。

鸭块虫草汤

【用料】虫草 20 克,肥鸭 1 只,料酒、味精、葱、姜、盐及胡椒粉适量。

【做法】宰杀鸭后将其清洗干净,置沸水锅中余 8~10 分钟,除去血腥味;虫草反复洗去泥沙备用。在铁锅中加入适量清水,放入料酒、葱、姜、胡椒粉、盐,调好味;将鸭切成 10 小块,装入炖盅里,用竹签将鸭块插三四个小孔,每孔内插入洗净的虫草 1 根,再加入调味的清汤后,上笼蒸 1 小时即可。上桌时加入味精少量。佐餐食用。

【功效】养精气,补虚损。适用于阳痿、早泄、遗精、腰膝酸软等症。

虾仁冬虫汤

【用料】冬虫夏草 9~12 克,虾仁 15~30 克,生姜少许。

【做法】将上 3 味入锅加适量水,煎煮至水沸 30 分钟即成。取汤温服。

【功效】滋肾壮阳。适用于肾虚阳痿等症。

菟丝子鸡肝汤

【用料】雄鸡肝 1~2 具,菟丝子 10~15 克。

【做法】2 味入锅,加水适量共煎为汤。饮汤,食肝。常服有用。

【功效】补肾气,益肾阳。适用于阳痿、遗精、早泄、小便频数等症。

羊肉黄狗肾汤

【用料】黄狗肾(阴茎和睾丸)1具,羊肉500克。

【做法】将狗肾、羊肉洗净,切块,放入锅中,加水适量,置火上共炖熟,以食盐调味即成。食肉,饮汤。亦可佐餐食用。

【功效】温健肾阳。适用肾虚阳痿、性机能减退、腰膝酸软等症。

羊肾杜仲汤

【用料】杜仲10克,羊肾2枚,调料适量。

【做法】羊肾去脂膜,洗净切碎,与杜仲同入砂锅,加入适量水,炖至熟透后,去渣,经调味即成。空腹服用。

【功效】温阳固精,养肝肾,强筋骨。适用于肾虚腰痛、阳痿、遗精等症。

虫草香虫虾米汤

【用料】虾米50克,冬虫夏草、九香虫各9克,调料适量。

【做法】将虾米、冬虫夏草、九香虫同入砂锅,加适量水共煮后,经调味即成。饮汤,食虾米。每日1次。

【功效】补肾益阳。适用于肾虚阳痿、神疲乏力、腰膝酸痛等症。

麻雀枸杞菟丝汤

【用料】麻雀2只,菟丝子、枸杞子各15克。

【做法】将菟丝子、枸杞子洗净,装入纱布袋内,扎口;麻雀去毛及内脏,洗净,与二药入锅加适量水同煮至熟即成。食肉,喝汤。

【功效】温肾助阳,益精。适用于肾阳不足、阳痿、早泄、畏寒乏力等症。

桃鹿二肉汤

【用料】胡桃肉、鹿肉各适量,食盐少许。

【做法】洗净鹿肉并切成小块,与洗净的胡桃肉一起入锅,放入适量水共煮至熟,加食盐调味即成。食肉,喝汤。

【功效】益肾阳,强腰膝。适用于肾阳不足、腰膝酸软、阳痿、遗精等症。

大虾鳝鱼汤

【用料】鳝鱼、大虾各100克,调料适量。

【做法】将泥鳅剖去内脏用温水洗净;虾亦洗净;入锅加水适量,置火上煮熟后,加生姜及盐调味即可。饮汤,食鱼和虾。

【功效】温养肾阳。适用于肾阳虚之阳痿。

生姜鹿角胶粥

【用料】鹿角胶15~20克,粳米100克,生姜3片。

【做法】先煮粳米做粥,待沸后,放入鹿角胶、生姜共煮为稀粥。每日1~2次,3~5日为1疗程。

【功效】补肾阳,生精血,适用于肾气不足所致的阳痿、早泄、遗精、腰痛、妇女子宫虚冷、不孕、崩漏、带下等。

【注意】阴虚火旺、口干舌燥、尿黄便秘或感冒发热者禁服。适宜于冬季服用。

楮实壮阳酒

【用料】楮实子(微炒)50克,制附子、川牛膝、巴戟天、石斛、大枣各30克,炮姜、肉桂(去粗皮)各15克,鹿茸(涂酥炙去毛)5克,醇酒1000毫升。

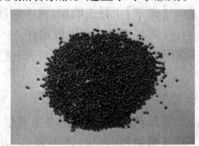

楮实子

【做法】将上药共捣细碎,用夏布包贮,置于净器中,注酒浸之,封口,置阴凉处,每日摇动数下,8天后取出药袋即可。每日早、晚各1次,每次空腹温饮10毫升。

【功效】温肾壮阳。适用于肾阳虚损、阳痿滑泄、脾胃虚寒、面色无华等症。

万灵仙酒

【用料】淫羊藿150克,当归120克,杜仲(亦可以肉苁蓉代之)、仙茅各60克,雄黄、黄柏、知母各30克,白酒3500毫升。

【做法】将上药切碎,与白酒3500毫升一起装入瓶内封固,桑柴文武火悬瓶煮6小时,再埋地内三昼夜(去火毒),取出。待7日后将药捞出,晒干为末,稻米面打为糊丸(桐子大),备用。酒药共服,每日早、晚服药丸30粒,药酒30毫升。

【功效】补精血,益肾阳,进饮食,助阳补阴,健身强体。适用于男子阳痿、遗精、滑精、白浊、小便淋沥不尽以及诸虚、百损、五劳七伤、诸风杂症等。还治妇女赤白带下、月经不调、腹冷脐痛、不孕症等。

【注意】勿食牛肉,勿入铁器。

菟丝巴戟酒

【用料】巴戟天、菟丝子各25克,白酒500毫升。

【做法】将上药捣碎,浸泡于酒中,封盖,经常振摇,置阴凉处。7天后可开封饮用。每天 2~3 次,每次 10~15 毫升。

【功效】温养肾阳。适用于肾阳虚的阳痿、小便频数、夜尿多、头晕等症。

虾米菟丝酒

【用料】大虾米、菟丝子各 12 克,核桃仁、棉花子仁、杜仲、炒巴戟天、朱砂、骨碎补、枸杞子、川断、牛膝各 6 克,烧酒 1000 毫升。

【做法】将朱砂研末备用,其余各药均加工碎,用绢布袋或细纱布袋盛之,扎紧口备用;再将白酒倒入小坛内,撒入朱砂末,用筷子搅匀后,放入药袋密封,置阴凉处,15 天后开封,取去药袋即可。每天 2 次,每次饮服 10~15 毫升。

【功效】补肾益阳。适用于肾阳不足、阳痿腰酸、妇女产后乳汁缺乏等症。

【注意】对食虾过敏者及皮肤病患者忌用。

海马泡白酒

【用料】海马 2 只,白酒 500 毫升。

【做法】将海马浸入白酒内,封固 14 天后即可服用。每日临睡前饮 15~20 毫升。

【功效】补肾壮阳。适用于肾之精气久亏,以致命火衰微而引起阳痿、腰膝酸软等症,可常饮此酒。

人参杞地酒

【用料】枸杞子、熟地黄各 80 克,红参 15 克,茯苓 20 克,首乌 50 克,好白酒 1000 毫升。

【做法】将枸杞子、熟地黄、红参、茯苓、首乌捣碎,与白酒共置于净瓷坛中浸渍,加盖密封。置阴凉处,隔日摇晃数下,经 14 天后开封即可饮用。每日早、晚各 1 次,每次饮服 10~20 毫升。

【功效】养肝肾,益精血,补五脏,益寿延年。适用于治疗肾阳不足所致的阳痿、耳鸣、目花、早衰等病症。

枣仁杞子饮

【用料】酸枣仁 30 克、杞子 30 克。

【做法】杞子、酸枣仁分别洗净,置锅中,加清水 500 毫升,急火煮开 3 分钟,改文火煮 30 分钟,去渣取汁,分次饮用。

【功效】益肾安神。

龙眼莲子饮

【用料】龙眼肉 30 克、莲子 30 克。

【做法】莲子、龙眼肉分别洗净,置锅中,加清水 500 毫升,急火煮开 3 分钟,改文火煨炖 30 分钟,分次服用。

【功效】益肾安神。

栀子佛手饮

【用料】栀子 30 克,佛手 50 克。

【做法】洗净佛并切片,将栀子清洗干净备用。将二者放入锅中,加清水 500 毫升,急火煮开 3 分钟,改文火煮 30 分钟,去渣取汁,分次饮用。

【功效】疏肝解郁,调畅气机。

玫瑰花白梅茶

【用料】白梅 10 克,玫瑰花 10 克。

【做法】白梅、玫瑰花同置杯中,开水冲泡,代茶服用。

【功效】疏肝行气。

薤白煎

【用料】薤白 50 克。

【做法】薤白洗净,切成小片,置锅中,加清水 500 毫升,煮沸 10 分钟,去渣取汁,分次饮用,连服。

【功效】理气解郁。

芜菁粥

【用料】芜菁 30 克,粳米 50 克。

【做法】洗净芜菁,用纱布包好,放入锅中,加清水 500 毫升,煮沸 10 分钟,滤渣取汁;再加粳米,急火煮开 2 分钟,改文火煮 20 分钟,成粥,温热食用。

【功效】疏肝解郁,调畅气机。

玫瑰花粥

【用料】玫瑰花 20 克,粳米 50 克。

【做法】玫瑰花洗净,置锅中,加清水 500 毫升,水煮沸 10 分钟,滤渣取汁;加粳米,急火煮开 3 分钟,改文火煮 30 分钟,成粥,温热食用。

【功效】疏肝行气。

绿豆薏仁赤豆汤

【用料】薏苡仁 30 克,绿豆 30 克,赤豆 30 克。

【做法】薏苡仁、绿豆、赤豆分别洗净,置锅中,加清水 1000 毫升,急火煮开 5 分钟,改文火煮 30 分钟,分次服用。

【功效】清热去湿。

凉拌甜芹菜

【用料】白糖 20 克,芹菜 50 克。

【做法】鲜芹菜洗净,切成小段,开水煮 2 分钟,捞起,切成细末,白糖凉拌后食用。

【功效】清热去湿。

茯苓粥

【用料】茯苓 30 克,粳米 50 克。

【做法】洗净,放入有清水 500 毫升的锅中,急火煮开 10 分钟,滤渣取汁;加粳米,急火煮开 3 分钟,改文火煮 30 分钟,成粥,趁热服用。

【功效】清利湿热。

核桃鸭子鸡泥酥

【用料】净老鸭 1 只,核桃仁 200 克,荸荠 150 克,鸡泥 100 克,鸡蛋 2 只,调料适量。

【做法】鸭用开水烫后装盆,加姜、葱、料酒、食盐,上笼蒸熟透,取出晾凉,去骨切成 2 块。另用鸡泥、蛋清、水淀粉、料酒、味精、盐调糊,并把核桃仁、荸荠剁碎入糊内。将糊淋在鸭膛内,入温油锅炸酥,捞出沥油,切长条块装盘,四周浇上油菜末。辅餐食用。

【功效】补肾,固精,平喘。适用于肾虚咳喘及腰痛、阳痿、石淋等症。

羊肉苁蓉烧饼

【用料】羊肉 500 克,肉苁蓉 120 克,附片 30 克,干姜、诃子、芜荑各 15 克,胡椒、荜茇各 0.3 克,面粉、姜末、料酒、盐、味精各适量。

【做法】洗净羊肉后,除去血水,细切;将上药共为细末,加肉末、姜末、料酒、盐、味精和匀,为馅。用面粉加水揉成面团,制成饼皮,加馅,做成饼。烧至两面金黄色熟透即可。随意服用。

【功效】温肾补阳。适用于命门火衰之阳痿不举、性欲低下、畏寒肢冷、下肢甚凉、面白舌淡等症。

羊肉饼

【用料】羊肉 500 克，面粉、酱油、葱、姜、盐、料酒各适量。

【做法】将面粉兑水和好（500 克面粉需加水 300 克）。把羊肉洗净，切成肉末，用料酒、葱、姜末、酱油、盐拌和好。把和好的面分成若干块，擀成圆薄饼，将肉馅铺在上面，卷成螺旋形盘好用手按扁，轻轻擀薄，刷油放入烤锅，烙至两面金黄色熟透即可。随意服食。

【功效】补肾壮阳。适用于肾气不足、腰膝冷痛、阳痿不举、畏寒肢冷、精液清冷等症。

淡菜馅饼

【用料】淡菜 250 克，面粉 500 克，调料适量。

【做法】淡菜洗净，切碎，加入葱末、姜末、盐、味精拌馅。面粉用开水烫和，擀皮，包馅，擀成饼，置平底锅内，焙熟。当主食。

【功效】益肾补阳。适用于房劳过度引起的精血不足、阳痿、阴冷等症。

羊肉雀卵羹

【用料】雀卵 2~3 个，精羊肉 100~150 克，调料适量。

【做法】将羊肉洗净切片。锅内放适量水，加葱花、姜丝及盐，烧开后放入羊肉片，再打入雀卵，待二者煮熟即成。辅餐食用。

【功效】温养脾肾。适于脾肾阳虚之阳痿。

羊肉虾米羹

【用料】羊肉 150~200 克，大蒜 40~50 克，虾米 30 克，调料适量。

【做法】将羊肉洗净切薄片备用；先将虾米、大蒜及葱等入锅，加适量水，置火上待虾米熟后下入羊肉片，至肉熟即成。食肉和虾米，饮汤。

【功效】温养肾阳。适用于肾虚体弱、阳痿、腰膝冷痛、畏寒等症。

韭菜羊肉饺

【用料】韭菜 750 克，羊里脊肉 200 克，金针菜 30 克，黑木耳 15 克，冬笋 90 克，酱油、食盐、生姜末、黄酒、面粉各适量。

【做法】先把韭菜切成细末，同放在碗内，加入酱油、食盐、料酒、生姜；羊肉切成肉末；金针菜和黑木耳均用温水发开，切成细末；冬笋也切成末。将以上各末全部和匀，再逐渐加入清水，不断搅拌，边搅边加水，应使水全部吸收，以不稀流为度。

将面粉加水和匀,制成饺子皮,用上述馅料包饺子。随意服用。

【功效】补肾壮阳。适用于肾阳亏虚、阳痿不起、伴有腰痛、腰膝酸软、头晕耳鸣等症。

狗鞭睾丸面

【用料】狗鞭 1 条,狗睾丸 1 对,标粉面条 100 克,姜、葱、蒜粒、盐、酱油、味精、水各适量。

【做法】先将狗鞭、狗睾丸洗净,沥干后切片,入锅,用文火烘干,研成细末,留出 5 克,余贮瓶备用。然后置锅加水,旺火煮沸后加入面条,再继续煮至面条熟时,将留出的狗鞭、睾丸粉和除味精外的其他调味品加入,再稍煮片刻,加入味精,搅拌即可。1 日 1 次,连食 10 日为 1 疗程。

【功效】具有暖肾益阳、兴奋性神经功效。适于早泄、阳痿者食用。

韭菜虾仁粥

【用料】鲜韭菜 30~60 克,生虾仁 30~50 克,粳米 100 克,盐、姜、葱适量。

【做法】先将韭菜洗净切细;生虾洗净去皮,再将粳米洗净煮粥,待粥将熟时,放入虾仁、韭菜及调味品,煮至虾熟米烂即成。每日 2 次,温热服用。

【功效】补肾益阳。用于肾阳虚所致的阳痿,腰痛。

【注意】韭菜宜采用新鲜的煮粥,现煮现吃;隔日粥不要吃,阴虚内热,身有疮疡以及患有眼疾者忌食;炎热夏季忌用。

狗肉米粥

【用料】狗肉 500 克,生姜少许,粳米适量。

【做法】将狗肉切成小块,入生姜少许,共粳米煮粥。作早晚餐或点心用,温热食,尤以秋冬季节为佳。

【功效】温养脾肾,去寒助阳,轻身益气。适用于老年体衰、阳气不足、营养不良、性功能减退、畏寒肢冷、腰膝软弱等症。

【注意】发热期间禁服。服食该粥时,忌吃蒜、菱,以及中药杏仁、商陆。

金鸡仙茅粥

【用料】仙茅 10~12 克,金樱子 15 克,鸡肉 100 克,粳米 100 克,盐、姜、葱适量。

【做法】将鸡肉洗净后切细,按煮肉常法放砂锅中炖,然后将炮制的仙茅和金樱子用纱布包好,放入锅中共炖。待鸡肉烂后,取出药包,放入洗净的粳米煮成肉粥。调味品加入少许并调匀即可服用。每日 2 次,趁热服。

【功效】补肾益阳,敛精止遗。适用于肾阳虚之阳痿、滑精、尿频、尿多。

【注意】仙茅有小毒,应用炮制品;勿用铁器煮制。火热症如咽痛、消渴、尿赤者不宜选用本粥。

鹿茸米粥

【用料】鹿茸 3~6 克,粳米 100 克,生姜 3 片,盐少许。

【做法】先将鹿茸炙酥为末,再煮粳米做粥,待沸后下入鹿茸末、生姜同煮为稀粥。分 2 次服,趁热食,3~5 日为 1 疗程。

【功效】温肾阳,养精血。适用于肾阳不足所致的阳痿、早泄、滑精、腰痛、妇女子宫虚冷、不孕、崩漏、带下者。

【注意】阴虚火旺、口干舌干、尿黄便秘或感冒发热者禁服。适宜冬季服用。

鹿鞭米粥

【用料】鹿鞭 1 具,粳米 100 克,葱、盐、胡椒适量。

【做法】先在锅内放砂,加热,然后将鹿鞭放锅内炒,至其松泡后,研末备用。再将粳米淘净放入砂锅内煮粥,待粥煮至将熟时,放入鹿鞭末 3 克及调味品,稍煮 1~2 沸即成。每日 2 次,空腹温热服。

【功效】壮阳补虚。适用于阳气衰弱、腰膝疼痛、筋骨痿弱、肢体畏寒、行动无力、阳痿、早泄等症。

【注意】火热症禁用。

山药熟地粥

【用料】熟地 15~20 克,山药、小茴香、茯苓各 30 克,粳米 100 克,红糖适量。

【做法】先将熟地、山药、茴香、茯苓煎取汁。再与粳米煮成稀粥,放入红糖。每日 1~2 次,温热服。

【功效】养心益肾,安神定志。主治阳痿。适用于胆怯不安、失眠、阳事不举、舌脉正常。

人参山药海狗肾酒

【用料】海狗肾 2 只,人参 100 克,山药 100 克,白酒 500 毫升。

【做法】海狗肾洗净,切成片;人参、山药洗净,切成片。共置瓶中,加白酒,密封 1 月,分次饮用。

【功效】温肾益阳。

猪腰韭黄

【用料】猪腰子 1 只,韭菜黄 50 克。

【做法】猪腰子洗净,剖开,切成小片,开水浸泡 1 小时,去浮沫;韭菜黄洗净、切段。起油锅,同炒,加黄酒、食盐、味精,调味后食用。

【功效】温养肾阳。

麻雀煲

【用料】麻雀 3 只。

【做法】宰杀麻雀后,去其皮毛、头爪及内脏,洗净,放入锅内,加清水 500 毫升,加黄酒、食盐、味精、葱、姜,急火煮开 3 分钟,撇浮沫,改文火煮 20 分钟,分次食用。

【功效】温养肾阳。

酸枣仁泥鳅汤

【用料】泥鳅 50 克,酸枣仁 50 克。

【做法】宰杀泥鳅后,去除内脏并洗净、切段;酸枣仁洗净。同置放锅内,加清水 500 毫升,加姜、葱、黄酒,急火煮开 3 分钟,撇浮沫,改文火煮 15 分钟,分次食用。

【功效】补健心脾。

肥羊肉煲

【用料】肥羊肉 200 克。

【做法】肥羊肉洗净,切小块,开水浸泡 1 小时,撇浮沫;置锅中,加清水 500 毫升,加黄酒、葱、姜、食盐、味精等,急火煮开 3 分钟,改文火煮 30 分钟,分次食用。

【功效】温中益气。

龙眼肉粥

【用料】龙眼肉 50 克,粳米 50 克。

【做法】龙眼肉去核,洗净,撕碎,置锅中,加清水 700 毫升,加粳米,急火煮开 5 分钟,改文火煮 30 分钟,成粥,温热分次食用。

【功效】和中益气,温养心脾。

虫草煲雄鸡

【用料】冬虫夏草 10 条,雄鸭 1 只,生姜、葱白、胡椒粉、食盐、陈皮末、味精各适量。

【做法】先将鸭宰杀去毛、剖腹去肠杂及两侧臊豆后洗净;冬虫夏草清除灰屑

国学经典文库

中华食疗大全

· 常见病食疗养生 ·

图文珍藏版

后用温水洗净;姜、葱白洗净后分别切成小片及葱花。然后将冬虫夏草放入鸭腹,缝合后放入锅中加适量水,文火炖熬软后加入姜片、葱花、陈皮末、胡椒粉、食盐、味精,调味后即可。日分数次任意服用。细嚼虫草,食肉饮汤。

【功效】具有保肺益肾、补虚清热、除水肿、消胀满、养胃、生血、滋津、壮肾阳之效。适于阳痿、神疲、咳嗽多痰、食不消化、贫血患者食用。

川椒陈皮烧狗肉

【用料】狗肋条肉1500克,陈皮9克,炒茴香6克,生姜30克,葱白10根,胡椒30粒,川椒50粒,酱油适量。

【做法】洗净狗肉,去其血水,整块放入砂锅中,加食盐、葱、姜、胡椒、花椒、陈皮,放入冷水,淹浸狗肉约3指,加盖,武火煮沸,用文火煨烂。取出狗肉切块,再放入原汁原锅内煨烧,加入酱油,烧透即可。辅餐随意服用。

【功效】温养脾肾。适用于脾肾虚损之阳痿、腰膝冷痛、性欲低下、身体畏寒等症。常服定会收到较好效果。

卤汁鳜鱼

【用料】鳜鱼500克,熟火腿、虾仁、青豆、水发香菇各15克,鸡汤60克,料酒、盐、胡椒粉、葱、姜、猪油、蛋清、淀粉、味精、鸡油各适量。

【做法】将鳜鱼去鳞和内脏,投入沸水中烫一下捞出,刮去肚内黑衣,洗净,用刀在鱼背厚肉处作十字形花刀。将熟火腿、冬菇切丁。虾仁用盐拌和,将蛋清均匀地粘在虾仁上,洒上适量干淀粉,拌匀,入油锅炸至断生后及时出锅,颜色白净。把鱼放在浅汤盆中,加入料酒、盐、胡椒粉、葱、姜、猪油,放蒸锅中,旺火蒸15分钟,拣去葱姜。把蒸鳜鱼的卤汁倒入炒锅中,在旺火上加入冬菇、青豆、火腿丁、虾仁、鸡汤烧滚,加入味精和少量湿淀粉,放入鸡油,出锅浇在鱼面上即成。辅餐随意食。

【功效】补肾行气。适用于肾精亏损的阳痿不举、畏寒、面色不华、精少清冷等症。

爆鳝丝

【用料】鳝鱼250克,芹菜、洋葱、水发玉兰片各15克,酱油2克,黄酒4克,白糖2克,味精1克,湿淀粉12克,香菜6克,高汤、猪油、花生油各30克,胡椒面0.5克,盐2克。

【做法】宰杀鳝鱼并去骨后,将其切成细丝;芹菜、洋葱、水发玉兰片切成3.3厘米长细丝。将花生油倒入炒勺中,在旺火上烧开,放入鳝鱼丝,煸炒半分钟,即下入芹菜、洋葱和玉兰片丝,炒约10分钟,迅速捞出,倒出余油;接着把炒勺再放旺火上,加猪油烧热,放入刚捞出的各种原料,炒匀,放入酱油、黄酒、白糖、味精、盐、胡椒面、高汤、湿淀粉,再连续翻炒几下,即可装盘,把香菜末放在盘子边沿。辅餐随意服食。

【功效】补气生精。适用于肾阳亏虚、阳痿、伴有腰痛、腰膝酸软、畏寒肢冷、面色苍白等症,久服可收意想不到之功效。

党参圆肉炖猫肉

【用料】桂圆肉 15 克,党参 30 克,猫肉 150~250 克。

【做法】将上 3 味同置盅内,隔水炖熟服用。食肉饮汤,隔日 1 次。

【功效】健脾补心。适用于病后体虚、神经衰弱、头晕目眩、阳痿等症。

冬虫夏草酒

【用料】冬虫夏草 20 克,白酒 1000 毫升。

【做法】取冬虫夏草数枚(约 20 克),研碎,浸入白酒中,封盖瓶口,每日摇晃 1~2 次,15 日后取服。每日 1 次,每次 10 — 15 毫升。

【功效】滋肺益肾,止咳去痰。适用于阳痿、遗精、劳嗽痰血、盗汗、肺结核、年老衰弱之慢性咳喘、病后久虚不复等,久服效佳。

【注意】饮完药酒后,可再续加白酒浸泡。

核桃芝麻酒

【用料】黑芝麻 25 克,核桃仁 25 克,白酒 500 毫升。

【做法】洗净黑芝麻、核桃仁后,将其放入酒坛内,倒入白酒拌匀,加盖密封,置阴凉处,浸泡 15 日即可。每日 2 次,每次 15~20 毫升。

【功效】补肾,纳气,定喘。适用于肾虚咳嗽、腰痛脚弱、阳痿、遗精、大便干燥等症。

沉香核桃五花酒

【用料】沉香、玫瑰花、蔷薇花、梅花、桃花、韭菜花各 15 克,核桃肉 120 克,米酒、烧酒各 1250 毫升。

【做法】将上 7 味药用绢袋盛之,悬于坛中,再入 2 酒封固 1 个月后饮用。随意饮之,以勿醉为佳。

【功效】补肾固精,强阳起痿。适用于肾阳不足、阳痿不举、小便淋沥、男子阳弱不育、女子阴虚不孕,久服效佳。

雪莲花泡酒

【用料】雪莲花 60 克,白酒 500 毫升。

【做法】将雪莲花全草泡入白酒中,瓶装密封,每日摇动数次。浸泡 7 天以后即可饮服。每日早、晚各 1 次,每次 10~15 毫升。

【功效】兴阳,去湿,壮筋骨。适用于阳痿,尤其对青年人新婚阳痿、性生活困难者有效。也可用于风湿性关节炎等症。

仙茅泡酒

【用料】仙茅 60 克,白酒 500 毫升。

【做法】将仙茅加工碎,置入净瓶中,倒入白酒,加盖封严,置阴凉处,每日晃摇数次,经 7 天后即可饮用。每日早、晚各 1 次,每次饮服 10~15 毫升。

【功效】补肾阳,强筋骨,除寒湿。适用于男子阳痿精冷、小便失禁、心腹冷痛、腰脚冷痹等症。

健脾益肾酒

【用料】白术、青皮、生地、厚朴、杜仲、破故纸、广陈皮、川椒、巴戟肉、白茯苓、小茴香、肉苁蓉各 30 克,青盐 15 克,黑豆 60 克,白酒 1500 毫升。

【做法】厚朴、杜仲分别以姜汁炒;将白术土炒;破故纸、黑豆分别微炒;广陈皮去茎白。上 14 味药共捣为粗末,白夏布或绢袋贮,置净器中,倒入白酒浸泡,封牢,春夏 7 日,秋冬 10 日后开取。每日早、晚空腹温服 1~2 杯。

【功效】生精补髓,健脾养胃,久服身体健康。适用于脾肾两衰、男子阳痿、女子经水不调、赤白带下。

【注意】忌食牛、马肉。妇女受胎不可再服用。

童子鸡清汤

【用料】童子鸡 1 只,生姜 3 片,料酒 3 克,盐、白糖适量。

【做法】宰杀鸡后去毛和内脏,洗净,切块。放蒸锅内,加生姜、料酒、白糖和盐,隔水蒸熟取汁饮。随意服。

【功效】消痰益血,助脾强力,生津明目,大补元气。适用于肾虚精亏、形体消瘦、阳痿不举、精液清冷、倦怠乏力等症。

人参茶

【用料】人参 9 克,茶叶 3 克。

【做法】将人参、茶叶加水 500 毫升煎汤。每日 1 次,温服。

【功效】壮阳补元,强肾理气。适用于阳痿不举、或举而不坚、男性性功能障碍。

泥鳅三子汤

【用料】活泥鳅 200 克,韭菜籽、枸杞子、菟丝子各 20 克,水 600 毫升,盐、味精各少许。

【做法】将泥鳅沸水烫杀,剖腹去内脏、肠杂;韭菜籽、枸杞子、菟丝子均洗净,韭菜籽与菟丝子装入一纱布袋,口扎紧;然后将泥鳅、枸杞子、纱布袋共入锅,加入水,用旺火煮沸后再改文火煨至水剩余 300 毫升左右时,取出布袋,加入盐及味精即可。吃肉饮汤,每日 1 次,连服 10 日为 1 疗程。

【功效】具有温中益气、补肾壮阳之效。适于阳痿、早泄、贫血者食用。

麻雀陈皮汤

【用料】麻雀 5 只,陈皮 3 克,料酒、花椒、胡椒、盐、味精各少许,水适量。

【做法】洗净陈皮后,切片;将麻雀宰杀去其毛肠杂并洗净,与料酒、陈皮、花椒、胡椒、盐等共入锅加水,用旺火煮沸后改文火煨熟加入味精即可。每日 1 次,吃肉饮汤,连服半月为 1 疗程。

【功效】具有行气、和胃、壮阳之效。适于阳痿、早泄者食用。

【注意】阳虚火旺者忌食。

羊外肾猪骨汤

【用料】鲜羊外肾 1 对,猪骨头汤 1 碗,猪脊髓 1 副,花椒 10 粒;胡椒末少许,姜末 5 克,葱白 2 根,芫荽末 3 克,食盐适量。

【做法】先把羊外肾剖开,去筋膜,冲洗干净,切成薄片;再把熬好的骨头浓汤,加入花椒、胡椒末、食盐、姜末、葱白一起放入锅内,用文火烧沸,把切成 3.3 厘米一段猪脊髓投入,约煮 15 分钟,再投入羊外肾片,然后改用武火烧沸 3 分钟,倒入碗内,撒上芫荽末即可。随意服,食肉、骨髓,喝汤。

【功效】补肾生精。适用于肾精不足之阳痿。

虾泥鳅汤

【用料】泥鳅 200 克,虾 50 克,料酒、姜、盐、味精各适量。

【做法】将泥鳅放清水中,滴几滴植物油,每天换清水,让泥鳅吃油及清水后,排去其肠内粪物。把泥鳅和虾共煮汤,加料酒、姜片,煮至泥鳅熟,加盐和味精调味即成。随意服食。

国学经典文库

中华食疗大全

·常见病食疗养生·

图文珍藏版

【功效】温养肾阳。适用于肾虚所致的阳痿。

东风螺助阳汤

【用料】东风螺 200 克,巴戟天、北芪、当归、枸杞子、桂圆肉各 150 克,盐、葱、姜、味精各适量。

【做法】将螺洗净,放清水中使其吐清肠中泥沙;将巴戟天、北芪、当归纱布包,与东风螺、枸杞、桂圆共炖汤,加盐、葱、姜、味精炖至螺肉熟即可,弃药包。随意服食。

【功效】滋养肾阴,益气壮阳。适用于肾虚之阳痿、遗精、四肢酸软、困倦乏力、腰困等症。

杜仲羊肾五味汤

【用料】羊肾 2 枚,杜仲 5 克,五味子 6 克,料酒、葱、姜、味精、盐各适量。

【做法】羊肾去臊腺后,洗净并洗净,去臊腺,切碎;将杜仲、五味子用纱布包扎,与羊肾同放砂锅内,加水适量及葱、姜、料酒。炖至熟透后,加入盐、味精调味。空腹服用。

【功效】温阳生精,补肝肾,强筋骨。适用于肾虚腰痛、阳痿、遗精、伴腰膝酸软、筋骨无力等症。

海鲜味大补汤

【用料】海参、燕窝、淡菜、鳗鱼各等份,鲜紫河车(胎盘)1 具。

【做法】将上 4 味共为粗末;紫河车洗净切碎,加水共煮至极烂。取汁待用。随意服之。

【功效】健脾益肾,补精壮阳。适用于营养不良、阳痿不举、不能射精、精液稀少、精子缺乏者。

鲤鱼月霍炖枸杞汤

【用料】雄鲤鱼 1 条(约 500 克)、干姜、枸杞子各 10 克,料酒、盐、味精、胡椒粉各适量。

【做法】将鲤鱼开肚,单取其内之鱼月霍,加入干姜、枸杞子同炖,煮开后,加料酒、盐,稍煮一会儿,再加味精和胡椒粉调味即成。空腹服。隔日服 1 次,连服 5 日。

【功效】温养肾阳。适用于肾阳虚衰、阳痿、形寒肢冷、腰疼、腰膝酸软、倦怠等症。雄鲤鱼腹中有大堆奶白色果冻样物质,又似豆腐样,称之为"鱼月霍",为雄性鲤鱼的精液之类的物质,富含蛋白质、雄性激素、各种矿物质及维生素,有补肾壮阳之效。

（二）遗精

遗精是指在睡眠中精液自行外泄的一种病症。一般有梦遗和滑遗之分，成年未婚或已婚者，或婚后夫妻分居，一月遗精一两次，属于生理现象。在有规律的性生活时经常出现遗精，每周 2 次以上，或清醒时流精，并伴有头晕，精神萎靡、腰酸腿软、失眠等症，或在非性交时的思维及接触就出现遗精则属病态。治疗上多采取心理调节及生活调护等手段随因施法。本病可多食具有补肾固精的食物。

益智仁米粥

【用料】益智仁 50 克，粳米 100 克，白糖适量。

【做法】先将益智仁放入砂锅，加水适量煎煮，取汁去渣，入米煮粥，粥熟调入白糖，稍煮即成。早晚服，7~10 日为 1 疗程，隔 3~5 日再服。

【功效】温肾止遗。适用于肾元不足所致的遗精、早泄、小便频数、小便自遗。

枸杞核桃粥

【用料】核桃仁 50 克，大米适量，枸杞子 15 克。

【做法】将核桃仁捣碎，大米洗净，加水适量同枸杞子同煮为粥。常佐餐食用。

【功效】补肾，涩精。适用于遗精、阳痿、精液异常、神经衰弱、小便余沥不净、小便白浊等病症。

桃枣芡实粉粥

【用料】芡实粉 30 克，核桃肉（打碎）15 克，红枣去核 5~7 枚，糖适量。

【做法】用凉开水将芡实粉打糊，然后放入滚开水中搅拌，再拌入核桃肉、红枣肉，煮成糊粥，放糖。不拘时服。

【功效】滋养脾肾，固涩精气。适用于脾肾气虚、精关不固而引起的遗精、滑泄、腰膝无力等。

金樱狗脊粥

【用料】狗脊，金樱子各 10~15 克，粳米或糯米 50~100 克，狗肉 100 克。

【做法】狗脊切片，狗肉切细，然后将二者与金樱子一起放入锅中炖，弃渣取浓汁，同粳米或糯米煮粥，再加调味品调匀。每日 2 次，温热服，2~3 日为 1 疗程。

【功效】补肾涩精，强壮筋骨。适用于肾阳虚滑精、遗精、遗尿、小便频数。

【注意】感冒期间，以及发热病人勿食用。

雪耳莲实粥

【用料】莲子 15~20 克,芡实 12~15 克,山药 15 克,雪耳 9 克,粳米或糯米 100 克,白糖适量。

【做法】将莲子、芡实、山药、雪耳与米共煮为粥。加白糖调均。可供点心或早晚餐食用。

【功效】养心,益肾,健脾,抗老。适用于多梦、遗精、慢性腹泻、夜间多尿。

【注意】大便干燥的病人勿服食;感冒发热期间停服。

鹿肉粥

【用料】鹿肉、大米适量。

【做法】将鹿肉洗净,切片,与淘洗净的大米同煮成粥,加入少许盐熬煮即可。可常服用。

【功效】补肾填精,强身壮骨。适用于遗精、阳痿、肾虚腰痛等病症。

萆薢薏苡仁粥

【用料】薏苡仁 30 克,萆薢 6~10 克,粳米 100 克,冰糖适量。

【做法】先将萆薢水煎取汁,再与薏苡仁、粳米同煮粥,粥熟后调入冰糖,稍煮片刻即成。每日 1~2 次,温热食。

【功效】清热利湿。主治遗精。适用于遗精频繁、排尿或见精液混下、口苦、心烦、少寐、小便热赤、舌质红、苔黄腻、脉濡数。

【注意】肾虚精气不固者禁用。

韭菜籽米粥

【用料】韭菜籽 15 克,粳米 50 克,细盐适量。

【做法】将韭菜籽用文火炒熟,与粳米、细盐少许同入砂锅内,加水 500 毫升,以慢火煮至米开粥稠即成。每日 2 次,温热食。

【功效】温肾壮阳,止遗泄。适用于肾阳虚弱所致遗精、阳痿、精冷、遗尿、夜尿增多、小便频数、白浊、白带、腰膝酸软等。

虫草雀卵粥

【用料】雀卵 2~3 个,冬虫夏草 10 克,瘦猪肉 50 克,小米 100 克。

【做法】将冬虫夏草用布包好,放入锅内,加水适量,将切片的瘦肉和小米一起放入共煮粥,粥将熟时,再倒卵清和卵黄,粥成后取出药包即可。空腹食,喝粥食肉。

【功效】补虚损,益精血,宜肺补肾。适用于肾阳虚、遗精、腰膝酸痛、病后久虚不复,以及肺肾阴虚、虚喘、痨咳、咳血、自汗盗汗。

蛋虾肉烧麦

【用料】虾仁 250 克,鸡蛋 2 只,咸瘦肉末 10 克,调料适量。

【做法】取虾仁 75 克放入锅内,用盐、豆粉拌后待用;剩下的虾仁制成泥,加盐、胡椒粉、葱、姜汁、料酒搅匀,再加蛋清、豆粉拌匀,制成馅。鸡蛋去壳搅散,用铁勺抹上麻油摊蛋饼 10 张(每张直径 7 厘米);取虾肉馅分放蛋皮上,制成烧麦状,收口处放豆粉拌过的虾仁及咸瘦肉末,置盆内,入笼蒸 10 分钟取出;再用豆粉加少量麻油勾成薄芡,淋于上面。分 2 次食用。

【功效】益肾助阳。适用于肾阳不足、遗精、阳痿不举等症。

【注意】阴虚火旺及皮肤病患者不宜服用。

止遗汤圆

【用料】芡实 30 克,潼蒺藜 15 克,莲子 50 克,莲须 30 克,煅龙骨、煅牡蛎各 15 克,糯米粉 500 克,金钩 50 克,肥瘦猪肉 550 克,味精 4 克,精盐、姜汁各 10 克。

【做法】将芡实、潼蒺藜、莲子、龙骨、牡蛎去净灰渣,加工研制成末。肥瘦猪肉洗净,剁成细末,加金钩、味精、盐、姜汁、药末拌成馅,用糯米粉包成 40 个汤圆。入开水煮熟,每碗 4 个汤圆。随意食。

【功效】益肾健脾,收敛固涩。适用于精关不固、遗精、滑精、尿频、遗尿、带下、泄泻等症。

二子团鱼粥

【用料】团鱼 1 只,女贞子 15~20 克,枸杞子 30 克,粳米 50~100 克,盐、姜、葱适量。

【做法】将团鱼用热水烫后去内脏和头,切成小块,然后与女贞子、枸杞子水煮,待肉熟时,取汁去渣,入洗净的粳米煮粥,粥熟时入调味品。团鱼肉另加调料与粥共食。喝粥食鳖肉,分 2~3 次服。

【功效】补肝肾,养阴液。适用于肝肾阴虚所致的遗精、腰痛、头晕眼花。

【注意】不宜与含鸡子、苋菜、猪肉、兔、鸭、芥子、薄荷的药粥同食。外感初起、寒湿内盛者禁用。

山药橘饼包子

【用料】面粉 350 克,红橘饼 50 克,白糖 300 克,茯苓粉 50 克,苏打 5 个,蜜饯瓜条 50 克,熟猪油 100 克,山药粉 100 克,发酵粉 50 克。

【做法】先将山药粉、茯苓粉放入大碗内,然后加清水适量调成糊状,待其发胀后,入笼内蒸 30 分钟取出,与面粉、发酵粉和清水反复揉成面团,用湿纱布盖上待其发酵,约 2 小时,加入苏打于面团中反复揉匀,用纱布盖上约 20 分钟后,搓成长条,做成 50 个面剂,撒上面粉。将红橘皮、瓜条切成小粒,与白糖、熟猪油揉成馅心,分成 50 个。将面剂按成直径 7 厘米的圆皮,中间稍厚,做包子,入笼置旺火蒸约 15 分钟。当主食服食。

【功效】益脾胃,养气阴,涩精。适用于脾胃虚弱所致食少及消渴、尿频、遗精、遗尿等症。

麻雀枸杞汤

【用料】麻雀 3 只,枸杞子、核桃仁各 20 克,葱、姜、料酒、食盐、味精、麻油适量。

【做法】将活麻雀用水憋死后去毛、内脏和脚爪,洗净切块;枸杞子、核桃仁择尽杂质,洗净。将麻雀肉、枸杞子、核桃仁、葱、姜、料酒、盐同入砂锅中,加水煮熟。食前放麻油、味精调味。辅餐食用。

【功效】滋补肝肾,宜肺气。适用于肾阳虚所致的早泄、腰膝酸软、小便频数等症。

白雪助阳糕

【用料】山药、芡实、莲子各 30 克,粳米、糯米、白糖各 1000 克。

【做法】将莲子用温水泡后去皮、心,与山药、糯米、芡实、粳米混合,同磨成粉,置盆内,加水和后,制成糕状,上笼武火蒸 25~30 分钟,待熟透时撒上白糖。日服 1 次,作早餐服用。

【功效】健脾理气,补肾固精。适用于遗精白浊、妇女血带等症。

芡实猪肉饺子

【用料】猪肉 400 克,芡实 60 克,面粉 400 克,洋葱 8 个,嫩豌豆 4 小碗,盐、酒、酱油、麻油、胡椒各适量。

【做法】切碎芡实后,将其放在水里浸泡 1 小时,去水备用。将猪肉剁碎,与嫩豌豆放在大碗内,芡实放入,加盐、酒、酱油、麻油、胡椒等调味,拌匀作馅。将面粉放入盆内,放半匙盐,边加热水边揉面,揉至面与耳垂同样硬软为宜。然后将面团做成数个中厚边薄样的面皮,把馅放入饺子皮中,面皮两边合拢捏紧封口,包好的饺子任意做煎饺、蒸饺、水饺等。佐餐服食。

【功效】益脾止泻,固肾涩精,止带。适用于肾虚精失不固所致遗精、早泄及尿频或尿浊;脾虚所致的久泻不止、带下等症。

鹿角胶木耳汤

【用料】白木耳 30 克,鹿角胶 7.5 克,冰糖 15 克。

【做法】将白木耳用温水泡发,除去杂质,洗净,放砂锅内,加水适量,用慢火煎熬。待木耳熟透时,加入鹿角胶和冰糖,使之烊化和匀,熬透即可。可分次或 1 次食用。

【功效】补肾填精,滋补精血。适用于肾精虚衰之遗精、阳痿、伴有失眠多梦。健忘耳鸣、倦怠等症。

莲茸芡实包

【用料】白莲子 300 克,面粉 500 克,芡实 150 克,发酵面团 150 克,冬瓜糖 50克,食用碱少许,白糖 250 克。

【做法】洗净白莲子,加适量水放入蒸笼内蒸熟透后,倒在案板上研压成莲茸,加白糖 200 克和冬瓜糖切碎搅和成包馅。芡实研成粉,加以筛细,和面粉倒在案板上,加白糖 50 克和发酵面团,加适量食用碱水揉匀成面团,盖以布候面稍醒。面团分为小团,搓成长条,揪成一块块包子面坯,将坯压扁,擀成中间厚边薄圆皮,每个坯子包一份莲茸,包裹周密,呈半圆形,入蒸笼蒸 15 分钟即可。当主食吃。

【功效】固肾涩精,健脾止泻。治遗精、小便失禁、大便泄泻等症。

乌梅杞仔鸡肠汤

【用料】杞子 20 克,乌梅 10 克,鸡肠 30 克。

【做法】鸡肠洗净,食盐腌制 10 分钟,洗净,切成小段;置锅中,加清水 500 毫升,加杞子、乌梅、急火煮开,去浮沫,加黄酒、葱、姜、食盐,改文火煲 30 分钟,即可食。

【功效】补肾涩精。

益智仁龟肉汤

【用料】龟肉 200 克,益智仁 50 克。

【做法】龟活杀,去壳甲、内脏,洗净切碎,置锅中,加清水 500 毫升,加益智仁,加葱、姜、黄酒、食盐,急火煮开,弃浮沫,改文火煲 30 分钟,分次食用。

【功效】平补肾气,涩精。

麻雀煲河虾

【用料】麻雀 2 只,河虾 50 克。

【做法】杀掉麻雀后,去其头、爪、皮毛及内脏,并将其清洗干净;河虾洗净,去壳。麻雀、河虾同置碗中,加黄酒、葱、姜、食盐、味精等,隔水清炖30分钟,分次服用。

【功效】补肾益气,固精。

桃仁爆腰花

【用料】核桃仁20克,猪肾1只。

【做法】核桃仁洗净,剖碎;猪肾洗净,剖开,开水浸泡2小时,去浮沫。起油锅,核桃仁、猪腰同炒,加黄酒、姜、葱、食盐调味后服用。

【功效】补肾益气,固精。

莲子百合瘦肉汤

【用料】莲子20克,百合20克,瘦猪肉50克。

【做法】莲子、百合洗净,瘦猪肉洗净,切成丝状,共置锅中,加葱、姜、黄酒,隔水清炖30分钟,分次食用。

【功效】滋阴降火,补心健肾。

芡实莲子饮

【用料】莲子30克,芡实30克。

【做法】莲子、芡实洗净,置锅中,加清水500毫升,急火煮开3分钟,改文火煮30分钟,去渣取汁,分次饮用。

【功效】补脾益心,涩精。

芡实炖老鸭

【用料】芡实100克,老鸭1只。

【做法】宰杀老鸭后,去其毛及内脏,洗净后切成小块,置锅中,加芡实、清水500毫升,加黄酒、葱、姜、食盐等,急火煮沸,弃浮沫,改文火煮50分钟,分次食用。

【功效】补益心脾,益气涩精。

酸枣仁泥鳅汤

【用料】泥鳅50克,酸枣仁50克。

【做法】泥鳅活杀,去内脏洗净,切成段,置锅中,加清水500毫升;加酸枣仁、黄酒、葱、姜、食盐,急火煮开,弃浮沫,改文火煲30分钟,分次食用。

【功效】补益心脾,涩精。

茯苓粥

【用料】茯苓 30 克,粳米 50 克。

【做法】茯苓洗净,放入锅中,倒入清水 500 毫升,急火煮沸 10 分钟,滤渣取汁,加粳米,急火煮开 3 分钟,改文火煮 30 分钟,成粥,温热食用。

【功效】清利湿热。

萆薢牡蛎炖猪肚

【用料】猪肚 1 个,牡蛎粉、萆薢各 15 克,莲须、车前子各 10 克,白术 5 克,精盐、胡椒粉、味精各适量。

【做法】先将猪肚用醋、盐搓抹,清除口端白皮,然后将其洗净,装入牡蛎、萆薢、莲须、车前子、白术药料后入盐,内加适量水置锅隔水蒸炖至肉熟软。然后取出猪肚,弃药将肉切片,加入盐、胡椒粉、味精调味后即可服用。可单食或辅餐,日分数次任意食用。

【功效】具有强精健肾、化湿清热、固精导滞之效。适用于遗精频发者食用。

枸杞牛鞭汤

【用料】枸杞子 20~40 克,牛外生殖器 1 具(包括 2 个睾丸),生姜 2 片。

【做法】将上 2 味加水少量,隔水炖熟。炖时可下入生姜 2 片,以去其异味。食肉饮汁,每周 1 次,一般 1~2 次生效。

【功效】补肾壮阳,涩精止遗。适用于遗精、精液清冷、畏寒肢冷、腰酸膝软、神疲乏力、精神萎靡、小便清长、舌淡苔白、脉沉细。本方主要用于治疗男子肾阳亏损、肝肾精力不足所致的遗精。

乌参红杞鸽蛋

【用料】海参 2 只,枸杞子 15 克,鸽蛋 12 克,盐、酱油、葱、姜、淀粉、肉汤、黄酒、味精、猪油、花生油、胡椒粉各适量。

【做法】将鸽蛋煮熟剥去皮。葱切段。水发海参撕净内壁膜,放入肉汤内余一下,捞出。倒出汤,再放新汤,并将海参入锅复余一下取出,在腔壁上剖菱形花刀。锅烧热放花生油,将鸽蛋沾满淀粉,入锅内炸黄捞出。烧热锅,放猪油,将葱、姜煸香,添鸡汤稍煮,捞出葱、姜不用,放入海参、黄酒、酱油、胡椒粉,小火煨大约 40 分钟,加入枸杞子、鸽蛋,再煨 10 分钟左右,取出海参摆盘中,用鸽蛋点缀于盘子四周;用锅内余下的汤汁勾成芡汁,浇在海参、鸽蛋上即成。可分次辅餐食用。

【功效】滋阴润肺,补肝清目。适用于精血亏损、虚劳劳损之遗精、阳痿、目涩、视物昏花等症。

山药蒸百果

【用料】生山药 500 克,面粉 150 克,核桃仁、什锦果脯、蜂蜜各适量,白糖 100 克,猪油、芡粉少许。

【做法】洗净生山药后,将其蒸熟,去皮,放小搪瓷盆中加入面粉,揉成面团,再放在盘中按成饼状,上置核桃仁、什锦果脯适量,移蒸锅上蒸 20 分钟。出锅后在圆饼上浇一层蜜糖(蜂蜜 1 汤匙)、白糖 100 克,猪油和芡粉少许,加热即可。每日 1次,每次适量,当早点或夜宵食。

【功效】补肾益阴。适用于消渴、尿频、遗精。

核桃猪腰

【用料】猪腰 1 对,杜仲 30 克,核桃肉 30 克。

【做法】将猪腰与杜仲、核桃肉同煮熟。炖熟后蘸少许细盐服用。

【功效】益肾助阳,强腰补气。适用于肾虚不固的遗精盗汗。

猪肾炖附子

【用料】猪肾 1 对,熟附子末 3 克。

【做法】将猪肾 1 对,切开去膜,入熟附子末,湿棉纸裹炖熟。空腹食,每日 1次。

【功效】补肾固精。适用于肾阳虚之腰痛、腰以下冷、遗精、阳痿、耳鸣耳聋、小便频数。

胡桃猪腰补肾汤

【用料】猪腰子 2 个,胡桃肉、山萸肉各 10 克。

【做法】将猪腰对剖,去筋膜、臊腺,洗净,与另 2 味共入锅,加适量水,置火上煲至熟烂即成。饮汤,食肉。

【功效】补肾强腰,涩精。适用于肾虚腰酸、遗精等症。

五味养精汤

【用料】甲鱼 1 只,枸杞子、淮山药各 50 克,熟地、女贞子各 10 克,盐、酱油、葱、姜、花椒、味精各适量。

【做法】宰杀甲鱼后去其头及肠杂并清洗干净。其他四药及姜、葱皆洗净;淮山药、熟地切片;女贞子用纱布包好,口扎紧;姜、葱切碎。然后一起同甲鱼入锅,加适量水旺火烧开后改用文火煨至鱼肉熟软,取除纱布袋,捞出甲鱼切块,加入调料调味即可。日分数次随意食,食肉饮汤。

【功效】具有健脾益肝、滋阴清热,益肾壮阳之效。适于肝肾阳虚所致的遗精、滑精、腰膝酸痛者服用。

松子枸杞蜜膏

【用料】松子仁、金樱子、枸杞子各125克,麦冬250克,制蜂蜜250克,水适量。

【做法】将松子仁、金樱子、枸杞子、麦冬共洗净入锅,加适量水旺火烧开后改用中火煎熬,直至汁剩一半时,将汁倒碗另加水重熬。如此3次,最后弃渣将3次汁合并,再入锅煎熬至汁浓稠状时,干净纱布过滤,弃渣取汁,加入蜂蜜,并不断搅动收膏,待冷贮瓶待用。1日服食2次,每次5~10毫升,早晚温开水冲服。

【功效】具有补气养胃、固精涩肠、养血明目、滋补五脏、润肌肤之效。适用于心神恍惚、饮食无味、遗精滑精者食用。

三味鸡蛋汤

【用料】鸡蛋1个,去芯莲子、芡实、淮山药各9克,白糖适量。

【做法】先将莲子、芡实、淮山药入砂锅,加适量水熬成汤,再将鸡蛋放入煮熟,于汤内加入适量白糖即成。食蛋,喝汤。每日1次。

【功效】补脾,益精,涩精,安神。适用于肾虚遗精。

冰糖芡莲汤

【用料】湘莲子150克,芡实、食碱各100克,冰糖300克,蜜桂花5克。

【做法】将湘莲子放入盆内,加食碱50克,倒入开水800毫升,用小竹帚连续搅打去净皮,莲子入清水中漂去碱味捞出,用刀切去两头,用竹签剔去莲蕊,入开水中烫三次。锅置火上,放入莲肉、芡实;掺水烧开,撇去浮沫,加入冰糖烧开,待溶化后,撇去浮沫,盖上盖,改用文火焖1小时至酥烂,加蜜桂花即成。任意服食。

【功效】补脾止泻,益肾涩精。适用于脾虚所致的久泻、带下;肾虚不固所致的遗精、尿频、尿浊等症。

补肾健体糕

【用料】淫羊藿15克,菟丝子10克,金樱子肉10克,制狗脊10克,酒制女贞子20克,苏打10克,老发面浆1000克,白糖500克,鸡蛋7只。

【做法】将淫羊藿、菟丝子、金樱子肉、制狗脊、女贞子去净灰渣,加工烘干研成细末。老发面浆入盆,加白糖搅均匀。鸡蛋打入盆内,掸起泡,倒入发面盆内,加入中药末,再用力搅匀,蒸时加入苏打,再搅均匀。在蒸笼内铺一张湿纱布,放入方形木架,将面浆糊下人,厚3厘米,盖上笼盖,旺火蒸30分钟至熟,翻于案板上晾凉划成块。当点心空腹服用。

【功效】补肾健身。适用于肾虚所致腰酸足软、头晕、耳鸣、眼花、心悸、遗精、阳痿等症。

覆盆子绿茶

【用料】覆盆子15克,绿茶适量。

【做法】将上2味泡茶。不拘时温用。

【功效】益肾涩精。适用于滑精、小便频数、阳痿等症。

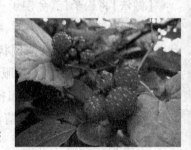
覆盆子

芡实莲肉山药粥

【用料】干山药片、芡实各30克,莲肉15克,糯米50克。

【做法】山药、芡实、莲子肉、糯米加适量砂糖共煮粥。四季早晚餐食用,温热服。

【功效】补脾胃,养肺,补肾固精。适用于肾虚遗精、脾虚腹泻、慢性久痢、虚劳咳嗽、气血不足、纳食不香。

龙骨糯米红糖粥

【用料】煅龙骨30克,糯米100克,红糖适量。

【做法】研碎龙骨,放入砂锅内加水200毫升煎1小时,去渣取汁,然后放入糯米再加水600毫升,红糖适量,煮制成粥。早晚空腹热食之,5日为1疗程。

【功效】定惊潜阳,收敛固涩。适用于遗精及产后虚汗不止、盗汗自汗、崩漏等。

【注意】湿热之症不宜服用。

羊外肾米粥

【用料】羊外肾(即山羊或绵羊的睾丸)2个,糯米适量。

【做法】将羊外肾洗净血液,置通风处晾干,然后与糯米煮粥食之。每日1~2次,温热食用。

【功效】补肾壮阳,理气。适用于肾虚腰痛、遗精、阳痿之症。

桑葚糖水饮

【用料】鲜桑葚60克,白砂糖或冰糖适量。

【做法】用鲜桑葚(紫红色熟透者),两碗清水煎煮,煎至 1 碗时,用适量白砂糖(或冰糖)调味,弃渣饮用。代茶频饮。

【功效】补肝益肾,滋阴润燥。适用于遗精、神经衰弱、习惯性便秘等症。

山茱萸益智仁茶

【用料】山萸肉 60 克,益智仁 50 克,党参、白术各 25 克。

【做法】将山萸肉、益智仁、党参、白术共放入砂锅中,加水适量煎煮,取液饮用。每剂可分 10 次饮用,每日 2 次。

【功效】温补脾肾,固精,缩小便。适用于肾虚遗精、阳痿、腰膝酸痛、小便频数、或老人小便频数不禁、或虚汗不止。

蜂蜜双仁茶

【用料】松子仁、核桃仁、蜂蜜各 15 克。

【做法】将松子仁、核桃仁用开水烫泡 10 分钟,剥去皮,捣烂成糊状,调入蜂蜜,混合均匀即成。饮用时,取 10 克左右,开水送服。

【功效】涩精,补血。适用于遗精、早泄患者。

芡实羊肉汤

【用料】羊腿肉 250 克,芡实 50 克。

【做法】羊腿肉洗净,切成小块,开水浸泡 1 小时,弃浮沫;置锅中,加清水 500 毫升,加芡实,加黄酒、葱、姜、食盐、味精,急火煮开 3 分钟,改文火煲 30 分钟,分次食用。

【功效】补肾益气,涩精。

杞子爆肉丝

【用料】杞子 20 克,猪肉丝 50 克。

【做法】杞子、猪肉丝洗净,起油锅共炒,加黄酒、葱、姜、食盐调味后食用。

【功效】滋阴生水。

百合银耳米粥

【用料】银耳 30 克,百合 30 克,粳米 50 克。

【做法】洗净银耳、百合,将二者一起入锅,加清水 500 毫升,加粳米,急火煮开 3 分钟,改文火煮 30 分钟,成粥,温热食用。

【功效】滋阴健肾。

松子仁粥

【用料】松子仁 30 克,粳米 50 克。

【做法】松子去壳留仁,置锅中,加清水 500 毫升,加粳米,急火煮开 3 分钟,改文火煮 30 分钟,成粥,温热食用。

【功效】滋阴泻火。

龙眼肉粥

【用料】龙眼肉 30 克,粳米 50 克。

【做法】龙眼肉洗净,置锅中,加清水 500 毫升;置入粳米,急火煮开 5 分钟,改文火煮 30 分钟,成粥,分次饮用。

【功效】补健心脾。

益智仁扁豆饮

【用料】扁豆 30 克,益智仁 30 克。

【做法】洗净扁豆、益智仁,入锅,加清水 500 毫升,急火煮开 3 分钟,改文火煮 30 分钟,滤渣取汁,分次饮用。

【功效】益脾涩精。

荠菜粥

【用料】荠菜 50 克,粳米 50 克。

【做法】荠菜洗净,切细,置锅中,加清水 500 毫升,加粳米,急火煮开 3 分钟,改文火煮 30 分钟,成粥,温热食用。

【功效】清利湿热。

芡实薏苡仁饮

【用料】薏苡仁 50 克,芡实 50 克。

【做法】薏苡仁、芡实分别洗净,置砂锅中,加清水 500 毫升,急火煮 5 分钟,改文火煮 30 分钟,去渣取汁,分次饮用。

【功效】利湿涩精。

乌梅赤小豆饮

【用料】赤小豆 20 克,竹叶 10 克,乌梅 10 克。

【做法】洗净赤小豆、竹叶,放入锅内,加乌梅,加清水 500 毫升,急火煮开 5 分钟,改文火煮 30 分钟,去渣取汁,分次饮用。

【功效】清热利湿涩精。

百合莲子煲猪肉

【用料】莲子30克,百合30克,瘦猪肉200~250克。

【做法】将莲子、瘦猪肉、百合加水适量,置文火上煲熟。调味后服食。

【功效】交通心肾,固精理气。适用于梦遗、失眠、心悸、滑精、淋浊、带下。

荔枝根猪膀胱汤

【用料】荔枝根60克,猪膀胱1个。

【做法】猪膀胱洗净切碎后共入锅,加入水旺火煮沸后再改用文火煨炖至水剩约250毫升时,捞出荔枝根,加入盐、味精调味后即可。1日1次,连服7天为1疗程。

【功效】具有开胃健脾,补元气,养血润肤,健脑之效。适于遗精日久、腰酸无力者食用。

遗精食补法

【用料】杭菊60克,枸杞子9克,黑豆衣、补骨脂、炙猬皮、莲子各9克,菟丝子、芡实、覆盆子、龙骨、炒白芍各15克,牡蛎30克,猪瘦肉、鸽肉各300克,绍酒30克,葱20克,姜15克,盐10克。

【做法】将上述诸药用纱布袋装好,扎紧口;鸽肉、猪肉分别洗净切块:葱、姜拍松,同放入炖锅内,加水2500毫升,放入盐、绍酒。将炖锅置武火上烧沸,再用文火炖煮1小时即可。每日1次,单服,5日为1疗程。

【功效】补肾涩精。适宜于男子遗精、滑精症。

莲心清热茶

【用料】莲心5克。

【做法】将莲心放入茶杯,用沸水冲泡后饮服。不拘时代茶饮用。

【功效】清心,泻热,固精。适用于心火亢盛、心烦口渴、遗精等症。

猪脊髓莲藕汤

【用料】猪脊髓500克(连脊骨),莲藕250克。

【做法】将上2味同放锅内熬煲。当菜服食,每周2次,一般4~8次即可生效。

【功效】补血健肾。适用于遗精、面色苍白、四肢乏力、腰膝酸软。

螺蛳白酒汤

【用料】螺蛳 500 克,白酒适量。

【做法】将螺蛳洗净泥土,置铁锅中炒热,加适量白酒和水,煮至汤将完时起锅。用针挑螺蛳肉蘸调料食。

【功效】清热通尿止遗。适用于小便白浊不利、滑精。

甲鱼汤

【用料】甲鱼 1 只(约 500 克),鸡蛋、酱油、黄酒、葱末、胡椒末、姜末各适量。

【做法】宰杀甲鱼后,将其用八成热的开水烫一下,用刀剖去外部的皮衣,然后将一层黑皮刮去,将肚皮剪开,去内脏,洗净。取锅加水将甲鱼煮烂,用漏勺捞出凉透,拆去甲鱼骨,切碎,用鸡蛋、酱油、黄酒煨,加汤 2 碗,收至 1 碗起锅,用葱末、胡椒末、姜末掺之即可。辅餐服食。

【功效】滋阴生精。适用于阴虚火旺之遗精,症见虚烦少寐、失眠健忘、五心烦热、心悸神疲、盗汗、腰酸肢软,舌红少苔,脉细而数等症。

芡实金白汤

【用料】金樱子、白果、芡实各 15 克,水适量,白糖少许。

【做法】金樱子洗净,芡实洗净,白果洗净并打碎。然后将三料共入锅,加入水旺火煮沸后再改文火煨 30 分钟,加入糖调味即可。日分 3 次服食,1 日内食完。

【功效】具有滋阴健肾、固精涩肠、缩尿止泻之效。适用于肾虚滑精、遗尿、小便频数者食用。

沙苑蒺藜清火茶

【用料】沙苑蒺藜 10 克。

【做法】将沙苑蒺藜洗净,放入茶杯中,用沸水冲泡饮用。代茶频服。

【功效】补肾涩精,明目悦颜。适用于润肌肤、抗衰老、肾虚遗精及早泄等。

(三)早泄

早泄即在性交过程中男性过早射精,随即阴茎疲软的一种性功能障碍。现代医学认为早泄与精神因素、肌肉紧张等有关。早泄一般会伴有心悸、失眠、遗精等症状。治疗时以清理肝胆湿热为主。

山药加味蒸糕

【用料】鲜山药 500 克,白砂糖 250 克,面粉 150 克,水淀粉 25 克,牛奶、白瓜子仁、胡桃仁、冬瓜条、红枣各适量,桂花酱、红色素少许。

【做法】将面粉放碗里,上笼蒸熟;山药洗净上笼蒸烂,剥去皮,揉成泥,再放入熟面、牛奶揉成面团;瓜子仁、胡桃仁、冬瓜条、红枣剁成细末,放入白砂糖150克,桂花酱少许,调匀做馅;剩余糖与水淀粉勾成糖汁。用山药面包馅做成8个桃形,桃尖抹上红色素,蘸上糖汁,上笼蒸熟。做主食食用。

【功效】健脾理气,补肾固精。适用于脾胃虚弱、面色㿠白、食少纳谷不消、便溏、泄泻或阳虚畏寒、小便频数、早泄、阳痿以及营养不良症、并可作为一般老年人、幼儿及久病体虚者的膳食。

鳝鱼丝面

【用料】鳝鱼丝250克,黄酒20克,酱油100克,白糖100克,葱1根,姜1块,胡椒粉0.5克,细盐1克,鲜汤500毫升,生油1000克(实耗50克),麻油2.5克,面条500克。

【做法】先将鳝鱼丝放入开水中微烫,然后捞出沥去水分。炒锅烧热,放生油。在旺火上烧至油八成热时,将鳝鱼丝炒开,放入锅内炸。炸时要不断翻动。炸至无响声,鳝丝发硬,即用漏勺捞出。原锅倒出余油,放酱油、黄酒、白糖、葱、姜、鲜汤做成卤汁,将鳝鱼丝倒入锅里,上下翻动,使卤汁粘在鳝鱼丝上,淋上麻油,出锅放到煮好的面条上(碗内另加汤、调料)并撒上胡椒粉即可。任量食。

【功效】补虚助力,化风湿,强筋骨。适用于劳伤、产后血虚、恶露淋沥、风寒湿痹、早泄、阳痿等症。

黑穗醋栗汁茶

【用料】黑穗醋栗汁60毫升,茶汁250毫升,香子兰糖浆30毫升。

【做法】将黑穗醋栗汁与香子兰糖浆混合,冲入热茶汁,搅和均匀即可饮用。代茶频饮。

【功效】补肾涩精。适用于早泄患者。

酸枣仁泥鳅汤

【用料】泥鳅50克,酸枣仁50克。

【做法】泥鳅活杀,去内脏洗净,切段;酸枣仁洗净。共置锅中,加清水500毫升,加姜、葱、黄酒,急火煮开3分钟,去浮沫,改文火煮15分钟,分次食用。

【功效】补健心脾。

肥羊肉煲

【用料】肥羊肉200克。

【做法】肥羊肉洗净并切成小块,放入开水中浸泡1小时,除去浮沫,置锅中,加清水 500 毫升,加黄酒、葱、姜、食盐、味精等,急火煮开 3 分钟,改文火煮 30 分钟,分次服用。

【功效】温中益气。

杞子鹌鹑汤

【用料】杞子 20 克,鹌鹑 2 只。

【做法】杞子洗净备用;鹌鹑活杀,去头爪、皮毛、内脏,洗净。同置锅中,加黄酒、葱、姜,隔水清炖 30 分钟,分次服用。

【功效】温养中气。

山药莲肉扁豆芡实汤

【用料】莲子肉 20 克,山药 20 克,扁豆 20 克,芡实 20 克。

【做法】莲子肉、扁豆、芡实分别洗净;山药洗净,切成片。同置锅中,加清水 700 毫升,急火煮开 5 分钟,改文火煮 30 分钟,分次服用。

【功效】补心健脾。

核桃蜂蜜仁

【用料】蜂蜜 20 克,核桃仁 50 克。

【做法】生核桃仁洗净,焙干研末,蜂蜜调匀,分次食用。

【功效】补肾理气。

绿豆薏仁汤

【用料】薏苡仁 30 克,绿豆 30 克,赤豆 30 克。

【做法】薏苡仁、绿豆、赤豆分别洗净,置锅中,加清水,500 毫升,急火煮开 5 分钟,改文火煮 30 分钟,分次服用。

【功效】清除湿热。

羊肉山药羹

【用料】山药 50 克,羊腿肉 50 克。

【做法】山药洗净,切丝;羊腿肉洗净,放入开水中浸泡 2 小时,去浮沫,切成丝状。山药、羊肉共置锅中,加黄酒、姜、葱、食盐、味精,急火煮沸 10 分钟,加菱粉,调成羹,分次食用。

【功效】补肾理气。

茯苓粥

【用料】茯苓 30 克,粳米 50 克。

【做法】茯苓洗净,置锅中,加清水 500 毫升,急火煮开 10 分钟,滤渣取汁,加粳米,急火煮 3 分钟,改文火煮 30 分钟,成粥,温热食用。

【功效】清热化湿。

杞子北芪炖乳鸽

【用料】北芪 30 克,杞子 30 克,乳鸽 1 只。

【做法】乳鸽去毛及内脏并清洗干净后与北芪、杞子共放炖盅内,加水适量,隔水炖熟。饮汤吃肉,一般 3 日炖 1 次,3~5 日为 1 疗程。1 疗程即可见效。

【功效】补心健脾,固摄精气。适用于早泄、阳痿、体倦乏力、自汗、心悸。

炒田鼠

【用料】大田鼠 1 只,食盐、姜、料酒、酱油各适量。

【做法】将田鼠剖腹去肠,放锅内用竹器架起隔水蒸,水开煮沸约 2~3 分钟取出。去毛、头、脚、尾,洗净用盐回锅炒,下入姜、料酒、酱油烧熟食。佐餐食。

【功效】补肾助阳。适用于早泄。

鹿肉补虚方

【用料】鹿肉 500 克,葱、姜、酱油、花椒、精盐、料酒、白糖、味精各适量。

【做法】将鹿肉洗净切块,炸成红色捞出,控油;将葱、姜炸香,再加入酱油、花椒、精盐、料酒、味精适量,倒入鸡汤、下鹿肉,烧开后小火煨烂,勾芡装盘即成。辅餐食。

【功效】养气补虚。可辅助治疗早泄。

早泄补方

【用料】鹿衔草 30 克,熟地 20 克,山药 30 克,巴戟 15 克,枸杞 12 克,茯苓 10 克,仙灵脾 20 克,肉桂 5 克,熟附片 15 克,五味子 12 克,鹿角胶 10 克,子公鸡 1 只,葱 20 克,姜 15 克,绍兴酒 30 克,盐 10 克。

【做法】将以上药(除附片、鹿角胶外)用纱布袋装好,扎口,放药罐内煎煮 30 分钟,每次加水 1500 毫升,煎煮 2 次,合并煎液待用。鹿角胶另用水炖至溶化。熟附片放炖锅内,加水 300 毫升,煎煮 1 小时后,放入药液、鸡、绍酒、葱、姜、盐于锅内,置武火上炖煮沸,再用小火炖 50 分钟即成。每日 1 次,单服。5 天为 1 疗程。

【功效】补肾虚,生精血。适用于早泄。

茯苓山药包子

【用料】山药粉 100 克,茯苓粉 100 克,面粉 200 克,白糖 300 克,猪油、青丝、红丝适量。

【做法】先将山药粉、茯苓粉放入大碗内,倒进冷水适量浸成糊状,移火上蒸 30 分钟,取出调面粉和好,发酵调碱制成软面,再以白糖、猪油、青红丝(或果脯)作馅,包成包子,蒸至熟即可。每日 1 次,当早点吃。

【功效】益脾补心固精。适用于食少纳呆、消渴、遗尿、遗精、早泄。

桃仁白糖茶

【用料】核桃仁 20 克,白糖适量。

【做法】核桃仁炒熟,切碎,开水冲沏,再加入白糖调味即成。代茶饮服。

【功效】补肾强筋。适用于预防早泄。

茯苓芡实粥

【用料】芡实 15 克,茯苓 10 克,大米适量。

【做法】将芡实、茯苓研碎,加水适量,煎至软烂时再加入淘净的大米、继续煮烂成粥。1 日分顿食用,连吃数日。

【功效】补脾行气。适用于小便不利、尿液混浊、阳痿、早泄。

白果腐皮粥

【用料】白果 9~12 克,腐皮 45~80 克,白米适量。

【做法】将白果去壳和芯,与腐皮、白米放锅中加水适量,煮粥。每日 1 次,作早点吃。

【功效】补肾宣肺。适用于早泄、遗尿、小便频数、白带过多、肺虚咳喘等。

枸杞煲羊肉

【用料】羊腿肉 150 克,枸杞 20 克,葱、姜、料酒、盐、味精各适量。

【做法】羊肉洗净后,整块放入开水锅内煮透,然后将其放入冷水中洗净血沫并切成方块。葱切成段,姜切成片。铁锅烧热,下羊肉、姜片翻炒,烹入料酒炝锅,炒透后,将羊肉同姜片一起倒入大砂锅内,放入枸杞、清汤、盐、葱,烧开,撇尽浮沫加盖,用小火炖,待羊肉炖烂,尝好口味,挑出葱、姜,放入味精即成。佐餐随量服用。

【功效】补肾舒筋。可辅治早泄、肾虚、阳痿、月经不调、性欲减退等症。

黄花炒猪腰

【用料】猪腰 500 克,黄花菜 50 克,姜、葱、蒜、素油、食盐、糖、芡粉各适量。

【做法】将猪腰切开,剔去筋膜臊腺,洗净,切成腰花块;黄花菜水泡发切段;炒锅中置素油烧热,先放入葱、姜、蒜等作料煸炒,再爆炒猪腰,至其变色熟透时,加黄花菜、食盐、糖煸炒,再入芡粉,汤汁明透离火。顿食或分顿食用。

【功效】补肾健脾,固涩精液。适用于肾虚腰痛、耳鸣、早泄、阳痿、产妇乳少。

南枣杞子煲鸡蛋

【用料】枸杞子 15~30 克,南枣 6~8 个,鸡蛋 2 只。

【做法】鸡蛋煮熟后除去外壳,与杞子、南枣共入锅煮。吃蛋饮汤,每日或隔日 1 次,一般 3 次即可生效。

【功效】补心脾,固精气。适用于遗精、早泄、头晕眼花、精神恍惚、心悸、健忘、失眠。

凉拌芹菜

【用料】白糖 20 克,芹菜 50 克。

【做法】鲜芹菜洗净,切成小段,开水煮沸 2 分钟,捞起,切成细末,白糖凉拌后服用。

【功效】清热化湿。

清炖麻雀汤

【用料】麻雀 3 只。

【做法】麻雀活杀,去头爪、皮毛及内脏,洗净,置碗中,加黄酒、葱、姜、食盐、味精,隔水清炖 30 分钟,即可服用。

【功效】温肾理气。

五味子冰糖茶饮

【用料】五味子 10 克,冰糖适量。

【做法】五味子用开水烫一下后取出,再用开水冲沥,焖泡 5 分钟,加入冰糖即可。代茶饮服。

【功效】固精止遗。适用于早泄、遗精及神经衰弱等。

龙眼肉粥

【用料】龙眼肉 50 克,粳米 50 克。

【做法】洗净龙眼肉,将其撕碎,放入锅内,倒入清水 700 毫升;加粳米,急火煮开 5 分钟,改文火煮 30 分钟,成粥,趁热分次饮用。

【功效】补中益气,温补心脾。

杞子羊腿汤

【用料】羊腿肉 150 克,杞子 20 克。

【做法】羊腿肉洗净,切成小块,开水浸泡 1 小时,去浮沫,置锅中;加杞子、黄酒、葱、姜、食盐、味精,急火煮开 5 分钟,改文火煲 30 分钟,即可服用。

【功效】温肾平补,舒心固涩。

椰子糯米鸡肉蒸饭

【用料】椰子肉、糯米、鸡肉各适量。

【做法】将椰子肉切成小块,加糯米、鸡肉适量,置有盖的瓦盅内,隔水蒸熟。当饭吃,每日 1 次。

【功效】补脾益心固精。适用于早泄、阳痿、四肢乏力、食欲不振。

(四)男性不育症

男性不育症指婚后 3 年,未采取避孕措施而未能生育,而且女方已被确认有健全性器官和正常性功能,具备生育能力。现代医学认为,男性不育孕的病因非常复杂,各种疾病作用于精子产生、精子输送、精子和卵子的结合等各个环节,均可引起不育。治疗上宜清利湿热,消肿解毒。饮食上应多食牛鞭、鹿鞭、菟丝子、肉苁蓉等壮阳之物。

韭菜河虾仁

【用料】韭菜 200 克,河虾仁 50 克。

【做法】韭菜洗净,切段;河虾仁洗净滤干。起油锅,韭菜、虾仁同炒,加食盐、味精、黄酒,调味后分次服用。

【功效】温益肾阳。

清炖乌龟

【用料】乌龟(250 克以上)1 只。

【做法】乌龟活杀,去壳、内脏,洗净,切成小块,置锅中,加清水 100 克,加黄酒、葱、姜、食盐,隔水清炖 50 分钟,分次服用。

【功效】益肾滋阴,生精。

松子仁粥

【用料】松子仁 30 克,粳米 50 克。

【做法】松子仁置锅中,加清水 500 毫升,加粳米,急火煮开 3 分钟,改文火煮 30 分钟,成粥,温热食用。

【功效】滋阴养肾。

清炖麻雀

【用料】麻雀 3 只。

【做法】宰杀麻雀,去其皮毛、头爪、内脏并清洗干净,置锅中,加清水 500 毫升,加黄酒、食盐、味精、葱、姜,急火煮开 3 分钟,弃浮沫,改文火煮 20 分钟,分次食用。

【功效】温养肾阳。

龙眼肉粥

【用料】龙眼肉 50 克,粳米 50 克。

【做法】龙眼肉洗净,撕碎,置锅中,加清水 500 毫升,加粳米,急火煮开 5 分钟,改文火煮 30 分钟,成粥,温热食用。

【功效】补益气血,利脾。

黄鳝菱粉羹

【用料】黄鳝 50 克。

【做法】黄鳝活杀,去内脏,切成小段丝状,置锅中,加清水 200 毫升,急火煮开,去浮沫,加黄酒、姜、葱、食盐等,文火煲 10 分钟,加菱粉,调成羹,分次服用。

【功效】补益精血。

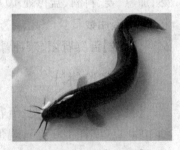

黄鳝

清炖肥羊肉

【用料】肥羊肉 200 克。

【做法】肥羊肉洗净,切小块,开水浸泡 1 小时,去浮沫,置锅中,加清水 500 毫升,加黄酒、葱、姜、食盐、味精等,急火煮开 3 分钟,改文火煮 30 分钟,分次服用。

【功效】补充气血。

猫耳绒鸡鸭肾汤

【用料】鸡肾、鸭肾各 10 枚，猫耳朵 30 个，猪骨头浓汤 1 碗，火腿丝 10 克，淀粉、生姜末、葱白末、胡椒末、食盐各适量。

【做法】洗净鸡肾、鸭肾后，放入锅内，用开水烫一下，然后捞出，把外膜轻轻撕去，用面粉和匀，做成 30 个猫耳朵（食量大者可酌情增加）。将锅放火上，倒入煮好的骨头汤烧沸，先下猫耳朵，煮熟之后，放入胡椒末、食盐、火腿丝、鸡鸭肾，调匀后约 15 分钟，随即放入淀粉、浓缩原汁，使成绒汤，盛入碗里，撒上生姜末、葱白末，调匀即成。随意分次食用。

【功效】补肾壮阳。适用于肾阳虚之阳痿、不育症等，或先天性发育不良。

女贞子双冬虫草汤

【用料】天门冬、麦冬、女贞子各 10 克，冬虫夏草 15 克，蜂蜜 30 毫升。

【做法】将天门冬、麦冬、女贞子、冬虫夏草水煎取汁，加蜂蜜调配。温服，每日 1 次，连用数剂。

【功效】滋阴泻火。适用于精液不液化所致的不育症。

苁蓉巴戟天炖狗鞭

【用料】巴戟天、菟丝子各 15 克，肉苁蓉、肉桂各 10 克，狗鞭 20 克，羊肉 100 克，葱、姜、料酒、盐、味精各适量。

【做法】先将狗鞭温水发透；羊肉切片。诸药用纱布包好，同狗鞭、羊肉共煮至熟，加葱、姜、料酒、盐再炖 10 分钟，加味精调味即可。食狗鞭和羊肉，肉汤另服，隔日 1 次，连用数日。

【功效】温养肾阳，兼补肾精。适用于精子成活率低所致的不育症。

禾花雀馅饼汁

【用料】禾花雀 30 只，五花肉 250 克，马蹄、荸荠、虾肉、香菇、生粉各适量，植物油 1000 克（实耗 100 克），鸡蛋清、面包屑、白糖、绍酒各适量。

【做法】先将禾花雀宰杀，去毛及内脏。将五花肉、马蹄、荸荠、虾肉、香菇剁成末，加入生粉捣成肉饼，在禾花雀腹内涂上干生粉，填入肉饼作馅，粘上蛋白清、面包屑，放温油中煎炸禾花雀，至金黄色，熟透捞起，去油。另起锅放入酿炸好的禾花雀，加入预先调好的芡汁即可。佐餐食。

【功效】温肾助阳。适用于肾亏腰痛、阴冷不育等症。

骨髓双胶牛鞭

【用料】鹿角胶、鱼鳔胶各30克，枸杞子15克，黑豆、猪骨髓各200克，牛鞭100克，葱、姜、料酒、盐、味精各适量。

【做法】先将猪骨髓切段；牛鞭用水泡透，去表皮切段；黑豆温水泡胀。将诸料同放砂锅内，大火炖煮，文火煨烂，再将枸杞子、鹿角胶、鱼鳔胶及葱、姜、料酒、盐放入，煮10分钟后，加味精离火。饮汤吃肉及黑豆，隔日1次，连用数日。

【功效】滋补肾阳，生精补髓。适用于精子数量稀少所致的不育症。

健精益气汤

【用料】人参、水发香菇各15克，山药、黄芪各20克，麻雀头5个，母鸡1只，调料适量。

【做法】将鸡及麻雀头去毛洗净，投入锅内，加适量水上火煮，待七成熟时，加黄芪、山药、香菇、葱、姜、盐、料酒后，改文火煨至烂。人参用开水泡开，上笼蒸半小时。饮汤，食肉，嚼食人参。

【功效】健脾胃，养肾气。适用于脾肾气虚之精子活动力差者。

生精补益汤

【用料】鳖1只，知母、黄柏、天冬、女贞子各10克，银耳15克，生姜、葱、味精各适量。

【做法】将知母、黄柏、天冬、女贞子装入纱布袋内，扎口备用；用开水把鳖烫死，揭掉鳖甲，去内脏、头、爪，洗净，放入锅内，加适量水及姜片、葱段。先用武火烧开，再改文火煨至肉将熟时，放入水发好的银耳及药袋，待鳖肉酥烂时出锅，加味精即可。食肉，饮汤。

【功效】滋阴清热泻火。可辅治不育症（精液不化）。

苁蓉鹿鞭粥

【用料】鹿鞭1对，肉苁蓉100克，粳米100克。

【做法】鹿鞭去膜后洗净并切细；肉苁蓉用酒浸一宿，刮去皱皮，切细。米洗净，加水煮粥，粥将熟时，下入鹿鞭、肉苁蓉，以及适量葱白、花椒、盐、味精等调味服用。佐餐，连服数日。

【功效】补肾助阳。可辅助治疗不育症。

枸杞核桃粥

【用料】核桃仁50克，枸杞子15克，大米适量。

【做法】将核桃仁捣碎;大米淘净,加核桃粉、枸杞子和水适量,煮成粥。每日 1 次,常用。

【功效】滋阴健肾。可辅治不育。

生精酒方

【用料】枸杞子、桂圆肉、核桃肉、白米糖各 250 克。好烧酒 7000 毫升,糯米酒 500 毫升。

【做法】将上药共装细纱布袋内,扎口,置坛内,用好烧酒、糯米酒浸泡,封口,窑 3 周取出。每日 2 次,每次饮服 50~100 毫升。

【功效】补肾健脾,生血脉,抗衰老。适用于脾肾两虚、面色萎黄、精神萎靡、腰膝酸软、阳痿早泄、精少不育等症。

雄蚕蛾白酒

【用料】雄蚕蛾 20 只,白酒 20 克。

【做法】有条件者选活雄蚕蛾,在热锅上焙干,研末待用。每日早、晚各 1 次,每次空腹时用白酒冲服雄蚕蛾末 3 克,连服半月以上。或将雄蚕蛾油炸后,平时任意食用。

【功效】兴阳助性,养精液,活精虫。适用于肾虚阳痿、早泄、滑精、男性不育、精液量少,精虫活者少等症。

鹿马加味酒

【用料】人参、熟地各 15 克,海马、鹿茸各 10 克,肉苁蓉 20 克,白酒 1000 毫升。

【做法】人参、鹿茸研为粗末后与熟地、海马、肉苁蓉一起用白酒密闭浸泡 1 个月,即可服用。每日早、晚各 1 次,每次饮服 10 毫升。

【功效】益气养血,补肾壮阳。适用于气虚及肾阳虚出现的腰膝酸软、性功能衰退、耳鸣、或由于肾阳虚而致的男性不育症。此方能明显地提高机体的体液免疫和细胞免疫功能,并且对骨髓造血的机能有一定的促进作用。

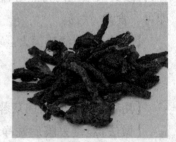

肉苁蓉

【注意】感冒发热、高血压等患者禁服。

虫草鹿茸酒

【用料】鹿茸 10 克,冬虫夏草 45 克,高粱酒 800 毫升。

【做法】将鹿茸、冬虫夏草制成软片，放入净瓶中，倒入高粱酒密封。置阴凉处，经常晃动，10日后过滤即可饮用。每日1次，每次饮服20~30毫升。

【功效】温肾壮阳，补益精血。适用于肾阳虚衰、精血亏损所致的腰膝酸软无力、畏寒肢冷、男子阳痿不育等症。

【注意】阴虚者忌用。

公鸡殖加味酒

【用料】鲜公鸡殖（鸡睾丸）200克，淫羊藿、夜交藤、仙茅、路路通、桂圆肉各100克，白酒（50度）2500毫升。

【做法】上药与酒共置于容器内，密封浸泡30日后即可用。但鲜公鸡殖不宜用水洗或放置时间过长，亦忌日晒。最好是阉出公鸡殖后即置入酒内。每日服3次，早（空腹）、午各服20毫升，睡前服40毫升，60日为1疗程。

【功效】补肾填精。适用于男性不育症。

菟丝子茶

【用料】菟丝子10克，红糖适量。

【做法】将上药洗净后捣碎，加红糖，沸水冲泡。代茶饮服。

【功效】补肾，涩精。适用于精液量不足、早泄、腰膝酸软等症。

杞子肉丝

【用料】杞子20克，猪肉50克。

【做法】杞子洗净备用，猪肉洗净，切成丝状；起油锅，杞子、肉丝同炒，加黄酒、葱、姜、食盐，调味后服用。

【功效】滋阴健肾。

百合银耳米粥

【用料】银耳30克，百合30克、粳米50克。

【做法】洗净银耳、百合，放入锅内，加清水500毫升，加粳米，急火煮开3分钟，改文火煮30分钟，成粥，温热食用。

【功效】溢阴养肾。

生精益脑药酒

【用料】枸杞30克，熟地、红参、淫羊藿各15克，沙苑蒺藜25克，沉香5克，荔枝核12克，炒远志3克，母丁香6克，白酒1000毫升，冰糖52克。

【做法】将以上各药去杂质、切碎,用白酒、冰糖浸泡1个月即可。每晚服20毫升,缓缓饮用。

【功效】补血健脑,益精壮阳。适用于肾阳虚衰、精冷不育。症见身倦健忘、精神不振、反应迟钝、腰膝酸软、尿频尿急、舌质淡、苔白腻、脉沉无力。

炒盐粥油

【用料】大米250克,食盐适量。

【做法】将大米淘净后放锅内,加水适量,煮粥,至粥将好时,撇出粥油(指煮粥至滚锅时,粥面上出现的米沫)1碗;另将食盐炒过,取适量对入粥油中即成。空腹服,每日1次。

【功效】补虚健肾。可辅治男子精清不育。

益肾生精汤

【用料】熟地、山药、覆盆子、枸杞子、菟丝子各15克,枣皮10克,泽泻12克。

【做法】将上7味同入砂锅,加水适量煎汤。饮汤。每日2次,早、晚分用。

【功效】益肾填精。适用于精液异常、肾精亏所致的不育症。

止遗生精汤

【用料】巴戟、菟丝子各15克,肉桂、肉苁蓉各10克,狗鞭20克,羊肉100克,花椒、生姜、料酒、味精、猪油、细盐各适量。

【做法】将巴戟、菟丝子、肉苁蓉装入纱布袋内,扎好口,备用。将狗鞭用清水发胀,洗净,用油砂炒酥,再用温水浸泡半小时,与洗净的羊肉同放沸水锅内,于水沸后相继放入花椒、生姜、料酒、肉桂后,改用小火煨至七成熟时,把药袋放入锅内继续炖;待狗鞭、羊肉酥烂后捞出,改刀,装碗里,加味精、盐、猪油调好味即成。食肉、喝汤。

【功效】壮阳益肾。可辅治不育症(精子成活率低)。

巴戟天鹿鞭汤

【用料】鹿鞭1对,巴戟天、淫羊藿各15克。

【做法】将鹿鞭、巴戟天、淫羊藿同煮至鹿鞭烂熟,切碎。食鹿鞭并饮汤,每日1次,连服数剂。

【功效】补肾气,益脾胃。适用于精子活动力差所致的不育症。

凉拌芹菜

【用料】白糖20克,芹菜50克。

【做法】鲜芹菜洗净,切成小段,开水煮沸 2 分钟,捞起,切成细末,白糖凉拌后食用。

【功效】清利潮热。

猪肚粥

【用料】猪肚 50 克,粳米 50 克。

【做法】猪肚洗净,去脂,切成小块,放入锅中,倒入粳米 50 克,加清水 500 毫升,急火煮开 5 分钟,改文火煮 30 分钟,成粥,温热食用。

【功效】补养气血。

泥鳅豆腐煲

【用料】泥鳅 50 克,豆腐 200 克。

【做法】泥鳅活杀,去内脏洗净,切成小段,置于碗中,加豆腐、姜、葱、黄酒、食盐等,隔水清蒸 20 分钟,即可食用。

【功效】补养气血。

茯苓粥

【用料】茯苓 30 克,粳米 50 克。

【做法】茯苓洗净,置锅中,加清水 500 毫升,急火煮开 10 分钟,滤渣取汁,加粳米,急火煮开 3 分钟,改文火煮 30 分钟,成粥,温热食用。

【功效】清利化热。

猪腰爆韭黄

【用料】猪腰子 1 只,韭黄 50 克。

【做法】猪腰子洗净,剖开,切成小片,洗净,开水浸泡 1 小时,去浮沫;韭菜黄洗净,切成段。起油锅,共炒,加黄酒、食盐、味精,调味后食用。

【功效】温养肾阳。

人参山药海狗肾酒

【用料】海狗肾 2 只,人参 100 克,山药 100 克,白酒 500 毫升。

【做法】海狗肾洗净,切成片,人参、山药洗净,切成片,同置瓶中,加白酒,密封1月,分次饮用。

【功效】温肾助阳。

仙茅大虾汤

【用料】仙茅 50 克,河虾仁 50 克。

【做法】仙茅洗净,切碎,河虾仁洗净,同置锅中,加黄酒、葱、姜、食盐,急火煮开 3 分钟,改文火煲 1 小时,分次服用。

【功效】温养肾阳。

山药乳鸽汤

【用料】山药 50 克,乳鸽 1 只。

【做法】乳鸽活杀,去毛及内脏,洗净,山药洗净,切成片,同置锅中,加黄酒、葱、姜、食盐、味精,隔水清炖 30 分钟,分次服用。

【功效】滋阴补肾。

羊肉山药羹

【用料】山药 50 克,羊肉 50 克。

【做法】羊肉洗净,切成丝状,开水浸泡 1 小时,去浮沫;山药洗净,切成丝状。同置锅中,加黄酒、葱、姜、食盐,加开水煮沸 5 分钟,改文火煲 20 分钟,加菱粉成羹,分次服用。

【功效】温养肾阳。

绿豆薏苡仁赤豆汤

【用料】绿豆 30 克,薏苡仁 30 克,赤豆 30 克。

【做法】绿豆、薏苡仁、赤豆分别洗净,置锅中,加清水 1000 毫升,急火煮开 5 分钟,改文火煮 30 分钟,分次服用。

【功效】清热化湿。

山药粥

【用料】山药 50 克,粳米 50 克。

【做法】山药洗净,切成小块,置锅中,加清水 500 毫升,加粳米,急火煮开 3 分钟,改文火煮 30 分钟,成粥,温热食用。

【功效】补气养血。

雀卵参芪汤

【用料】人参 15 克,黄芪 20 克,山药 25 克,麻雀卵 5 个。

【做法】将人参、黄芪、山药水煎后去渣,打入麻雀卵搅匀再煮片刻。温服,食雀卵,饮汤,每日1次,连服数剂。

【功效】健脾益肾。适用于精子活动力差所致的不育症。

银耳鳖肉汤

【用料】鳖1只,银耳15克,盐、姜适量。

【做法】将鳖宰杀制净,切块;银耳水发,与鳖肉、姜同炖,熟后加盐调味。食鳖肉、银耳并饮汤,每日1次连用5~7日。

【功效】滋阴泻火。适用于精液不液化所致的不育症。

狗脊狗肉加味汤

【用料】狗脊、金樱子、枸杞子各15克,瘦狗肉200克。

【做法】将狗肉洗净切块,同狗脊、金樱子、枸杞子一起下锅,加水适量,炖40分钟即成。食肉,喝汤。

【功效】补肾助阳。可辅治不育症,常服效佳。

羊腰子肉苁蓉汤

【用料】羊腰子1对,肉苁蓉12克,熟地、枸杞子各10克,巴戟天8克。

【做法】将羊腰子洗净,切丁,与肉苁蓉、枸杞子、巴戟天同入锅,加水适量炖60分钟至腰子熟烂即成。食肉,饮汤。每日1次。

【功效】壮阳健肾。可辅治不育症。

生精壮阳酒

【用料】枸杞子60克,当归30克,熟地90克,好酒1500克。

【做法】将枸杞子、当归、熟地加工碎,盛入绢袋,放于瓷制容器或其他适宜容器中,加酒封固,每日摇动数下,经14天后开封,取出药袋,澄清药液即可。每日早、晚各1次,每次饮服3小盅,不可过度。

【功效】滋阴养血。适用于肝肾精血不足所致的男子不育、头晕腰酸等症。

多子加味酒方

【用料】肉苁蓉、覆盆子、炒补骨脂各30克,桑葚、枸杞子、菟丝子、韭子、楮实子、巴戟天各23克,山萸肉、牛膝各22克,莲须15克,蛇床子、炒山药、木香各7.5克,白酒3000毫升。

【做法】将上药物加工成粗末,装入纱布袋内,与白酒共置入容器中,密封,隔水煮4小时后,埋入土中2天,退火气即可。早、晚各1次,每次饮服20毫升。

【功效】补肝益肾,助阳涩精。适用于阳痿、早泄、不育。

(五) 前列腺炎

前列腺炎分为急性和慢性两种,是男性常见病,绝大多数发生在青壮年。急性前列腺炎,患者可表现为尿频、尿急、尿痛,可出现尿滴沥、终末血尿、会阴部坠胀疼痛,并可向阴部、腰骶部或大腿放射,可出现高热、寒战、头痛、全身疼痛、神疲乏力、食欲不振等症状。中医认为,前列腺炎为肾虚、膀胱气化不利所致,常与尿道炎互为因果。对于前列腺炎的饮食治疗,不管是急性前列腺炎还是慢性前列腺炎,在食物的选择上都应多选用清凉、清补的食品。忌食或少食煎炒油炸、辛辣燥热之物,咖啡、可可、烈酒等饮料和香烟都在戒禁之列。

鲜马齿苋饮

【用料】鲜马齿苋 500 克。

【做法】将新鲜马齿苋洗净,放入温开水中浸泡 30 分钟,取出后连根切碎,放入榨汁机中,制成鲜马齿苋汁。将鲜马齿苋汁放入砂锅中,用小火煮沸即可。早晚 2 次分服。

【功效】适用于各型急性前列腺炎。

鸡蛋黑槐子

【用料】黑槐子末 2 克,大黄末 2 克,鸡蛋 1 个。

【做法】将鸡蛋敲一缺口,把黑槐子末与大黄末下入搅匀,用白面糊口蒸熟。每次吃 2 个鸡蛋,每日 1 次,服后多喝开水,连用 4 日,停 2 日。

【功效】适用于气滞血瘀型慢性前列腺炎。

紫花地丁田螺芝麻香

【用料】鲜紫花地丁 60 克,田螺肉 10~20 克,芝麻油、盐各适量。

【做法】将紫花地丁和田螺肉,用芝麻油炒熟,加盐调味。1 次食完。

【功效】清热利湿。适用于前列腺炎。

芥菜饮

【用料】芥菜 500 克。

【做法】将新鲜芥菜洗净后入盆,倒入温开水浸泡 30 分钟,取出后连根切碎,制成芥菜汁。芥菜渣,可加适量温开水浸泡 10 分钟,再重复绞汁。合并 2 次汁液,用洁净纱布滤过。将滤后的芥菜汁,置锅中煮沸,即可。早晚 2 次分用。

【功效】适用于各型急性前列腺炎。

西瓜皮凤尾草蜜饮

【用料】凤尾草 30 克,西瓜皮 500 克,蜂蜜 30 克。

【做法】先将西瓜皮洗净,切成细条状,与洗净的凤尾草同入砂锅,加水适量,先用大火煮沸,改用小火煎煮 30 分钟,用洁净纱布过滤,趁滤汁温热时,加入蜂蜜,搅拌均匀即可。早晚 2 次分服。

【功效】适用于各型急性前列腺炎。

绿豆芽汁饮

【用料】新鲜绿豆芽 500 克。

【做法】将绿豆芽洗净,捣碎,放入榨汁机中,制成绿豆芽汁。早晚 2 次分服,或可调入白糖适量,频频代茶饮。

【功效】适用各型急性前列腺炎。

苡仁赤豆羹

【用料】赤小豆 60 克,苡仁 30 克,蜂蜜 20 克。

【做法】将苡仁清洗后晒干,研成细粉备用。赤小豆拣去杂质,洗净,放入温开水中浸泡 1 小时,取出后入锅,加水适量,先用大火煮沸,再改以小火炖 1 小时,待赤小豆酥烂时,调入苡仁粉,拌和均匀,继续煮至成羹时加入蜂蜜,搅匀即可。当点心,任意服食,或早晚 2 次分食。

【功效】适用于各型急性前列腺炎。

三味蜜饮

【用料】生梨 250 克,甘蔗 50 克,鲜藕 250 克。

【做法】先将生梨洗净,连皮切成小块(去内核及心),捣碎。甘蔗洗净后,除去外皮及节头,切成小段(段长 1 厘米左右),并捣碎。鲜藕洗净,切片,捣碎。将生梨、甘蔗、鲜藕分别放入榨汁机中,制成浆汁,用洁净纱布过滤,收集滤汁即成。早晚 2 次分服,滤汁浓稠时,可以温开水冲调饮之。

【功效】适用于各种急性前列腺炎。

白兰花散

【用料】白兰花适量。

【做法】将白兰花研为细末。每次取 10 克,温开水冲服。每日 3 次。

【功效】适用于前列腺炎。

萝卜蜜汁

【用料】萝卜 1500 克,蜂蜜适量,盐适量。

【做法】萝卜去皮后洗净切片,用蜂蜜浸泡 10 分钟,放在瓦上焙干,再浸再焙,不要焙焦,连焙 3 次。每次嚼服数片,盐水冲服,每日 4~5 次,常食。

【功效】适用于气滞血瘀型慢性前列腺炎。

葵菜淀粉羹

【用料】葵菜叶、淀粉、食盐、味精各适量。

【做法】将葵菜叶洗净,煮沸加入淀粉少量做羹,另以食盐、味精调味即可。空腹食,每日 2 次。

【功效】消炎泻毒,清热利湿。适用于慢性前列腺炎。

单味蜂王浆

【用料】蜂王浆适量。

【做法】用开水将蜂王浆配制作 1∶100 的溶液。每日口服 2 次,每次 20~30 毫升,常服用。

【功效】滋补强壮,益肝养脾。适用于慢性前列腺炎以及病后体虚、营养不良。

藕地蜜煎

【用料】藕汁 40 毫升,白蜜 40 毫升,生地黄汁 80 毫升。

【做法】将藕汁、白蜜、生地黄汁相和,微火煎之,令如饧即成。每服空腹含服 10~15 毫升,渐渐下咽。

【功效】凉血滋阴,益气通淋。适用于老人前列腺炎、小便短涩不利、痛闷极。

【注意】禁食热物。

葡萄汁加味煎

【用料】葡萄汁、藕汁、生地黄汁各 150 毫升,白花蛇舌草汁、王不留行汁各 100 毫升,白蜜 250 毫升。

【做法】将以上各味混合,煎为稀饧。饭前服 60 毫升。

【功效】适用于前列腺炎、小便淋涩。

胡枝草冰糖饮

【用料】胡枝子(牡荆)鲜全草 30~60 克,车前草 15~24 克,冰糖 30 克。

【做法】将上 3 味酌加水煎制。日服 3 次。

【功效】宣肺清热,利水通淋。适用于前列腺炎、小便淋沥。

竹叶茶

【用料】竹叶 10 克,茶叶 5 克。

【做法】用沸水冲泡即成。代茶饮,常服。

【功效】适用于温热蕴结型前列腺炎。

灯心玫瑰花茶

【用料】玫瑰花瓣 6~10 克,灯心草 2~3 克。

【做法】灯心草水煎后弃渣取汁,趁热冲泡玫瑰花,加盖片刻即可饮服。代茶频饮。

【功效】利气舒郁,利水通淋。适用于小便涩滞、小腹满痛、舌质偏红、脉弦等症。

止尿痛茶

【用料】鱼腥草 20 克,炒黄柏 10 克,细木通 9 克。

【做法】按上药比例加大剂量,研成粗末,以纱布包,每包 30 克,放入保温杯中,以沸水适量冲泡,盖焖 5 分钟。每日 1 次,分数次用完。

【功效】清热利尿通淋。适用于热淋。症见小便短数、灼热刺痛、尿色黄赤、小腹拘急胀痛。

二紫通利茶

【用料】紫花地丁、紫参、车前草各 15 克,海金砂 30 克。

【做法】上药研为粗末,置保温瓶中,以沸水 500 毫升泡焖 15 分钟,代茶饮,每日 1 次,连服 5~7 日。

【功效】消炎通尿。适用于前列腺炎、排尿困难及尿频尿痛症者。

【注意】脾胃虚寒者禁用。

车前叶马齿苋饮

【用料】车前叶 50 克,鲜马齿苋 90 克。

【做法】将车前叶和马齿苋洗净,水煎服之。每日分 2 次服完,连用 7~10 日。

【功效】下水通淋,凉血止血。适用于血淋、小便赤涩不通。

蒲公英米粥

【用料】鲜蒲公英 100 克,粳米 100 克。

【做法】先将鲜蒲公英洗净,切碎,入砂锅,加水适量,用中火煎煮 30 分钟,用洁净纱布过滤,弃渣取汁,备用。粳米淘洗干净,入锅加水后用大火煮沸,改用小火炖 15 分钟。加入温热的鲜蒲公英煎汁,继续煮成稠粥,加冰糖适量即可。早晚 2 次分食。

【功效】对热毒内盛型急性前列腺炎尤宜。

玉米须紫花地丁蜜饮

【用料】紫花地丁 30 克(或鲜品 60 克),玉米须 250 克,蜂蜜 30 克。

【做法】先将玉米须洗净,切碎,放入纱布袋中,扎口,备用。将紫花地丁洗净,连根与玉米须袋同入砂锅,加水适量,先用大火煮沸,改用小火煎煮 30 分钟,取出玉米须袋加入蜂蜜,拌匀即可。早晚 2 次分服,紫花地丁也可同时嚼食。

【功效】对热毒内盛型急性前列腺炎尤宜。

绿豆赤小豆粥

【用料】赤小豆 50 克,绿豆 100 克,粳米 100 克。

【做法】先将赤小豆、绿豆拣杂后,用温水浸泡 1 小时,放入砂锅,加水适量,用大火煮沸,改用小火熄煮 1 小时,待赤小豆、绿豆将酥时,加淘净的粳米,调拌均匀,继续用小火煨煮至豆、米酥烂即成。早晚 2 次分食,服食时也可酌量加些白糖或红糖。

【功效】对湿热下注型急性前列腺炎尤宜。

竹叶车前草茶

【用料】鲜车前草 150 克,鲜竹叶心 10 克,生甘草 6 克,白糖 20 克。

【做法】洗净鲜车前草,连根切碎,与切成片的生甘草、鲜竹叶心同入砂锅,加足量清水,用中火煎煮 30 分钟,以洁净纱布过滤,取汁。将滤汁回入砂锅,加白糖,用小火煮沸即成。代茶,适量频频饮服,当日用完。

【功效】对湿热下注型急性前列腺炎尤宜。

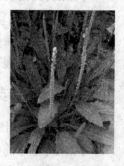

车前草

桃仁炖鲫鱼

【用料】桃仁 10 克,鲫鱼 1 条,料酒少许。

【做法】先将桃仁洗净,放入温水中浸泡片刻。将鲫鱼剖腹清洗干净,在腹中纳入桃仁,用细线扎一下,放入砂锅,加水适量,先用大火煮沸,烹入适量料酒,改用中火煨煮至鲫鱼肉酥烂。佐餐或当菜,任意服食。

【功效】对淤血阻滞型慢性前列腺炎尤宜。

泽兰炖墨鱼

【用料】泽兰叶末 100 克,墨鱼 250 克,料酒少许。

【做法】将泽兰叶放入清水中漂洗 30 分钟,取出后晒干或烘干,研成细末,装入布袋中备用。墨鱼用清水洗净后,切成片状,放入砂锅,加水适量,放入泽兰药袋浸透,用大火煮沸,烹入料酒,改用小火煨煮 1 小时,待墨鱼肉酥烂即成。佐餐或当菜,任意服食。

【功效】对淤血阻滞型慢性前列腺炎尤宜。

羊肾苁蓉羹

【用料】肉苁蓉 30 克,羊肾 2 个,葱花、姜末、精盐、味精各适量。

【做法】将羊肾洗净,剖开,剥去筋膜,切片后剁成羊肾泥。肉苁蓉用酒浸泡数小时,去皱皮,切成黄豆大小的方丁,放入锅中,加羊肾泥及清水适量,先用大火煮沸,改用小火煮成羹,加葱花、姜末、精盐、味精,调和均匀即可。早晚 2 次分服。

【功效】对肾阳不足型慢性前列腺炎尤宜。

补骨脂炖猪肚

【用料】补骨脂 15 克,熟猪肚 250 克,精盐、味精各适量。

【做法】将补骨脂洗净,切成小块状,备用。猪肚洗净后浸泡 30 分钟,再冲洗 1 次,取出后切成 1 厘米见方的小块,与补骨脂块同入砂锅,加水适量,中火煲 45 分钟,待猪肚烂熟时,加精盐、味精等调料,拌和均匀即可。佐餐或当菜,随意服食,或早晚 2 次分服。

【功效】对肾阳不足型慢性前列腺炎尤宜。

骨碎补炖猪腰

【用料】骨碎补 15 克,猪腰(猪肾)1 个。

【做法】猪腰洗净后剖开,除去中间筋膜,将相连的两半猪腰用清水浸泡片刻,沥去水分,待用。骨碎补洗净后,晒干或烘干,研成细末,装入剖开的猪腰内,将两半猪腰合拢,用细线扎紧,放入砂锅,加水适量,中火煮至猪腰熟烂。早晚2次分服。

【功效】对肾阳不足型慢性前列腺炎尤宜。

羊肾仙灵脾汤

【用料】仙灵脾15克,羊腰(羊肾)2个,精盐、味精、料酒各适量。

【做法】先将仙灵脾洗净,晒干或烘干,切片后装入纱布袋,扎紧袋口,备用。将羊腰洗净,用刀刮为两半,去除臊腺及筋膜,切成1厘米见方的小丁块,放入砂锅,加水适量。先用大火煮沸,撇去浮沫,加料酒,加仙灵脾药袋,改用中火煮30分钟,至羊肾块熟烂,取出药袋,加精盐、味精,拌和均匀即成。佐餐或当菜,当日吃完。

【功效】对脾肾气虚型慢性前列腺炎尤宜。

兰花丸子

【用料】鲜兰花15朵,猪瘦肉400克,芡实5克,莲子15克,鸡蛋1个,精盐、味精、料酒、猪油、蛋清、湿淀粉、白胡椒面、葱姜水、香油各适量。

【做法】将芡实、莲子研粉;兰花洗净控干,放入盘内;猪肉去筋膜,用刀背砸成细泥,置盆内,用鸡汤、葱姜水调成糊,加芡实、莲子粉及精盐、味精、料酒、猪油、蛋清、湿淀粉,搅匀成馅。向锅内倒适量清水,将肉馅挤成丸子放入凉水锅中,再移至火上烧开余熟,去浮沫,离火。取另一只锅注入清汤,烧沸后加精盐、味精、白胡椒面,去浮沫,并将余好之丸子捞入锅中,浇入香油,撒上兰花即可。任意服食。

【功效】益肾壮阳。适用于前列腺炎所致的阳痿、遗精、早泄等症。

老人通利汤

【用料】党参24克,黄芪30克,茯苓、萆薢、王不留行各12克,莲子20克,车前子15克,肉桂6克,白果、甘草各9克,吴茱萸5克。

【做法】将以上各药洗净,水煎,弃渣取汁。空腹服,每日1次。

【功效】益气养脾,温补肾阳。适用于前列腺肥大。症见排尿困难、或尿潴留、神疲懒言、气短不续、便溏或便虚、小便清白、此方由诸药配伍。共奏补中益气、升清降浊、活血祛瘀、温肾利水之功效。

柿饼灯心汤

【用料】灯芯草6克,柿饼2个,白糖适量。

【做法】将上 2 味加水适量煎汤。加白糖调味饮汤,食柿饼。

【功效】清肺热,通水道。适用于肺热气壅。症见小便不畅或点滴不通、烦渴欲饮、呼吸急促或有咳嗽、苔黄脉数。

白兰花炖猪肉汤

【用料】鲜白兰花 30 克(干品 10 克),猪瘦肉 150~200 克,食盐少许。

【做法】将猪瘦肉洗净,切小块,与白兰花加水煲汤,加食盐少量调味。喝汤食肉,每日 1 次。

【功效】补肾养阴,行气化浊。适用于男子前列腺炎及女子白带过多等症。

红枣爵床汤

【用料】鲜爵床草 100 克(干者凉拌),红枣 30 克。

【做法】洗净爵床草并切碎,同红枣一起放入锅内加水 1000 毫升,煎至 400 克左右。每日 2 次分服,饮药汁吃枣。

【功效】下水解毒。适用于前列腺炎。

玉米须蒲公英汤

【用料】鲜蒲公英 60 克,玉米须 60 克,白糖适量。

【做法】洗净蒲公英,将其与玉米须一起放锅中,加水浓煎,去渣取汁,加入白糖稍炖即成。每日 1 次。

【功效】泻热利尿通淋。适用于热淋诸症:小便频数、涩痛而不畅、尿时有灼热感、舌质红、苔黄腻、脉滑数。

冬葵叶煎

【用料】冬葵叶(又名冬苋菜)200 克。

【做法】将冬葵叶洗净,切碎,加水煮。每日 1 次。

【功效】利水通淋。适用于湿热淋症、小便不利、尿频作而急、淋漓涩痛等症。

绿豆车前粱米粥

【用料】车前子 60 克,绿豆 50 克,橘皮 15 克,通草 10 克,高粱米 100 克。

【做法】将车前子、橘皮、通草纱布包,煮汁弃渣,入绿豆和高粱米煮粥。空腹服,连服数剂。

【功效】适用于老人前列腺炎、小便淋痛。

菟丝山药粥

【用料】淮山药 30~60 克,菟丝子 10~15 克,糯米 100 克,白糖适量。

【做法】先将菟丝子水煎,去渣取汁;将山药洗净切片与粳米同煮粥,加入药汁同煮,待粥熟后调入白糖即成。每日服 2 次。

【功效】健脾温肾,滋阴泻热。适用于劳淋诸症:小便赤涩不堪、淋沥不尽、遇劳即发、神疲腰痛。此方诸药合用,共奏温肾健脾之功,以收气化复常、生化有源之效。

莲子炖乌骨鸡

【用料】莲子 50 克,芡实 50 克,糯米 100 克,乌骨鸡 1 只,精盐、味精、料酒各适量。

【做法】洗净莲子、芡实,将其放入温水中浸泡 30 分钟,然后取出,与淘净的糯米充分混合均匀,放入碗中备用。将乌骨鸡宰杀、洗净,沥去水分,放入沸水锅中氽透,捞出,用凉水洗净,将莲子、芡实、糯米混匀物填塞进鸡腹内,用细线扎一下,放入砂锅,加水适量,先用大火煮沸,烹入料酒,改用小火煮 2 小时,待鸡肉酥烂,加精盐、味精,拌和均匀即成。佐餐食用,当日吃完。

【功效】对脾肾气虚型慢性前列腺炎尤宜。

茯苓山药粥

【用料】山药 30 克,茯苓 30 克,粳米 100 克。

【做法】先将山药、茯苓洗净,晒干或烘干,共研为细末,待用。粳米淘净后,放入砂锅,加水适量,先用大火煮沸,缓缓调入山药、茯苓粉,改用小火煮至黏稠粥。早晚 2 次分食。

【功效】对脾肾气虚型慢性前列腺炎尤宜。

苡仁山药羹

【用料】山药 200 克,苡仁 50 克,藕粉 30 克。

【做法】先将山药洗净,刨去外皮,剖条后切成小丁状,与淘净的苡仁同入砂锅,加水适量,先用大火煮沸,再改以小火煮 30 分钟,待山药、苡仁煮至黏稠时,调入湿藕粉,充分拌和均匀,煮至呈亮羹即可。当点心,随意服食,或早晚 2 次分服。

【功效】对脾肾气虚型慢性前列腺炎尤宜。

海米淡菜汤

【用料】淡菜 20 克,海米 15 克,葱花、姜末、精盐、味精、麻油各适量。

【做法】洗净淡菜、海米后放入温开水中浸泡30分钟,连同浸泡液一起放入砂锅,加水适量,用大火煮沸,烹入料酒,加葱花、姜末,改用小火煮1小时,至淡菜、海米熟烂,加精盐、味精、麻油,充分拌匀即可。佐餐或当汤,随意服食,当日吃完。

【功效】对肝肾阴虚型慢性前列腺炎尤宜。

绿豆芽饮

【用料】鲜绿豆芽500克,白糖适量。

【做法】将绿豆芽洗净,装于纱布袋中,捣烂绞汁,加入白糖,代茶饮用。

【功效】适用于急性前列腺炎、尿急、尿频、尿痛。

木耳金针汤

【用料】金针菜60克,黑木耳15克。

【做法】金针菜、黑木耳加水小火煮至熟透,放入白糖,调溶。分2次食菜、饮汤。

【功效】适用于急性前列腺炎、尿急、尿痛、或有血尿。

白兰花茶饮

【用料】干白兰花15克。

【做法】洗净放于保温瓶中,温浸半小时后,代茶饮用。连用10~15日。

【功效】适用于前列腺炎。

山慈菇花凌霄散

【用料】凌霄花100克,山慈菇花150克。

【做法】凌霄花、山慈菇花洗净焙干,共研成细末,贮瓶待用。每日服3次,每次10克,用温开水冲服。

【功效】适用于前列腺炎。

核桃壳炖鸡蛋

【用料】干核桃硬壳500克,鸡蛋3个。

【做法】洗净核桃硬壳后入砂锅,倒入水1000毫升,水沸后,小火炖2小时,加入洗净的连壳鸡蛋,再共炖2小时。每日服3次,每次食蛋1枚,喝核桃硬壳水1碗。连服3日。

【功效】适用于前列腺炎、排尿困难、尿道刺痛。

三汁饮

【用料】葡萄汁、鲜藕汁、生地汁各 200 毫升。

【做法】葡萄汁、鲜藕汁、生地汁和匀,放于砂锅中,烧开后加蜂蜜,调匀。每日服 3 次,每次 1000 毫升。

【功效】适用于慢性前列腺炎、小便短赤、刺痛、尿道口常流出白色分泌物。

佛手金樱砂仁炖猪脬

【用料】金樱根 120 克,佛手花、砂仁各 6 克,滑石 30 克,猪脬 1 个,姜丝、黄酒、精盐、味精、麻油各适量。

【做法】金樱根、佛手花、砂仁洗净,滑石打粉,水煎 2 次,每次用水 300 毫升,煎半小时,2 次混合,弃渣留汁于锅中。再将猪脬用盐内外搓洗干净放入,用小火炖至酥烂时,加入姜丝、黄酒和精盐继续炖 10 分钟,下味精,淋麻油,调匀。分 1~2 次趁热食猪脬、饮汤。

【功效】适用于气滞型前列腺炎下腹至阴囊胀痛麻木、小便涩滞难出、淋漓不尽。

冬苋菜煲猪胴骨

【用料】冬苋菜 250 克,猪胴骨 500 克,姜片、精盐各适量。

【做法】猪胴骨洗净敲裂后放入砂锅,倒进水 1000 毫升,用小火炖至酥烂时,再将姜片和冬苋菜洗净切段放入,炖到菜熟,下精盐调味。分 1~2 次趁热食菜、饮汤。

【功效】适用于慢性前列腺炎。

通草小麦汤

【用料】小麦 100 克,通草 20 克。

【做法】水煎 2 次,每次用水 300 毫升,煎半小时,2 次混合,弃渣取汁。分 2 次服用。

【功效】适用于前列腺炎、身体壮热、尿急、小腹胀满、尿频。

(六)前列腺肥大

前列腺肥大,又称良性前列腺增生症,是一种前列腺明显增大而影响老年男性健康的常见疾病之一。症见小便不通或不利。若伴见头昏脑涨、口渴、胸闷气粗、心烦、小腹胀痛、舌红苔黄、脉弦数,多为三焦火盛;若咽干烦渴,呼吸急促,舌红苔黄、脉数者,则为肺热气壅。此病治宜补中益气,升清降浊。在饮食上多补充补肾助阳的食物。

牛膝双仁粥

【用料】桃仁、郁李仁各 10 克，川牛膝 15 克，粳米 100 克。

【做法】将上 3 味加水煎煮，去渣，入粳米同煮至粥熟即可。每日分 1~2 次服完。

【功效】活血散瘀，通利小便。适用于前列腺肥大。

羊杂草果葵菜羹

【用料】羊肉 500 克，羊肺 1 具，羊肚 1 个，蘑菇 250 克，草果 5 个，良姜 6 克，胡椒粉 15 克，白面 500 克，葵菜 500 克，葱、盐、醋各适量。

【做法】先将羊肉、草果、良姜熬成汤，再将另炖熟的羊肚、羊肺、蘑菇切细放入汤中，再加胡椒粉及葵菜、葱、盐、醋制成羹。另用白面做成细面条煮熟，拌此羹食。随量服用。

【功效】顺气利尿，温中祛寒，润肺补肾。适用于虚寒性闭癃。此方利中兼补，对脾肺肾气化失调而致的水潴留甚为适宜。

青鸭加味羹

【用料】青头鸭 1 只，党参、黄芪各 30 克，升麻、柴胡各 15 克，食盐适量。

【做法】宰杀鸭后去毛及内脏并清洗干净；将党参、黄芪、升麻、柴胡捣碎，用纱布包好后纳入净鸭腹内，放入锅中，加适量水煮至鸭肉熟透，加盐调味即成。饮汤，食鸭肉。空腹服食。

【功效】补中健脾，升阳利水。适用于前列腺肥大属中气下陷者、小便困难、小腹坠胀、时欲小便而不得出、神疲懒言、胃纳不佳等症。

狗肉助阳汤

【用料】狗肉 500 克，红辣椒、生姜、橘皮、花椒、食盐各适量。

【做法】将狗肉洗净切成块，放入锅中，加水适量，再加入辣椒、生姜、橘皮、花椒，用小火炖至熟烂后，加食盐调味即成。吃肉，喝汤。每日 1 次，7 日为 1 个疗程。

【功效】温养肾阳。可辅治肾阳虚型前列腺肥大。

枸杞烧肉丁

【用料】猪后腿肉 250 克，枸杞 15 克，番茄酱 50 克，黄酒、姜、白醋、白糖适量。

【做法】猪腿肉洗净切成小丁，用刀背拍松，加酒、盐、湿淀粉拌和，腌渍 15 分钟后滚上干淀粉,用六、七成热的油略炸捞起,待油热后再炸一次捞起,使肉至酥为止,捞起盛盘。枸杞磨成酱、放入番茄、白糖、白醋成甜酸卤汁,倒入余油中翻炒至稠浓,投入肉丁拌和。辅餐食。

【功效】补肾精,益肾阳。适用于前列腺肥大。

补肾蛤蜊肉

【用料】蛤蜊肉 250 克,牛膝 30 克,车前子、王不留行各 20 克,盐、味精各适量。

【做法】将蛤蜊肉洗净;把牛膝、车前子、王不留行装入纱布袋内。将上药共入砂锅内,加清水适量,文火煎煮半小时,取出药袋,加盐、味精调味。吃蛤蜊肉、喝汤。1 次 1 碗,2 次吃完。连服 5~7 日。

【功效】滋阴泻热,软坚利水。适用于肾阴不足、湿热肉潴、前列腺肥大、小便淋漓涩痛、五心烦热等症。

白醋拌腰花

【用料】白醋 20 克,猪肾 1 只。

【做法】将猪肾剖开,洗净并切成小片,放入沸水中浸泡 10 分钟,除去浮沫,再沸水煮开 1 分钟,调入白醋、葱、姜,拌匀即可。

【功效】温肾通尿。

海参鲍鱼汤

【用料】鲍鱼 50 克,海参 50 克。

【做法】鲍鱼、海参同时水发,撕成小块,置锅中,加清水 500 毫升,加黄酒、葱、姜、食盐,煮沸 3 分钟,文火煮 10 分钟,调味即可。

【功效】温补肾阳,行气利水。

茯苓百合饮

【用料】百合 50 克,茯苓 20 克。

【做法】百合、茯苓洗净,置锅中,加清水 500 毫升,急火煮开 5 分钟,改文火煮 30 分钟,去渣取汁,加白糖,分次食用。

【功效】滋阴化湿。

杞子牛肉汤

【用料】牛肉 250 克,札子 20 克。

【做法】牛肉洗净,切成小块,杞子洗净,将二者共置锅中,加黄酒、葱、姜、食盐、味精,隔水清蒸 30 分钟,分次食用。

【功效】养阴补损。

杞子米粥

【用料】杞子 20 克,粳米 50 克。

【做法】杞子洗净,置锅中,加清水 500 毫升,加粳米,急火煮开 5 分钟,改文火煮 30 分钟,成粥,分次服用。

【功效】滋阴健肾。

山药粥

【用料】山药 50 克,粳米 50 克。

【做法】山药洗净,切成小块,放入锅内,倒入清水 500 毫升,加粳米急火煮开 5 分钟,改文火煮 30 分钟,成粥,温热食用。

【功效】和中益气。

银耳煲瘦肉

【用料】银耳 50 克,猪瘦肉 50 克。

【做法】猪瘦肉洗净,切成小片;银耳水发,共置锅中。加黄酒、葱、姜、食盐、味精,隔水清蒸 30 分钟,即可食用。

【功效】滋阴补肾,理气利尿。

白果通利饮

【用料】白果 50 克,茯苓 20 克,冬瓜子 20 克。

【做法】白果、冬瓜子、茯苓分别洗净,置锅中,加清水 500 毫升,急火煮开 5 分钟,改文火煮 20 分钟,去渣取汁,分次饮用。

【功效】通淋化湿。

葫子竹叶汤

【用料】竹叶 15 克,鲜葫子 500 克。

【做法】竹叶、鲜葫子洗净,切成段状,置锅中,加清水 1000 毫升,急火煮开 3 分钟,改文火煮 5 分钟,分次饮用。

【功效】清热通尿。

荠菜竹叶饮

【用料】鲜竹叶 20 克,荠菜 50 克。

【做法】鲜竹叶、荠菜洗净,置锅中,加清水 500 毫升,急火煮沸 10 分钟,滤渣取汁,加白糖,分次服用。

【功效】清利潮热,通淋利尿。

赤小豆茅根粥

【用料】白茅根 50 克,赤小豆 30 克,粳米 50 克。

【做法】洗净白茅根并切成小段,放入锅内,加清水 500 毫升,急火煮沸 10 分钟,滤渣取汁。赤小豆、粳米洗净,置锅中,再加白茅根汁,加清水 200 毫升,急火煮开 5 分钟,改文火煮 30 分钟,成粥,温热食用。

【功效】清热利尿,通淋消瘀。

绿豆饮

【用料】绿豆 100 克。

【做法】绿豆洗净,置锅中,加清水 500 毫升,急火煮开 10 分钟,每次 10 毫升,再加开水,代茶饮。

【功效】清热化湿,利小便。

炒田螺

【用料】田螺 500 克,黄酒、姜、葱、酱油。

【做法】将田螺洗净,剪去尾尖,加姜、葱,用素油煸炒,加黄油、盐、酱油少许,糖适量,烧熟食用。

【功效】清利湿热,通水利尿。

鲤鱼黄芪饮

【用料】生黄芪 60 克,鲤鱼(活)1 尾。

【做法】将活鲤鱼宰杀、去鳞、鳃及内脏,切块,与黄芪共煮至熟。饮汤食鱼肉。

【功效】益气利水。适用于中气不足所致的癃闭。症见排尿困难、神疲气短、纳食减少、脘腹胀闷、小腹坠胀、大便溏薄等症。此方对老年气虚、小便不通者尤宜。

【注意】对外感未愈、内有实热者慎用。

茯菟莲米粥

【用料】茯苓 20 克,粟子 100 克,菟丝子、莲子各 15 克。

【做法】将茯苓研细末,与粟子、菟丝子、莲子共煮粥。每天服 1~2 次。

【功效】补肾健脾,通利小便。适用于前列腺肥大。

黑芝麻蜜糊

【用料】黑芝麻 500 克,蜂蜜适量。

【做法】将黑芝麻拣净,炒香,晾凉,捣碎,装入瓷罐内待用。每次取 2 汤匙芝麻放碗中,加蜜适量,开水送服,每日 3 次,常用。

【功效】适用于阴虚火旺型前列腺肥大。

党参黄芪精

【用料】党参 250 克,黄芪 250 克,白糖 500 克。

【做法】将党参、黄芪泡透煎煮,每 30 分钟取药液 1 次,共煎取 3 次;合并药液,慢火熬至稠粘,放冷后加入白糖搅匀,晒干压碎,装瓷罐内待用。每次 10 克,沸水冲服,每日 2 次,常服。

【功效】适用于中气不足型前列腺肥大。

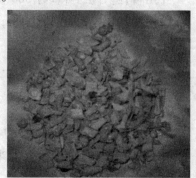

党参

猪髓鳖汤

【用料】鳖 1 只,猪脊髓 200 克,调料适量。

【做法】将鳖用开水烫死,揭去鳖甲,去内脏和头爪,放入铝锅内,加生姜、葱、胡椒粉,用急火烧沸,改用慢火将鳖肉煮熟;再放入洗净的猪脊髓,煮熟加味精即可。吃肉喝汤,可辅餐食用,常食。

【功效】适用于肾阴亏虚型前列腺肥大。

鸡汤银耳煲

【用料】银耳 12 克,鸡清汤 1500 毫升,料酒、胡椒适量。

【做法】将银耳用温水泡发、鸡汤倒入无油腻的锅内,入盐、料酒、胡椒烧开,然后放入银耳,上笼用大火蒸至银耳发软入味,取出加味精调味即可。饮汤食银耳。

【功效】益气利尿。适用于前列腺肥大。

韭菜烧河虾

【用料】韭菜 50 克,鲜活河虾 50 克。

【做法】洗净韭菜并切成小段,活河虾洗净待用;起油锅,韭菜与河虾同下锅,热炒,加黄酒、食盐、味精,装盘即可。

【功效】温补肾阳,行气利尿。

白茅根茶饮

【用料】白茅根 50 克。

【做法】白茅根洗净,切成小段,置锅中,加清水 500 毫升,急火煮沸 20 分钟,加白糖,分次饮用。

【功效】清热化湿通淋。

白藕甘蔗汁

【用料】鲜甘蔗、鲜藕各 500 克。

【做法】将甘蔗去皮,藕去节,分别切碎榨汁,二汁相合即成。分 3 次服完,每日 1 次。

【功效】清热止渴,滋津利水,凉血散瘀。适用于膀胱蕴热、小便短赤不利。

白米肉桂末粥

【用料】肉桂末 5 克,白米 60 克。

【做法】白米放入锅内煮粥,半熟时加入肉桂末熬熟即可。顿食,每日 1 次,连用 1 周。

【功效】适用于肾阳衰微型前列腺肥大。

补肾小肚

【用料】猪小肚(膀胱)1 个,肉苁蓉 30 克,淫羊藿、葱白各 15 克,盐、味精各适量。

【做法】将猪小肚洗净,切块;将肉苁蓉、淫羊藿用纱布包好。将葱白与上药共放砂锅内加清水适量,小火炖煮,待小肚烂即成。加食盐、味精调味即可。食肚喝汤,常食之。

【功效】温肾补虚利尿。适用于肾气亏虚、前列腺肥大、小便频作、排尿困难、无力等。

补肾核桃糖

【用料】核桃仁 500 克,白糖 500 克。

【做法】将白糖放入锅中,加水少许,小火煎熬至用铲挑起成丝状而不粘手时,停火,趁热加入麻油炸酥的核桃仁,调匀,倒盘中,待稍冷,压平切块即成。任意服食。

【功效】化瘀散结,通利水道。适用于尿道阻塞、点滴而下或时通时堵、小腹胀痛等症。

冬葵子益肾羹

【用料】羊肾 1 对,葱白、生姜各 10 克,冬葵子 500 克,盐、味精各适量。

【做法】将羊肾洗净,去筋膜,切细,加葱白、生姜、水适量煮熟,调入盐、味精,加炒香的冬葵子即成。任意服。

【功效】补肾通水。适用于肾气不充之癃闭。症见面色㿠白、腰膝酸软、小便不利等症。

坤草田螺汤

【用料】田螺 250 克,鲜嫩坤草(益母草)125 克,车前子 30 克,广木香 10 克。

【做法】将坤草切碎;田螺漂洗干净,去尾尖;车前子及广木香用布包好。诸药加水煎服,去药包。饮汤,食田螺肉及坤草。

【功效】清热化湿,行气通滞。适用于前列腺肥大属膀胱湿热者、小便频数、量少、短赤灼热、甚者小便不通等症。

山药胡桃车前糊

【用料】胡桃仁 30 克,山药 100 克,车前子 15 克。

【做法】将胡桃仁研碎;山药研细末,二末同加水调成稀糊,放入车前子共煮熟。每日服 2 次。

【功效】补肾健脾,通利小便。适用于前列腺肥大。

葱白煲麻雀

【用料】麻雀 10 只,葱白 5 根,黄酒 50 克,姜汁、酱油、盐、糖、味精各适量。

【做法】宰杀麻雀后去毛及内脏,用姜汁、酱油腌渍 10 分钟后放入六成热的油锅内翻炒,加黄酒、盐、水和捶碎的葱白段,用小火焖煮 40~60 分钟,起锅前加少许糖、味精,将汤汁收浓后即可。佐餐食用。

【功效】益肾利尿。可辅助治疗前列腺肥大、小便频数。

西瓜汁

【用料】西瓜 1 只。

【做法】西瓜洗净,切开,以瓜代食。

【功效】清热化湿。

橘葵葱白糖

【用料】葱白泥 20 克，橘红粉 50 克，炒葵冬子 500 克，白糖 500 克。

【做法】将白糖放锅中，加水少许，以小火煎熬至较稠厚，加入冬葵子、橘红粉、葱白泥调匀，再继续熬至用铲挑起，糖成丝状而不粘手时停火，趁热倒入瓷盘，待冷压平切块即可。亦可与糯米粉蒸熟作糕食。任意服食。

【功效】疏肝行气，通利小便，利水祛湿。适用于肝气郁滞、小便不通。症见胁腹胀满、烦躁易怒、苔薄或黄、舌红脉弦。

（七）睾丸肿痛

睾丸肿痛是以睾丸疼痛为主症的一种病症。急性期多见睾丸红肿疼痛，发热恶寒等；慢性患者则多见睾丸逐渐肿大，质地坚硬，疼痛较轻，日久不愈等。可见于现代医学的急性附睾丸炎、急性附睾炎、附睾睾丸炎等。中医称本病为"子痛"，"肾子痛"等。常见于慢性前列腺炎、精索静脉曲张、睾丸鞘膜积液、副睾炎等，以及一部分原因不明的睾丸疼痛。中医认为本病主要为寒凝肝脉，肝气郁结、湿热下注，气滞血瘀等因所致。本病的治疗应以温经散寒，清利湿热，疏肝理气，行气活血为主要原则。

茴香川楝子

【用料】川楝子、茴香、荔枝核、橘核、龙眼核各 15 克。

【做法】将上 5 味加水适量，滤渣取汁取。日服 1 次。

【功效】消坚化滞。适用于睾丸肿痛、偏坠。

茴香荔枝方

【用料】干荔枝（带核 30 克），小茴香 20 克。

【做法】将上 2 味以文火略炒，同研细末。分 3 次，每晚睡前用热黄酒调服 1 次。

【功效】消结破滞。适用于睾丸鞘膜积液。

三核小茴香汤

【用料】橄榄核（即青果核）、荔枝核、山楂核各等份，小茴香 20 克。

【做法】将 3 种核烧灰存性，研成细末。小茴香加水煮汤，用汤送下三核末。每天早晨空腹服 10 克，连服 5 日。

【功效】行气，消肿，止痛。适用于睾丸肿胀疼痛。

陈皮当归羊肉羹

【用料】羊肉 500 克,当归、白术、陈皮各 30 克,荜茇、炮姜各 15 克,盐、胡椒、料酒各适量。

【做法】将羊肉切块;当归、白术、陈皮、荜茇、炮姜共研为末,与羊肉同煮,加入料酒、胡椒煮至羊肉熟烂,加盐调味即可。任意服用。

【功效】行气,解寒,止痛。适用于睾丸疼痛,痛引少腹两胁、心腹冷痛、不欲饮食等症。

柑核金橘汤

【用料】红皮蒜 2 个,柑核 50 克,金橘 2 个,白糖 50 克。

【做法】将蒜去皮,切片,与柑核、金橘共煮汤 1 碗。温服,每日 3 次。

【功效】健脾去痰,疏肝止痛。适用于睾丸酸胀隐痛、阴囊发凉、附睾上有不规则硬结、子系增粗、上有串珠样结节、舌淡苔白、脉沉或弦。

海藻昆布煮黄豆

【用料】昆布 30 克,海藻 50 克,黄豆 60 克,盐或糖适量。

【做法】将昆布、海藻、黄豆加水适量,共煮至熟烂,加盐或糖服用。1 日内分 2 ~3 次服。

【功效】清热化痰,软坚散结。适用于睾丸肿大、阴囊内缓慢出现不规则硬结、囊皮微肿、全身可见低热、舌淡苔白等症。

山药桂圆甲鱼汤

【用料】山药 30 克,桂圆肉 20 克,甲鱼 1 只(约重 500 克),料酒、姜、盐各适量。

【做法】宰杀甲鱼后洗净并去肠杂,连壳带肉加水适量,与山药、桂圆肉,加料酒、姜清炖,至肉熟烂,加盐调味即可。食肉喝汤。

【功效】滋阴,养肝,化肿。适用于睾丸肿大、灼热疼痛、小便短赤、目红耳鸣、舌苔薄黄、脉弦数。

瓦楞子鸡肝

【用料】瓦楞子 3 克,鸡肝 1 具。

【做法】将瓦楞子研细末,与鸡肝拌匀,隔水蒸熟即可。每日 2 次。

【功效】消痰散瘀,软坚散结。适用于小儿睾丸酸胀隐痛、附睾上有缓慢逐渐增大的不规则硬结、饮食不佳、舌淡苔白、脉滑。

柚皮川芎醪糟

【用料】柚子皮（去白）、川芎、青木香各等份，醪糟、红糖适量。

【做法】将柚子皮、川芎、青木香捣末，过筛。每次煮红糖醪糟 1 碗，兑入药末 3~6 克。每日 2 次，温热服。

【功效】理气，化痰，止痛。适用于睾丸酸胀隐痛、阴囊较肿、能触摸到阴囊内有不规则硬结、腹部胀痛、喜温喜按、舌苔白、脉沉弦。

陈皮老丝瓜散

【用料】干老丝瓜 1 个，陈皮 10 克。

【做法】将干老丝瓜和陈皮同研成细末。开水送服，每次 10 克，日服 2 次。

【功效】理疝化肿。适用于睾丸肿痛及小肠疝气。

大枣橘核散

【用料】橘核、大枣（去核）等量。

【做法】将每 1 大枣内包 6 个橘核，放在炉边烘干为末。每次 9 克，早晚空腹黄酒送服。

【功效】消坚化瘀。适用于睾丸肿痛、偏坠等。

茴香橘核方

【用料】橘核、小茴香等量。

【做法】将橘核炒香研末；小茴香炒后研末，混合均匀。每次 5~10 克，于临睡前以热黄酒送服。

【功效】消坚化瘀。适用于睾丸肿痛。

橘梅汤

【用料】橘饼 1~2 个，梅花 6 克。

【做法】将梅花和橘饼同加水煮汤食用。每日 1 次。

【功效】疏肝理气，温胃化痰。适用于睾丸或附睾部出现边缘光滑、质软的不规则肿块、微痛、胸胁胀满、食欲减退、舌淡苔白、脉弦。

马鞭草蒸猪肝

【用料】鲜马鞭草 60 克，新鲜猪肝 100 克。

【做法】洗净马鞭草并切碎；猪肝洗净，切片，与马鞭草相间置瓷盘中，隔水蒸熟食。每日 1 次。

【功效】清热消毒，养血柔肝。适用于阴囊红肿热痛、甚者肿大如瓢、亮如水晶、坠胀疼痛、全身发热、口干饮冷、小便赤涩、舌红苔黄、脉数。

合欢蒸猪肝

【用料】干合欢花 10~12 克，猪肝 100~150 克，食盐少许。

【做法】将干合欢花放碟中，加清水适量泡浸 4~6 小时，再将猪肝切片，同放碟中，加盐少许，隔水蒸熟。食猪肝，1~2 日吃完。

【功效】养阴柔肝。适用于睾丸肿痛、阴囊红肿、小腹胀痛、胸胁胀痛、情绪暴躁、伴头晕耳鸣等症。

第十五章　常见病药膳养生

一、心、脑血管系统常见病药膳养生

心血管系统是一个封闭的管道系统,由心脏和血管组成。通过心脏节律性收缩与舒张,推动血液在血管中按照一定的方向不停地循环流动,称为血液循环。由于血液循环,血液的全部机能才能得以实现,并随时调整分配血量,以适应活动者的器官、组织的需要,从而保证了机体内环境的相对恒定和新陈代谢的正常进行。

脑由大脑、间脑、脑干和小脑组成,由无数的神经细胞和脑质细胞组成,脑细胞对缺氧十分敏感。脑血管系统疾病是由于本身血管发生病变或全身血液循环紊乱所造成的脑组织供血障碍。

心、脑血管系统疾病主要有冠心病、高血压、高血脂、慢性肺原性心脏病、心律失常等。

（一）冠心病药膳食方

冠心病是冠状动脉粥样硬化心脏病的简称。冠状动脉是供应心脏自身血液的小动脉,当其发生粥样硬化后,血管壁上可出现脂质沉着,产生粥样斑块,使动脉管腔狭窄,造成心肌供血不足,甚至可引起心肌缺血性坏死。其主要临床表现是心肌缺血缺氧而导致的心绞痛、心律失常,严重者可发生心肌梗塞,使心肌大面积坏死,危及生命。

冠心病是老年人最常见的疾病之一。随着人民生活水平的提高,冠心病的发病和死亡率还有逐年上升趋势,已成为影响人民健康和长寿的主要疾病。

在介绍冠心病的药膳时,根据临床一般分型把冠心病共分成8大类型。

心肝失调型冠心病

冠心病心肝失调的主要症状是心前区绞痛、心悸、气短、情志不舒、失眠多梦等症。能治疗冠心病心肝失调的中药有:川芎、天麻、酸枣仁、茯神、桑寄生、知母、炙甘草、菊花等。能制作的食物有猪肉、牛肉、羊肉、禽蛋、蔬菜、水果、海鲜及滋补心肝的一切食物。

妙香炒舌片

【配方】酸枣仁12克,猪舌1只,冬菇30克,黑木耳、淀粉各20克,葱10克,酱油、料酒各 10 毫升,植物油 50 毫升,姜、盐各 5 克。

【制作方法】

1.把酸枣仁烘干,研成细粉,猪舌洗净,用沸水焯透,刮去外层皮膜,切薄片。

2.黑木耳洗净,发透,去蒂根,撕成瓣状。葱切段,姜切丝。

3.把猪舌放碗内,放入酸枣仁粉、料酒、盐、酱油、淀粉、姜、葱各一半,加适量水调稠状,待用。

4.把炒锅放在中火上烧热,放入植物油,烧六成热时,放入姜、葱另一半爆香,再放入腌渍舌片,翻炒 2 分钟,放入黑木耳、冬菇,炒熟即成。

【食用方法】每日 1 次,每次吃猪舌 50 克,吃黑木耳。

【功用疗效】滋补肝肾,宁心安神。心肝失调、心悸多梦冠心病患者食用。

甘菊饮

【配方】菊花 6 克,甘草 3 克,白糖 30 克。

【制作方法】

1.把菊花洗净,去杂质,甘草洗净,切薄片。

2.把菊花、甘草放入锅内,加水 300 毫升,把锅置中火烧沸,改用文火煮 15 分钟,过滤,除去药渣,留汁。

3.在药汁内放入白糖拌匀即成。

【食用方法】代茶饮用。

【功用疗效】滋补心肝,理气明目。心肝失调之冠心病患者饮用。

陈皮参芪煲猪心

【配方】陈皮 3 克,党参、黄芪各 15 克,猪心 1 个,胡萝卜 100 克,植物油 30 毫升,料酒适量,盐 5 克,高汤 300 毫升。

【制作方法】

1.陈皮、党参、黄芪洗净,陈皮切 3 厘米见方的块,党参切片,黄芪切片。

2.胡萝卜切 4 厘米见方的块,猪心洗净,切成 3 厘米见方的块。

3.炒锅放植物油烧至六成热,放入猪心、胡萝卜、料酒、盐、党参、陈皮、黄芪,加高汤 300 毫升,烧沸,再用文火煲至浓即成。

【食用方法】每日 1 次,每次食猪心 30 克,胡萝卜 50 克,木耳随意食用。

【功用疗效】补心气,益气血,疏肝解郁。心肝失调之冠心病患者食用。

妙香茯神汤

【配方】酸枣仁 2 克,茯神 10 克,猪瘦肉 50 克,鸡蛋 1 个,菜胆 100 克,植物油 50 毫升,淀粉 20 克,酱油 10 毫升,葱 10 克,姜、盐各 5 克。

【制作方法】

1.把茯神、酸枣仁去杂质,猪瘦肉洗净,切片,菜胆洗净,切4厘米段,葱切花,姜切丝。

2.把茯神、酸枣仁放炖锅内,加水50毫升,用中火煎煮25分钟,去渣,留汁待用。

3.把猪肉放入碗内,放入淀粉、药汁、鸡蛋、盐、酱油、姜、葱,拌成稠状待用。

4.把炒锅放植物油烧至六成热,放入姜、葱爆香,放入上汤600毫升,烧沸,投入猪肉煮熟,放入菜胆,断生即成。

【食用方法】每日1次,佐餐食用。

【功用疗效】滋补气血,宁心安神,行气疏肝。心肝失调多梦之冠心病患者食用。

人参麦冬炖瘦肉

【配方】人参、麦冬各10克,五味子6克,猪瘦肉50克,冬菇30克,葱10克,姜、盐各5克,鸡汤600毫升。

【制作方法】

1.把人参洗净、润透、切外,麦冬洗净去心,五味子洗净。冬菇洗净,一切两半,姜拍松,葱切段。猪肉切4厘米见方的块。

2.把猪瘦肉放入炖锅内,放入冬菇、姜、葱、盐、人参、麦冬、五味子,注入600毫升鸡汤。

3.把炖锅置武火上烧沸,改用文火煮1小时即成。

【食用方法】每日1次,佐餐自用。

【功用疗效】活血清热,滋阴养心。心阴虚之冠心病患者食用。

天麻首乌炒肝心

【配方】天麻10克,何首乌15克,猪肝、猪心各50克,菜花100克,鸡蛋1个,植物油50毫升,鸡汤100毫升,淀粉20克,料酒10毫升,葱10克,姜5克。

【制作方法】

1.天麻、何首乌烘干,研成细粉;猪肝洗净,切片;猪心一切两半,除去血管,切片;菜花洗净,撕成大朵花;姜切丝,葱切段。

2.猪心片、肝片放入碗内,放入淀粉,打入鸡蛋,加一半姜、葱,注入少许鸡汤拌匀,待用。

3.炒锅放植物油武火烧至六成热,放入葱,姜爆香,放入猪肝、猪心片、料酒,放入首乌、天麻粉,炒匀,然后放入菜花和剩下的鸡汤,待菜花熟透即成。

【食用方法】每日1次,每次吃肝、心30克,随意食菜花。

【功用疗效】滋补肝心,宁心安神。心肝虚损之心脏病患者食用。

人参灵芝煲兔肉

【配方】人参、灵芝各 10 克,兔肉 100 克,料酒 10 毫升,葱 10 克,姜、盐各 5 克,植物油 30 毫升,上汤 400 毫升。

【制作方法】

1.人参润透切片,灵芝润透切片,兔肉洗净,切 3 厘米见方的块,葱切段,姜拍松。

2.人参、灵芝、兔肉放入碗内,放入料酒、盐拌匀,腌渍 30 分钟。

3.锅置中火上,放入植物油,烧六成热时,放入兔肉,加上汤 400 毫升,放入人参、灵芝片、姜、葱,用武火烧沸,文火煲 25 分钟即成。

【食用方法】每日 1 次,每次食兔肉 30 克,吃人参(灵芝可不吃弃去)。

【功用疗效】滋阴养心,补益气血,疏肝行气。心肝失调之冠心病患者食用。

百合玉竹粥

【配方】百合、玉竹各 20 克,粳米 100 克。

【制作方法】

1.百合洗净,撕成瓣状,玉竹切成 4 厘米段,粳米淘净。

2.百合、玉竹放入锅内,放入粳米,1 升水。

3.锅置武火上烧沸,用文火煮 45 分钟即成。

【食用方法】每日 1 次,当早餐食用。

【功用疗效】滋阴润燥,生津止渴。心肝失调之冠心病患者食用。

痰瘀内滞型冠心病

痰瘀内滞冠心病的主要症状是胸闷、心痛、咳唾痰涎、心悸头昏、失眠、苔腻、舌紫等症。

能制作此型药膳的中药有:丹参、桃仁、熟枣仁、赤芍、柏子仁、薤白、郁金、茯神、瓜蒌衣、桂枝、甘草、红枣、半夏、茯苓、五味子、淮山药和佛手等。

能制作药膳的食物有:黄豆、蒜、芥菜、粳米、玉米、水果、猪肉、牛肉、羊肉、鸽肉、鸭肉等。

淮山药萝卜粥

【配方】淮山药 12 克,白萝卜 100 克,粳米 50 克。

【制作方法】

1.萝卜洗净,切 3 厘米见方的块;粳米淘净;淮山药洗净,切片。

2.锅内倒入 1 升水,放入粳米、淮山药,置武火烧沸,改用文火煮 45 分钟即成。

【食用方法】每日 1 次,早餐食用。

【功用疗效】生津、祛痰、活血、化瘀。对痰瘀内滞型之冠心病患者。

川贝水晶梨

【配方】川贝 10 克,陈皮 3 克,水晶梨 2 个,糯米、冰糖各 20 克。

【制作方法】

1.梨从蒂下 1/3 处切下,当盖,挖去梨心。川贝研成细粉,陈皮切丝,糯米蒸熟。冰糖打成屑。

2.糯米饭、冰糖、川贝粉、陈皮丝装入水晶梨内,放入水在蒸杯内(约 150 毫升水)。

3.盛梨的蒸杯置武火上蒸 45 分钟即成。

【食用方法】每天 1 次,每次食梨 1 个,喝汤。

【功用疗效】润肺化痰、行气活血。痰瘀内滞型冠心病患者食用。

杏仁薤白雪蛤羹

【配方】杏仁 12 克,薤白 10 克,雪蛤 5 克,冰糖 20 克。

【制作方法】

1.杏仁、薤白放入盆内洗净;雪蛤膏用温水发透,除筋膜和黑仔;冰糖打碎。

2.雪蛤、杏仁、薤白、冰糖同放蒸杯内,加 150 毫升水。

3.蒸杯置蒸笼内,用武火蒸 45 分钟即成。

【食用方法】每 2 日 1 次,每次 1 杯。

【功用疗效】滋阴补血,止咳化痰。痰瘀型冠心病患者食用。

瓜蒌半夏蒸乳鸽

【配方】瓜蒌 10 克,半夏 6 克,薤白 10 克,乳鸽 1 只,鸡汤 300 毫升,料酒 10 毫升,葱 10 克,姜、盐各 5 克。

【制作方法】

1.瓜蒌、半夏、薤白洗净,放入炖锅内,加水 50 毫升,在中火上煮沸 25 分钟,去药渣留汁,待用。

2.乳鸽宰杀后,去毛及内脏和爪,姜拍松,葱切段。

3.乳鸽放入蒸杯内,放入料酒、盐、葱、姜、药汁和鸡汤。

4.乳鸽蒸杯置蒸笼内,用武火熬 35 分钟即成。

【食用方法】每 3 日食 1 只,喝汤。

【功用疗效】活血化瘀,祛痰通络。痰瘀内滞型冠心病患行食用。

川贝雪梨粥

【配方】川贝 13 克,雪梨 1 只,粳米 50 克。

【制作方法】

1.川贝洗净,去杂质。雪梨洗净,去皮和核,切成 1 厘米见方的小块,粳米淘净。

2.粳米、川贝、梨放入锅内,加水 500 毫升。

3.锅置武火上,用武火烧沸,用文火再煮 40 分钟即成。

【食用方法】每天 1 次,当早餐食用。

【功用疗效】清热止渴,祛痰化瘀。痰瘀型冠心病者食用。

党参佛手猪心汤

【配方】党参 15 克,佛手 10 克,猪心 1 个,菜胆 100 克,料酒 10 毫升,植物油 30 毫升,葱 10 克,姜、盐各 5 克,上汤 500 毫升。

【制作方法】

1.把党参润透切片,佛手切片,猪心洗净,切片,姜拍松,葱切段,菜胆洗净,切 4 厘米长的段。

2.炒锅放植物油烧至六成热,放入姜、葱炒香,放入上汤 500 毫升。烧沸,放入猪心、党参、佛手、料酒、盐,煮 15 分钟,放入菜胆烧沸煮 3 分钟即成。

【食用方法】每日 1 次,每次食猪心 20 克,吃菜胆,喝汤。

【功用疗效】宜痹通阳,化痰祛淤。痰瘀型冠心病患者食用。

丹参川贝炖鸡

【配方】川贝 10 克,丹参 10 克,鸡肉 200 克,冬菇 20 克,料酒 10 毫升,葱 10 克,姜、盐各 5 克,上汤 400 毫升。

【制作方法】

1.把鸡肉洗净,切 4 厘米见方块;冬菇润透,洗净,切成两半;丹参润透,切 3 厘米长的段;姜拍松;葱切段。

2.把鸡肉、丹参、川贝、冬菇、料酒、盐、姜、葱放入锅内,倒入 400 毫升上汤,用武火烧沸,文火煮 1 小时即成。

【食用方法】每日 1 次,每次食鸡肉 30 克,喝汤。

【功用疗效】活血通阳,止咳祛淤,痰瘀型冠心病患者食用。

川贝丹参鱼翅

【配方】川贝 10 克,丹参 10 克,鱼翅 50 克,菜胆 100 克,火腿 50 克,鸡汤 300

毫升,盐5克。

【制作方法】

1.川贝研成细粉,丹参润透切片,鱼翅发透撕成丝,菜胆洗净,切4厘米的段,火腿切薄片。

2.鱼翅、川贝、丹参片、菜胆、火腿、盐、鸡汤同放蒸杯内。

3.把蒸杯置武火,蒸35分钟即成。

【食用方法】每日1次,每次食1/2。

【功用疗效】活血祛瘀,化痰止咳,痰瘀型冠心病患者食用。

萝卜子白糖饮

【配方】萝卜子15克,白糖30克。

【制作方法】

1.把萝卜子洗净,放入炖锅内,加200毫升水。

2.把炖锅置武火烧沸,用文火煮25分钟,滤去萝卜子,留汁。

3.在莱菔子汁内放入白糖拌匀即成。

【食用方法】代茶饮用。

【功用疗效】化痰祛淤。痰瘀型冠心病患者饮用。

瘀阻心络型冠心病

本型病症主要表现为心胸剧痛如刺如绞,痛有定处,胸闷心悸,舌暗红、紫暗或有瘀斑,脉弦涩或结代等,能制作药膳的中药有:丹参、红花、延胡索,当归、郁金、降香、田七、沉香、琥珀等。能制作药膳的食物有:禽、蛋、蔬菜、水菜、海鲜、肉类。

丹参红花白糖饮

【配方】丹参、红花各9克,田七、沉香、琥珀各3克(另包),白糖15克。

【制作方法】

1.丹参洗净,切片;红花洗净,放入炖锅内,加100毫升水;田七、沉香、琥珀打成细粉。

2.丹参、红花炖锅放中火上烧沸,用文火煎煮25分钟,滗出汁液,再加水50毫升,煎20分钟,除去药渣,将二次药液合并,放入白糖拌匀。

3.田七、沉香、琥珀粉混匀与药液同服。

【食用方法】每日2次,早晚服用,一剂分两次服完。

【功用疗效】活血化瘀,补养肝肾。对瘀阻心络型冠心病患者。

红花丹参蒸鱼翅

【配方】红花、桃仁、川芎各3克,丹参6克,鱼翅、火腿各50克,菜胆100克,料酒、葱、姜、盐、鸡汤各适量。

【制作方法】

1.把红花、丹参、桃仁、川芎分别洗净,装入蒸杯内,加水50毫升,上笼蒸1小时,取出去渣,留药液待用。

2.鱼翅发透,撕成丝状;火腿切成片;菜胆洗净,切成段;姜拍松,葱切段。

3.把药汁液、鱼翅、料酒、姜、葱、盐、菜胆、火腿同放蒸杯内,再放入鸡汤适量,用武火、大汽蒸30分钟即成。

【食用方法】每日2次,每次服用1/2,一天服完。佐餐食用或单服。

【功用疗效】活血化瘀滋补气血。对心血瘀滞型心脏疾病患者食用。

【注意事项】孕妇忌服。

【解析】本品以活血化瘀丹参、红花、桃仁为主药,佐以川芎活血行气,祛风止痛。放入营养丰富之鱼翅、菜胆,加调料烹制为美味药膳。本药膳红色、绿色、金黄色呈现盘中,色香味形俱全,味美可口。有"药借食力,食助药威"的效果。

桃仁旋覆花鸡

【配方】桃仁10克,旋覆花、田七各5克,沉香4克,鸡1只,青葱5根,料酒、姜、盐、上汤各适量。

【制作方法】

1.把桃仁去皮尖,旋覆花洗净,沉香打粉,青葱切段,田七打粉,共装入纱布袋中。

2.鸡宰杀后,去毛、内脏及爪,洗净;姜切丝,葱切段。

3.将鸡放在蒸盆内,用盐、料酒抹在鸡身上,把桃仁、旋覆花、葱、沉香、田七、姜放入鸡腹内,放入上汤1升。

4.把盛鸡的蒸盆置蒸笼内,蒸1小时即成。

【食用方法】每日1次,每次食鸡肉50克,喝汤。

【功用疗效】滋补气血,活血化瘀。适于心气不足、气血瘀滞型心脏疾病患者食用。

【注意事项】孕妇忌服。

【解析】本方以桃仁破血行瘀为主药,佐以活血化瘀之田七、旋覆花、沉香,再放入营养丰富的鸡肉、辅料、调料,烹成美味药膳佳肴。此款药膳,可以充分发挥滋补气血,活血化瘀功效。

田七红花蒸乳鸽

【配方】田七、红花各5克,乳鸽1只,菜胆、料酒、盐、葱、姜、酱油、红糖、鸡汤各适量。

【制作方法】

1.把田七打成细粉,红花洗净;乳鸽宰杀后去毛、内脏及爪;姜切丝,葱切段,菜胆切成段。

2.把乳鸽放入蒸杯内,放入料酒、酱油、红糖、姜、葱、盐腌渍30分钟,放入田七、红花、菜胆,放入鸡汤200毫升。

3.把蒸杯置蒸笼内,用武火、大汽蒸约50分钟即成。

【食用方法】每日1次,每次吃半只乳鸽,喝汤食菜胆。佐餐或单食。

【功用疗效】活血化瘀,滋补气血。适于气血瘀滞型心脏疾病患者食用。

【注意事项】孕妇忌服。

【解析】田七,又名三七,性味甘、微苦、温,归肝、胃经。具有化瘀止血,活血止痛功效。佐以破血化瘀之红花,再加以益气补肝之乳鸽同烹,共奏活血化瘀兼补气行血之效,食用后,对多种心脏疾病有较好疗效。这道药膳对心脏有补益用途,经常佐餐极妙。

二红粥

【配方】红花5克,红枣10颗,粳米100克,红糖20克。

【制作方法】

1.把红花洗净,红枣洗净,去核,粳米淘净。

2.把粳米、红花、红枣、红糖同放砂锅内,加水1升,如常规将粥煲熟即成。

【食用方法】每日1次,每次食用50克。早餐食用。

【功用疗效】益气活血。适于轻症气虚血瘀型心脏疾病患者食用。

【注意事项】孕妇忌服。

【解析】本方以活血化瘀之红花为主药,佐以补中益气之红枣,再放入性温之红糖,可以增强活血化瘀疗效,同时也起调味作用。粳米健脾养胃。四者煮成粥,对患有心脏疾病的人士可发挥一定的补气活血之功,可作正餐食用,早餐食用尤佳。

橘络红花燕窝汤

【配方】橘络10克,红花、丹参各6克,燕窝10克,红枣6颗,红糖10克,鸡汤150毫升。

【制作方法】

1.把燕窝用温热水发透,用镊子夹去燕毛;红枣去核;丹参切片;橘络洗净。

2.将燕窝、橘络、红花、丹参、红枣放入蒸杯内,同时放入红糖,加鸡汤150毫升。

3.把蒸杯置蒸笼内,用武火大汽蒸30分钟即成。

【食用方法】每日1次,每次1杯。

【功用疗效】活血化瘀,滋阴养颜。较适于瘀阻心络型冠心病患者食用。

【注意事项】孕妇忌服。

【解析】橘络,又名橘丝,性味苦,平,入肝、肾经、具有理气,止痛作用。红花、丹参为活血化瘀之品,放入名贵中药燕窝,滋阴润肺;红枣补益中气。此汤对多种心脏疾病都有补益作用。由于燕窝价格昂贵,方中燕窝用银耳亦可。

红花鱼头豆腐汤

【配方】红花6克,鱼头(肥大者)1个,豆腐、白菜各200克,料酒、盐、姜、葱、鸡汤各适量。

【制作方法】

1.把鱼头洗净,去鳃;红花洗净,豆腐切成块;白菜洗净,切成段;姜拍松,葱切段。

2.把鱼头放炖锅内,放入红花、豆腐、白菜、料酒、盐、葱、姜,放入1升鸡汤。

3.把炖锅置武火上烧沸,再用文火炖煮50分钟即成。

【食用方法】每日1次,分两次服完。佐餐服用。

【功用疗效】化瘀,通络。适于轻症的气血瘀滞型心脏疾病患者食用。

【注意事项】孕妇忌服。

【解析】红花味辛,温,归心、肝经,能活血散瘀。鱼头有补脑益智之功。二者放入豆腐、白菜和调料共烹,不仅营养丰富,且可以充分发挥化瘀、通络、补脑之功效。适宜心脏虚损者及正常人四季食用。

紫河车蒸鸽蛋

【配方】紫河车、党参各10克,红枣7颗,鸽蛋10个,盐、姜、葱、料酒、鸡汤各适量。

【制作方法】

1.紫河车烘干,打成细粉;红枣去核;党参切片;鸽蛋煮熟去壳;葱切花,姜切丝。

2.把去壳鸽蛋、紫河车粉、红枣、党参、姜、盐、葱、料酒放入蒸杯内,放入鸡汤200毫升。

3.把蒸杯置武火、大汽蒸笼内,蒸30分钟即成。

【食用方法】每日1次,每次吃鸽蛋4个,喝汤、吃红枣、党参。

【功用疗效】补气血,祛淤阻。适于淤阻心络型冠心病患者食用。

【注意事项】阴虚火旺者不宜多服。

【解析】紫河车又名胎盘。性味甘、咸,温。归肺、肝,肾经。具有补气,养血,益精之功效。佐以补中益气之党参、红枣,放入营养丰富之鸽蛋,可以充分发挥补气血之功效。本品亦是通用的补益心脏之品。

野山人参炖鲍翅

【配方】野山人参3克,红花、桃仁、红枣各6颗,鲍鱼50克,鱼翅50克,冬菇、菜胆、鸡汤、料酒、葱、姜、盐各适量。

【制作方法】

1.把野山人参润透,切片;桃仁去皮尖,红枣去核,红花洗净。

2.鱼翅发透,撕丝;鲍鱼切成薄片;冬菇发透,一切两半;菜胆洗净,切段;姜切丝,葱切段。

3.把鱼翅、鲍鱼放入蒸杯内,放入料酒、盐、姜、葱,腌渍30分钟,放入冬菇、菜胆、野山人参、红花、桃仁、红枣,放入鸡汤200毫升。

4.把蒸杯置蒸笼内,用武火、大汽蒸40分钟即成。

【食用方法】每日1次,每次吃1/2,吃鱼翅、鲍鱼、菜胆,喝汤。佐餐食用。

【功用疗效】化瘀阻,通经络,养气血。适于气血不足、心络瘀阻型心脏疾病患者食用。

【注意事项】实证、热证忌服。

【解析】野山人参,即野参,味甘、微苦,温,归脾、肺经,能大补元气。《神农本草经》谓人参"主补五脏,安精神,止惊悸,除邪气,明目,开心益智。"因此人参是补益五脏之要药。红花辛温,桃仁苦平,均有活血散瘀之功。红枣既是药物,又是食物,性甘而温,能补中益气。此外,鲍鱼、鱼翅均为海鲜,有较好的温补精元之功,且营养丰富。在服人参时,用砂锅烹煮,可防止发生化学变化,古人早有明训。《月池人参传》:"忌铁器"。

不过,人参虽好,但不宜多用,一般用量为5～15克。多服后,轻者不适,重者流鼻血,甚至危及生命。

橘络红花炖蹄筋

【配方】橘络15克,红花6克,猪蹄筋300克,料酒、盐、味精、胡椒粉、姜、葱各适量。

【制作方法】

1.将猪蹄筋用温水发胀,切成段;橘络、红花洗净,去杂质;姜切片,葱切段。

2.将猪蹄筋、红花、橘络、料酒、姜、葱同放炖锅内,加水适量,置武火上烧沸,再用文火炖煮1小时,放入盐、味精、胡椒粉,搅匀即成。

【食用方法】每日1次,佐餐食用。

【功用疗效】化瘀通络。适于心络瘀阻型心脏疾病患者食用。

【注意事项】孕妇忌服。

【解析】橘络味苦,平,无毒,归肝、肾经,能通络,理气。红花活血化瘀。二药与猪蹄筋共烹,可起到通络化瘀作用。《本草求原》说橘络:"通经络,舒气,化痰,燥胃去秽,和血脉"。故橘络与猪蹄制作药膳,是"以形补形",即用二者之筋,补益人体经络。本方对瘀阻心络型患者有较好疗效,对正常人亦有补心作用。

丹参红花粥

【配方】丹参 10 克,红花 5 克,粳米 150 克,白糖 25 克。

【制作方法】

1.将丹参润透,切成薄片;红花洗净,去杂质;粳米淘净。

2.将粳米、丹参、红花同放砂锅内,加水适量,置武火上烧沸,改用文火煮 30 分钟,放入白糖即成。

【食用方法】每日 1 次,正餐食用。

【功用疗效】活血,化瘀,通络。适于轻症气血瘀滞型心脏疾病患者食用。

【注意事项】阴虚火旺、上盛下虚及气弱者不宜长期服用。

【解析】丹参味苦,微寒,归心、心包、肝经,有活血化瘀功效。红花也有活血化瘀作用。二药与健脾养胃之粳米同煮成粥,再用白糖调味,此粥味甘美可口,对冠心病与心脏疾病患者十分有益。

血虚寒闭型冠心病

本型冠心病遇寒疼痛,气短心悸,面白自汗,手足不温,形寒怕冷,神倦乏力,头昏,失眠健忘,舌淡苔薄白,脉细紧。能制此型药膳的中药有:当归、桂枝、蒲黄、五灵脂、赤芍、炙甘草、细辛、通草、红枣、茯苓、远志、菖蒲、党参等。能制作药膳的食物有:鸡、蛋、羊肉、猪肉、姜、葱、白米、海鲜、蔬菜、水果等。

参枣茶

【配方】红参、桂枝各 6 克,甘草、当归各 3 克,红枣 6 颗,红糖 20 克。

【制作方法】

1.把红枣去核,红参切片,甘草切片,桂枝洗净,把桂枝、甘草用纱布袋包装扎口。

2.药袋、红参、红枣、当归同放炖锅内,加水 200 毫升,用中火烧沸,文火煎煮 40 分钟。

3.除去药包,留红枣、红参、当归和药汁,放入红糖拌匀即成。

【食用方法】每日 3 次,每次服 1/3。

【功用疗效】祛寒补血。血虚寒闭型冠心病患者食用。

桂枝人参粥

【配方】桂枝、红参各6克,当归2克,甘草3克,红枣6颗,粳米100克,红糖20克。

【制作方法】

1.桂枝、当归、甘草放入炖锅内,加水50毫升,用中火煮25分钟,除去药渣,留汁,待用。

2.红参切片,红枣去核,放入电饭煲内。粳米淘净,同药汁一同放入电饭煲内,再加水1.2升,把粥煲熟,放入红糖拌匀即成。

【食用方法】每日1次,当早餐食用。

【功用疗效】祛寒补血,宜痹通阳。血虚寒闭型冠心病患者食用。

姜葱滑鸡煲

【配方】当归、肉桂各6克,红枣6颗,鸡肉200克,火腿50克,冬菇20克,胡萝卜50克,鸡汤300毫升,酱油10毫升,葱、姜各10克,盐5克,植物油50毫升。

【制作方法】

1.当归洗净,肉桂洗净,红枣洗净去核。鸡肉切成4厘米的块,火腿也切4厘米见方的块,胡萝卜切4厘米见方的块,姜拍松,葱切段,冬菇洗净,一切两半。

2.炒锅放植物油武火烧至六成热,放入姜、葱、爆香,放入鸡肉、冬菇、当归、肉桂、红枣、胡萝卜、火腿、酱油、盐,炒匀,放入鸡汤,用文火煲至稠浓即成。

【食用方法】每日1次,佐餐食用,每次吃鸡肉50克,随意食冬菇、胡萝卜,红枣和当归。

【功用疗效】补气血,祛寒闭。血虚寒闭型冠心病患者食用。

红枣桂枝炖牛肉

【配方】红枣10颗,桂枝20克,牛肉300克,胡萝卜200克,料酒、葱、姜、盐、上汤各适量。

【制作方法】

1.把红枣洗净去核,桂枝洗净;牛肉洗净,切成块;胡萝卜洗净,也切成块;姜拍松,葱切段。

2.把牛肉、红枣、桂枝、胡萝卜、料酒、葱、姜、盐放入炖锅内,放入上汤1升。

3.把炖锅置武火上烧沸,再用文火炖煮1小时即成。

【食用方法】每日1次,每次食牛肉,喝汤吃萝卜。佐餐食用。

【功用疗效】宣痹通阳,祛寒补血。较适于血虚寒闭型冠心病患者食用。

【注意事项】阴虚火旺者不宜多服。

【解析】桂枝辛、甘、温,归膀胱、心、肺经,能温经通脉。红枣即红枣,味甘、温,有补脾和胃,益气生津功效。二药与甘、平,益气血,强筋骨之牛肉共烹,可增强此道药膳祛寒补血,温经通阳功效。对血虚寒闭型冠心病有益。亦对正常人有补心作用。

姜当归羊肉汤

【配方】当归15克,姜30克,羊肉300克,料酒、葱、盐各适量。

【制作方法】

1.把羊肉洗净,切成块;当归洗净,切片;姜洗净,切片。

2.把羊肉、姜、当归、料酒、葱、盐放入炖锅内,加2升水;用武火烧沸,再用文火炖煮1小时即成。

【食用方法】每日1次,食羊肉,喝汤。

【功用疗效】祛寒宣痹,滋补气血。适于血虚寒闭型冠心病患者食用。

【注意事项】内有宿热者不宜多服。

【解析】本方为张仲景创建,是一古老食疗方。张氏在为体弱患者治病时,先使用姜、当归温胃补血,虽长时间服用,但病情无好转,之后他用甘、温而有益气补虚,温中暖下之羊肉与姜、当归同烹,患者服用后,病愈体壮。后来张氏总结说,草木不及,必须用血肉有情之品。所谓血肉有情之品,即羊肉也。本药膳对血虚寒闭型冠心病有较好疗效。亦对正常人心脏有补益作用。

附片羊肉汤

【配方】制附片10克,羊肉200克,姜、葱、胡椒粉、盐各适量。

【制作方法】

1.将制附片用纱布袋装上,扎口,先煮1小时,待用。

2.羊肉用水洗净,入沸水锅,加姜、葱一半,焯至断红色,捞出切成块;再入水中浸漂去血水,骨头拍破;姜拍松,葱切段。

3.把锅注入水置于武火上,放入姜、葱、胡椒粉、羊肉,再投入制附片药袋和药液,先用武火加热30分钟,再改用文火炖煮1小时,加盐即成。

【食用方法】每日1次,吃羊肉,喝汤。

【功用疗效】温脾胃,补气血,温肾助阳,逐寒止痛。适于血虚寒闭型冠心病患者食用。

【注意事项】阴虚阳盛,真热假寒者及孕妇禁服。

【解析】本方是"姜当归羊肉汤"变化而来。附片味辛、甘、热,有毒,归心、脾、肾经,有回阳补火,散寒除湿之功效。对阴盛格阳,大汗亡阳,吐利厥逆,心腹冷痛,脾泄冷痢均有较好疗效。《纲目》曰:"治三阴伤寒,阴毒寒疝,中寒中风,痰厥气厥"。附片与甘温、温中补虚之羊肉同食,对冠心病有较好的疗效,其他虚寒型心脏疾病患者亦可服用。

附片因含乌头碱而有毒。为了食用安全,必须在药店购买炮制过的附片,在烹饪前,先将附片煮1~2小时,再与羊肉同烹,食用时只喝汤、吃羊肉,附片弃之不食。要切记,用量不能超过配方量,否则有中毒危险。

党参当归虾球煲

【配方】党参、当归各10克,虾仁200克,粉丝50克,鸡蛋、菜胆、酱油、胡椒粉、盐、鸡汤各适量,淀粉30克。

【制作方法】

1.把党参、当归烘干,打成细粉;虾仁洗净,剁碎成泥;菜胆洗净,切成段。

2.把虾仁泥、党参粉、当归粉、盐、酱油、淀粉放入盆内,打入鸡蛋,拌成稠泥状,制成丸子。

3.把锅置炉上,放入鸡汤、粉丝,烧沸后放入虾球、菜胆、胡椒粉,煮熟即成。

【食用方法】每日1次,每次食虾球30克,喝汤。

【功用疗效】补气祛寒。适于气血虚寒型心脏疾病患者食用。

【注意事项】阴虚火旺者不宜多服。

【解析】党参味甘,平,归"手、足太阴经气分"(《得配本草》),能补中益气。当归为补血之要药。二药与甘温、补肾壮阳之虾球同烹,可以充分发挥补气祛寒壮阳之功效。这道药膳心脏病阳痿患者食用尤佳。对正常人亦可供冬季温补。

桂香卤牛肉

【配方】肉桂3克,丁香1克,草果1颗,八角2个,牛肉1000克,红糖、植物油、鸡汤、盐、姜、葱各适量。

【制作方法】

1.把锅烧热,放入植物油,烧至六成热时,放入葱、姜、红糖、盐和鸡汤,随即放入肉桂、丁香、八角、草果,用武火烧沸,煮30分钟,有香气为度。

2.把牛肉洗净,切大块,放入锅内卤汁中文火卤制2小时即成。

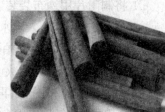

肉桂

【食用方法】每日1次,食牛肉。佐餐食用。

【功用疗效】温肾养血,祛寒止痛。较适于血虚寒闭型冠心病患者食用。

【注意事项】阴虚火旺者及孕妇忌服。

【解析】肉桂味辛、甘、热,归肾、脾、膀胱经,有补元阳,暖脾胃,通血脉的功效。丁香、八角、草果既是药物又是调味料,均有祛寒止痛功效。四药与甘温,补气血,

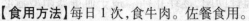

国学经典文库

中华食疗大全

· 常见病药膳养生 ·

图文珍藏版

强筋骨之牛肉同烹,可以充分发挥温阳祛寒之功效。本药膳香味浓烈,食之可口,是补心之美食。四季皆宜。

桂枝乳鸽

【配方】桂枝 6 克,甘草 3 克,红枣 20 颗,乳鸽 2 只,姜 20 克,料酒、盐、胡椒粉、葱、酱油、鸡汤各适量。

【制作方法】

1.把乳鸽宰杀后,用沸水焯一下捞起,去毛、内脏及爪,抹上盐、料酒、酱油、胡椒粉,腌渍 30 分钟,待用。

2.将乳鸽放入蒸盆内,放入鸡汤,放入桂枝、姜、葱、甘草、红枣,入蒸笼内蒸 50 分钟即成。

【食用方法】每日 1 次,吃半只乳鸽,喝汤。

【功用疗效】祛寒补血。适于血虚有寒型的心脏疾病患者食用。

【注意事项】阴虚火旺者不宜多服。

【解析】桂枝味辛、甘、温,归膀胱、心、肺经,能发汗解肌,温经通脉。红枣温补气血、甘草能和中缓急,润肺,解毒。三药与益精,补气,祛风之乳鸽共烹,可以充分发挥祛寒补血功效。因《药性论》谓桂枝能"补益五脏",故此药膳也能温补五脏,四季皆可食用,但以秋冬天气寒凉时服为佳。

姜当归狗肉煲

【配方】当归 15 克,狗肉 500 克,姜 15 克,料酒、葱、盐、味精、胡椒粉各适量。

【制作方法】

1.将狗肉用水反复清洗干净,切成块;姜洗净,切薄片;当归润透,切薄片;葱切段。

2.将狗肉、姜、葱、当归、料酒同放炖锅内,加水置武火上烧沸,再用文火炖煮 45 分钟,放入盐、味精、胡椒粉搅匀即成。

【食用方法】每日 1 次,佐餐食用。

【功用疗效】补气血,祛寒湿。适于气血虚寒型心脏疾病等多种疾病患者食用。

【注意事项】无特殊宜忌。

【解析】本方从"姜当归羊肉汤"变化而来,方中将羊肉变用为狗肉。狗肉味咸、酸、温。有补中益气,温肾助阳功效。姜、当归与狗肉同烹,可以充分发挥狗肉补气血,祛寒温阳功效。本药膳不仅对气血虚寒型冠心病患者疗效较好,而且也适宜正常人冬季温补心脏之用。

(二)高血压病的药膳食方

高血压是指在静息状态下动脉收缩压或舒张压增高(≥140/90mmHg),常伴有脂肪和糖代谢紊乱以及心脑、肾和视网膜等器官功能性或器质性改变,以器官重塑为特征的全身性疾病,休息 5 分钟以上,2 次以上非同日测得的血压 ≥140/90mmHg 可以诊断为高血压。临床上很多高血压病人特别是肥胖型常伴有糖尿病,而糖尿病患者也较多的患有高血压。

高血压病除动脉血压增高的体征外,常有头晕、头痛、眼花、耳鸣、心悸、胸闷、失眠、乏力等症状,据此中医学将其归属于"眩晕""头痛"诸病症中。常见的症候类型有:肝阳上亢型、风痰上逆型、气虚湿阻型、肾阴亏损虚、肝肾阴虚型、肾阳虚损型、阴阳两虚型等。以下分别是针对这七种不同证候类型所列出的药膳食方,以供参考借鉴。

肝阳上亢型高血压病

高血压病肝阳上亢型常见头痛、眩晕、面红、目赤、口苦、烦躁、便秘、尿赤、舌红、苔黄、脉弦滑数等。多由情志忧郁惊怒、肝气不舒、气机上逆所致,可见于高血压病Ⅰ、Ⅱ期,体质尚壮实的患者。常用的药膳药物有天麻、牡蛎、石决明、珍珠母、菊花、牛膝、白蒺藜、白芍、豨莶草、地龙等。能制作此类药膳的食物有粳米、麦粉、禽蛋、猪肉、鱼类、黄豆、豆腐、蔬菜、龟肉、燕窝、鱼翅、鲍鱼等。

天麻甲鱼汤

【配方】天麻 20 克,牡蛎粉 12 克,甲鱼 1 只,小白菜 100 克,鸡汤适量,料酒 10 毫升,葱、姜各 5 克,盐、胡椒粉各 2 克。

【制作方法】

1.天麻润透,切成薄片;甲鱼宰杀后去内脏,洗净;小白菜洗净。

2.将甲鱼放入炖锅内,放入鸡汤、天麻,放入姜、葱和牡蛎粉,烧沸,改用文火煮60 分钟,放入小白菜,烧沸,调入料酒、盐,搅匀,撒上胡椒粉即成。

【食用方法】佐餐,适量食用。

【功用疗效】平肝潜阳,降压止痛。对高血压症肝阳上亢型患者食用。

【注意事项】正常人均可食用,四季皆宜。

天麻蒸鹌鹑

【配方】天麻 12 克,鹌鹑 2 只,料酒 10 毫升,葱 10 克,姜 5 克,盐 2 克,鸡汤适量。

【制作方法】

1.天麻用淘米水浸泡 3 小时,切片;鹌鹑宰杀后除去毛、内脏及爪,入沸水锅中汆去血水;姜去皮,切片;葱洗净,切花。

2.将料酒、盐抹在鹌鹑上,将鹌鹑放入蒸杯内,放入鸡汤,放入姜片、葱花和天麻片。

3.蒸杯置蒸笼内,用武火大汽蒸 2 小时即成。

【食用方法】佐餐,适量食用。

【功用疗效】平肝熄风,定惊潜阳。对高血压症肝阳上亢型患者食用。天麻能改善大脑皮质的功能状态,明显降低血管和冠状血管的阻力。

【注意事项】正常人均可食用,四季皆宜。

玉米须炖金钱龟

【配方】玉米须 50 克,金钱龟 1 只,料酒 10 毫升,葱 10 克,姜 5 克,盐 3 克,鸡精 2 克。

【制作方法】

1.玉米须洗净,装入纱布袋内,扎紧口;金钱龟宰杀后去头、爪和内脏,放入沸水锅中汆去血水;姜去皮,切片;葱洗净,去头。

2.将金钱龟和纱布袋一同放入炖锅内,放入姜、葱、料酒、水、盐、鸡精,置武火上烧沸,再用文火炖 3 小时,即可食用。

【食用方法】佐餐,适量食用。

【功用疗效】养阴潜阳,平肝降压。对高血压症肝阳上亢型患者食用。

【注意事项】便溏者忌食。

牡蛎煲花枝

【配方】牡蛎 10 克,花枝(鲜墨鱼)200 克,西芹 100 克,鸡蛋 1 个,淀粉 20 克,鸡汤 200 毫升,花生油 250 毫升,葱 10 克,姜 5 克,盐、味精各 2 克。

【制作方法】

1.牡蛎研粉;花枝洗净,切成 4 厘米见方的块;西芹洗净,切成 3 厘米长的段;姜去皮,切片;葱洗净,切段。

2.花枝放在碗中,打入鸡蛋清,放入淀粉、牡蛎粉、盐拌成糊状。

3.炒锅放花生油武火烧至六成热,烧三成热时,下花枝滑透,并立即捞起,沥油。

4.炒锅留适量油重置火上,放入葱、姜爆香,放入西芹炒熟,随即放入滑过油的花枝,掺入鸡汤,调入盐、味精,倒入煲锅内煲 15 分钟即成。

【食用方法】佐餐,适量食用。

【功用疗效】滋阴补血,平肝熄风,降低血压。对高血压症肝阳上亢型患者食用。

【注意事项】脾胃虚寒者忌食。

菊花炒鸭片

【配方】鲜菊花 30 克,鸭脯肉 300 克,鸡蛋 3 个,水淀粉 30 克,淀粉 20 克,鸡汤适量,料酒10毫升,香油3毫升,葱10克,姜5克,盐3克,白糖、胡椒粉各2克,花生油1升。

【制作方法】

1.菊花用水中洗,放冷水中漂净;鸭脯肉去皮,切成薄片;姜去皮,切片;葱洗净,切段。

2.鸭脯肉放入碗内,打入蛋清,加盐、料酒、胡椒粉、淀粉,调匀上浆;另用一碗放入盐、白糖、鸡汤、胡椒粉、水淀粉、香油调成芡汁。

3.炒锅烧热,放入花生油,烧三成热时,放入鸭脯肉滑透,起锅,原锅留15毫升油,下葱、姜爆香,放鸭脯肉入锅,烹入料酒炒匀,把调好的芡汁搅匀倒入锅中,撒入菊花瓣,翻炒均匀即成。

【食用方法】佐餐,适量食用。

【功用疗效】补养五脏,祛风明目,降压止痛。对高血压症肝阳上亢型患者食用。菊花能扩张血管,调节血管运动中枢,抗肾上腺素,扩张冠状动脉。

【注意事项】正常人均可以食用。

凤爪玉米须

【配方】凤爪500克,玉米须15克,料酒10毫升,姜5克,盐、味精各2克。

【制作方法】

1.玉米须洗净,装入纱布袋内,扎紧口;凤爪洗净,剁成两半,入沸水锅中氽去血水;姜去皮,切片。

2.将凤爪放入炖锅内,放入药袋、姜、盐、味精、料酒、水,置武火上烧沸,改用文火炖1小时即成。

【食用方法】佐餐,适量食用。

【功用疗效】平肝阳,补气血,降血压。适用于高血压症肝阳上亢型患者食用。

【注意事项】正常人均可食用,四季皆宜。

菊花山楂茶

【配方】菊花10克,山楂6克,白糖10克。

【制作方法】

1.菊花去杂质,洗净;山楂洗净,去核,切片。

2.将菊花、山楂、白糖同放瓦罐内,放入适量水。

3.瓦罐置武火上烧沸,改用文火煎10分钟即成。

【食用方法】代茶饮用。

【功用疗效】清热解毒,降低血压。对高血压症肝阳上亢型患者饮用。

【注意事项】脾胃虚弱者忌饮。

天麻双花粥

【配方】金银花、天麻各 10 克,茯苓、川芎各 5 克,白菊花 6 克,粳米 100 克,白糖 15 克。

【制作方法】

1.天麻用茯苓、川芎、二泔水(第二次淘米水)适量,浸泡 2 昼夜,捞出,蒸 40 分钟,取出切成薄片,备用(川芎、茯苓不用)。

2.剔除金银花、白菊花中的杂质,洗净;粳米淘净。

3.将粳米、金银花、白菊花、天麻同放锅内,放入适量水,置武火上烧沸,改用文火煮 55 分钟,放入白糖,搅匀即成。

【食用方法】佐餐,适量食用。

【功用疗效】平肝熄风,定惊潜阳。对高血压症肝阳上亢型患者食用。

【注意事项】正常人均可食用,四季皆宜。

天麻蒸乳鸡

【配方】天麻 12 克,乳鸽 1 只,鸡汤 300 毫升,料酒、酱油各 10 毫升,葱 10 克,姜、盐各 5 克。

【制作方法】

1.天麻用淘米水、川芎、茯苓浸泡 3 小时,用米饭蒸熟后切片。

2.乳鸽宰杀后,除去毛、内脏及爪;姜切片,葱切花。

3.酱油、料酒、盐抹在乳鸽上,将乳鸽放入蒸杯内,放入鸡汤,放入姜、葱和天麻片。

4.蒸杯置蒸笼内,用武火蒸约 1 小时即成。

【食用方法】每日 1 次,每次吃半只乳鸡,喝汤吃天麻。

【功用疗效】平肝熄风,定惊潜阳,对高血压肝阳上亢患者食用。方中的天麻,能改善大脑皮层的功能状态,明显降低外周血管和冠状血管阻力。

牡蛎炖豆腐

【配方】石决明粉 10 克,牡蛎肉 300 克,豆腐 300 克,小白菜 50 克,料酒 10 毫升,葱 8 克,姜 4 克,盐 3 克,味精、胡椒粉各 2 克,香油 2 毫升。

【制作方法】

1.牡蛎肉洗净,切成薄片;豆腐切成厚片;姜去皮,切片;葱洗净,切段;小白菜洗净。

2.将牡蛎肉、石决明粉、豆腐、姜、葱、料酒同放炖锅内,放入水,置武火上烧沸,改用文火煮 10 分钟,放入小白菜、盐、味精,搅匀,撒上胡椒粉,淋入香油,烧沸即成。

【食用方法】佐餐,适量食用。

【功用疗效】平肝潜阳,降压止痛。对高血压症肝阳上亢型患者食用。

国学经典文库

中华食疗大全

·常见病药膳养生·

图文珍藏版

【注意事项】胃寒者忌食。

牡蛎鲫鱼汤

【配方】牡蛎粉12克,鲫鱼、豆腐各200克,小白菜叶100克,鸡汤500毫升,酱油、料酒各10毫升,姜、葱、盐各5克。

【制作方法】

1.鲫鱼去鳞、鳃、内脏,洗净;豆腐切4厘米长、3厘米宽的块;姜切片,葱切花,小白菜叶洗净。

2.酱油、盐、料酒抹在鲫鱼身上,将鲫鱼放入炖锅内,放入鸡汤,放入姜、葱和牡蛎粉,烧沸,放入豆腐,用文火煮30分钟后,放入小白菜叶即成。

【食用方法】每日1次,佐餐食用,吃鱼、豆腐、小白菜叶,喝汤。

【功用疗效】平肝潜阳,降压止痛。高血压肝阳上亢型患者食用。

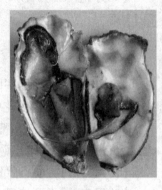

牡蛎

玉米须炖龟

【配方】玉米须50克,龟1只(约200克),料酒10毫升,葱10克,姜、盐各5克。

【制作方法】

1.龟宰杀后,去头、爪和内脏,玉米须洗净,装入纱布袋内,扎紧口。

2.龟、药袋放入炖锅内,加姜、葱、盐、料酒、水1升,置武火烧沸,再用文火炖煮至熟即成。

【食用方法】每日1次,每次吃龟肉50克,喝汤。

【功用疗效】养阴潜阳,平肝降压。高血压肝阳上亢型患者食用。

菊花饮

【配方】菊花9克,白糖20克。

【制作方法】

1.菊花洗净,去蒂,除去杂质。

2.菊花放入大杯内,放入白糖,倒入沸水250毫升,泡5分钟,即成。

【食用方法】代茶饮用。

【功用疗效】疏风,清热,平肝,明目。高血压肝阳上亢型患者饮用。

枸杞子桑菊饮

【配方】枸杞子、桑叶、菊花各9克,决明子6克,白糖30克。

【制作方法】

1.剔除枸杞子、桑叶、菊花、决明子中的杂质并洗净,放入炖锅内,加水300毫升。

2.把炖锅置中火中烧沸,用文火煎煮15分钟,滗出汁液;另加200毫升水,再煮10分钟。合并两次煎液,放入白糖拌匀,再烧沸即成。

【食用方法】代茶饮用。

【功用疗效】疏风清热,平肝明目,降血压。高血压肝阳上亢型患者饮用。

桑菊饮

【配方】桑叶、菊花各6克,白糖20克。

【制作方法】

1.剔除桑叶、菊花中的杂质,洗净。

2.桑叶、菊花放入大杯内,放入白糖,冲入沸水250毫升,浸泡5分钟即成。

【食用方法】代茶饮用。

【功用疗效】疏风清热,清肝明目,降血压。高血压肝阳上亢型患者饮用。

山楂降压汤

【配方】山楂15克,猪瘦肉200克,植物油30毫升,鸡汤1升,葱10克,姜、盐各5克。

【制作方法】

1.山楂洗净,若是山楂果,拍松,待用。

2.猪瘦肉洗净,去血水,切成4厘米长,2厘米宽的块。姜拍松,葱切段。

3.锅置中火上烧热,放入植物油,烧六成热时,放入姜、葱爆香,放入鸡汤,烧沸后放入猪肉、山楂、盐,用文火炖50分钟即成。

【食用方法】每日1次,每次食瘦肉30~50克,随意喝汤。

【功用疗效】滋阴潜阳,化食消积,降低血压。肝阳上亢型高血压患者食用。山楂有缓慢而持久的降压作用,能扩张外周血管,调节中枢神经系统功能,并具有显著的降低血脂作用。

五汁蜜膏

【配方】荸荠、梨、藕、葡萄各500克,甘蔗1000克,蜂蜜300毫升。

【制作方法】

1.梨、荸荠、葡萄、藕洗净,放入白布袋内,绞出汁液;甘蔗切块,压出甘蔗汁液,与其他汁液混合待用。

2.将5种汁液放入锅中,放入蜂蜜拌匀,置武火上烧沸,再用文火煎煮至黏稠膏状,停火。将膏晾凉,装入容器内备用。

【食用方法】每日空腹时服2次,每次2茶匙,温开水送服(糖尿病者忌服)。

【功用疗效】清热解毒,生津止渴,降低血压。高血压肝阳上亢型患者食用。

芭蕉羹

【配方】芭蕉2支,山楂10克。

【制作方法】

1.芭蕉洗净,去皮,捣成泥,山楂洗净,切片,去核。

2.山楂放入炖锅内,加水250毫升,将山楂放入炖锅内,用中火煎煮15分钟后,把芭蕉泥放入拌匀,烧沸即成。

【食用方法】每日2次,全部服完。

【功用疗效】平肝阳,益肠胃,降血压,治便秘。对高血压肝阳上亢,兼便秘者食用。

石决明煲花枝

【配方】石决明10克,鲜花枝(墨鱼)200克,西芹100克,鸡蛋1个,酱油10毫升,葱10克,姜、盐各5克,鸡汤200毫升,淀粉20克,植物油500毫升(实用50毫升)。

【制作方法】

1.石决明打粉,鲜墨鱼洗净切4厘米见方的块,西芹洗净切3厘米长的段,姜切片,葱切段。

2.花枝放在碗内,打入鸡蛋,放入淀粉、石决明粉、酱油、盐拌成稠状,若太干可加少许水挂浆。

3.炒锅放植物油武火烧至六成热,放入花枝滑透,并立即捞起,待用。

4.炒锅留油30毫升,烧六成熟时,放入葱、姜爆香,投入西芹翻炒,随即放入滑过的花枝,放入鸡汤,煲10分钟即成。

【食用方法】每日1次,每次食墨鱼50克。

【功用疗效】滋阴补血,平肝熄风,降低血压。高血压肝阳上亢患者食用。

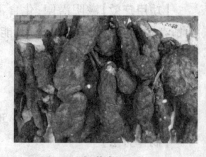

何首乌

何首乌蒸龟肉

【配方】何首乌15克,桑葚12克,乌龟1只(约200克),葱10克,姜、盐各5克,鸡汤200毫升。

【制作方法】

1.何首乌烘干打成细粉,桑葚洗净再剔除其中杂质;乌龟宰杀后,去头、内脏及爪,留龟板;葱切段,姜切片。

2.乌龟切成 4 块,抹上盐,放入姜、葱,盖上龟板,放入蒸盆内,放入盐、鸡汤,撒下何首乌粉,周围放上桑葚。

3.蒸盆放置蒸笼内,用武火蒸 40 分钟即成。

【食用方法】每日 1 次,每次食龟肉 30~50 克。

【功用疗效】滋阴熄风,补益肝肾。高血压肝阳上亢型患者食用。

玉米须炖猪蹄

【配方】玉米须 15 克(鲜者 30 克),猪蹄 2 个,葱 10 克,姜、盐各 5 克。

【制作方法】

1.玉米须洗净,捆成一把;猪蹄洗净,去毛,一切两半;姜切片,葱捆把。

2.猪蹄放在炖锅内,放入玉米须、姜、葱、盐及水 1.5 升,置武火烧沸,打去浮沫,用文火炖煮 1 小时即成。

【食用方法】每天 1 次,吃猪蹄半只,喝汤。

【功用疗效】平肝阳,补气血,降血压。对高血压肝阳上亢型患者食用。

气虚湿阻型高血压病

高血压病气虚湿阻型常见,头目昏晕,胸脘痞闷,纳呆恶心,呕吐痰涎,身重困倦,肢体麻木,神倦乏力,苔腻,脉濡滑等。多由饮食不节,嗜食肥甘,或肝气郁结,木不疏土致脾虚失运,水湿内停而成。多见于形体肥胖的高血压病患者。常用于药膳的药物有:党参、黄芪、白术、茯苓、薏米、扁豆、陈皮、半夏、山楂、代赭石、草决明、苍术、姜等。常用于药膳的食物有:鸡、鸽、鹌鹑、海参、墨鱼、鱿鱼、燕窝、龟、甲鱼、蔬菜、水果等。

茯苓黄芪粥

【配方】茯苓、黄芪各 30 克,粳米 200 克。

【制作方法】

1.茯苓烘干,打成细粉,黄芪洗净,切片,粳米淘净。

2.粳米放锅内,加 1 升水,放入黄芪片,把锅置武火上烧沸,改用文火煮 35 分钟,投入茯苓粉,煮沸 5 分钟即成。

【食用方法】每日 1 次,早餐食用。

【功用疗效】补气除湿。高血压气虚湿阻型患者食用。

茯苓糕

【配方】茯苓 50 克,面粉 450 克,发酵粉适量。

【制作方法】

1.茯苓烘干,打成粉,与面粉混匀。

2.茯苓、面粉混匀,放入发酵粉,用水揉合成面团发酵,发好后制成5厘米见方一块的糕状。

3.茯苓糕上笼用武火蒸熟即成。

【食用方法】每日1次,早餐食用。

【功用疗效】健脾渗湿,宁心安神。高血压气虚湿阻型患者食用。

薏米党参粥

【配方】党参15克,薏米30克,粳米200克。

【制作方法】

1.薏米洗净,去杂质,党参洗净、切片,粳米淘净。

2.粳米、薏米、党参放入锅内,加水1升,置武火烧沸,改用文火煮45分钟即成。

【食用方法】每日1次,早餐食用。

【功用疗效】健脾利湿,补气补血。高血压气虚温阻型患者食用。

薏米饭

【配方】薏米30克,粳米250克。

【制作方法】

1.薏米淘净,除去杂质,粳米洗净。

2.薏米、粳米同放电饭煲内,加水适量,如常规煲饭,煲熟即成。

【食用方法】每日2次,早、晚餐食用。

【功用疗效】健脾利湿。高血压气虚湿阻型患者食用。

党参薏米猪蹄汤

【配方】党参15克,薏米30克,猪蹄2个,葱10克,姜、盐各5克。

【制作方法】

1.党参洗净,切片,薏米去杂质洗净,猪蹄除去毛,一切两半,姜切片,葱切段。

2.猪蹄、党参、薏米、姜、葱、盐同放炖锅内,加水1升。

3.炖锅置武火上烧沸,改用文火煮1小时即成。

【食用方法】每日1次,每次半只猪蹄,喝汤。

【功用疗效】补气血,除风湿。高血压气虚湿阻型患者食用。

参须金龟汤

【配方】党参15克,玉米须30克,金龟1只(约200克),葱10克,姜、盐各5克,鸡汤600毫升。

【制作方法】

1.党参洗净,切片,玉米须洗净,用纱布包扎;金龟宰杀后,去头、尾及内脏;姜切片,葱切段。

2.党参、玉米须、金龟、姜、葱、盐同放炖锅内,加600毫升鸡汤。

3.炖锅置武火烧沸,改用文火煮30分钟即成。

【食用方法】每日1次,每次吃金龟30~50克。

【功用疗效】补气血,除风湿,高血压气虚湿阻型患者食用。

蚌须汤

【配方】玉米须50克,蚌肉120克,葱10克,姜3克,盐5克。

【制作方法】

1.把蚌肉洗净,切片;玉米须洗净,用纱布包扎口;姜切片,葱切段。

2.把蚌肉、姜,葱、盐、玉米须包放入锅内,加水400毫升。

3.把锅置武火上烧沸,用文火煮30分钟即成。

【食用方法】每日1次,每次食蚌肉30~50克。

【功用疗效】利湿泄热,降低血压。高血压气虚湿阻型患者食用。

草决明党参蒸鳗鱼

【配方】草决明12克,党参10克,鳗鱼1条(300克),料酒10毫升,葱10克,姜、盐各5克,鸡汤300毫升。

【制作方法】

1.草决明打成粉,党参切片,鳗鱼洗净,切3厘米长的段,姜切片,葱切段。

2.鳗鱼放入蒸盆内,抹上料酒、盐、姜片、葱段放在鳗鱼周围。草决明煎20分钟取汁液50毫升放入,另把党参片放在鳗鱼身上,再放入鸡汤。

3.蒸盆置蒸笼内,用武火大汽蒸35分钟即成。

【食用方法】每日1次,每次吃鳗鱼50克。

【功用疗效】补气血,化湿浊,降血压。高血压气虚湿阻型患者食用。

党参薏米煲花胶

【配方】党参12克,薏米15克,花胶50克,西芹100克,料酒10毫升,葱、蒜各10克,姜、盐各5克,鸡汤400毫升,植物油50毫升。

【制作方法】

1.党参洗净,切片,薏米去杂质洗净,花胶发透洗净,切3厘米见方的块,西芹洗净切3厘米见方的段,姜切片,葱切段,蒜去皮切片。

2.炒锅放植物油武火烧至六成热,放入姜、葱爆香,放入100毫升鸡汤,放入薏米,待薏米煮至开花熟透,放入花胶、党参、西芹、盐、蒜,放入鸡汤300毫升,用文火煲20分钟即成。

【食用方法】每日1次,每次食花胶30~50克,随意食芹菜。

【功用疗效】补益气血,化湿浊,降低血压。高血压气虚湿阻型患者食用。

小龙戏红珠

【配方】红枣10颗,白花蛇1条,盐5克,胡椒粉3克,葱、蒜各10克,姜5克,鸡汤1升。

【制作方法】

1.白花蛇宰杀后,去头、尾及内脏,洗净,在沸水锅内焯透去臊腥;红枣去核洗净,姜切片,葱切段。

2.白花蛇、红枣放入炖锅内,放入鸡汤,放入姜、葱、蒜、盐、胡椒粉。

3.炖锅置武火上烧沸,再用文火炖煮45分钟即成。

【食用方法】每星期食1次,吃蛇肉,喝汤。

【功用疗效】祛风湿,补气血。高血压气虚湿阻型患者食用。

二参蒸甲鱼

【配方】太子参10克,党参12克,甲鱼1只(约300克),葱10克,姜、盐各5克,鸡汤300毫升。

【制作方法】

1.太子参洗净去杂质,党参洗净,切薄片。

2.甲鱼宰杀后,去头及内脏、爪、尾,留鳖甲(甲鱼盖);姜切片,葱切段。

3.甲鱼放蒸盆内,放入盐、姜、葱、鸡汤,在甲鱼身上放太子参、党参,盖上鳖甲。

4.盛甲鱼的蒸盆置武火上蒸30分钟即成。

【食用方法】每周1次,佐餐食用,吃甲鱼喝汤。

【功用疗效】益气补虚,化湿。高血压气虚湿阻型高血压患者食用。

太子山楂粥

【配方】太子参、山楂各10克,粳米100克。

【制作方法】

1.太子参洗净,剔除其中杂质,山楂洗净,去核,切片,粳米淘净待用。

2.粳米放在电饭煲内,放入山楂片、太子参,放入800毫升水,如常规煲粥,煲熟即成。

【食用方法】每日1次,早餐食用。

【功用疗效】健脾化湿,降压。高血压气虚湿阻型患者食用。

浮小麦高丽参煲鲍翅

【配方】浮小麦 15 克,高丽参 10 克,鲍鱼、鱼翅、冬菇各 50 克,荸荠 100 克,葱 10 克,姜、盐各 5 克,鸡汤 400 毫升,植物油 50 毫升。

【制作方法】

1.浮小麦洗净,去杂质;高丽参洗净,润透切片;鲍鱼发透,切片。

2.鱼翅发透撕成丝条状;荸荠去皮,一切两半;冬菇发透去蒂及杂质,切两半;姜切片,葱切段。

3.锅置武火上烧热,放入植物油,六成热时,放入姜、葱爆香,放入鲍鱼、鱼翅、荸荠、浮小麦(用纱布包好)、高丽参、冬菇、盐,放入鸡汤文火煲 25 分钟即成。

4.起锅时,除去浮小麦不用。

【食用方法】每 3 日 1 次,每次食鲍鱼、鱼翅 30～50 克,随意吃荸荠。

【功用疗效】滋阴益气,祛湿降压。高血压气虚湿阻型患者食用。

扁豆红枣包

【配方】白扁豆 150 克,红枣 20 颗,面粉 500 克,白糖 30 克,发酵粉适量。

【制作方法】

1.把白扁豆淘洗干净,红枣洗净去核、皮,把白扁豆和红枣放入锅内,加水 200 毫升,煮烂,沥干,搅成泥,放入白糖,制成馅。

2.面粉用水揉成面团,放入发酵粉发酵。发好后,制成面皮,将白扁豆、枣泥逐个包成包子。

3.把包子上笼,用武火蒸 15 分钟即成。

【食用方法】每日早、晚餐食用,每次吃包子 2 只。

【功用疗效】健脾和中,消暑化湿。高血压气虚湿阻型患者食用。

党参菊花炆鱼片

【配方】党参 10 克,鲜菊花 30 克,草鱼肉 100 克,葱 10 克,姜、盐各 5 克,植物油 50 毫升。

【制作方法】

1.把党参润透切片,鲜菊花洗净,剔除其中杂质,撕成花瓣,草鱼去刺,切薄片;姜切丝,葱切段。

2.植物油放在烧热的锅内,烧至六成热时,放入葱、姜爆香,随即放入鱼片、盐、菊花、党参片,炒至断生起锅即成。

【食用方法】每日 1 次,每次佐餐食用。

【功用疗效】补益气血,化湿浊,降低血压。适用于高血压气虚湿阻型患者食用。

菊花香菇炆花枝

【配方】鲜菊花50克,香菇30克,花枝(墨鱼)100克,葱10克,姜、盐各5克,鸡汤400毫升,植物油50毫升。

【制作方法】

1.鲜菊花洗净,剔除其中杂质;香菇发透,去根蒂,一切两半。

2.墨鱼洗净,切3厘米见方块;姜切丝,葱切段。

3.炒锅加油置武火上烧热,至六成热时,放入姜、葱爆香,放入花枝、香菇、菊花、盐、鸡汤,用文火煲10分钟即成。

【食用方法】每日1次,佐餐食用。

【功用疗效】疏风清热,明目降压。气虚湿阻型高血压患者食用。

人参鲜菊火锅

【配方】人参10克,鲜菊花150克,石斑鱼、猪瘦肉、鸡肉各100克,葱20克,蒜、姜各10克,盐15克,鸡汤1升,植物油50毫升,香油30毫升。

【制作方法】

1.人参洗净、润透、切片;鲜菊花洗净、去杂质;石斑鱼洗净、切片;猪瘦肉洗净、切片。

2.鸡肉洗净,切片;姜拍松,葱切段;蒜去皮,捣成蒜蓉,香油与蒜蓉放入碗内待用。

3.将植物油放热锅内,至六成热时,放入姜、葱爆香,放入鸡汤烧沸,即可烫食,将烫熟的鱼、菊花、鸡肉用香油、蒜蓉、盐蘸着食用。

【食用方法】每2天1次,佐餐食用。

【功用疗效】补气血,降血压。适用于高血压气虚湿阻型者食用。

红枣菊花烧龟肉

【配方】红枣10颗,鲜菊花30克,龟1只(约200克),葱10克,姜、盐各5克,鸡汤300毫升,植物油50毫升。

【制作方法】

1.红枣、菊花洗净;龟宰杀后,去头、尾、爪及内脏,切成4大块,留下龟板;姜切片,葱切段。

2.炒锅放在武火上,放入植物油,烧至六成热时,放入姜、葱爆香,放入龟肉炒2分钟,放入鸡汤、盐、鲜菊花、红枣,烧至浓稠肉熟即成。

【食用方法】每周1次,佐餐食用。

【功用疗效】滋阴补血,平肝明目,降低血压。高血压气虚湿阻型患者食用。

太子参海蜇汤

【配方】太子参15克,海蜇50克,菜胆100克,蒜、葱各10克,姜、盐各5克,鸡汤800毫升,植物油30毫升。

【制作方法】

1.太子参洗净,去杂质;海蜇洗净,切成细丝,菜胆洗净,切5厘米长的段;姜切丝,葱切段。

2.锅置武火上烧热,放入植物油,至六成热时,放入姜、葱、蒜爆香,放入太子参、盐、鸡汤,煮25分钟后,放入海蜇和菜胆,煮熟即成。

【食用方法】每日1次,佐餐食用。

【功用疗效】补气血,降血压。高血压气虚湿阻型患者食用。

海参雪羹汤

【配方】西洋参10克,荸荠、海蜇各50克,葱10克,姜、盐各5克,鸡汤800毫升,植物油30毫升。

【制作方法】

1.西洋参润透切片;荸荠去皮,一切两半;海蜇洗净,切丝;姜切丝,葱切段。

2.炒锅置武火上烧热,放入植物油30毫升,烧至六成热时,放入姜、葱爆香,放入鸡汤,放入海蜇、荸荠、西洋参片,煮25分钟即成。

【食用方法】每3日1次,每次吃海蜇30~50克,随意吃荸荠。

【功用疗效】滋阴祛痰,降低血压。高血压气虚湿阻型患者食用。

海蜇荸荠人参汤

【配方】人参10克,荸荠、海蜇各50克,葱10克,姜、盐各5克,植物油50毫升,鸡汤800毫升。

【制作方法】

1.海蜇洗净,切细丝;荸荠洗净,切两半;人参洗净,切薄片、姜切丝,葱切段。

2.炒锅放植物油烧至六成热,放入姜、葱爆香,放入鸡汤、海蜇、人参,荸荠、盐、煮25分钟即成。

【食用方法】每日1次,佐餐食用。

【功用疗效】补益气血,降低血压。高血压气虚湿阻型患者食用。

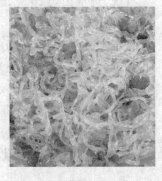

海蜇

参枣炖牛腱

【配方】人参 10 克,红枣 10 颗,牛腱 300 克,葱 10 克,姜、盐各 5 克,上汤 1 升,植物油 30 毫升。

【制作方法】

1.牛腱洗净,切薄片;人参润透切片;红枣洗净、去核;姜切丝,葱切段。

2.炒锅放植物油武火烧至六成热,放入姜、葱爆香,放入上汤,烧沸放入牛腱、盐、红枣、人参,文火炖 45 分钟即成。

【食用方法】每日 1 次,每次吃牛肉 50 克,随意喝汤。

【功用疗效】补蔬气血,降低血压。高血压气虚湿阻型患者食用。

山楂红枣蒸红斑

【配方】山楂片 15 克,红枣 12 颗,红斑鱼 1 条(1000 克),料酒 10 毫升,葱 10 克,姜、盐各 5 克,酱油 10 毫升,鸡汤 300 毫升。

【制作方法】

1.山楂洗净、切片;红枣洗净、去核;红斑鱼去鳞、鳃及内脏;姜切片、葱切段。

2.红斑鱼放在蒸盆内,抹上酱油、料酒、盐,放上姜、葱,并放入鸡汤,在鸡身上放红枣及山楂。

3.蒸盆置蒸笼内武火蒸 30 分钟即成。

【食用方法】每日 1 次,每次食红斑鱼 50 克,吃山楂、红枣。

【功用疗效】补气血,化湿浊,降血压。高血压气虚湿阻型患者食用。

淮山药菠菜汤

【配方】淮山药 20 克,菠菜 200 克,植物油 30 毫升,葱 5 克,姜、盐各 3 克。

【制作方法】

1.把淮山药切片,洗净放蒸笼内蒸 40 分钟后出笼,待用。

2.菠菜淘净,切成 6 厘米长的段,葱切花,姜切片。

3.炒锅放植物油烧至六成热,放入姜、葱爆香,随即放入 800 毫升水,烧沸后放入菠菜、盐和蒸熟的淮山药,断生即成。

【食用方法】每日 1 次,食菠菜,随意喝汤。

【功用疗效】生津血,化湿浊,补肠胃,解酒毒。高血压气虚湿阻型患者食用。

淮山药芹菜炒肉丝

【配方】淮山药 12 克,芹菜 300 克,猪瘦肉 100 克,鸡蛋 1 个,淀粉 20 克,葱 10 克,姜、盐各 5 克,植物油 50 毫升。

【制作方法】

1.淮山药洗净,蒸熟,切细丝;芹菜洗净,切 4 厘米长的段,猪瘦肉洗净,切 4 厘米长细丝,姜切丝,葱切段。鸡蛋、淀粉、盐同瘦肉加水拌匀挂浆。

2.把炒锅放植物油烧至六成热,放入姜、葱爆香,随即投入猪瘦肉丝炒匀,放入芹菜、淮山药翻炒,断生即成。

【食用方法】每日 1 次,每次吃瘦肉 30~50 克,随意吃芹菜。

【功用疗效】健脾补血,降低血压。高血压气虚湿阻型患者食用。

西芹豆芽炒瘦肉

【配方】西芹 200 克,黄豆芽 200 克,猪瘦肉 100 克,鸡蛋 1 个,淀粉 20 克,葱 5 克,姜、盐各 5 克,植物油 50 毫升,酱油 10 毫升。

【制作方法】

1.西芹洗净切 4 厘米的段,黄豆芽洗净去须根;猪瘦肉洗净,切成细丝;姜切丝,葱切段。

2.把猪肉丝放碗内,打入鸡蛋、淀粉、盐、酱油,拌成稠状加少许水挂浆,待用。

3.把炒锅置武火上烧热,再放入植物油,烧六成热时,放入姜和葱爆香,随即放入猪瘦肉丝、西芹、黄豆芽,炒至断生即成。

【食用方法】每日 2 次,佐餐食用。

【功用疗效】补气血,除湿,降血压。适用于高血压气虚温阻型患者食用。

白花蛇玉米须汤

【配方】玉米须 30 克,白花蛇 1 条,葱 10 克,姜、盐各 5 克,胡椒粉 5 克,鸡汤 1 升。

【制作方法】

1.白花蛇宰杀后,去皮、内脏及头尾,洗净,整条置炖锅内,放入玉米须和鸡汤,及姜、葱、盐。

2.把炖锅置武火上烧沸,打去浮沫,再用文火炖 1 小时即成。

【食用方法】每 3 日 1 次,每次食白花蛇 50 克,喝汤。

【功用疗效】祛风湿,通络定惊,降血压。适用于高血压气虚湿阻型患者食用(食后应避风,并忌食鱼、羊肉、鹅肉)。

肾阴亏损型高血压病

高血压病肾阴亏损型常见头痛、眩晕、耳鸣、头面烘热、五心烦热、腰膝酸软、心悸、失眠、舌质嫩红、苔薄、脉细数等。可见于高血压病Ⅰ、Ⅱ、Ⅲ期。常用于药膳的药物有:枸杞子、何首乌、麦冬、玉竹、玄参、生地、龙骨、牡蛎、牛膝、钩藤、远志、莲须等。常用于药膳的食物有:海带、海藻、淡菜、海蜇、龟、甲鱼、鳗鱼、燕窝、洋葱、黄豆、豆芽、芹菜、荸荠、马兰头、花枝、玉米穗、植物油等。

玉米穗烧带子

【配方】玉竹15克,玉米穗50克,带子100克,料酒10毫升,葱10克,姜、盐各5克,鸡汤300毫升,植物油500毫升。

【制作方法】

1.把玉竹洗净,切4厘米长的段;玉米穗(有罐头产品)备齐;带子洗净,切薄片;姜切丝,葱切段。

2.把锅置武火烧热,放入植物油,至六成热时,放入葱、姜爆香,放入带子、玉竹、玉米穗、料酒、盐、鸡汤,烧至浓稠即成。

【食用方法】每日1次,每次吃带子30~50克。

【功用疗效】滋补肝肾,降低血压。高血压肾阴亏损型患者食用。

麦冬菊花烧淡菜

【配方】麦冬15克,菊花20克,淡菜100克,葱10克,姜、盐各5克,上汤500毫升,酱油10毫升。

【制作方法】

1.麦冬洗净,菊花洗净并剔除其中杂质,淡菜洗净,用沸水焯透去腥气;姜切片,葱切段。

2.植物油放在热锅内,放入姜、葱爆香,放入淡菜、麦冬、菊花、盐、酱油炒匀,放入上汤,用文火烧至熟透即成。

【食用方法】每日1次,每次吃淡菜30~50克。

【功用疗效】平肝明目,滋阴补肾。高血压肾阴虚患者食用。

麦冬海带煲乌鸡

【配方】麦冬15克,海带100克,乌鸡1只(约500克),葱10克,姜、盐各5克,鸡汤400毫外,植物油30毫升。

【制作方法】

1.把麦冬洗净,剔除其中杂质;海带洗净,切4厘米长的段。

2.乌鸡宰杀后去毛,内脏及爪,用沸水焯透,切成3厘米见方的块。

3.炒锅放植物油烧至六成热,放入姜、葱爆香,放入乌鸡、盐、海带、麦冬、鸡汤。用文火煲1小时即成。

【食用方法】每日1次,每次吃鸡肉50克。

【功用疗效】滋阴补肾。高血压肾阴虚患者食用。

首乌炒肝腰

【配方】何首乌12克,猪肝100克,猪腰子2个,鸡蛋1个,料酒10毫升,葱10

克,姜、盐各5克,淀粉20克,植物油50毫升。

【制作方法】

1.何首乌烘干,打成细粉,猪肝洗净,切薄片。

2.猪腰子一切两半,除去白色臊腺,切花,再切4厘米长的段。

3.猪肝、猪腰子放在碗内,放入淀粉,打入鸡蛋,皮入盐、水调匀挂浆,待用。

4.炒锅放植物油武火烧至六成热,放入姜、葱爆香,随即放入猪肝、猪腰子和何首乌粉,炒匀断生即成。

【食用方法】每日1次,佐餐食用。

【功用疗效】滋补肝肾,降低血压。高血压肾阴亏损患者食用。

枸杞子猪腰子粥

【配方】枸杞子12克,猪腰子1个,粳米100克,盐5克。

【制作方法】

1.把枸杞子洗净,剔除其中杂质;猪腰子洗净,一切两半,去臊腺,剁小颗粒;粳米淘净。

2.把粳米、猪腰子、枸杞子、盐放入锅内,加800毫升水。

3.把锅置武火上烧沸,改用文火煮45分钟即成。

【食用方法】每日1次,每次食粥50克。

【功用疗效】补肾明目。适用于高血压、肾阴亏损、盗汗。头昏患者食用尤宜。

枸杞子核桃炒羊腰子

【配方】枸杞子12克,核桃仁15克,羊腰子2个,鸡蛋1个,黑木耳30克,西芹30克,淀粉20克,料酒10毫升,酱油10毫升,葱10克,姜、盐各5克,植物油20毫升。

【制作方法】

1.把枸杞子洗净,剔除其中杂质,核桃去壳,留仁,羊腰子一切两半,去臊腺洗净,切成花,再切4厘米长的段;姜切片,葱切段,黑木耳发透去蒂根,撕成瓣状;西芹洗净,切4厘米长的段。

2.把羊腰子放碗内,打入鸡蛋,放入淀粉、盐、酱油拌匀,加少许水挂浆,待用。

3.炒锅放植物油烧至六成热,放入姜、葱爆香,放入羊腰子炒匀,放入黑木耳、西芹、枸杞子、核桃仁、料酒,炒至断生即成。

【食用方法】每日1次,佐餐食用。

【功用疗效】补肝肾,降血压。肾阴亏损高血压患者食用。

淮山药炸墨鱼圈

【配方】淮山药25克,鲜墨鱼250克,鸡蛋1个,面粉30克,淀粉25克,盐5

克,酱油 10 毫升,植物油 50 毫升。

【制作方法】

1.淮山药烘干,打成细粉;墨鱼洗净,去掉外层紫色皮膜,令其洁白,把墨鱼桶切开成圈状,须另切开。

2.淮山药粉、淀粉、面粉混匀,装入盆内,打入鸡蛋,放上酱油、水少许,放入盐调成浆状(要稠),把墨鱼圈放入挂浆,待用。

3.把锅置中火上烧热,放入植物油,烧八成热时,离开火口,把墨鱼圈逐个炸成金黄色熟透即成。

【食用方法】每日 1 次,佐餐食用。

【功用疗效】清热解毒,降脂降压。高血压肾阴虚损患者食用。

豆芽枸杞子汤

【配方】枸杞子 12 克,山药 20 克,豆芽 200 克,葱 10 克,姜、盐各 5 克,植物油 50 毫升。

【制作方法】

1.枸杞子洗净,去杂质;山药洗净,浸泡软后切成细丝;豆芽洗净,去须根;姜切片,葱切段。

2.把炒锅放武火上烧热,放入植物油,至六成热时,放入姜、葱爆香,加 1 升水,烧沸,放入豆芽、山药丝、枸杞子,煮 25 分钟,加盐即成。

【食用方法】每日 1 次,佐餐食用。

【功用疗效】补肾明目,消热除湿。高血压肾阴亏损患者食用。

枸杞子叶肉片汤

【配方】枸杞子叶 100 克,猪瘦肉 50 克,鸡蛋 1 个,淀粉 20 克,葱 10 克,姜、盐各 5 克,植物油 30 毫升。

【制作方法】

1.把枸杞子叶洗净,剔除其中杂质;猪瘦肉洗净,切 4 厘米见方的薄片,姜切片,葱切段。

2.把肉片放碗内,打入鸡蛋,放入淀粉、盐、水少许,使肉片挂浆。

3.炒锅放植物油烧至六成热,放水,烧沸放入肉片、姜片、葱段,煮变色,放入枸杞子叶,再烧沸煮 6 分钟即成。

【食用方法】每日 1 次,佐餐食用。

【功用疗效】补肝肾,降血压。高血压肾阴亏损患者食用。

荠菜炒豆腐

【配方】荠菜、豆腐各 100 克,葱 10 克,姜、盐各 5 克,植物油 30 毫升。

【制作方法】

1.把荠菜淘净;豆腐洗净,切3厘米见方的块状;姜切片,葱切段。

2.炒锅放植物油烧至六成热,放入姜、葱爆香后,放入豆腐,炒匀后,放入荠菜,断生,加盐,起锅即成。

【食用方法】每日1次,佐餐食用。

【功用疗效】补中益气,消热降压。高血压肾阴亏损患者食用。

紫菜花枝苦瓜汤

【配方】紫菜50克,鲜花枝(墨鱼)、苦瓜各100克,姜、盐各5克,葱、蒜各10克,植物油30毫升。

【制作方法】

1.把紫菜用水发透,洗净;鲜花枝去紫色皮膜,令成白色洗净;苦瓜洗净,一切两半,挖去瓤,切片,姜切片,葱切花,蒜去皮切薄片。

2.炒锅放植物油烧至六成热,放入蒜、姜、葱爆香,放入600毫升水,烧沸,放入花枝片、苦瓜片、紫菜、盐,烧沸,用文火煮25分钟即成。

【食用方法】每日1次,随意吃菜喝汤。

【功用疗效】补肾益心,降低血压,清热解毒。高血压肾阴亏损患者食用。

芦笋鲍鱼汤

【配方】鲜鲍鱼、芦笋、菜胆各100克,香菇30克,葱10克,姜、盐各5克,植物油50毫升。

【制作方法】

1.芦笋洗净,切薄片;鲜鲍鱼洗净,切片;菜胆洗净,切4厘米长的节。

2.香菇发透洗净,去蒂根,切片;姜切片,葱切段。

3.炒锅放植物油武火烧至六成热,放入姜、葱爆香,放入鲍鱼、芦笋、菜胆、香菇,放入800毫升水,烧沸,改用文火煮25分钟,加盐即成。

【食用方法】每日1次,佐餐食用。

【功用疗效】滋阴润燥,降脂降压。高血压肾阴亏损患者食用。

紫菜炒鸡蛋

【配方】紫菜30克,鸡蛋2个,盐5克,植物油50毫升。

【制作方法】

1.把紫菜发透,撕开成丝,沥干。

2.鸡蛋打入碗中,与紫菜、盐搅匀,待用。

3.炒锅放植物油烧至六成热,把鸡蛋放入,改用文火,先把一面煎黄,再煎另一面,两面熟后,即成。

【食用方法】每日 1 次,佐餐食用。

【功用疗效】补肾养血,降低血压。高血压肾阴虚患者食用。

乌参煲西芹

【配方】枸杞子 15 克,海参 200 克,西芹 100 克,葱 10 克,姜、盐各 5 克,植物油 50 毫升,鸡汤 300 毫升。

【制作方法】

1.海参用水发透,去肠洗净,切薄片(顺海参长度切),西芹切 5 厘米长的段,枸杞子洗净,剔除其中杂质;姜切片,葱切段。

2.炒锅放植物油武火烧至六成热,放入姜、葱爆香,放入海参、西芹,枸杞子、盐、鸡汤炒匀,用文火煲 25 分钟即成。

【食用方法】每日 1 次,佐餐食用。

【功用疗效】滋补肝肾,降低血压。高血压肾阴亏损患者食用。

首乌煲竹笋

【配方】何首乌 20 克,竹笋 100 克,香菇 50 克,菜胆 100 克,猪瘦肉 100 克,葱 10 克,姜、盐各 5 克,植物油 50 毫升。

【制作方法】

1.把何首乌烘干,打成细粉,竹笋发透、洗净,香菇发透,去蒂根,一切两半。

2.菜胆洗净,切 5 厘米长的段;猪瘦肉切薄片;姜切片,葱切段。

3.把炒锅放植物油烧至六成热,放入姜、葱爆香,放入猪瘦肉、竹笋、香菇、盐、何首乌粉,放入上汤 400 毫升,用文火煲 20 分钟,加菜胆,再煲 5 分钟即成。

【食用方法】每日 1 次,佐餐食用。

【功用疗效】补脾益肾,降低血压,高血压肾阴亏损患者食用。

荸荠烧茄瓜

【配方】荸荠 100 克,茄子 200 克,蒜、葱各 10 克,姜、盐各 5 克,植物油 50 毫升,酱油 10 毫升。

【制作方法】

1.把荸荠洗净,去皮,一切两半;茄子洗净,切成 3 厘米见方的块;葱切段,姜切片,蒜去皮,切片。

2.把植物油放热锅内,加热至六成热时,放入姜、葱、蒜爆香,随即放入茄子、荸荠炒匀,放入盐、酱油和少许水煮熟即成。

【食用方法】每日 1 次,佐餐食用。

【功用疗效】清热解毒,降压利水。高血压肾阴亏损患者食用。

山楂西红柿汤

【配方】山楂15克,西红柿200克,葱10克,姜、盐各5克,上汤500毫升,植物油50毫升。

【制作方法】

1.把山楂洗净,去核切片;西红柿洗净,一切两半,再切薄片;姜切片,葱切段。

2.炒锅放植物油烧至六成热,放入姜、葱爆香,放入上汤,放入西红柿、山楂、盐,用武火烧沸,文火煮30分钟即成。

【食用方法】每日1次,佐餐食用。

【功用疗效】消食散瘀,降脂降压。适用于高血压肾阴虚损患者食用。

薏米白菜汤

【配方】薏米20克,白菜300克,葱10克,姜、盐各5克,植物油30毫升。

【制作方法】

1.把薏米洗净,去杂质,白菜洗净切6厘米长的段,姜拍松,葱切段。

2.锅置武火上烧热,放入植物油至六成热时,放入姜、葱爆香,放入水1升,放入薏米煮35分钟,放入白菜、盐煮熟即成。

【食用方法】每日1次,佐餐食用。

【功用疗效】清热除湿,降低血压,高血压肾阴亏损,小便赤黄不畅患者食用。

赤小豆白菜汤

【配方】赤小豆30克,白菜200克,葱10克,姜、盐各5克,植物油30毫升。

【制作方法】

1.把赤小豆洗净,去杂质;白菜洗净,切6厘米长的段;姜切片,葱切段。

2.炒锅置武火上,放入植物油,至六成热时放入姜、葱爆香,放入水1升,放入赤小豆煮40分钟后,放入白菜,煮断生,加盐即成。

【食用方法】每日1次,佐餐食用。

【功用疗效】清热解毒,利水降压。适用于肾阳虚损高血压患者食用。

螺片煲赤小豆

【配方】赤小豆30克,田螺肉、西芹海参雪100克,花菇30克,火腿50克,姜5克,葱、蒜各10克,盐5克,植物油50毫升,酱油10毫升,上汤400毫升。

【制作方法】

1.把田螺肉洗净,切片,赤小豆洗净,剔除其中杂质;西芹洗净切4厘米长的段,花菇发透,去蒂根一切两半;火腿切片,姜切片;葱切段,蒜去皮,一切两半,待用。

2.赤小豆放入碗内,加水 100 毫升,上笼蒸熟,待用。

3.炒锅放植物油烧至六成热,放入姜、葱、蒜爆香,放入田螺肉、西芹、花菇、火腿、酱油、盐、熟赤小豆(带汤),并放入上汤 400 毫升,炒匀浇沸,再用文火烫至浓稠即成。

【食用方法】每日 1 次,每次佐餐食用,食螺肉 30~50 克。

【功用疗效】除湿利水,降脂降压。高血压肾阴虚损患者食用。

芹菜豆腐面

【配方】枸杞子 12 克,芹菜、豆腐各 100 克,火腿 50 克,香菇 30 克,挂面 100 克,酱油 10 毫升,葱、蒜各 10 克,姜、盐各 5 克,植物油 50 毫升。

【制作方法】

1.把芹菜洗净,剁成小颗粒;枸杞子洗净并剔除其中杂质;豆腐切成小块,火腿内切成颗粒,香菇发透,去蒂根,切成小颗粒;姜切丝,葱切花,蒜切片,待用。

2.把炒锅置武火上,放入植物油,烧至六成热时,放入姜、葱、蒜爆香,放入豆腐、芹菜、枸杞子、火腿、香菇、酱油、盐,放入水 300 毫升,用文火煮 20 分钟,盛入碗中待用。

3.炖锅内加水 1.5 升,用武火烧沸,放入挂面,如常规煮熟捞入碗中,将芹菜豆腐与挂面拌匀即成。

【食用方法】每日 1 次,当正餐饭食食用。

【功用疗效】补虚损,降血压。高血压肾阴虚损患者食用。

玉竹煲豆腐

【配方】玉竹 30 克,猪瘦肉 100 克,豆腐 200 克,盐、姜各 5 克,蒜、葱各 10 克,酱油 10 毫升,植物油 50 毫升,上汤 200 毫升。

【制作方法】

1.玉竹洗净,剁成小颗粒状;猪瘦肉洗净,先切丝,后剁成小颗粒状;豆腐洗净,切成颗粒状;姜切丝,葱切花,蒜去皮切片。

2.炒锅放植物油武火烧至六成热,放入蒜、葱、姜爆香,放入猪瘦肉,炒至变色,放入玉竹、豆腐、盐、酱油,加上汤 200 毫升,用文火煲 25 分钟即成。

【食用方法】每日 1 次,佐餐食用。

【功用疗效】补气血,降血压。高血压肾阴亏损患者食用。

海参烧黑木耳

【配方】水发海参 200 克,水发木耳 50 克,西芹 100 克,葱、姜各 5 克,盐 10 克,鸡汤 300 毫升,植物油 50 毫升。

【制作方法】

1.把发透海参去肠杂,顺着切薄片;木耳洗净去杂质及蒂根;西芹洗净切 4 厘米长的段,姜切片,葱切段。

2.炒锅放植物油置武火烧至六成热,放入姜、葱爆香,放入海参、木耳、西芹、盐炒匀,放入鸡汤,用文火煮 25 分钟即成。

【食用方法】每日 1 次,每次吃海参 50 克。

【功用疗效】补肝肾,益气血。高血压肾阴亏损患者食用。

枸杞子烧白鹅

【配方】枸杞子 12 克,白鹅肉 200 克,西兰花、胡萝卜各 100 克,葱 10 克,姜、盐各 5 克,植物油 50 毫升。

【制作方法】

1.把枸杞子洗净,剔除其中杂质,西兰花洗净,撕成花朵;胡萝卜洗净,切 3 厘米见方的块;白鹅肉洗净,切 4 厘米见方的块;姜切片,葱切段。

2.把炒锅放植物油烧至六成热,放入姜、葱爆香,放入白鹅肉,炒变色,放入胡萝卜、西兰花、枸杞子、盐,放入水 300 毫升,用文火煮 35 分钟即成。

【食用方法】每日 1 次,每次食鹅肉 30~50 克,随意吃兰花、胡萝卜。

【功用疗效】补肝肾,明眼目,降血压。高血压肾阴亏损患者食用。

(三)高血脂症的药膳

脂肪代谢或运转异常使血浆一种或多种脂质高于正常称为高血脂症。高血脂症是一种全身性疾病,是指血中胆固醇(TC)和/或甘油三酯(TG)过高或高密度脂蛋白胆固醇过低,现代医学称之为血脂异常。一般高血质的症状为:头晕、神疲乏力、失眠健忘、肢体麻木、胸闷、心悸等。

党参枣米饭

【配方】党参 10 克,红枣 20 颗,糯米 250 克,白糖 50 克。

【制作方法】

1.将党参、红枣放入锅内,加水泡发,然后煎煮 30 分钟左右,捞出党参、红枣,药液备用。

2.糯米淘洗净,加水适量,放入大碗内,蒸熟,取出扣入碗内,摆上红枣、党参。

3.将药液煮沸,加白糖适量,文火浓煎取汁,浇在枣饭上即成。

【食用方法】经常食用,疗效更佳。

【功用疗效】健脾益气,开胃消食。适用于高血压、高血脂、冠心病、脑血管病、消化不良、营养不良等症。

【注意事项】实邪、气滞、怒火盛者忌食。

山楂面饼

【配方】山楂 50 克,面粉 150 克,白糖 15 克。

【制作方法】

1.山楂去核,洗净,切块。

2.将山楂、面粉放入碗中,加水适量,置笼中蒸熟,加白糖搅匀,冷后压成薄饼服食。

【食用方法】每日 1 次,午餐或晚餐食用。

【功用疗效】健脾消食,和中止泻。适用于高血压、高血脂、冠心病、脑血管病、消化不良、营养不良等症。

【注意事项】脾胃虚弱者忌服。

降脂汤圆

【配方】山药 150 克,糯米 500 克,蜜饯 50 克,白糖 90 克。

【制作方法】

1.山药去皮,洗净,剁成碎末,放入碗内,将碗再放入盛水的锅内蒸熟,然后取出;蜜饯剁成粒,加白糖搅匀成馅备用。

2.糯米用水浸泡 3 小时后磨成糯米粉,揉成面团,作为汤圆坯子,放入山药馅,包成汤圆煮熟即成。

【食用方法】每日 1 次,午餐或晚餐食用。

【功用疗效】补益脾肾,降脂化腻。适用于高血压、高血脂、冠心病、脑血管病、消化不良、营养不良等症,有益于术后恢复期者食用。

【注意事项】便秘者忌食。

淮山药豆沙糕

【配方】鲜淮山药、豆沙馅各 100 克,面粉 150 克,金糕、红丝、青丝各适量,白糖 20 克。

【制作方法】

1.鲜淮山药去皮,洗净,蒸熟,捣泥。

2.将淮山药泥放入面粉内,搓成面团,铺干,拌匀豆沙馅,再摆上金糕,撒上白糖和青丝、红丝,切成条状入笼蒸熟即成。

【食用方法】每日 1 次。

【功用疗效】补脾胃,助消化。适用于高血压、高血脂、冠心病、脑血管病、消化不良、营养不良等症,有益于术后恢复期者食用。

【注意事项】淮山药以鲜者为宜。

健脾糕

【配方】陈皮 3 克,扁豆 50 克,山药、红枣、面粉各 150 克。

【制作方法】

1.山药洗净,去皮,切成薄片;红枣去核,切碎;鲜扁豆切碎;陈皮切丝。

2.将山药、扁豆、陈皮、红枣同放盆内,加面粉、水调和,制成糕坯,上笼武火大汽蒸 15~20 分钟即成。

【食用方法】每日 1 次,早餐食用。

【功用疗效】健脾利湿,降脂祛腻。适用于高血压、高血脂、冠心病、脑血管病、消化不良、营养不良等症。

【注意事项】便秘者忌食。

莲子糕

【配方】山药、芡实、莲子各 30 克,粳米 150 克,糯米 200 克,白糖 30 克。

【制作方法】

1.将山药、芡实、莲子、粳米、糯米五味焙干,共磨成细粉。

2.将细粉加水适量,揉成面团,制成糕状,上笼用武火蒸 20~30 分钟,待熟时,撒上白糖即成。

【食用方法】每日 1 次,早餐食用。

【功用疗效】健脾益肾,祛湿降浊。适用于高血压、高血脂、冠心病、脑血管病、消化不良、营养不良等症,有益于术后恢复期者食用。

【注意事项】

1.大便秘结者慎用。

2.山药、芡实、莲子三者有收敛固涩止遗之功,故伴有慢性胃肠疾患及遗精、遗尿者服食尤为适宜。

九仙糕

【配方】山药、莲子、白茯苓、薏米各 5 克,炒麦芽、炒扁豆、芡实各 20 克,柿霜 2 克,糯米粉 1000 克,白糖 500 克。

【制作方法】

1.将前 8 味加水适量,武火煮沸后,转文火煮 25~30 分钟,去渣取汁。

2.将药液放入盆中,放入糯米粉、白糖揉成面团,做成糕,上笼蒸 25~30 分钟即成。

【食用方法】每日 1 次,早餐食用。

【功用疗效】补虚损,健脾胃,消食积。适用于高血压、高血脂、冠心病、脑血管病、消化不良、营养不良等症,有益于术后恢复期者食用。

【注意事项】大便秘结者慎用。

白扁豆花抄手

【配方】白扁豆花、猪肉各 100 克,胡椒粉 1 克,面粉 150 克,鸡蛋 1 个,盐、味精各 2 克,淀粉 3 克。

【制作方法】

1.选取白扁豆花正开者,洗净,以沸水烫过。

2.猪肉剁为肉泥,加胡椒粉、鸡蛋、淀粉、味精、盐,做成馅。

3.用烫扁豆花的沸水待凉和面,擀面皮,并切成三角形,包成小馄饨,煮熟食之。

【食用方法】作为正餐食用。

【功用疗效】温中健脾,利湿化浊。适用于高血压、高血脂、冠心病、脑血管病、消化不良、营养不良等症,有益于术后恢复期者食用。

【注意事项】凡患寒热者忌食。

核桃扁豆泥

【配方】核桃仁、黑芝麻各 10 克,扁豆 150 克,白糖 100 克,植物油 80 毫升。

【制作方法】

1.扁豆去皮,取豆,加水少许,上笼蒸约 2 小时,熟烂时,取出挤水,捣泥,用细纱过滤,余渣再捣成泥。黑芝麻、核桃仁分别炒香,研细。

2.将锅刷净,置火上烧热,放入植物油,将油烧至六成热,倒入扁豆泥翻炒,待水分将尽,放入白糖炒至不粘锅底,再放入植物油、黑芝麻、白糖、核桃仁,混合炒片刻后,温服食。

【食用方法】每日 1 次,午餐或晚餐食用。

【功用疗效】健脾益肾,降脂降浊。适用于高血压、高血脂、冠心病、脑血管病、消化不良、营养不良等症,有益于术后恢复期者食用。

【注意事项】

1.黑芝麻、核桃仁均有润肠作用,故大便溏泄者慎用。

2.黑芝麻有养血润肤、养颜悦色作用,可防止皮下脂肪氧化,增强组织细胞的活力,使皮肤光滑而富有弹性,所以,常食此肴可美容护肤、治疗皮肤干枯粗糙、面色无华。

3.滑肠者忌食。

核桃酥豆泥

【配方】扁豆 150 克,黑芝麻 10 克,核桃仁 5 克,植物油 125 毫升,白糖 50 克。

【制作方法】

1.将扁豆淘洗净,放入沸水锅中煮 30 分钟,至豆皮能挤脱为度,捞出挤去外皮,放入碗内,加水淹没豆仁,上笼用武火大汽蒸约 2 小时,至扁豆熟烂为度。

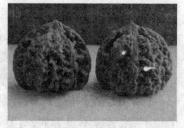

核桃

2.黑芝麻、核桃仁炒香,研末。

3.将铁锅烧热后放入植物油,烧至六成热时,将豆泥放入锅中翻炒,至水分将尽时,放白糖炒匀(炒至不粘锅、瓢为度),再加植物油、黑芝麻、白糖、核桃仁,炒匀至溶化混合即成。

【食用方法】作为正餐食用。

【功用疗效】降血脂,补肝肾,健脾胃,润五脏。适用于高血压、高血脂、冠心病、脑血管病、消化不良、营养不良等症,有益于术后恢复期者食用。

【注意事项】凡患寒热者忌食。

玫瑰红枣糕

【配方】红枣 50 克,核桃仁 30 克,玫瑰 6 克,红薯 90 克,瓜片 15 克,荸荠 60克,鸡蛋 2 个,植物油 20 毫升,白糖 60 克。

【制作方法】

1.红枣铺在铁丝网架上,用文火把枣皮烘焦,边烧边簸动,烧至枣皮呈黑皮,将红枣倒入冷水内泡约 5 分钟,捞出擦掉枣上的黑皮,去核,留肉待用。

2.核桃仁去皮,放油锅内炸黄捞出;红枣肉剁为泥;红薯洗净,煮熟去皮,压成泥状;核桃仁、瓜片、荸荠均切成丁。

3。枣泥、植物油和红薯泥等放入盆内,打散鸡蛋倒入盆内,放入核桃仁、瓜片、荸荠、白糖、玫瑰,拌匀。碗内抹上植物油,将拌好的枣泥等放入碗内,用手压平,用湿棉纸密封,上笼蒸 40 分钟出笼,扣入另一盘内,撒上白糖即成。

【食用方法】作点心食用。

【功用疗效】补脾和胃,益气生津。适用于高血压、高血脂、冠心病、脑血管病、消化不良、营养不良等症,有益于术后恢复期者食用。

【注意事项】大便溏泄者及脾胃虚寒者慎食。

枣泥桃仁酥

【配方】枣泥 250 克,核桃仁、山药各 50 克,面粉 500 克,植物油、大油各适量。

【制作方法】

1.将山药去皮洗净,煮熟,捣泥;将山药、枣泥、核桃仁共拌匀制成馅。

2.用 200 克面粉与大油拌匀,制成干油酥备用。剩余的面粉与大油加水适量制成油面团,将干油酥包入油面团内,卷成筒状,用刀切成 25 克一个的面坯,并制成圆形皮子,然后包上枣泥馅,制成有花纹的桃酥饼形状,锅中放植物油烧至六成热时,将桃酥生坯下锅炸至两面呈浅黄色即可。

【食用方法】每日 1 次,午餐或晚餐食用。

【功用疗效】补益脾胃,降脂祛腻。适用于高血压、高血脂、冠心病、脑血管病、消化不良、营养不良等症,有益于术后恢复期者食用。

【注意事项】便溏者忌食。

红枣芸豆卷

【配方】红枣 250 克,芸豆 500 克,红糖 150 克,桂花适量。

【制作方法】

1.芸豆用水泡发后加水适量,煮熟,候冷,放在洁净布上搓成芸豆泥。

2.红枣去核,洗净,煮熟,加红糖、桂花,压成枣泥。

3.芸豆泥摊在面板上,上面平铺一层枣泥,然后纵向卷起,再用刀切块即成。

【食用方法】每日 1 次,早餐服食。

【功用疗效】健脾利湿。适用于高血压、高血脂、冠心病、脑血管病、消化不良、营养不良等症,有益于术后恢复期者食用。

【注意事项】

1.芸豆有利湿水肿之功,故高血脂患者伴有水肿者服食尤宜。

2.芸豆食用时应充分煮熟。

茯苓造化糕

【配方】茯苓、莲子、山药、芡实各 10 克,粳米 350 克,白糖 50 克,花生油 35 毫升。

【制作方法】

1.将茯苓、莲子、山药、芡实、粳米一同磨成细粉。

2.将药粉与白糖同放盆内,加水、花生油适量,揉成面团,做成糕状,上笼蒸熟,切成小块食用。

【食用方法】每日 1 次,早餐食用。

【功用疗效】补虚损,益脾胃。适用于高血压、高血脂、冠心病、脑血管病、消化不良、营养不良等症,有益于术后恢复期者食用。

【注意事项】精滑者忌食。

茯苓包子

【配方】茯苓 50 克,猪肉 200 克,鸡蛋 2 个,面粉 350 克,酱油 3 毫升,葱花 20 克,姜 15 克,盐 4 克,香油 6 毫升,料酒 10 毫升,淀粉 5 克,胡椒粉 2 克,骨头汤、碱水、酵面各适量。

【制作方法】

1.茯苓切片,加水煎取浓汁,共煎 3 次,取汁备用。

2.将面粉倒在案板上,加酵面及茯苓液调成发酵的面团,待面团发酵后,加碱水适量,揉匀碱液,搓制成面皮约 20 个。

3.猪肉洗净,剁茸,加酱油、鸡蛋、姜末、盐、香油、料酒、葱花、淀粉、胡椒粉、骨头汤等,搅拌成馅,放入面皮中,制成包子生坯,上笼蒸熟服食。

【食用方法】每日 1 次,早餐或夜宵食用。

【功用疗效】养心安神,健脾开胃,除湿化痰,利水消肿。适用于高血压、高血脂、冠心病、脑血管病、消化不良、营养不良等症,有益于术后恢复期者食用。

【注意事项】精滑者忌食。

薏米饼

【配方】茯苓、薏米各 30 克,面粉 300 克,白糖适量,花生油 50 毫升。

【制作方法】

1.将茯苓、薏米共研细末。

2.茯苓、薏米末与面粉及白糖和匀,加水、花生油和匀,压制成饼,蒸熟,切成小块服食。

【食用方法】每日 1 次,午餐或晚餐食用。

【功用疗效】健脾和胃,化痰消腻。适用于高血压、高血脂、冠心病、脑血管病、消化不良、营养不良等症,有益于术后恢复期者食用。

【注意事项】汗少者和大便秘结者慎用。

米酒炖仔鸡

【配方】仔鸡 1 只,洋葱 20 克,甜米酒 30 毫升,姜 15 克,胡椒粉 2 克,酱油 5 毫升,香油 1 毫升,盐 3 克,味精 2 克。

【制作方法】

1.洋葱、姜切成薄片备用;把宰杀处理完毕的鸡切成方块,鸡头、鸡脚亦剁成方块,入沸水锅中余去血水,捞出装入砂锅内。

2.将洋葱、姜片、酱油、甜米酒、胡椒粉一起放入砂锅,用微火炖约 90 分钟,待鸡汁渐干时,加盐、味精、香油少许即成。

【食用方法】佐餐食用,2天1次。

【功用疗效】补虚益肾,降压降脂。适用于冠心病、高血压、高血脂、营养不良、慢性肾炎等症。

【注意事项】阴虚火旺者忌食。

杞叶猪肝羹

【配方】枸杞子叶250克,猪肝100克,姜片、葱段各10克,盐、淀粉各3克,胡椒粉、味精各2克,鲜汤适量。

【制作方法】

1.枸杞子叶洗净;猪肝洗净,切片,放入盐、淀粉拌匀。

2.锅中放入植物油,下猪肝炒熟后沥尽油。

3.锅置武火上,放入枸杞子叶、鲜汤、猪肝、姜片、葱段,稍煮,调入盐、味精、胡椒粉,起锅食用。

【食用方法】佐餐食用。

【功用疗效】补肝明目。适用于高血压、高血脂、冠心病、脑血管病、消化不良、营养不良等症。

【注意事项】脾虚便溏者宜食用,性功能亢进者慎用。

杞笋炒兔肉

【配方】枸杞子15克,兔肉150克,冬笋100克,花生油35毫升,葱花、姜末、蒜末各5克,盐、味精各2克,淀粉3克,料酒10毫升。

【制作方法】

1.兔肉洗净,切丝,放入盐、淀粉、料酒拌匀;枸杞子择洗干净;冬笋切丝。

2.锅中放花生油适量滑锅后,放入兔肉滑熟后沥尽油,放入冬笋、枸杞子、葱花、姜末、蒜末、盐、味精、料酒,炒匀淀粉勾芡,起锅即可服食。

【食用方法】佐早餐食用,每日1次。

【功用疗效】补益肝肾,滋阴潜阳。适用于高血压、高血脂、冠心病、脑血管病、消化不良、营养不良等症。

【注意事项】正常人四季均可食用。

枸杞子炒青笋

【配方】枸杞子100克,青笋、猪瘦肉各150克,淀粉4克,白糖1克,盐3克,味精2克,料酒10毫升,香油、植物油各适量。

【制作方法】

1.猪瘦肉洗净,切丝,加盐、淀粉拌匀;青笋洗净,切丝;枸杞子择洗干净。

国学经典文库

中华食疗大全

· 常见病药膳养生 ·

图文珍藏版

2.锅中放入适量植物油烧热后,下肉丝滑散,烹入青笋丝、料酒,加白糖、盐、味精、料酒,炒匀淀粉勾芡,再下枸杞子翻炒数次,淋入香油,炒熟,起锅即成。

【食用方法】佐餐食用。

【功用疗效】补益肝肾。适用于高血压、高血脂、冠心病、脑血管病、消化不良、营养不良等症。

【注意事项】外邪实热、脾虚便溏者慎用。

枸杞子烧活鱼

【配方】枸杞子 15 克,鲫鱼 1 条,料酒 10 毫升,葱、姜各 15 克,盐 3 克,味精 2 克,香菜、米醋各适量,花生油 300 毫升(实耗 25 毫升)。

【制作方法】

1.枸杞子择洗干净。鲫鱼去鳞、腮、内脏,洗净,在鱼身上斜切成十字花样,加盐、料酒腌 15 分钟,入油锅中炸熟,捞出,沥油。

2.锅中放植物油适量滑锅后,下葱、姜略炒,而后加水、盐、料酒、米醋,煮沸,放入鱼及枸杞子,煮沸后,文火慢炖至入味,放入香菜、味精调味,起锅即成。

【食用方法】佐餐食用。

【功用疗效】健脾利湿、滋补肝肾。适用于高血压、高血脂、冠心病、脑血管病、消化不良、营养不良等症。

【注意事项】正常人四季均可食用。

枸杞子蛋汤

【配方】枸杞子 10 克,鸡蛋 2 个。

【制作方法】

1.枸杞子择洗干净。

2.将枸杞子、鸡蛋加水适量同煮,待熟后去蛋壳,再煮 5~10 分钟,即可食用。

【食用方法】每日 1 次,早餐食用。

【功用疗效】益气养血。适用于高血压、高血脂、冠心病、脑血管病、消化不良、营养不良等症,有益于术后恢复期者食用。

【注意事项】阴虚火旺者忌食。

乳鸽枸杞子汤

【配方】枸杞子 30 克,乳鸽 1 只,料酒 5 毫升,葱、姜各 5 克,盐 3 克,味精、胡椒粉各 1 克。

【制作方法】

1.枸杞子择洗干净。

2.将乳鸽去毛杂,洗净,与枸杞子同放锅中,加水、姜、葱、料酒,文火炖熟,调入盐、胡椒粉、味精,即可食用。

【食用方法】佐餐食用。

【功用疗效】补气益血。适用于高血压、高血脂、冠心病、脑血管病、消化不良、营养不良等症。

【注意事项】正常人四季均可食用。

枸杞子鸽蛋汤

【配方】枸杞子15克,鸽蛋4个,白糖适量。

【制作方法】

1.枸杞子择洗干净。将鸽蛋煮熟,去壳,与枸杞子同放碗中,加水适量蒸熟,调入白糖后即可服食。

【食用方法】每日1次,早餐食用。

【功用疗效】养心益肾,降脂去腻。适用于高血压、高血脂、冠心病、脑血管病、消化不良、营养不良等症。

【注意事项】特别适合身体虚弱者食用。

银杞鸡肝羹

【配方】枸杞子5克,茉莉花24朵,水发银耳25克,鸡肝1副,料酒5毫升,葱、姜各5克,盐3克,淀粉4克,味精2克,胡椒粉适量。

【制作方法】

1.将鸡肝洗净,切片,放入碗中,加淀粉、料酒、姜、葱、盐,拌匀备用。枸杞子、银耳、茉莉花洗净。

2.锅中放鸡汤煮沸后,放入料酒、姜汁、盐、味精,煮沸,放入银耳、鸡肝、枸杞子,烧沸煮至鸡肝熟后放入茉莉花,再煮沸,调入盐、味精、胡椒粉,装碗即可。

【食用方法】佐餐食用,每周2~3次。

【功用疗效】补益肝肾,清心明目。适用于高血压、高血脂、冠心病、脑血管病、消化不良、营养不良等症。

【注意事项】风寒咳嗽者忌食。

桃仁烧鸡丁

【配方】枸杞子20克,核桃仁50克,嫩鸡肉150克,鸡蛋1个,花生油45毫升,料酒6毫升,盐2克,淀粉3克,胡椒粉、味精、白糖各1克,香油、鸡汤各适量。

【制作方法】

1.鸡肉洗净,切丁,加盐、料酒、味精、胡椒粉、蛋清、淀粉,调匀上浆。

2.核桃仁用温油炸透,放入枸杞子,起锅沥干油。

3.炒锅放花生油烧至五成热,放入鸡丁快速滑透,倒入漏勺内沥油后,倒入鸡汤,放入核桃仁、枸杞子炖熟,加盐调味,淋上香油即可。

【食用方法】每周 1 次,佐餐食用。

【功用疗效】补肾强腰,明目益睛。适用于高血压、高血脂、冠心病、脑血管病、消化不良、营养不良等症。

【注意事项】便溏者忌食。

红薯粳米粥

【配方】红薯 150 克,粳米 50 克。

【制作方法】

1.红薯洗净,削去皮,切成小块。红薯与淘净的粳米一起放入锅中,加水熬煮成粥即可。

【食用方法】早、晚 2 次食用。

【功用疗效】益气健脾,润肠通便。适用于便秘、夜盲症、大便出血、动脉硬化、过度肥胖、高血脂等症。

【注意事项】四季均可食用。

南瓜粳米粥

【配方】南瓜 250 克,粳米 50 克。

【制作方法】

1.南瓜洗净,除去外皮、内瓤及南瓜子,切成大小适宜、厚薄均匀的片。

2.与淘净的粳米一同入锅,加水,熬至稀粥即成。

【食用方法】作早、晚餐食用。

【功用疗效】补中益气,降血脂,降血糖。适用于轻型糖尿病、高血脂、神疲乏力、烦热、口渴等症。

【注意事项】大便溏稀者忌食。

决明菊花粥

【配方】决明子 12 克,菊花 6 克,粳米 50 克,白糖 15 克。

【制作方法】

1.将决明子炒至味香,出锅待凉,菊花、粳米洗净。

2.将决明子与菊花一起用瓦罐煎汁去渣后,放入粳米,用文火熬制成粥,放入白糖调味,即成。

【食用方法】每日 1 次,5~7 次为 1 个疗程。

国学经典文库

中华食疗大全

· 常见病药膳养生 ·

图文珍藏版

【功用疗效】平肝明目,疏风解热。适用于冠心病、高血脂、脑动脉硬化、高血压、大便干燥等症。

【注意事项】大便溏稀者忌食。

红枣桂圆粥

【配方】桂枝、黄芪各9克,红枣9颗,桂圆肉9克,粳米50克。

【制作方法】

1.红枣洗净,去核;桂圆肉、桂枝洗净;黄芪洗净,切成薄片;粳米淘净。

2.将桂枝、黄芪一起放入瓦罐内,加150毫升水,用文火煮25分钟后晾凉,滤去药渣,留汁。

3.将药汁与粳米一同入锅,加水适量,放入桂圆肉、红枣,再用文火熬至米烂成粥,即可食用。

【食用方法】每日1次,可作早餐食用。

【功用疗效】补气养血,宁心安神。适用于高血压、心脑血管病、心气不足、心悸、失眠等症,有益于久病体虚者食用。

【注意事项】胃热者忌食。

萝卜香米粥

【配方】白萝卜350克,香米50克,白糖5克。

【制作方法】

1.白萝卜洗净,切块,加水煮熟,绞取汁。

2.香米淘净,同萝卜汁一起入锅,放入适量水,用文火煮成稀粥,放入白糖调味,即成。

【食用方法】每日2次,早、晚餐食用。

【功用疗效】消食利隔,化痰宽中,降脂降压。适用于食积胀满、咳嗽失音、吐血、消渴、胆石症、高血压、高血脂等症。

【注意事项】四季均可食用。

木耳山楂粥

【配方】黑木耳、山楂各15克,粳米50克,冰糖25克。

【制作方法】

1.将黑木耳用温水浸泡发透,去蒂,撕成小片;山楂、粳米洗净。

2.将黑木耳、山楂、粳米放入锅中,放入水,用文火煮至熟透成粥,调入冰糖,即成。

【食用方法】早晚食用,每天2次。

【功用疗效】降脂,降压,软化血管。适用于血管硬化、高血脂、高血压、眼底出血等症,有益子久病体虚者食用。

【注意事项】脾胃虚弱者忌食。

赤豆糯米粥

【配方】赤小豆 30 克,糯米 50 克,白糖 15 克。

【制作方法】

1.赤小豆、糯米洗净,放入锅内,加水适量。

2.先用武火烧沸后,再用文火继续煮至熟透成粥。调入白糖,即成。

【食用方法】每日 1 次,作早餐用。

【功用疗效】利水消肿,除温解毒。适用于肥胖症、高血脂及各种水肿等症。

【注意事项】久食使人消瘦。

首乌红枣粥

【配方】制何首乌 15 克,红枣 6 颗,粳米 50 克,红糖 20 克。

【制作方法】

1.制何首乌洗净,切成薄片,煎成汁后沥去药渣;红枣洗净,去核取肉。

2.粳米淘净,放入锅中加水,熬煮成粥,放入红糖,即成。

【食用方法】每日 1~2 次,7 日为 1 个疗程,隔几日后,可继续食用。

【功用疗效】补气血、强肝肾、降血脂。适用于肝肾亏虚、头发早白、头晕耳鸣、腰膝酸痛、大便秘结、冠心病、高血脂、神经衰弱等症。

【注意事项】大便溏泄者不宜食。

蒜烧白鳝

【配方】白鳝 1 条,蒜 250 克,葱段、姜各 5 克,水淀粉 2 克,料酒 15 毫升,味精 2 克,盐 3 克,花生油 25 毫升,酱油 10 毫升,鲜汤适量。

【制作方法】

1.白鳝去内脏、脊骨及头,用少许盐腌去黏液,并放入开水中焯去血腥,切片,用盐、淀粉、米酒、姜腌渍;蒜去皮,洗净。

2.锅置武火上,倒入花生油,烧至八成热时,放入白鳝片爆熟,捞出沥油;另起油锅,放入姜、蒜、葱段爆香,放入白鳝片、料酒,掺入少许鲜汤,放入盐、酱油烧至入味,调入味精后用水淀粉勾芡,起锅即可。

【食用方法】佐餐,适量食用。

【功用疗效】补脾和胃,理气消食。适用于防治高血脂、动脉粥样硬化、肥胖等症;亦可用于脚气病、营养不良属脾虚者食用。症见脘腹胀痛、饮食减少、面色萎黄、体倦乏力、小便不利、下肢水肿者等。

【注意事项】正常人都可食用。

当归蒸鳝段

【配方】丹参10克,当归5克,鳝鱼250克,火腿50克,鸡汤200毫升,料酒20毫升,胡椒粉2克,姜、葱、盐各适量。

【制作方法】

1.将鳝鱼剖腹后,除去内脏,用水洗净血污,放入沸水锅内稍烫后捞出,剁去头尾再把鳝鱼剁成6厘米长的段,熟火腿切成大片姜葱洗净后,姜切片,葱切段。

2.鳝鱼段放入汤篮子内,上面放火腿片、丹参、当归、姜、葱、料酒、胡椒粉、盐、灌入鸡汤,盖子用湿棉纸封口,上笼蒸约1小时取出后启封,拣去姜、葱,加味精调好味即成。

【食用方法】佐餐,适量食用。

【功用疗效】活血化瘀,补血祛湿。适用于湿痹、脑血管病及脂肪肝、高血脂。

丹参枸杞子蒸鸡

【配方】丹参20克,枸杞子15克,仔母鸡1只,胡椒粉3克,姜、葱、盐、味精、料酒、清汤各适量。

【制作方法】

1.将仔母鸡宰杀后,除去内脏、爪,冲洗干净;枸杞子洗净;丹参洗净;姜切成大片;葱切段。

2.将仔母鸡用沸水汆透,捞出用凉水冲洗干净,沥净水分,再把枸杞子、丹参由鸡裆部装入腹内,然后再放入蒸盆内,摆上姜、葱,注入清汤,放入盐、料酒、胡椒粉、用湿棉纸封口上笼用沸水武火蒸2小时,取出。

3.揭去棉纸、拣去姜、葱,放入味精即成。

【食用方法】佐餐食用。

【功用疗效】滋补肝肾,活血化瘀。适用于男女肾虚,腰膝疫软,头昏耳鸣,眼目昏花,视力减退,精神衰弱,心脑血管疾病及高血脂、脂肪肝等。

归芪蒸仔母鸡

【配方】炙黄芪30克,当归20克,仔母鸡1只,料酒25毫升,味精、盐各3克,姜、葱、胡椒粉、清汤各适量。

【制作方法】

1.将仔母鸡宰杀,去毛剖腹去除内脏、爪,洗净放入沸水汆透捞出;当归洗净,切成片;姜、葱洗净,姜切片,葱切段。

2.将当归、炙黄芪由鸡的裆部装入腹内,然后放入蒸盆内,摆上姜、葱,注入清汤,放入盐、料酒、胡椒粉、用湿棉纸封口,上笼用沸水武火蒸约2小时取出。

3.揭去蒸盆口的棉纸,拣去姜葱,放入味精调味即成。

【食用方法】佐餐,适量食用。

【功用疗效】补气生血,活血化瘀。适用于气血虚亏,面色痿黄,精神不振,产后失血,脑血管疾病及高血脂、脂肪肝等。

芡实蒸全鸭

【配方】丹参15克,薏米、芡实各30克,湘莲、熟火腿各50克,肥鸭1只,蘑菇、扁豆各30克,糯米100克,海米15克,菜油1升(耗50毫升),料酒12毫升,盐、胡椒粉各3克。

【制作方法】

1.将湘莲去皮、心;扁豆煮后去皮;糯米洗净,水漂5分钟;丹参打成细粉;薏米、芡实去杂质,用温水泡15分钟;海米用温水发透。

2.蘑菇用温水泡10分钟,淘净泥沙,去蒂,切成1厘米见方的丁;火腿切成1厘米见方的丁。将以上原料沥干,一起放入蒸碗中加料酒、盐、胡椒粉、拌匀上笼蒸30分钟。

3.将鸭子宰杀后,剖去内脏、脚爪,洗净,将鸭骨全部剔除(去剔骨过程中,注意保持鸭皮的完整)成1只无骨的全鸭。

4.将以上原料装入鸭腹内,将刀口处缝合,以免腹中原料漏出,用料酒、盐、胡椒粉遍抹全身,放于大蒸碗中,上笼蒸1.5小时出笼,晾干水汽。

5.烧热油锅,注入菜油,待油温八成热时,鸭子放入油锅中炸至皮酥,表面成金黄色时捞出,将鸭子照原形摆入盘中即成。

【食用方法】佐餐,适量食用。

【功用疗效】补脾健胃,滋阴益肾,活血化瘀。适用于脾虚呕逆,肾阴亏损,夜寐多梦,骨蒸痨热,赤白带下,遗精,脑血管病及高血脂,脂肪肝等。

冬虫夏草蒸鹌鹑

【配方】丹参20克,冬虫夏草8克,鹌鹑8只,鸡汤300毫升,姜、葱各10克,胡椒粉2克,盐5克。

【制作方法】

1.将冬虫夏草、丹参择去灰屑,用温水洗净;鹌鹑宰杀后,沥净血水,用约75℃的热水烫透除去毛桩,剁去头和爪,由背部剖开,除去内脏,洗净后,沥去水后,放入沸水略汆一下捞出晾凉,姜、葱洗净,姜切片,葱切段。

2.将每只鹌鹑的腹内放冬虫夏草1克,丹参分成8份放完,然后逐只用线缠紧,摆放在篮子内,将葱、姜放在蒸盆内,鸡汤用盐和胡椒粉调好味,灌入蒸盆内,用湿棉纸封口,上笼蒸40分钟。

3.取出篮子,揭去湿棉纸即成。

【食用方法】佐餐,适量食用。

【功用疗效】滋肺润肾,强健筋骨,活血化瘀。适用于痨热骨蒸,腰膝酸软,肺虚咯血,神疲少食,脑血管病及高血脂、脂肪肝等。

丹参蒸鹌鹑

【配方】丹参20克,黄芪10克,鹌鹑1只,姜2片,葱白1节,胡椒粉1克,盐2克,清汤250毫升。

【制作方法】

1.将鹌鹑杀后,滴净血,在75℃热水中烫透,除去毛桩,洗净,由背部剖开,除去内脏、斩去爪,洗净,入沸水中氽2分钟,捞出。

2.将黄芪用湿布擦净,切成薄片,再把丹参、黄芪片分别装入鹌鹑腹内,将鹌鹑、姜片、葱白放入蒸碗,注入清汤,用湿棉纸封口,上笼蒸40分钟。

3.取出鹌鹑,揭去棉纸,加盐、胡椒粉调好味,再将鹌鹑放入汤碗内,灌入原汁即成。

【食用方法】佐餐,适量食用。

【功用疗效】益气补脾,活血化瘀,利水消肿。适用于脾虚泻泄,营养不良,子宫脱垂,心悸怔忡及高血脂、脂肪肝等。

红花肉麻圆

【配方】红花10克,淮山药粉、熟芝麻各50克,猪肥膘肉400克,鸡蛋3个,花生油100毫升,豆粉100克,白糖250克。

【制作方法】

1.将猪肥膘肉放在汤锅内煮熟,捞出,凉后切成1厘米的丁,再放入沸水内氽透,立即捞出,散开晾凉。鸡蛋打入碗内先将豆粉、淮山药粉、红花和匀,把猪肥膘肉和匀。

2.将锅内花生油烧至八成油温,用筷子夹着逐个放入油锅炸至蛋液凝固时捞出,炸完后,再重炸一遍。

3.将锅内注入水少许,放入白糖,在文火上炒,直炒至糖成金黄色时,放入炸好的肉圆、将锅离火,随即撒入熟芝麻,边铲边撒,芝麻都贴在肉圆上时,倒入盘内晾凉即成。

【食用方法】佐餐,适量食用。

【功用疗效】补肾益精,活血化瘀,润养血脉。适用于脾肾虚,肤发枯燥,肺虚燥咳,脑血管病及高血脂,脂肪肝等。

桂圆纸包鸡

【配方】丹参 10 克,桂圆肉 20 克,核桃仁 100 克,嫩鸡肉 500 克,火腿 15 克,鸡蛋 2 个,淀粉 25 克,香菜 100 克,盐、白糖各 6 克,味精 2 克,胡椒粉 3 克,香油 5 毫升,花生油 1.5 升,姜、葱各适量。

【制作方法】

1.将鸡肉去皮,切成 1 毫米的片;核桃仁用沸水泡后去皮,放入油锅炸熟,切成细粒;香菜择洗干净;桂圆肉用温水洗净,切成粒;丹参打成粉;姜、葱洗净后,切成末;火腿切成小片;鸡蛋去黄留清,加淀粉调成蛋清糊。

2.鸡肉用盐、白糖、味精、胡椒粉、香油、姜、葱末及核桃仁、桂圆肉、丹参、蛋清糊(少许)调匀后,将玻璃纸放在案板上,先放香菜叶少许,火腿 1 片,再把鸡肉片放上,然后折成长方形的纸包。

3.将花生油倒入锅内,烧至五成热时,把包好的鸡肉下锅炸熟,捞出装盘即成。

【食用方法】佐餐,适量食用。

【功用疗效】温中益气,补肾固精,活血化瘀。适用于虚烦失眠,脑力衰退、脑血管病、高血脂、脂肪肝等。

丹参肉干

【配方】丹参 20 克,山楂 100 克,猪瘦肉 1000 克,菜油 500 毫升,酱油 50 毫升,料酒 30 毫升,香油 15 毫升,姜、葱各 10 克,花椒粉、味精各 2 克,白糖 15 克。

【制作方法】

1.将猪瘦肉剔去皮筋,用水冲洗干净沥干待用;山楂除去杂质,洗净,新鲜山楂应拍破,丹参切片;姜、葱择洗干净,姜切片,葱切段。

2.锅内倒入 2 升水,放入山楂 50 克、丹参 10 克,武火烧沸后,放入猪瘦肉,共同熬至六成熟,捞出猪瘦肉稍晾后,切成 5 厘米左右的粗条,加酱油、葱段、姜片、料酒、花椒粉、将肉条腌渍 1 小时,再沥干。

3.将铁锅置中火上,倒入菜油炼热,投入肉条榨干水分,色微黄时,即用漏勺捞起,沥去油;将铁锅内油倒出后,留点余油,再置火上,投入余下的山楂,略炸后,将肉干再倒入锅中,反复翻炒,微火烘干即成。装在方盘内淋入香油,撒入味精、白糖和匀即成。

【食用方法】佐餐,适量食用。

【功用疗效】滋阴润燥,化食消积,降低血脂,活血化瘀。适用于脾虚积滞,痞满泻痢及高血压、高血脂、冠心病、消化不良、脑血管疾病等。

丹参炸兔肉

【配方】丹参粉 20 克,山药粉 30 克,兔肉 300 克,菜油 1.5 升,盐 2 克,味精 1 克,料酒、红酱油各 10 毫升,椒盐 5 克。

【制作方法】

1.将兔肉切成 2 厘米大小的方块,放在容器中,放入料酒、盐、红酱油、味精拌匀撒入丹参粉、山药粉、拌至每块都均匀地粘牢糊浆。

2.将炒锅内放菜油 1.5 升,用武火烧至八成热时,将兔肉块逐个撒入油锅内略炸,反复用漏勺翻动兔肉块,使其不相互粘连,待炸至金黄色,兔肉块浮油面时,捞出沥去油,装盘即成,食用时带上椒盐碟子。

【食用方法】佐餐,适量食用。

【功用疗效】补中益气,健脾补肺,活血化瘀。适用于肺虚有热,脾胃虚弱,脑血管病及高血脂、脂肪肝等。

丹参炒鸡丁

【配方】丹参 20 克,白果 50 克,鸡肉 500 克,蛋清 2 个,盐 3 克,香油、料酒各 3 毫升,味精 2 克,豆粉 10 克,葱段 15 克,大油 500 毫升,高汤 50 毫升。

【制作方法】

1.将鸡肉切成 1.2 厘米见方的丁,放在碗内,放入蛋清、盐、豆粉拌合上浆;白果剥去硬壳;丹参切片,下热油锅内爆至六成熟时捞出剥去薄衣,洗净待用。

2.将炒锅烧热,放入大油,待油至六成热时,将鸡丁下锅用勺划散,放入银杏炒匀,至熟后连油倒入漏勺里,沥去油。

3.将原锅放入大油 25 毫升,投入葱段煸炒随即烹入料酒,放入高汤、盐、味精,倒入鸡丁和白果、丹参,炒匀后,用豆粉勾芡和匀。淋入香油,起锅装盘即成。

【食用方法】佐餐,适量食用。

【功用疗效】定咳喘,止带浊,祛淤血。适用于老年咳嗽、喘、脑血管病、小便频数、崩漏带下、高血脂、脂肪肝等。

丹参酱包兔

【配方】丹参 20 克,佩兰叶 5 克,兔肉 200 克,鸡蛋 1 个,白糖 15 克,料酒 15 毫升,盐 1 克,豆粉 9 克,味精 2 克,甜酱 12 克,酱油 3 毫升,大油 50 毫升,姜、葱各 20 克,白汤 50 毫升,苏打粉、香油各适量。

【制作方法】

1.将兔肉切成长 3 厘米,宽 1.5 厘米的薄片,佩兰叶熬成适量的药水。

2.将兔肉片放入碗中,加盐拌匀后,用佩兰水调豆粉搅拌至兔肉片吸尽水,再加鸡蛋搅拌、拌匀后,放入苏打粉拌和均匀。

3.将炒锅烧热后。放入大油 35 毫升,烧至五成热时,放入浆好的兔肉片,随即快速搅散,断红的,倒入漏勺内,沥去油,放入甜酱、葱、姜末,炒至面酱细腻无颗粒起香味。

4.将丹参片、白糖、料酒、味精、酱油、白汤、炒至糊糊形,放入大油 15 毫升,几滴香油,出锅装盘即成。

【食用方法】佐餐,适量食用。

【功用疗效】补中益气,醒脾化湿,活血化瘀,清热解暑。适用于暑热伤阴;食呆不振,胸闷气短,心悸不宁及高血脂,脂肪肝等。

丹参鸡片

【配方】丹参 20 克,鲜菊花瓣 100 克,鸡脯肉 600 克,鸡蛋 3 个,鸡汤 150 克,盐、白糖各 3 克,香油 3 毫升,料酒 20 毫升,胡椒粉 2 克,姜、葱各 10 克,淀粉 50 克,玉米粉 20 克,大油、色拉油各适量。

【制作方法】

1.将鸡脯肉去皮、筋后,切薄片;鲜菊花瓣用水轻轻洗净,用凉水漂上;姜切指甲片;葱切斜刀片;鸡蛋清磕入碗内。

2.鸡肉片用蛋清、盐、味精、胡椒粉、玉米粉调匀浆好。用盐、白糖、鸡汤、胡椒粉、料酒、味精、淀粉、香油兑成汁。

3.将炒锅用武火烧热,放入大油 1 升,待油五成热时,投入鸡肉片,滑散后,倒入漏勺沥去油,接着锅放少许色拉油,五成油温时,放入姜、葱炝锅,即倒入鸡肉片、丹参片,烹入滋汁,翻炒几下;菊花瓣下锅,翻炒均匀即成。

【食用方法】佐餐,适量食用。

【功用疗效】补养五脏,祛风明目,益血润容,活血化瘀。适用于疮疽痈肿、风火眼赤、高血压、脑血管病、头晕及高血脂,脂肪肝等。

翠皮爆鳝鱼

【配方】丹参 20 克,西瓜皮、芹菜各 200 克,鳝鱼 100 克,鱼辣椒 50 克,鸡蛋 2 个,大油 250 毫升,姜、葱各 15 克,盐 6 克,白糖、胡椒粉各 3 克,香油、酱油、料酒各 3 毫升,味精 3 克,醋 2 毫升,豆粉、肉汤各适量。

【制作方法】

1.丹参打粉;西瓜皮洗净后榨汁,用纱布包好过滤;鳝鱼丝洗净;芹菜切段;鱼辣椒切成斜刀;姜、葱切丝。

2.将鳝鱼丝用豆粉、盐、鸡蛋清、西瓜皮汁水调匀,用丹参粉、酱油、白糖、味精、料酒、醋、胡椒粉、豆粉、肉汤和西瓜皮汁水兑成滋汁。

3.锅热后放进大油,油六成热,下鳝鱼丝滑散,倒入漏勺,重置火上,下芹菜、鱼辣椒、姜、葱丝翻炒,将兑好的汁倒入,滴入香油翻炒均匀起锅即成。

【食用方法】佐餐,适量食用。

【功用疗效】补虚损,解暑热,强筋骨,祛淤血。适用于风湿疼痛,腰膝酸软,脑血管病及高血脂,脂肪肝等。

天麻红花蒸乳鸽

【配方】天麻20克,红花10克,乳鸽1只,料酒20毫升,葱12克,姜5克,盐、味精各3克。

【制作方法】

1.将天麻用二泔水(第二次淘米水)、川芎、茯苓浸泡,切片,置米饭上蒸熟;红花洗净,去杂质。

2.乳鸽宰杀后,去毛、内脏及爪;姜切片;葱切段。

3.将姜、葱、盐、味精、料酒抹在乳鸽身上码味30分钟;然后取出乳鸽置蒸盆内,与天麻、红花入武火大汽蒸笼内蒸30分钟即成。

【食用方法】佐餐,适量食用。

【功用疗效】活血化瘀,补养肝肾,宁心安神。适用于冠心病患者春季食用。

山楂茶

【配方】山楂30克。

【制作方法】

1.先将山楂洗净。

2.锅中倒入适量水,放入山楂,煎沸5分钟,取汁。

【食用方法】每日代茶频饮。

【功用疗效】消食降脂,减肥轻身。

减肥茶

【配方】生山楂30克,干荷叶60克,生薏米10克,陈皮5克。

【制作方法】

1.先将洗净的干荷叶、生山楂、生薏米、陈皮研成碎末,再放入杯中,用沸水冲泡,加盖焖20分钟后即可。

【食用方法】代茶饮。

【功用疗效】理气行水,降脂,减肥。

桑菊银楂茶

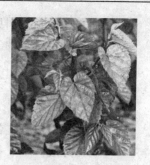

桑叶

【配方】山楂 30 克,桑叶 10 克,菊花 5 克,金银花 15 克。

【制作方法】

1.先将桑叶、菊花、金银花、山楂洗净。

2.砂锅倒入适量水,放入桑叶、菊花、金银花、山楂,熬煮取汁,连煎 2 次,然后取 2 次煎汁混合即成。

【食用方法】适量饮用。

【功用疗效】清热平肝,降压降脂。

(四)慢性肺原性心脏病的药膳食方

慢性肺原性心脏病是由肺组织、肺动脉血管或胸廓的慢性病变引起肺组织结构和功能的异常,造成肺血管阻力增加,肺动脉压力增高,使右心扩张、肥大、伴或不伴右心衰竭的心脏病。患病年龄多在 40 岁以上,随年龄增长而患病率增高。其原发病以慢性肺气管炎、肺气肿最常见。临床表现主要是:肺原发性疾病的症状,肺气肿和右心功能不全的体征及肺性脑病等。

肺心病患者的饮食应清淡,营养价值高,易消化,热量的供给一日应在 1500～2000 千卡之间,高热量饮食可加重心脏负担,但体质虚弱、消瘦时可增加热量的供给。蛋白质的供应要充足,一般要求摄取必需氨基酸多。生理价值高的蛋白质,如鸡蛋、牛奶、兔虾、禽类、豆类及豆制品等。避免高脂肪饮食,如脑髓、鱼子等,尽量选用植物油,如豆油、花生油、菜籽油等。尽可能摄取含淀为主的碳水化合物,避免食用大量的红糖、白糖和葡萄糖,以免引起胃肠道不适,加重心脏负担。摄取含钙量较高而又易被吸收的食物如豆类、虾皮、海带、芝麻等,补充含丰富的维生素、膳食纤维的食物如新鲜蔬菜,瓜果等。控制钠盐的摄入,尤其是心力衰竭者,忌酒或烟。

肺原性心脏病咳喘

本病常见咳嗽、咯痰、气喘,动则尤甚,甚至不能平卧、胸闷心悸、少气不足等症状。能制作药膳的药物有:杏仁、五味子、生地、丹皮、山萸肉、淮山药、泽泻、茯苓,核桃仁、五味子等。能制作药膳的食物有:禽蛋、蔬菜、水果、墨鱼、甲鱼、鲫鱼等。

杏仁粥

【配方】杏仁 10 克,川贝 6 克,粳米 100 克。

【功用疗效】清热解毒,祛痰止咳。对肺心病咳嗽明显患者。

【制作方法】

1.杏仁去皮尖,川贝去泥沙、洗净,粳米淘净。

·常见病药膳养生·

图文珍藏版

2.把粳米、杏仁、川贝同放锅内,加水 1 升。

3.把锅置武火烧沸,文火煮 45 分钟即成。

【食用方法】每日 2 次,早晚服用,每次食 50 克粥。

贝母水晶梨

【配方】贝母、杏仁各 10 克,陈皮 6 克,梨 2 个,冰糖 12 克。

【制作方法】

1.贝母研成末,陈皮切成小颗粒,杏仁打粉;梨洗净去核,切成月牙形;冰糖打碎。

2.把梨、贝母、杏仁、陈皮、冰糖同放蒸盆内,加 100 毫升水。

3.把蒸盆放蒸笼内,用武火大汽蒸 50 分钟即成。

【食用方法】每日 1 次,吃梨喝汤。

【功用疗效】清热解毒,止咳平喘。肺心病咳喘明显时食用。

生地黄炖甲鱼

【配方】生地黄 10 克,五味子 6 克,淮山药、茯苓、核桃仁各 12 克,甲鱼 1 只(约 300 克),鸡汤 1.5 升,料酒 10 毫升,葱 10 克,姜、盐各 5 克。

【制作方法】

1.生地黄洗净,切片,淮山药切片,茯苓切小块,五味子洗净,核桃去壳留仁;甲鱼去头,内脏及爪;姜切片,葱切段。

2.甲鱼放炖锅内,放入姜、葱、料酒、盐和中药,放入鸡汤。

3.炖锅置武火上烧沸,再用文火炖煮 45 分钟即成。

【食用方法】每日 1 次,佐餐食用,吃甲鱼喝汤。

【功用疗效】滋阴润肺,止咳平喘。肺心病咳喘患者食用。

南沙参炖猪肺

【配方】南沙参 15 克,猪肺 1 具,料酒 10 毫升,葱 10 克,姜、盐各 5 克。

【制作方法】

1.南沙参洗净,切片,猪肺洗净,切 4 厘米见方的块,姜切片,葱切段。

2.猪肺放入炖锅内,放入料酒、姜、葱、盐,加水 2 升。

3.炖锅置武火烧沸,再用文火炖煮 50 分钟即成。

【食用方法】每日 1 次,每次吃猪肺 50 克,喝汤。

【功用疗效】补肺,平喘。肺心病咳嗽患者食用。

杏仁煲萝卜

【配方】杏仁、川贝各 10 克,萝卜 500 克,酱油 10 毫升,葱 10 克,姜、盐各 5 克,植物油 50 毫升。

【制作方法】

1.把杏仁去皮尖,用贝母洗净,去杂质,萝卜洗净,切 4 厘米见方的块,姜切片,葱切段。

2.把锅置中火上烧热,放入植物油,烧六成热时,放入姜、葱爆香,放入萝卜块,水 500 毫升,放入盐、酱油、杏仁、川贝,用文火煲至浓稠即成。

【食用方法】每日 1 次,每次随意吃萝卜喝汤。

【功用疗效】清肺热,止喘咳。肺心病咳喘痰多患者食用。

冰糖燕窝粥

【配方】燕窝 10 克,粳米 100 克,冰糖 10 克。

【制作方法】

1.燕窝用水发后,用镊子夹去燕毛;粳米淘净,冰糖打碎。

2.粳米放入锅内,加 800 毫升水,置武火烧沸,放入冰糖、燕窝,改用文火煮 45 分钟即成。

【食用方法】每日 1 次,每次吃粥 50 克。

【功用疗效】润肺止咳。肺心病咳喘偏阴虚的患者食用。

川贝杏仁燕窝

【配方】川贝、杏仁、燕窝各 10 克,冰糖 15 克。

【制作方法】

1.川贝、杏仁打成粉;燕窝发透,用镊子除去燕毛,冰糖打碎。

2.燕窝、川贝、杏仁、冰糖同放炖锅内,加水 100 毫升。

3.炖锅置中火烧沸,改用文火炖煮 50 分钟即成。

【食用方法】每日 1 次,早餐服用,每次 1 杯。

【功用疗效】滋阴润肺,祛痰止咳。肺心病咳嗽患者食用。

杏仁糊

【配方】杏仁 20 克,藕粉、面粉各 100 克,白糖 15 克。

【制作方法】

1.杏仁去皮尖,打粉,同藕粉混匀。

2.面粉置热锅内炒热,晾冷,与藕粉、杏仁粉、白糖混匀放入 400 毫升水,搅匀。

3.锅置武火上烧热,放入 100 毫升水,烧沸,将已配制好之藕粉、杏仁粉、面粉、白糖之混合物,徐徐倒入锅内,不断用锅铲搅拌,直至成糊,熟透即成。

【食用方法】每日 1 次,每次吃 50 克。

国学经典文库

中华食疗大全

· 常见病药膳养生 ·

图文珍藏版

【功用疗效】清热解毒,润肺止咳。肺心病咳喘患者食用。

瓜蒌薤白煲凉瓜

【配方】瓜蒌12克,薤白9克,苦瓜(凉瓜)200克,葱10克,姜、盐各5克,植物油30毫升。

【制作方法】

1.把瓜蒌洗净,薤白洗净,苦瓜洗净,切4厘米长、3厘米宽的块。

2.炒锅放植物油烧至六成热,放入姜、葱爆香,放入600毫升水,放入苦瓜,瓜蒌、薤白、盐,用文火煲35分钟即成。

【食用方法】每日1次,食苦瓜,喝汤。

【功用疗效】清热化痰,润肺止咳。肺心病咳喘患者食用。

肾不纳气型肺心病

本型常见喘咳、咯泡沫痰、气短、稍一活动则其喘更甚、口唇青紫、下肢浮肿、神怯、腰酸、舌质淡、苔白腻、脉细数等症。能制作药膳的中药有:熟附子、熟地、磁石、核桃仁、山萸肉、生山药、五味子,紫石英,冬虫夏草、人参、沉香、胎盘粉(紫河车粉)等。能制作药膳的食物有:猪肉、牛肉、羊肉、禽蛋、蔬菜、水果、海鲜等。

人参荸荠煲猪肺

【配方】人参10克,猪肺200克,荸荠、西芹各50克,鸡汤400毫升,酱油、料酒各10毫升,葱、姜、盐各5克,植物油50毫升。

【制作方法】

1.人参润透切片,荸荠去皮,切两半;猪肺洗净,在沸水锅内焯透,切成4厘米见方块;西芹洗净,切4厘米长的段,姜切丝,葱切段。

2.炒锅放植物油烧至六成热,放入猪肺、人参、荸荠、西芹、姜、葱、料酒、盐、酱油,再加鸡汤,用文火煲30分钟即成。

【食用方法】每日1次,吃猪肺、人参、荸荠、西芹,每次吃猪肺50克。

【功用疗效】润肺肾,益肺气,肺心病肾不纳气患者食用。

人参五味子核桃饮

【配方】人参10克,五味子9克,核桃仁(连衣)、白糖各10克。

【制作方法】

1.人参润透,切片;五味子洗净,去杂质;核桃内洗净。

2.人参、五味子、核桃仁同放炖锅内,加水150毫升。

3.炖锅放中火烧沸,用文火炖煮35分钟,放入白糖搅匀即成。

【食用方法】每日2次,每次饮50毫升,吃人参、核桃仁,喝汤。

【功用疗效】补肺肾,益气血。肺心病,肾不纳气患者食用。

人参冬虫夏草鸭

【配方】人参、冬虫夏草各 10 克,老鸭 1 只,上汤 2 升,料酒 10 毫升,葱 10 克,姜、盐各 5 克。

【制作方法】

1.人参润透、切片,冬虫夏草用酒浸泡 30 分钟,捞起。

2.老鸭宰杀后,去毛、内脏及爪;姜拍松,葱切段。

3.料酒、盐,抹在鸭身上,把冬虫夏草、人参、姜、葱装入鸭腹内,鸭头顺颈劈开,装 10 根冬虫夏草,用白棉线捆紧,放入炖锅内,放入上汤 2 升。

4.炖锅置武火上烧沸,再用文火炖煮 1.5 小时即成。

【食用方法】每日 1 次,每次吃鸭肉 50 克,随意喝汤。

【功用疗效】补肾润肺,祛痰止咳。肺心病,肾不纳气患者食用。

枸杞子核桃粥

【配方】枸杞子、核桃仁各 20 克,粳米 100 克。

【制作方法】

1.枸杞子洗净,剔除其中杂质,核桃仁洗净,粳米淘净。

2.粳米、枸杞子、核桃仁放入锅内,加 1 升水。

3.锅置武火烧沸,改用文火煮 45 分钟即成。

【食用方法】每日 2 次,早、晚餐随意食用。

【功用疗效】补肺肾,益气血。肺心病肾不纳气患者食用。

核桃炒鸡丁

【配方】核桃仁 30 克,鸡肉 250 克,黑木耳 10 克,蛋白 1 个,淀粉 30 克,白糖 10 克,酱油、料酒各 10 毫升,葱、蒜各 10 克,盐 15 克,胡椒粉 3 克。

【制作方法】

1.核桃仁用热水略烫,捞起,沥干,用热油炸香、捞起沥干油分。黑木耳发透,去蒂根,撕成瓣状,待用。

2.鸡肉洗净,切成大颗粒,放入料酒、酱油、盐、胡椒粉、白糖、淀粉、蛋白拌匀。

3.炒锅放植物油烧至六成热,把鸡肉放入滑透捞起,待用。

4.炒锅内留植物油 30 毫升,烧六成热,放入蒜、葱爆香,把黑木耳,鸡丁回锅,放入料酒、调料炒匀,再放入炸香核桃仁即成。

【食用方法】每日 1 次,佐餐食用,每次吃鸡肉 50 克。

【功用疗效】润肺纳气,补肾养血。肺心病肾不纳气患者食用。

核桃莲藕夹肉饼

【配方】核桃仁 20 克,莲藕 400 克,猪肉 150 克,冬菇、淀粉各 20 克,酱油 30 毫升,葱 20 克,胡椒粉 3 克。

【制作方法】

1.核桃仁炸香,莲藕切双飞蝴蝶片,猪肉洗净,剁成泥,冬菇洗净切二半,葱切花。

2.猪肉泥中加淀粉、酱油、葱花、胡椒粉,加水适量调成稠状,待用。

3.莲藕双飞片用手分开,放入猪肉泥、冬菇 1 块、核桃粒,将莲藕逐个放在蒸盆内。

4.蒸盆置武火蒸 45 分钟即成。

【食用方法】每日 1 次,每次食肉饼 3~4 片。

【功用疗效】滋补肺肾。肺心病肾不纳气患者食用。

枸杞子炒鸡蛋白

【配方】枸杞子 10 克,鸡蛋 2 个,青豆 200 克,上汤 150 毫升,盐、白糖各 5 克,植物油 30 毫升,香油适量。

【制作方法】

1.枸杞子洗净、去杂质;青豆用沸水焯透,沥干。

2.鸡蛋打入碗中,去黄留清,加盐、白糖,顺方向打至蛋白松泡为止。

3.炒锅烧热,放入油,至油半温时,倒入蛋清,至蛋清凝固时,捞起,沥干油分。

4.将上汤烧沸,放入调料,将蛋白放入拌匀,放入青豆、枸杞子,再滴香油即起锅。

【食用方法】每日 1 次,佐餐食用。

【功用疗效】滋补肺肾,补气明目。肺心病肾不纳气患者食用。

饮邪恋肺型肺心病

本病常见咳喘胸满、不能平卧、呼吸困难、痰如白沫、量多、久咳则面目浮肿、舌苔白腻、脉弦紧等症。

能制作此型药膳的中药有:桂枝、川贝、象贝、紫苑、前胡、炙苏子、泽泻、浮海石、款冬花、车前子、桔梗、红枣等。能制作此型药膳的食物有:梨、苦瓜、萝卜、菜胆、白菜、猪肺、羊肺、墨鱼、甲鱼、龟肉、冬瓜、苋菜、蕹菜、燕窝、银耳、黑木耳、蘑菇、鹌鹑、鱼翅、鲍鱼等。

桂枝川贝蒸梨

【配方】桂枝、炙苏子、川贝各 12 克,雪梨 2 个,冰糖 20 克。

【制作方法】

1.炙苏子、桂枝放入炖锅内,用中火煮20分钟,取汁液去渣,待用。

2.川贝打碎;雪梨去核,切薄片;冰糖打碎。

3.雪梨片、川贝、药汁液、冰糖同放炖锅内,加水250毫升。置武火烧沸,文火再炖煮40分钟即成。

【食用方法】每日1次,每次食梨1个,随意喝汤。

【功用疗效】温肺祛痰,止咳平喘。肺心病、饮邪恋肺患者食用。

桔梗红枣炖鹌鹑

【配方】桔梗15克,红枣7颗,鹌鹑2只,料酒10毫升,葱10克,姜、盐各5克。

【制作方法】

1.桔梗洗净、切片;红枣去核;鹌鹑宰杀后去毛、内脏及爪;姜切片,葱切段。

2.鹌鹑放入炖锅内,放入料酒、盐、姜、葱,放入炖锅,加水400毫升,放入桔梗和红枣。

3.炖锅置武火上烧沸,再用文火炖45分钟即成。

【食用方法】每日1次,每次食鹌鹑1只,喝汤。

【功用疗效】开肺化饮,祛痰止咳。肺原性心脏病属饮邪恋肺患者食用。

双贝红枣炖龟肉

【配方】川贝、象贝各9克,红枣10颗,龟1只,料酒10毫升,葱10克,姜、盐各5克。

【制作方法】

1.川贝、象贝洗净,烘干,打成细粉,红枣洗净,去核;龟宰杀后,去头、尾、爪及内脏,留下龟板。

2.龟肉放入炖锅内,放入料酒、盐、姜、葱、红枣、川贝和象贝粉,注入水800毫升。

3.炖锅置武火上烧沸,改用文火炖煮40分钟即成。

【食用方法】每3日1次,吃龟肉50克,喝汤。

【功用疗效】润肺化饮,祛痰止咳。肺心病饮邪恋肺患者食用。

二杏川贝炖墨鱼

【配方】杏仁12克,银杏(白果)15克,墨鱼200克,鸡汤600毫升,料酒10毫升,葱10克,姜、盐各5克。

【制作方法】

1.杏仁去皮、尖;白果去壳、去心;墨鱼洗净,切成3厘米长、2厘米宽的块;姜切片,葱切花。

2.墨鱼放入炖锅内,放入杏仁、白果、姜、葱、料酒、盐及600毫升鸡汤。

3.炖锅置武火上烧沸,用文火炖煮50分钟即成。

【食用方法】每日1次,每次吃墨鱼50克,随意喝汤。

【功用疗效】润肺化饮,祛痰止咳。肺心病饮邪恋肺者食用。

川贝冬虫夏草炖水鸭

【配方】川贝、象贝各12克,冬虫夏草10克,水鸭1只,料酒10毫升,葱、姜、盐各5克。

【制作方法】

1.川贝、象贝洗净,去杂质;冬虫夏草用酒浸泡30分钟捞起,待用。

2.水鸭宰杀后,去毛、内脏及爪,姜拍松,葱捆成一小把,均放入鸭腹内,将水鸭置炖锅内。

3.把冬虫夏草、川贝、象贝也放入炖锅内,加2500毫升水,放入盐,置武火烧沸,用文火炖煮1小时即成。

【食用方法】每日1次,每次吃水鸭50克,喝汤。

【功用疗效】滋补肺肾,祛咳止痰,开肺化饮。肺心病、饮邪恋肺患者食用。

猪肺萝杏汤

【配方】杏仁12克,猪肺1具,萝卜300克,上汤1.5升,料酒10毫升,葱10克,姜、盐各5克。

【制作方法】

1.杏仁去皮尖;萝卜洗净,切4厘米见方的块。

2.猪肺洗净,切3厘米见方的块;姜拍松,葱切段。

3.猪肺、萝卜、杏仁、料酒、姜、葱、盐同放炖锅内,放入1.5升上汤。

4.炖锅置武火上烧沸,打去浮沫,再用文火炖煮50分钟即成。

【食用方法】每日1次,每次吃猪肺50克,随意食萝卜喝汤。

【功用疗效】清肺化痰,止咳喘。肺心病属饮邪恋肺者食用。

白果绿豆煮猪肺

【配方】白果15克,绿豆50克,猪肺1具,料酒10毫升,葱10克,姜、盐各5克。

【制作方法】

1.把白果去壳及心,绿豆洗净去杂质,猪肺洗净,切4厘米见方的小块,姜拍松,葱切段。

2.把猪肺放入炖锅内,放入上汤 1.5 升,放入料酒、姜、葱、盐、白果、绿豆。

3.把炖锅置武火上烧沸,打去浮沫,改用文火煮 1 小时即成。

【食用方法】每日 1 次,每吃猪肺 50 克,随意吃绿豆喝汤。

【功用疗效】敛肺气,定痰喘,化水饮。肺心病饮邪恋肺患者食用。

瓜蒌杏仁粥

【配方】瓜蒌 15 克,杏仁 10 克,红枣 10 颗,粳米 100 克。

【制作方法】

1.瓜蒌洗净,杏仁去皮尖,二味药用 100 毫升水煮 25 分钟,去渣留汁液待用。

2.粳米淘净,红枣去核,同放锅内,放入 800 毫升水,用武火烧沸,放入药液,同常规煮粥米熟透即成。

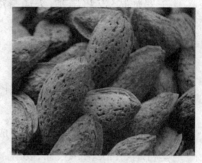

杏仁

【食用方法】每日 2 次,早晚餐食用。

【功用疗效】润肺散饮,化痰平喘。肺心病饮邪恋肺者食用。

川贝鱼翅

【配方】川贝、杏仁各 10 克,红枣 10 颗,鱼翅 50 克,菜胆 50 克,鸡汤 500 毫升,料酒 10 毫升,葱 10 克,姜、盐各 5 克。

【制作方法】

1.川贝打粉,杏仁去皮尖,打粉;红枣去核;鱼翅发透,撕条。

2.姜切片,葱切花,菜胆洗净,切成 4 厘米长的段。

3.鱼翅、料酒、葱、姜、盐、川贝粉、杏仁粉、红枣放入炖锅内,放入鸡汤,再放入菜胆。

4.炖锅置武火烧沸,改用文火煮 35 分钟即成。

【食用方法】每日 1 次,每次 1 杯。

【功用疗效】祛痰止咳,润肺化饮。肺心病饮邪恋肺患者食用。

二、呼吸系统常见病药膳养生

(一) 感冒的药膳食方

感冒,是由呼吸道病毒引起的,其中以冠状病毒和鼻病毒为主要致病病毒,临床表现以鼻塞、咳嗽、头痛、恶寒发热、全身不适为其特征。分为风寒、风热、风湿、流行性感冒。这是根据一年四季不同、病因不同而区分的。本病有深浅、轻重不同。以上四种感冒的药膳调理,现分述如下。

风寒感冒

主要症状:发热恶寒,头痛身疼,流清鼻涕,舌苔薄白,舌淡红,脉浮紧。用疏风散寒药膳。

桂枝炖莲藕

【配方】桂枝 20 克,红枣 6 颗,莲藕 300 克,葱、姜各 5 克,盐 3 克,鸡精 2 克。

【制作方法】

1.将桂枝、红枣洗净,莲藕切成 2 厘米的块。

2.将藕、桂枝、红枣、葱、姜、盐、鸡精放入砂锅内加水炖 25 分钟即可。

【食用方法】每日 1 次。

【功用疗效】解表散寒,温经通络。对风寒感冒,关节酸痛,水湿痰饮,胸闷,胸痛,经闭腹痛等症有一定的疗效。

苏叶红糖茶

【配方】苏叶 15 克,红糖 15 克,水 300 毫升。

【制作方法】

1.将苏叶洗净,放入砂锅内加入红糖和水,煮熬 25 分钟,停火。

2.将苏叶、红糖茶倒入杯内即可饮用。

【食用方法】代茶饮用。

【功用疗效】解表散寒,行气宽中。对感冒发热,无汗,鼻塞头痛,胸闷腹胀,咳喘等症有一定的疗效。

桂枝红枣饮

【配方】桂枝 20 克,红枣 6 颗,红糖 15 克,水 500 毫升。

【制作方法】

1.将桂枝、红枣洗净,放入砂锅内加入水煮熬 25 分钟,停火。

2.将熬好的桂枝红枣水到入杯内,加红糖即可饮服。

【食用方法】代茶饮用。

【功用疗效】解表散寒,温经通络。对风寒感冒,关节酸痛,水湿痰饮,胸闷,胸痛,经闭腹痛等症有一定的疗效。

白芷红枣饮

【配方】白芷 20 克,红枣 6 颗,红糖 15 克,水 500 毫升。

【制作方法】

1.将白芷、红枣洗净,放入砂锅内加入水煮熬 25 分钟,停火。

2.将熬好的白芷红枣水到入杯内,加红糖即可饮服。

【食用方法】代茶饮用。

【功用疗效】祛风,燥湿,消肿,镇痛。对风寒感冒,寒湿腹痛,眉棱骨痛,牙痛等症有一定的疗效。

桂枝红枣粥

【配方】桂枝 15 克,红枣 5 颗,粳米 100 克,水 500 毫升。

【制作方法】

1.将桂枝加水适量,煮 25 分钟,停火,过滤去渣,留汁液。

2.将粳米、红枣洗净,放入砂锅内加入水,与桂枝液和粳米煮熬 35 分钟,停火。

3.桂枝红枣粥装入碗内即可食用。

【食用方法】每日 1 次。

【功用疗效】解表散寒,温经通络。对风寒感冒,关节酸痛,水湿痰饮,胸闷,胸痛,经闭腹痛等症有一定的疗效。

白芷细辛粥

【配方】白芷 15 克,细辛 10 克,粳米 100 克,水 300 毫升。

【制作方法】

1.将白芷,细辛洗净,碾成细粉。

2.将白芷、细辛粉、粳米一起放入锅内,加水煮 30 分钟出锅,即可食用。

【食用方法】每日 1 次。

【功用疗效】祛风,燥湿,消肿,镇痛。对风寒感冒,寒湿腹痛,眉棱骨痛,牙痛等症有一定的疗效。

五神汤

【配方】苏叶、荆芥、姜各 10 克,茶叶 6 克,红糖 30 克。

【制作方法】

1.将荆芥、苏叶洗净与茶叶、姜一并放入大盅内,备用。

2.将红糖放入另一盅内,加水适量,烧开,使红糖溶解,备用。

3.将盛装中药的大盅置文火上煎沸,加入红糖溶液即成。服用时,随量代茶饮用。

【食用方法】每日 1 次。

【功用疗效】发汗解表。对风寒感冒所出现的畏寒、身痛、无汗等症有一定的疗效。

薏米防风饮

【配方】薏米 30 克,防风 9 克,白糖 30 克。

【制作方法】

1.将防风除去残茎,用水浸泡,捞出,润透切片。

2.将薏米除去杂质,淘洗干净,连同防风片,一同放入铝锅内加水适量,用中火烧沸,煮熬 30 分钟,取出汁液,再加水熬煎 30 分钟,将两次煎液合并,过滤,放入白糖,烧沸即成。

【食用方法】每日 1 次。

【功用疗效】发表,祛风,祛湿,止痛。对外感风寒、头痛、目眩、项强、风寒湿痹、骨节酸痛、四肢挛急等症有一定的疗效。

姜荆芥饮

【配方】荆芥、姜各 10 克,红糖 15 克。

【制作方法】

1.将姜切薄片,荆芥洗净,放入铝锅内,加水适量。

2.将铝锅置武火上烧开,文火煎熬 25 分钟,放入红糖拌匀即成。

【食用方法】每日 1 次。

【功用疗效】发汗解表,祛风散寒。对感冒风寒初起、发热恶寒、头痛身痛、发汗苔白等症有一定的疗效。

姜糖苏叶荆芥饮

【配方】苏叶、荆芥、姜各 10 克,红糖 50 克。

【制作方法】

1.将姜洗净切片,荆芥、苏叶洗净,放入铝锅内,加水适量。

2.将铝锅置武火上烧开,文火煎熬 25 分钟,放入红糖拌匀,停火,稍冷,过滤即成。

【食用方法】代茶饮用。

【功用疗效】发汗解表。对风寒感冒、恶心、呕吐、胃痛、腹胀等症有一定的疗效。

葱白鸡汤饮

【配方】葱白(带须)30 克,鸡汤 500 毫升,盐适量。

【制作方法】

1.将葱白（带须）洗净,鸡汤放入铝锅内,置武火上烧开后,用文火煎熬 10 分钟。

2.在葱汤内加盐少许,拌匀即可饮用。

【食用方法】每日 1 次。

【功用疗效】发汗解表,祛风寒。对风寒感冒、发热恶寒、周身疼痛等症有一定的疗效。

川椒面片饮

【配方】川海椒 10 克,面粉 250 克,姜、盐、葱各适量。

【制作方法】

1.将面粉用水揉成面团,擀成薄片,切片(长 4 厘米、宽 3 厘米)备用。

2.姜、葱洗净,姜切成薄片,葱切成 3 厘米长的节,与川海椒放入铝锅内,加水适量,用武火烧开,下入面片,待面片熟透,加盐即可食用。

【食用方法】每日 1 次。

【功用疗效】发汗解表。对风寒感冒出现的畏寒、身痛、无汗等症有一定的疗效。

葱豉料酒饮

【配方】葱(连须)30 克,淡豆豉 15 克,料酒 50 毫升。

【制作方法】

1.将淡豆豉放入铝锅内,加水适量,葱放入锅内,置武火上烧开后,用文火煮 10 分钟;加入料酒,继续煎煮 5 分钟,停火,稍冷,过滤即成。

【食用方法】趁热饮用。

【功用疗效】解表和中。对风寒感冒、发热、头痛、虚烦、无汗,并有呕吐、泄泻等症有一定的疗效。

姜糖饮

【配方】姜、红糖各 25 克。

【制作方法】

1.将姜洗净,切片;红糖切碎。

2.将姜放入锅内,加水适量,用武火烧沸,再用文火煮 25 分钟,加入红糖即成。

【食用方法】代茶饮用。

【功用疗效】疏风散寒。对风寒感冒春季饮用。

紫苏粥

【配方】紫苏叶 15 克,粳米 100 克,红糖 25 克。

【制作方法】

1.将紫苏叶洗净,切碎;粳米淘洗干净;红糖切碎。

2.将紫苏叶、粳米放入锅内,加水适量,用武火烧沸,再用文火煮 35 分钟,加入红糖即成。

【食用方法】每日 1 次。

【功用疗效】疏风散寒。适用于风寒感冒春季食用。

姜拌莴笋

【配方】姜 25 克,莴笋 300 克,盐 2 克,味精 1 克,醋 1 毫升,白糖 10 克,香油 10 毫升。

【制作方法】

1.将姜洗净,切片;莴笋洗净,去皮,切薄片。

2.将姜、莴笋放入盆内、加入盐、味精、醋、白糖、香油拌匀即成。春季药膳。

【食用方法】佐餐食用。

【功用疗效】解表,散寒,止呕。适用于风寒感冒、呕吐者春季食用。

丹参蒸肘子

【配方】砂仁 10 克,丹参 20 克,猪肘 500 克,花椒粉 3 克,料酒 5 毫升,姜、葱、盐、香油各适量。

【制作方法】

1.将猪肘刮洗干净,沥去水分、再用竹签将皮面扎满小眼。

2.姜葱择洗干净后,切成姜片、葱段;把花椒粉、盐在锅内炒烫,倒出稍凉,趁热在猪肘子上搓揉,然后在陶瓷容器内(忌用金属容器)腌 24 小时;砂仁研成细末选用。

3.将腌好的猪肘再刮洗一遍,沥去水分,在猪肘面上撒上砂仁粉末、丹参片。

4.用净布包卷成筒形,再用细绳捆紧,盛入篮子内,放入姜、葱、料酒,上笼用沸水武火蒸约 1 小时 30 分钟,取出稍凉,解去细绳和布色,抹上香油即成。

【食用方法】佐餐食用。

【功用疗效】滋阴润燥,化湿醒脾,活血化瘀。适用于脾胃虚弱,食呆气滞,妊娠胎动及高血脂、脂肪肝等。

丹参蒸蹄筋

【配方】丹参 10 克,牛蹄筋 100 克,鸡肉 500 克,火腿 50 克,蘑菇 25 克,味精、胡椒粉各 5 克,料酒 30 毫升,姜、葱、盐、清汤各适量。

【制作方法】

1.将丹参洗净浸润后,切成斜刀片;蹄筋放在蒸盆中,加入水适量,上笼蒸 4 小时、待蹄筋软透时,再用冷水浸漂 2 小时,剥去外层筋膜,洗净。

2.火腿洗净后,切成片;蘑菇水发后,切成片;姜葱洗净,姜切成片,葱切段。

3.将发胀后的蹄筋切成节,鸡肉剁成 2 厘米的方块。将蹄筋、鸡肉放入蒸碗内,把丹参摆在鸡肉的面上,火腿片和蘑菇片调和匀后撒在周围,姜、葱放在蒸碗中,再加胡椒粉、味精、料酒、盐、清汤、调好汤味、灌入蒸碗中。

4.上笼蒸 3 小时,待蹄筋熟烂后,立即出笼拣去姜葱即成。

【食用方法】佐餐食用。

【功用疗效】祛风湿,补肝肾,强筋骨,祛淤血。适用于风湿性关节炎,脚手乏力,筋骨疼痛,脑血管病及高血脂、脂肪肝等。

天麻茯苓鲤鱼

【配方】天麻 25 克,川芎、茯苓各 10 克,鲤鱼 500 克,料酒 45 毫升,白糖 5 克,味精 2 克,香油 20 毫升,胡椒粉 3 克,水豆粉 50 克,姜、葱、酱油、盐、植物油各适量。

【制作方法】

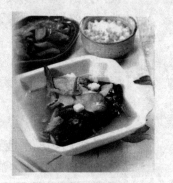

天麻茯苓鲤鱼

1.将鲤鱼宰杀除去鳞、剖腹去除内脏,冲洗干净,从鱼背宰开,每一半砍 3 节,每节上剞 3~5 刀(不要剞穿),放在蒸盘内、码味。

2.将川芎、茯苓切成大片,用二泔水泡上,将天麻放入二泔水中,浸泡 4~6 小时,捞出天麻,放在米饭上蒸透,趁热切成薄片。

3.将天麻薄片,分别夹入鱼块中,然后放入料酒、姜块、葱、适量植物油,上笼蒸 30 分钟。

4.将鲤鱼蒸好后,拣去姜葱,原汤倒入锅里,调入盐、味精、白糖、酱油、胡椒粉、香油、水豆粉、清汤、烧沸打去浮沫,浇在鱼身上即成。

【食用方法】佐餐食用。

【功用疗效】平肝熄风,定惊止痛,行气活血。对虚风头痛,眼黑肢麻,神经衰弱,高血压头昏,脑血管疾病及高血脂、脂肪肝等症有一定的疗效。

丹参鲤鱼

【配方】丹参 10 克,陈皮 6 克,赤小豆 50 克,大鲤鱼 1000 克,苹果、花椒粒各 6 克,姜、葱、盐各适量,胡椒粉 3 克。

【制作方法】

1.将鲤鱼宰杀去鳞、鳃、内脏,洗净待用。

2.将丹参、赤小豆、陈皮、花椒粒、苹果、姜、葱洗净后,塞入鱼腹,加水适量。

3.锅置武火上烧沸,再用文火炖煮1小时,加入盐、胡椒粉调味即成。

【食用方法】佐餐食用。

【功用疗效】活血化瘀,利水消肿。对消渴水肿、黄疸、脚气、小便频数,脑血管病及高血脂、脂肪肝等。

葱白红糖饮

【配方】葱白30克,红糖15克。

【制作方法】

1.将葱白切成花,放入锅内加水和红糖煮15分钟即可饮用。

【食用方法】每日1次。

【功用疗效】发汗解表,散寒通阳,解毒散结。对风寒感冒、腹泻等。

葱西红柿菠菜汤

【配方】葱白30克,菠菜300克,西红柿200克,盐3克,鸡精2克,植物油10毫升。

【制作方法】

1.将葱白洗净切花,菠菜洗净去根,西红柿洗净切块。

2.将炒锅内加入植物油,烧至七成热时,放入葱白、西红柿、翻炒2分钟,加入水、盐、鸡精、菠菜烧开即可。

【食用方法】每日1次。

【功用疗效】发汗解表,散寒通阳,解毒散结。对风寒感冒、腹泻等症有一定的疗效。

葱白炖姜汤

【配方】葱白、姜各30克,红糖15克。

【制作方法】

1.将葱白洗净,切成3厘米长的段,姜洗净切成薄片。

2.将葱白段和姜片一起放入锅内炖25分钟,加入红糖出锅即可。

【食用方法】每日1次。

【功用疗效】发汗,解表,散寒,解毒散结。对风寒感冒、呕吐、喘咳等症有一定的疗效。

葱白姜汤面

【配方】葱白30克,姜20克,面条200克,盐3克,植物油10毫升,鸡精2克。

【制作方法】

1.将葱白、姜洗净,切成细丝。

2.将炒锅内加入植物油,烧至七成热时,放入葱白、姜爆出香味,加水烧沸后,放入面条、盐、鸡精。面条熟时,停火出锅即可。

【食用方法】每日 1 次。

【功用疗效】发汗,解表,散寒,解毒散结。对风寒感冒、呕吐、喘咳等症有一定的疗效。

葱白炒豆芽

【配方】葱白 30 克,豆芽 300 克,盐 3 克,鸡精 2 克,植物油 25 毫升。

【制作方法】

1.将葱白洗净,切成 3 厘米长的细丝,豆芽洗净。

2.将炒锅内加入植物油,烧至七成热时,放入葱白、豆芽,武火翻炒 3 分钟,加入盐、鸡精即可。

【食用方法】佐餐食用。

【功用疗效】发汗解表,散寒通阳,解毒散结。对风寒感冒、腹泻等症有一定的疗效。

姜菊花茶

【配方】干菊花 6 克,姜 25 克,白糖 15 克。

【制作方法】

1.将菊花、姜洗净,姜切片;放入开水杯内,加白糖浸泡 10 分钟即可。

【食用方法】代茶饮用。

【功用疗效】疏风,散寒,明目,解毒。对风寒感冒、头痛、头晕、目赤、心胸烦热等症有一定的疗效。

姜菊花豆腐汤

【配方】干菊花 6 克,姜 25 克,豆腐 300 克,葱 5 克,盐 3 克,鸡精 2 克,植物油 15 毫升。

【制作方法】

1.将干菊花洗净,姜洗净,切片;豆腐切成 2 厘米见方的块、葱、姜切成细末。

2.将炒锅内加入植物油,烧至七成热时,放入葱末、姜爆出香味,放入菊花、豆腐、盐、鸡精烧 2 分钟。然后,加适量的水炖熟即可。

【食用方法】佐餐食用。

【功用疗效】疏风,散寒,明目,解毒。对风寒感冒、头痛、头晕、目赤、心胸烦热等症有一定的疗效。

姜菊花粥

【配方】干菊花6克,姜25克,粳米150克,白糖15克。

【制作方法】

1.将干菊花洗净;姜洗净,切片;粳米洗净。

2.将菊花、姜、粳米放入锅内,加水和白糖煮30分钟即可。

【食用方法】每日1次。

【功用疗效】疏风,散寒,明目,解毒。对风寒感冒、头痛、头晕、目赤、心胸烦热等症有一定的疗效。

白芷炖香菇

【配方】白芷20克,香菇300克,葱、姜各5克,盐3克,植物油20毫升,鸡精2克。

【制作方法】

1.将白芷洗净,香菇洗净,葱切3厘米长的段,姜切片。

2.将炒锅加油,烧至七成热时,放入葱、姜爆出香味,放入香菇、白芷翻炒2分钟,加入水、盐、鸡精烧沸后,用微火炖35分钟即可。

【食用方法】佐餐食用。

【功用疗效】祛风散寒,消肿,镇痛。对风寒感冒及寒湿腹痛,眉棱骨痛病症有一定的疗效。

葱姜红糖饮

【配方】姜、红糖各15克,葱25克。

【制作方法】

1.将姜洗净切片;葱洗净,切4厘米长段。

2.将姜、葱放入锅内,加水和红糖,煮25分钟即可。

【食用方法】每日1次。

【功用疗效】解表,散寒,止呕,祛痰。对风寒感冒、呕吐、喘咳、胀满等症有一定的疗效。

防风姜饮

【配方】防风10克,姜、红糖各25克。

【制作方法】

1.将防风润透,切片;姜洗净,切片;红糖切碎。

2.将防风、姜同放锅内,加水适量,置武火上烧沸,再用文火煮 25 分钟,加入红糖即成。

【食用方法】每日 1 次。

【功用疗效】解表,散寒。适用于风寒感冒春季饮用。

糖醋姜芽

【配方】姜芽 150 克,红糖 20 克,醋 15 毫升。

【制作方法】

1.将嫩姜芽洗净,切成薄片。

2.将姜芽片用红糖、醋腌渍 3 个小时,即可食用。

【食用方法】佐餐食用。

【功用疗效】解表,散寒,止呕,祛痰。对风寒感冒、呕吐、喘咳、胀满等症有一定的疗效。

葱姜拌莴笋

【配方】莴笋 300 克,姜 20 克,葱 75 克,盐 3 克,香油 3 毫升,鸡精 2 克。

【制作方法】

1.将姜、葱洗净,切成细丝,莴笋洗净去皮,切成细丝,用开水烫 3 分钟,捞出。

2.将姜丝放入盘内,加入莴笋丝、葱丝、盐、鸡精、香油,用筷子搅拌均匀,停放 30 分钟,即可食用。

【食用方法】佐餐食用。

【功用疗效】解表,散寒,止呕,祛痰。对风寒感冒、呕吐、喘咳、胀满等症有一定的疗效。

姜蒸瓜条

【配方】姜 20 克,冬瓜 300 克,葱 5 克,盐 3 克,鸡精 2 克,植物油 10 毫升。

【制作方法】

1.将姜洗净,切成细丝、冬瓜洗净去皮,切成 3 厘米长的条,葱切丝。

2.将姜、葱丝、冬瓜条、盐、鸡精、植物油拌在一起,装盘,放入蒸笼内用武火蒸 25 分钟即可。

【食用方法】佐餐食用。

【功用疗效】解表,散寒,止呕,祛痰。对风寒感冒、呕吐、喘咳、胀满等症有一定的疗效。

香薷炒芹菜

【配方】香薷液 20 克,芹菜 300 克,葱、姜各 5 克,盐 3 克,鸡精 2 克,植物油 30

毫升。

【制作方法】

1.将净香薷,加适量水,煮 15 分钟,停火、过滤、去渣、留汁液。

2.将芹菜洗净,切成 3 厘米长的段,用开水烫至 7 成熟捞出。葱切丝、姜切丝。

3.将炒锅内加油,烧至七成热时,放入葱、姜爆出香味,再放入香薷液、芹菜、盐、鸡精翻炒 3 分钟即可。

【食用方法】佐餐食用。

【功用疗效】发汗解表,和中化湿,利水消肿。对风寒感冒、怕冷发热、无汗、胸闷呕吐、水肿、小便不利等症有一定的疗效。

香薷莲子粥

【配方】香薷 15 克,莲子 10 克,粳米 150 克。

【制作方法】

1.将净香薷段,碾成细粉,过筛。

2.将莲子、粳米洗净放入锅内,加入香薷粉和水,煮 30 分钟即可。

【食用方法】每日 1 次。

【功用疗效】发汗解表,和中化湿、利水消肿。对风寒感冒、怕冷发热,无汗、胸闷、呕吐、腹泻、水肿、小便不利等症有一定的疗效。

风热感冒

主要症状:发热,微恶风寒,头痛,鼻塞,鼻涕黄稠,咽喉肿痛,咳嗽痰黄稠。用辛凉解表药膳。

桑菊饮

【配方】菊花、桑叶各 6 克,白糖 30 克。

【制作方法】

1.将桑叶、菊花挑选干净,洗净并剔除其中杂质。

2.将桑叶、菊花放入大杯内,加入白糖和沸水,浸泡 3~5 分钟即成。

【食用方法】代茶饮用。

【功用疗效】疏风清热,清肝明目。对风热感冒、咳嗽,头晕,头痛,目赤,视物昏花等症有一定的疗效。

菊花甘草饮

【配方】白菊花 12 克,甘草 6 克。

【制作方法】

1.将白菊花除去杂质,去蒂,洗净,甘草切成薄片。

2.将白菊花、甘草片放入大杯中,加入沸水,加盖,泡 3~5 分钟即成。

【食用方法】代茶饮用。

【功用疗效】疏风、清热、解毒。对风热感冒;头痛、目赤、疔疮肿毒等症有一定的疗效。

桑菊枸杞子饮

【配方】决明子 6 克,桑叶、枸杞子、菊花各 9 克,白糖 30 克。

【制作方法】

1.将桑叶、枸杞子、决明子、菊花洗净,放入铝锅内加水适量。

2.将铝锅置中火上,烧沸 10~15 分钟,滗出汁液,另加水适量,再煮 10~15 分钟,合成两次煎液,加入白糖,再烧沸即成。

【食用方法】代茶饮用。

【功用疗效】疏风清热、平肝明目。对风热感冒、咳嗽、头晕、头痛、目赤、高血压等症有一定的疗效。

竹心饮

【配方】竹心 10 克,白糖 30 克。

【制作方法】

1.将竹心洗净,放入铝锅内,加水适量。

2.用武火烧开后,将铝锅置文火煎熬 10 分钟,放入白糖即成。

【食用方法】代茶饮用。

【功用疗效】辛凉解表。对风热感冒、发热、头痛、目赤、喉痛、舌红苔黄等症有一定的疗效。

桑叶菊花饮

【配方】桑叶、菊花各 5 克,白糖 30 克。

【制作方法】

1.将桑叶、菊花洗净,放入铝锅内,加水适量。

2.用武火烧开后,置锅于文火煎熬 10 分钟,加入白糖,拌匀,停火,稍冷,过滤即成。

【食用方法】代茶饮用。

【功用疗效】辛凉解表。对风热感冒、发热、咽喉肿痛等症有一定的疗效。

桑叶薄竹饮

【配方】桑叶、菊花、白茅根各 5 克,苦竹叶 30 克,薄荷 3 克,白糖 30 克。

【制作方法】

1.将桑叶、薄荷、苦竹叶、菊花、白茅根洗净,放入茶壶内,用开水泡10分钟。

2.在茶壶内加白糖拌匀即可。

【食用方法】代茶饮用。

【功用疗效】辛凉解表。对风热感冒、头痛、舌红苔黄等症有一定的疗效。

金银花饮

【配方】金银花30克,蜂蜜50毫升。

【制作方法】

1.将金银花洗净,放入茶盅内,蜂蜜也放入茶盅内。

2.在茶盅加入开水,浸泡5分钟即可饮用。

【食用方法】代茶饮用。

【功用疗效】辛凉解表。对风热感冒、发热、头痛、口渴等症有一定的疗效。

葛根莲子饮

【配方】葛根30克,莲子、冰糖各15克。

【制作方法】

1.将葛根洗净润透切片,莲子洗净。

2.将葛根片和莲子放入锅内,煮30分钟加入冰糖,装杯即可。

【食用方法】代茶饮用。

【功用疗效】解肌退热,升阳透疹,生津止渴。对外感发热、无汗,项背强痛,麻疹初起,泻痢,热病烦闷等症有一定的疗效。

葛根炒生菜

【配方】葛根30克,生菜500克,葱5克,盐3克,鸡精2克,植物油15毫升。

【制作方法】

1.将葛根去皮洗净,剁成3厘米长的段,捣取汁液。生菜去根洗净,葱切丝。

2.将炒锅内放油,烧至七成热时,放入葱丝爆出香味,然后,放入葛根液、生菜、盐、鸡精,翻炒3分钟即可。

【食用方法】佐餐食用。

【功用疗效】解肌退热,升阳透疹,生津止渴。对风热感冒及发热、无汗,项背强痛,热病烦闷等症有一定的疗效。

葛根红枣粥

【配方】葛根30克,红枣6颗,粳米150克。

【制作方法】

1.将葛根去皮,洗净、剁成 3 厘米的段,捣取汁液。

2.将红枣、粳米洗净,放入锅内加葛根汁和水,煮 30 分钟即可。

【食用方法】每日 1 次。

【功用疗效】解肌退热,升阳透疹,生津止渴。对外感发热无汗,项背强痛,麻疹初起,泻痢,热病烦闷等症有一定的疗效。

葛根蒸鸭梨

【配方】葛根 30 克,鸭梨 2 个,冰糖 30 克。

【制作方法】

1.将葛根洗净,用水浸泡、捞出、润透、切片。鸭梨去皮核洗净,切成 2 厘米见方的块。

2.将葛根片和鸭梨拌在一起,加入冰糖,然后放入蒸笼内,武火蒸 25 分钟即可。

【食用方法】每日 1 次。

【功用疗效】解肌退热。升阳透疹,生津止渴。对风热感冒及发热、无汗,项背强痛,热病烦闷等症有一定的疗效。

升麻蜂蜜饮

【配方】升麻 10 克,蜂蜜 15 毫升。

【制作方法】

1.将升麻碾成细粉,过筛。将升麻粉、蜂蜜放入锅内,加水、煮约 25 分钟即可。

【食用方法】每日 1 次。

【功用疗效】升阳,解表,透疹,解毒。对风热感冒、头痛、寒热、喉痛、口疮等症有一定的疗效。

升麻炒白菜

【配方】升麻 10 克,白菜 500 克,葱 5 克,盐 3 克,植物油 10 毫升,鸡精 2 克。

【制作方法】

1.将升麻碾成细粉、过筛。将白菜洗净,切成 2 厘米长的条,葱切丝。

2.将炒锅内加油,烧至七成热时,放入葱丝,爆出香味,之后,再放入白菜、升麻粉、盐、鸡精。翻炒 3~5 分钟即可。

【食用方法】佐餐食用。

【功用疗效】升阳,解表,透疹,解毒。对风热感冒、头痛、寒热、喉痛、口疮等症有一定的疗效。

升麻蒸冬瓜

【配方】升麻 10 克,冬瓜 300 克,葱、姜各 5 克,盐 3 克,鸡精 2 克,植物油 10 毫升。

【制作方法】

1.将升麻碾成细粉、过筛。将冬瓜去皮,洗净,切成 2 厘米见方的块,葱切丝,姜切丝。

2.将冬瓜、升麻粉、葱丝、姜丝、盐、鸡精、植物油拌在一起,装盘上笼蒸 20 分钟即可。

【食用方法】佐餐食用。

【功用疗效】升阳,解表,透疹,解毒。对风热感冒、头痛、寒热、喉痛、口疮等症有一定的疗效。

薄荷杏仁粥

【配方】杏仁 10 克,薄荷 15 克,粳米 150 克。

【制作方法】

1.将薄荷加水适量,煎煮 10 分钟,停火、过滤、去渣、留汁液。

2.将杏仁、粳米洗净放入锅内,加薄荷液,加水后煮 25 分钟即可。

【食用方法】每日 1 次。

【功用疗效】散风清热,清利头目,利咽。对感冒发热及头痛鼻塞,咽喉肿痛等症有一定的疗效。

薄荷饮

【配方】薄荷 10 克,白糖 15 克。

【制作方法】

1.将薄荷洗净放入锅内,加白糖和水,煮 30 分钟,即可饮用。

【食用方法】每日 1 次。

【功用疗效】散风清热,清利头目,利咽,透疹。对感冒发热及头痛鼻塞,咽喉肿痛等症有一定的疗效。

荆芥风热饮

【配方】荆芥、牛蒡子、豆头、金银花、浙贝母、连翘、杏仁各 10 克,薄荷、桔梗、甘草各 6 克,鲜芦根、白糖各 30 克。

【制作方法】

1.将上述几种中药装入沙袋内,放入砂锅,加白糖和水,煮熬 60 分钟。

【食用方法】分次饮用。

【功用疗效】清热解毒、发汗、解表、镇痛。对恶寒发热,头痛鼻塞,咳嗽痰白,倦怠无力,气短懒言等症有一定的疗效。

薄荷炒苦瓜

【配方】薄荷 15 克,苦瓜 300 克,葱、姜各 5 克,盐 3 克,植物油 10 毫升,鸡精 2 克。

【制作方法】

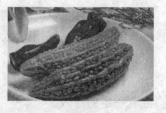

苦瓜

1.将薄荷洗净加水适量,煎煮 10 分钟,停火、过滤、去渣、留汁液。将苦瓜洗净,切成薄片,葱切丝,姜切丝。

2.将炒锅内加入植物油,烧至七成热时,放入葱、姜、盐、鸡精爆出香味,放入苦瓜、薄荷液,武火翻炒 3~5 分钟即可。

【食用方法】佐餐食用。

【功用疗效】散风清热,清利头目、利咽。对风热感冒、发热、头痛、鼻塞、咽喉肿痛、目赤、风疹等症有一定的疗效。

薄荷炖萝卜

【配方】薄荷 20 克,白萝卜 300 克,葱、姜各 5 克,盐 3 克,鸡精 2 克,植物油 10 毫升。

【制作方法】

1.将薄荷洗净,白萝卜洗净,切成 3 厘米见方的块,葱切丝,姜切片。

2.将炒锅内加入植物油,烧至七成热时,放入葱、姜爆出香味,再放入薄荷液、白萝卜块、盐、鸡精加水,用武火烧开,改为微火炖 25 分钟即可。

【食用方法】佐餐食用。

【功用疗效】散风清热,清利头目,利咽。对风热感冒及头痛发热,鼻塞,咽喉肿痛、目赤,风疹等症有一定的疗效。

柴胡桂圆粥

【配方】柴胡 15 克,桂圆 10 克,粳米 150 克,冰糖 15 克。

【制作方法】

1.将净柴胡,加水适量,煮 15 分钟,停火、过滤、去渣、留汁液。

2.将桂圆、粳米洗净,放入锅内,加入柴胡液、冰糖和水,煮 30 分钟即可。

【食用方法】每日 1 次。

【功用疗效】散邪解表,舒肝清热,升阳。对外感发热,寒热往来,胸胁胀痛等症有一定的疗效。

柴胡枸杞子饮

【配方】枸杞子 10 克,柴胡、冰糖各 15 克。

【制作方法】

1.将柴胡洗净切片,枸杞子洗净。

2.将柴胡、枸杞子放入锅内,加冰糖和水炖 25 分钟即可。

【食用方法】每日 1 次。

【功用疗效】散邪解表,舒肝清热,升阳。对外感发热,寒热往来,胸胁胀痛等症有一定的疗效。

柴胡烧黑木耳

【配方】柴胡 15 克,黑木耳 100 克,葱、姜各 5 克,盐 3 克,鸡精 2 克,植物油 10 毫升。

【制作方法】

1.将净柴胡,加水适量,煮 15 分钟,停火、过滤、去渣、留汁液。将黑木耳用温水浸泡 30 分钟,泡软洗净,葱、姜切丝。

2.将炒锅内加植物油,烧至七成热时,放入葱、姜、爆出香味,再把柴胡液、木耳、盐、鸡精放入锅内翻炒 2 分钟,再加少许水、烧 6 分钟即可。

【食用方法】佐餐食用。

【功用疗效】散邪解表,舒肝清热,升阳。对感冒发热,寒热往来,胸胁胀痛等症有一定的疗效。

豆豉饮

【配方】豆豉、白糖各 15 克。

【制作方法】

1.将豆豉洗净,和白糖一起放入锅内,加水煮 25 分钟,即可饮用。

【食用方法】每日 1 次。

【功用疗效】解表,除烦。对感冒、发热、头痛及胸脘烦闷等症有一定的疗效。

豆豉粥

【配方】豆豉 15 克,粳米 150 克,白糖 15 克。

【制作方法】

1.将豆豉、粳米洗净,一起放入锅内,加白糖和水,煮 30 分钟即可。

【食用方法】每日 1 次。

国学经典文库

中华食疗大全

·常见病药膳养生·

图文珍藏版

【功用疗效】解表,除烦。对感冒、发热、头痛及胸脘烦闷等症有一定的疗效。

荆芥炖胡萝卜

【配方】荆芥 20 克,胡萝卜 300 克,葱、姜各 5 克,盐 3 克,鸡精 2 克,植物油 10 毫升。

【制作方法】

1.将净荆芥加水适量煮 10 分钟,停火过滤、去渣、留汁液。

2.将胡萝卜洗净,切成 3 厘米左右的菱形块,葱切丝,姜切丝。

3.将炒锅内加入植物油,烧至七成热时,放入葱、姜爆出香味,再加水,放入胡萝卜、荆芥液、盐、鸡精,烧 25 分钟即成。

【食用方法】佐餐食用。

【功用疗效】具有发汗,解表,止血,镇痛。对风热感冒,发热,头痛,怕风等症有一定的疗效。

豆豉炒葱

【配方】豆豉 30 克,葱 300 克,盐 3 克,鸡精 2 克,植物油 15 毫升。

【制作方法】

1.将豆豉洗净,葱洗净,用刀拍破,切成 3 厘米长的丝。

2.将炒锅内放入植物油,烧至七成热时,放入葱、豆豉、盐、鸡精、翻炒 3～5 分钟,出香味时,停火,装盘即可。

【食用方法】佐餐食用。

【功用疗效】解表,除烦。对感冒、发热、头痛及胸脘烦闷等症有一定的疗效。

豆豉蒸南瓜

【配方】豆豉 30 克,南瓜 300 克,葱 5 克,盐 3 克,鸡精 2 克,植物油 10 毫升。

【制作方法】

1.将豆豉洗净,南瓜洗净。切成 3 厘米见方的块,葱切丝。

2.将南瓜块装在盘中,放入豆豉、葱、盐、植物油、鸡精,上蒸笼 25 分钟即可。

【食用方法】佐餐食用。

【功用疗效】解表,除烦。对感冒、发热、头痛及胸脘烦闷等症有一定的疗效。

荆芥莲子粥

【配方】荆芥 15 克,莲子 10 克,粳米 150 克,冰糖 15 克。

【制作方法】

1.将净荆芥加水适量,煮 10 分钟,停火,过滤、去渣、留汁液。

2.将莲子、粳米洗净,放入锅内,加水和冰糖、荆芥液,煮 30 分钟即可。

【食用方法】每日 1 次。

【功用疗效】发汗解表、止血镇痛。对感冒发热、头痛怕风、麻疹等症有一定的疗效。

暑湿感冒

主要症状:鼻塞流涕,喷嚏,咳嗽,头痛,发热,恶寒,全身不适。用辛香宣化或辛淡药膳。

黑豆饮

【配方】黑豆 100 克,白糖 20 克。

【制作方法】

1.将黑豆磨成浆,放入锅内加水和白糖,煮 15 分钟即可。

【食用方法】每日 1 次。

【功用疗效】活血,利水,祛风,解毒。对暑湿感冒,水肿胀满,解药毒等症有一定的疗效。

黑豆粥

【配方】黑豆 50 克,粳米 100 克,白糖 15 克。

【制作方法】

1.将黑豆、粳米洗净,放入锅内,加水和白糖,煮 35 分钟即可。

【食用方法】每日 1 次。

【功用疗效】解表,利水,祛风,解毒。对暑湿感冒及水肿胀满等症有一定的疗效。

黑豆炖海带

【配方】黑豆 30 克,海带 300 克,葱、姜各 5 克,盐 3 克,鸡精 2 克,植物油 10 毫升。

【制作方法】

1.将黑豆洗净,海带洗净切成 3 厘米见方的片,葱切段、姜切片。

2.将炒锅内加入植物油,烧至七成热时,放入葱、姜爆香,然后放入黑豆、海带、盐、鸡精,加少量的水,炖 25 分钟即可。

【食用方法】佐餐食用。

【功用疗效】活血,利水,祛风,解毒。对暑湿感冒及水肿胀满等症有一定的疗效。

牛蒡子枸杞子粥

【配方】牛蒡子 15 克,枸杞子 10 克,粳米 150 克,白糖 15 克。

【制作方法】

1.将牛蒡子洗净、晾干,碾成细粉、过筛。

2.将粳米、枸杞子洗净放入锅内,加入牛蒡子粉、水、白糖,煮30分钟即可。

【食用方法】每日1次。

【功用疗效】清热散风,清肝明目。对暑湿感冒,头痛目赤,肺热咳嗽,咽痛、牙痛等症有一定的疗效。

牛蒡子红枣饮

【配方】牛蒡子15克,红枣6颗,白糖15克。

【制作方法】

1.将牛蒡子、红枣洗净,放入锅内,加白糖和水,煮25分钟即可。

【食用方法】每日1次。

【功用疗效】清热散风,清肝明目。对暑湿感冒,头痛目赤,肺热咳嗽,咽痛、牙痛等症有一定的疗效。

牛蒡子丝瓜汤

【配方】牛蒡子15克,丝瓜300克,葱5克,盐3克,鸡精2克,植物油20毫升。

【制作方法】

1.将牛蒡子洗净;丝瓜切成厚片;葱切成丝。

2.将炒锅内加入植物油,烧至七成热时,放入葱,爆出香味,放入牛蒡子、丝瓜、盐、味精,加水烧25分钟即可。

【食用方法】每日1次。

【功用疗效】清热散风,清肝明目。对感冒风湿,头痛目赤,肺热咳嗽,咽痛牙痛等症有一定的疗效。

桑叶蜂蜜饮

【配方】桑叶15克,蜂蜜20毫升。

【制作方法】

1.将净桑叶加水适量,煮15分钟,停火、过滤、去渣、留汁液。

2.将桑叶液、蜂蜜加水,煮25分钟即可。

【食用方法】每日1次。

【功用疗效】散风清热,清肝明目。对暑湿感冒,头痛目赤,肺热咳嗽,咽痛、牙痛等症有一定的疗效。

香薷饮

【配方】香薷15克,白扁豆、甘草各10克,红糖15克。

【制作方法】

1.将香薷、白扁豆、甘草洗净,加入水煮25分钟,出锅后加入红糖饮用。

【食用方法】每日1次。

【功用疗效】发汗解表,和中化湿,利水消肿。对暑湿感冒及怕冷发热、无汗,胸闷呕吐,腹泻,水肿,小便不利等症有一定的疗效。

荆芥冰糖饮

【配方】荆芥15克,冰糖30克。

【制作方法】

1.将荆芥洗净放入锅内,加冰糖和水,煮25分钟即可。

【食用方法】每日1次。

【功用疗效】发汗解表,止血镇痛。对暑湿感冒、发热、头痛、怕风、麻疹等症有一定的疗效。

桑叶菊花茶

【配方】桑叶、菊花各15克,白糖15克。

【制作方法】

1.将桑叶、菊花洗净,放入锅内加水和白糖,煮25分钟即可饮用。

【食用方法】每日1次。

【功用疗效】散风清热,清肝明目。对暑湿感冒,头痛目赤,肺热咳嗽及咽痛、牙痛等症有一定的疗效。

桑叶枸杞子羹

【配方】桑叶15克,枸杞子10克,冰糖15克。

【制作方法】

1.将桑叶洗净,加水适量,煮15分钟,停火、过滤、去渣留汁液。

2.将枸杞子洗净放入炖锅内,加入冰糖、桑叶液,煮熬30分钟即成。

【食用方法】每日1次。

【功用疗效】散风清热,清肝明目。对暑湿感冒,头痛目赤,肺热咳嗽及咽痛、牙痛等症有一定的疗效。

流行性感冒

主要症状:发热,微恶风寒及头痛、咳嗽,口渴。对流行性感冒药膳。以下药膳一年四季,春夏秋冬皆可服食。

防风流感饮

【配方】防风、苍术、白芷、川芎、黄芩各9克,羌活6克,细辛3克,生地黄18

克,红糖 30 克。

【制作方法】

1.将上述 8 种中药用纱布袋装好,放入砂锅内,加红糖和水、煎熬 60 分钟即可。

【功用疗效】清热解毒,解表,发汗,镇痛。对流行性感冒及发热,恶寒,心中烦躁等症有一定的疗效。

双花流感饮

【配方】金银花、连翘、黄芩、藿香、大黄、菊花、滑石各 10 克,芥穗、薄荷叶各 5 克,石菖蒲、木通各 7 克,神曲、白蔻各 6 克,红糖 30 克。

【制作方法】

1.将上述 14 种中药装入纱布袋内,放入砂锅,加水和红糖,煮熬 45 分钟即可。

【食用方法】每日 1 次。

【功用疗效】清热解毒,解表,发汗,镇痛。对流行性感冒及头痛、头晕、发热等症有一定的疗效。

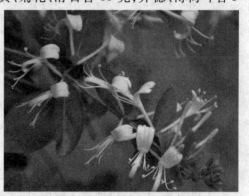

金银花

黄芩饮

【配方】黄芩、白糖各 15 克。

【制作方法】

1.将黄芩洗净,润透,切片。将黄芩、白糖放入炖锅内,煮 25 分钟即可。

【食用方法】每日 1 次。

【功用疗效】清热泻火,燥湿,解毒。对流行性感冒及肺热咳嗽,内热亢盛,吐血,咯血等症有一定的疗效。

黄芩炒苦瓜

【配方】黄芩 20 克,苦瓜 300 克,葱、姜各 5 克,盐 3 克,鸡精 2 克,植物油 10 毫升。

【制作方法】

1.洗净黄芩,加水煮 25 分钟,过滤、去渣、留汁液。苦瓜切片,葱、姜切丝。

2.将炒锅内加入植物油,烧至七成热时,放入葱、姜、爆出香味,然后放入黄芩液、苦瓜、盐、鸡精,翻炒 3~5 分钟即可。

【食用方法】佐餐食用。

【功用疗效】清热解毒,燥湿泻火,止血。对流行性感冒及肺热咳嗽,内热亢盛,吐血,咯血等症有一定的疗效。

黄芩莲子粥

【配方】黄芩液20克,莲子5克,粳米150克。

【制作方法】

1.将黄芩,加水煎煮25分钟,过滤、去渣、留汁液。

2.将粳米、莲子洗净,放入锅内和黄芩液、水,煮30分钟即可。

【食用方法】每日1次。

【功用疗效】清热解毒,燥湿泻火,止血。对流行性感冒及肺热咳嗽,内热亢盛,吐血,咯血等症有一定的疗效。

黄芩炖雪梨

【配方】黄芩15克,雪梨2个,白糖15克。

【制作方法】

1.将黄芩洗净,润透、切片。雪梨去皮去核,切成2厘米见方小丁块。

2.将黄芩、雪梨、白糖放入锅内,加水炖30分钟即可。

【食用方法】每日1次。

【功用疗效】清热解毒,燥湿泻火,止血。对流行性感冒及肺热咳嗽,内热亢盛,吐血,咯血等症有一定的疗效。

石菖蒲姜汤

【配方】石菖蒲20克,姜5克,白糖15克。

【制作方法】

1.将石菖蒲洗净,浸泡润透,切片。姜切片。

2.将石菖蒲、姜放入锅内,加白糖和水,煮30分钟即可。

【食用方法】每日1次。

【功用疗效】散风去湿,活血,理气,开窍。对流行性感冒及热病神昏,风寒湿痹,胃痛、腹痛等症有一定的疗效。

石菖蒲饮

【配方】石菖蒲、白糖各15克。

【制作方法】

1.将石菖蒲洗净、浸泡、润透,切片。将石菖蒲片、白糖一起放入锅内,加水煮30分钟即可。

【食用方法】每日1次。

【功用疗效】散风去湿,活血,理气,开窍。对流行性感冒及热病神昏,风寒湿痹,胃痛、腹痛等症有一定的疗效。

石菖蒲炒韭菜

【配方】石菖蒲液20克,韭菜300克,盐3克,鸡精2克,植物油15毫升。

【制作方法】

1.将石菖蒲加水煮25分钟,停火,过滤、去渣、留汁液。韭菜洗净,切3厘米长的段。

2.将炒锅内加植物油,烧至七成热时,放入韭菜、石菖蒲液、盐、鸡精,武火翻炒3~5分钟即可。

【食用方法】佐餐食用。

【功用疗效】散风去湿,活血,理气,开窍。对流行性感冒及热病神昏,风寒湿痹,胃痛、腹痛等症有一定的疗效。

大黄甘草粥

【配方】大黄粉3克,甘草6克,粳米150克,白糖15克。

【制作方法】

1.将甘草洗净加水煮15分钟,停火,过滤去渣,留汁液。

2.将大黄粉、甘草液、粳米、白糖放入锅内,加水,煮30分钟即可。

【食用方法】每日1次。

【功用疗效】清热,泻火,解毒,活血,泻下攻积。对流行性感冒及大便秘结,热毒疮疡,目赤口疮等症有一定的疗效。

大黄槟榔茶

【配方】大黄粉3克,槟榔10克,白糖15克。

【制作方法】

1.将大黄研粉、过筛。将大黄粉、槟榔、白糖放入开水杯中,浸泡15分钟即可饮用。

【食用方法】每日1次。

【功用疗效】清热、泻火,解毒,活血,泻下攻积。对流行性感冒及大便秘结,热毒疮疡,目赤口疮等症有一定的疗效。

大黄蜂蜜饮

【配方】大黄粉3克,蜂蜜15毫升。

【制作方法】

1.将大黄粉、蜂蜜放入开水杯中,浸泡15分钟后即可饮用。

【食用方法】每日1次。

【功用疗效】清热,泻火,解毒,活血,泻下攻积。对流行性感冒及大便秘结,热毒疮疡,目赤口疮等症有一定的疗效。

发热

发热又称发烧。由于致热原的作用使体温调定点上移而引起的调节性体温升高,称为发热。发热可见于许多疾病,如感冒、温病、淤血、阴虚、肝脏热盛均可导致发热。中医治疗发热的原则是:"热者寒之",一般所用的药膳均为寒凉药物与食物烹制的药膳。

绿豆丝瓜汤

【配方】绿豆50克,丝瓜250克,盐2克,味精2克,香油15毫升。

【制作方法】

1.将绿豆淘洗干净;丝瓜去皮,切3厘米见方的片。

2.将丝瓜、绿豆放入锅内,加水350毫升,置武火上烧沸,再用文火煮35分钟,加入盐、味精、香油即成。

【食用方法】佐餐食用。

【功用疗效】清热,解毒。适用于高热者食用。

洋参烧鸡翅

【配方】西洋参20克,鸡翅400克,葱10克,料酒、酱油各10毫升,姜、盐各5克,味精、鸡精各2克,白糖15克,植物油50毫升,西红柿汁25毫升,上汤适量。

【制作方法】

1.西洋参润透,切薄片;鸡翅洗干净,挂芡后用植物油炸好,备用;姜切片,葱切段。

2.将炒锅置武火上烧热,加入植物油,烧六成热时,下入姜、葱爆香,下入白糖,炒成枣红色,下入炸鸡翅、西洋参、料酒、酱油、盐、味精、鸡精、西红柿汁,加入上汤少许,烧熟。装盘,装饰上桌。

【食用方法】佐餐食用。

【功用疗效】益气生津,润肺清热,适用于气阴虚所致少气,口干口渴,乏力等。

麦冬玫瑰羹

【配方】麦冬20克,玫瑰5朵,藕粉30克,鸡蛋1个,冰糖20克。

【制作方法】

1.麦冬用水浸泡1夜,捶破,除去内梗;鲜玫瑰花撕下花瓣,用水洗去泥土,用水浸泡后,沥干水分。

2.冰糖打碎成屑,用水150毫升,煮15分钟,将鸡蛋清放入冰糖汁内,用蛋白将冰糖杂质提出即成。

3.藕粉放入150毫升水中调匀;将锅放在武火上烧沸,再把调好的藕粉倒入,煮熟,备用。

4.麦冬、玫瑰花放入锅内,加水150毫升,煮25分钟,再将药液与藕粉合并,加入冰糖汁液即成。装盘、装饰上桌。

【食用方法】每日1次。

【功用疗效】养阴润肺,清心除烦,益胃生津。对肺燥干咳,虚劳烦热,热病伤津及咯血、肺痿、肺痛、便秘等症有一定的疗效。

麦冬拌苋菜

【配方】麦冬30克,苋菜500克,料酒、酱油各10毫升,葱、蒜各10克,姜5克,盐3克,味精、鸡精各2克,白糖15克,香油25毫升。

【制作方法】

1.将麦冬捶破,除去内梗,用蜂蜜浸泡;苋菜去黄叶、老梗,洗净,用沸水焯一下,沥干水分;蒜去皮,洗净,切片;姜切片,葱切段。

2.将苋菜、麦冬、料酒放入拌盆内,加入盐、白糖、味精、酱油、鸡精、姜、葱、蒜、香油,拌匀,码味30分钟,捞起将苋菜、麦冬整齐地装盘,装饰上桌供食。

【食用方法】佐餐食用。

【功用疗效】养阴润肺,清心除烦,益胃生津。适用于肺燥干咳,虚劳烦热,赤白痢疾,二便不通及吐血、咯血等。

明参拌马齿苋

【配方】川明参20克,马齿苋500克,料酒、酱油各10毫升,蒜、葱各10克,白糖15克,姜5克,盐3克,味精、鸡精各2克,香油25毫升。

【制作方法】

1.将川明参洗净,浸泡4小时,切3厘米长的段,用沸水煮熟;马齿苋洗净,切4厘米长的段;姜切片,葱切段;蒜去皮,切薄片。

2.马齿苋放入沸水锅内焯一下,沥干水分,放入拌盆内,加入盐、姜、葱、蒜、料酒、白糖、酱油、味精、鸡精、香油,拌匀,码味30分钟,捞起,将马齿苋、川明参装盘,装饰上桌。

【食用方法】佐餐食用。

【功用疗效】补气,补血,清热,解毒。适用于气血亏损,热痢脓血,热淋血淋,痈肿恶疮及带下丹毒、瘰疬等症。

山药拌苦瓜

【配方】山药 30 克,苦瓜 400 克,葱 10 克,料酒、酱油各 10 毫升,姜 5 克,盐 3 克,味精、鸡精各 2 克,白糖 15 克,香油 25 毫升。

【制作方法】

1.山药润透,切薄片;苦瓜去瓤,切薄片;姜切片,葱切段。

2.将山药、苦瓜、料酒、姜、葱同放锅内,加水 800 毫升,用中火煮熟,捞起苦瓜,沥干水分,放入拌盆内,加入盐、味精、鸡精、白糖、酱油、香油、山药片,拌匀即可用西红柿、樱桃装盘装饰上桌供食。

【食用方法】佐餐食用。

【功用疗效】健脾,补肺,固肾,益精,清热,解毒。适用于脾虚泄泻,久痢,虚劳咳嗽,消渴,遗精,带下,小便频数,视物不清等。

百合烧鱼肚

【配方】百合 30 克,鱼肚 400 克,葱 10 克,料酒、酱油各 10 毫升,姜 5 克,植物油 45 毫升,盐、胡椒粉各 3 克,味精、鸡精各 2 克,白糖 15 克。

【制作方法】

1.将百合用温水浸泡,然后放入蜂蜜水中浸泡;鱼肚用植物油发透,加入碱水洗净油渍,备用;姜切片,葱切段。

2.将炒锅置武火上烧热,加入植物油,烧六成热时,下入姜、葱爆香,随即下入鱼肚、料酒、百合、白糖、酱油,加水适量,烧熟,加入盐、味精、鸡精、胡椒粉即成。装盘装饰上桌。

【食用方法】佐餐食用。

【功用疗效】润肺止咳,清心安神。适用于阴虚久咳,痰中带血,虚烦惊悸,肾虚遗精及崩漏、破伤风等。

枸杞子炒白菜梗

【配方】枸杞子 20 克,白菜梗 500 克,料酒 10 毫升,葱 10 克,姜 5 克,盐 3 克,味精、鸡精各 2 克,植物油 35 毫升。

【制作方法】

1.将枸杞子去杂质、果柄;白菜梗洗净,切 5~6 厘米长、3 厘米宽的长条块;姜切片,葱切段。

2.将炒锅置武火上烧热,加入植物油,烧六成热时,下入姜、葱爆香,随即下入白菜梗、料酒,炒熟,加入盐、味精、鸡精、枸杞子即可装盘,装饰上桌供食。

【食用方法】佐餐食用。

【功用疗效】滋肾,润肺,补肝,清心,明目。适用于肝肾阴亏,腰膝酸软,头晕,目眩,目昏多泪,虚弱咳嗽,消渴,遗精,口干烦渴,小便不畅及便秘,糖尿病等。

芡实枸杞子酿藕

【配方】枸杞子 20 克,百合、薏米、芡实、莲米各 15 克,莲藕 500 克,糯米 50 克,白糖 100 克。

【制作方法】

1.将莲藕粗壮部位,削去一头,内外洗净,用筷子透通孔眼,将淘过的糯米、芡实、枸杞子、薏米、百合、莲米等,由孔装入筑紧,用刀敲拍孔口,使之封闭不漏。

2.将已酿好的藕上笼蒸 45 分钟后,取出切成 0.6 厘米厚的圆片,撒上白糖,装饰上桌即成。

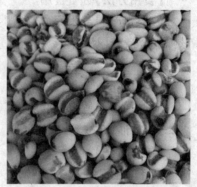

薏米

【食用方法】佐餐食用。

【功用疗效】清热润肺,安神养心。适用于肺虚久咳,热病烦渴及水肿、遗精等。

天冬烧鱿鱼

【配方】天冬 30 克,鱿鱼 400 克,葱 10 克,料酒、酱油各 10 毫升,姜 5 克,西红柿汁 25 毫升,味精、鸡精各 2 克,白糖 15 克,盐、胡椒粉各 3 克,植物油 45 毫升,清汤适量。

【制作方法】

1.将天冬浸泡 1 夜,切片,用蜂蜜浸泡。

2.鱿鱼洗净,切 3 厘米宽、4 厘米长的条块,用开水余卷;姜切片,葱切段。

3.将炒锅置武火上烧热,加入植物油,烧六成热时,下入姜、葱、白糖、酱油爆香,下入鱿鱼,炒变色,加入天冬、清汤,烧熟,加入盐、味精、料酒、鸡精、胡椒粉、西红柿汁即可装盘,装饰上桌供食。

【食用方法】佐餐食用。

【功用疗效】滋阴清热,润肺生津,滋养脏腑,补益元气。适用于阴虚发热,咳嗽吐血,咽喉肿痛,及肺痿、消渴、便秘、女子崩漏等。

玉竹炒苦瓜

【配方】玉竹、红海椒各 30 克,苦瓜 500 克,料酒 10 毫升,葱 10 克,姜 5 克,胡椒粉、盐各 3 克,味精、鸡精各 2 克,植物油 45 毫升。

【制作方法】

1.将玉竹浸软,切 3 厘米长的段;苦瓜去瓤,洗净,切 2 厘米宽,4 厘米长的段;红海椒去子,洗净,切 4 厘米长、2 厘米宽的块;姜切片,葱切段。

2.将炒锅置武火上烧热,加入植物油,烧六成热时,下入姜、葱爆香,随即下入苦瓜、玉竹、料酒、红海椒炒熟,加入盐、味精、鸡精、胡椒粉即成。装盘,装饰上桌供食。

【食用方法】佐餐食用。

【功用疗效】养阴润燥,生津止渴。适用于热病阴伤,虚劳发热,小便频数,及咳嗽、烦渴,糖尿病等。

凉拌鱼腥草

【配方】鲜鱼腥草 500 克,莴笋 50 克,葱、蒜、白糖各 15 克,盐 3 克,味精、鸡精各 2 克,香油 25 毫升。

【制作方法】

1.将鱼腥草去老梗、黄叶,洗净;莴笋去皮,切成 4 厘米长的丝;蒜去皮,切成薄片;葱切段。

2.将鱼腥草、莴笋、蒜、盐、葱、味精、白糖、鸡精、香油,拌匀即可装盘,装饰上桌供食。

【食用方法】佐餐食用。

【功用疗效】清热解毒,排脓,利尿。适用于肺癌,咯吐脓血,疮痈肿毒,热淋,小便涩痛等。

牛膝炒蕹菜

【配方】牛膝 20 克,蕹菜 400 克,料酒 10 毫升,葱 10 克,姜 5 克,蒜 15 克,胡椒粉、盐各 3 克,味精、鸡精各 2 克,植物油 35 毫升。

【制作方法】

1.将牛膝去杂质,切 3 厘米长的段,用料酒 20 毫升浸泡,捞起清炒后放凉,备用。

2.蕹菜去老梗、黄叶,留 5~6 厘米长的嫩尖;蒜去皮,切薄片;姜切片,葱切段。

3.将炒锅置武火上烧热,加入植物油,烧六成热时,下入姜、葱、蒜爆香,立即下入蕹菜、牛膝、盐、料酒、味精、鸡精、胡椒粉炒熟,即可装盘,装饰上桌供食。

【食用方法】佐餐食用。

【功用疗效】活血祛瘀,滋补肝肾,强壮筋骨。适用于腰膝酸软,月经不调,闭经,痛经,尿血,吐血,衄血,齿痛,口舌生疮,小便不利,头痛眩晕等。

麦冬炒肚片

【配方】麦冬、红海椒各 20 克,猪肚 400 克,料酒 10 毫升,葱 10 克,姜 5 克,胡椒粉、盐各 3 克,味精、鸡精各 2 克,植物油 45 毫升。

【制作方法】

1.将麦冬浸泡 1 夜后捶破,除去内芯。

2.猪肚反复冲洗干净,切 2 厘米宽、3 厘米长的块;红海椒洗净,切 3 厘米见方的块;姜切片,葱切段。

3.将炒锅置武火上烧热,加入植物油,烧六成热时,下入姜、葱爆香,立即下入猪肚、料酒、红海椒、麦冬、盐、味精、鸡精、胡椒粉,炒熟,装盘,装饰上桌。

【食用方法】佐餐食用。

【功用疗效】滋阴清热,润肺生津。适用于阴虚久咳,痰中带血,虚烦惊悸,脾胃虚弱等。

党参炒豇豆

【配方】党参 20 克,豇豆 500 克,粳米适量,蒜 20 克,姜 5 克,葱 10 克,盐 3 克,味精、鸡精各 2 克,植物油 35 毫升。

【制作方法】

1.将党参润透,切 3 厘米长的段,用粳米炒黄,备用。

2.豇豆撕去筋,去掉两端,洗净;蒜去皮,切成薄片;姜切片,葱切段。

3.将豇豆切成 4 厘米长的段;炒锅置武火上烧热,加入植物油,烧六成热时,下入姜葱爆香,下入蒜、豇豆、盐、味精、鸡精、党参段,炒熟,盛入盘内,装饰上桌供食。

【食用方法】佐餐食用。

【功用疗效】补中,益气,生津。适用于脾胃虚弱,气血两亏,体倦乏力,食少,口渴,久泻,脱肛等。

玉竹煮大虾

【配方】玉竹 30 克,大虾 400 克,料酒 10 毫升,葱 10 克,姜 5 克,盐、鸡精各 3 克,八角 2 个,桂皮 6 克,味精 2 克,鸡汤 1800 毫升。

【制作方法】

1.将玉竹润透,切成 3 厘米长的段;大虾用少量酒饲养,洗净;八角、桂皮洗净;姜切片,葱切段。

2.将玉竹放入锅内,加入料酒、姜、葱、盐、味精、鸡精、八角、桂皮、鸡汤,置武火烧沸,再加入大虾,用中火煮 6 分钟即成。捞起大虾装盘,装饰上桌供食。

【食用方法】佐餐食用。

【功用疗效】养阴,补肾,生津。适用于热病伤津,肾虚腰痛,小便频数等。

党参菜胆

【配方】党参 20 克,菜胆 500 克,红海椒、胡萝卜各 15 克,料酒 10 毫升,葱 10 克,姜 5 克,盐 3 克,味精、鸡精各 2 克,香油 30 毫升。

【制作方法】

1.党参去杂质,润透,用粳米清炒,炒黄,备用。

2.菜胆去老叶、黄叶;红海椒洗净;切成 3 厘米长的丝;胡萝卜去皮,切成五星形;姜切片,葱切段。

3.将锅置武火上烧沸,菜胆下入煮 3 分钟,捞出沥干水分,放入拌盆内,加入党参、料酒、盐、味精、鸡精、姜、葱、香油拌匀,码味 30 分钟。

4.然后除去调料,只用菜胆,在菜胆头开小口,放入红海椒,依盘整齐装好,再将党参、胡萝卜放在菜胆上即可供食。

【食用方法】佐餐食用。

【功用疗效】补中、益气、生津。适用于脾胃虚弱,气血两亏,疲倦无力,食少,口渴,久泻,脱肛等。

枸杞子天冬羹

【配方】枸杞子、天冬各 20 克,银耳 25 克,冰糖 15 克。

【制作方法】

1.枸杞子去果柄、杂质,洗净;天冬浸泡 1 夜,切片,用蜂蜜浸泡;银耳用温水浸泡,撕去蒂头,除去杂质;冰糖打碎成屑。

2.将银耳放入锅内,加水 800 毫升,用武火煮沸,加少许大油,用文火熬 35 分钟即成银耳羹;冰糖加水 200 毫升,熬化,加鸡蛋清除去杂质。

3.在银耳羹内加入枸杞子、天冬片、冰糖汁,即可装碗,装饰上桌供食。

【食用方法】每日 1 次。

【功用疗效】补肝肾,美容颜。适用于肝肾阴虚,腰膝酸软,头晕,目眩,目昏多泪,虚劳咳痰及消渴、遗精等。

姜薏米烧鲳鱼

【配方】姜、薏米各 30 克,鲳鱼 400 克,葱 10 克,料酒、酱油各 10 毫升,胡椒粉、盐各 3 克,味精、鸡精各 2 克,白糖 15 克,植物油 35 毫升。

【制作方法】

1.将姜去皮,切成薄片;薏米去杂质,浸泡 1 夜;葱切段;鲳鱼去腮、鳞、肠杂,洗净。

2.炒锅置武火上烧热,下入植物油,烧六成热时,下入姜葱爆香,下入鲳鱼、薏米、料酒、酱油、白糖,加水少许烧熟,加入盐、味精、鸡精、胡椒粉即成。装盘,装饰上桌供食。

【食用方法】佐餐食用。

【功用疗效】健脾补肺,清热利湿,温胃止呕。适用于脾虚泄泻,湿痹,筋脉拘挛,屈伸不利,水肿,脚气,淋浊,白带呕吐。

莲子烧兔丁

【配方】莲子30克,兔肉500克,料酒、酱油各10毫升,葱10克,味精、鸡精各2克,白糖15克,植物油50毫升,胡椒粉、盐各3克。

【制作方法】

1.将莲子用水浸泡1夜,切两端,用牙签捅去莲心;兔肉切成丁,放沸水汆一下;姜切片,葱切段。

2.将炒锅置武火上烧热,加入植物油,烧六成热时,下入姜、葱爆香,随即下入兔肉丁、料酒、莲子、白糖、酱油,炒熟,加入盐、鸡精、味精、胡椒粉即成。装盘,装饰上桌供食。

【食用方法】佐餐食用。

【功用疗效】养心安神,补脾止泻,益肾固精。适用于脾虚腹泻、遗精、白带等。

天冬炒田螺

【配方】天冬20克,田螺肉400克,胡萝卜30克,料酒、酱油各10毫升,葱10克,姜5克,味精、鸡精各2克,白糖15克,胡椒粉3克,植物油50毫升。

【制作方法】

1.将天冬用水浸泡1夜,切片,用蜂蜜浸泡2小时,备用。

2.田螺肉洗净,加少许醋抓匀,然后用水冲洗干净;胡萝卜去皮,洗净,切3厘米见方的薄片;葱切段,姜切片。

3.将炒锅置武火上烧热,加入植物油,烧六成热时,下入姜、葱爆香,随即下入田螺肉、胡萝卜片、天冬、料酒、胡椒粉、酱油、白糖、味精、鸡精,炒熟,盛入盘内,装饰上桌供食。

【食用方法】佐餐食用。

【功用疗效】滋阴清热,润肺生津。适用于阴虚发热,咳嗽吐血,咽喉肿痛及肺痿、消渴、便秘等。

(二)支气管炎的药膳食方

支气管炎是指气管、支气管粘膜及其周围组织的非特异性炎症。多数是由细菌或病毒感染引起的,主要为鼻病毒、合胞病毒、流感病毒、风疹病毒及肺炎球菌、溶血性链球菌、葡萄球菌等。此外气温突变、粉尘、烟雾和刺激性气体也可引起支气管炎。支气管炎分为急性支气管炎和慢性支气管炎,急性支气管炎以流鼻涕、发热、咳嗽、吐痰为主要症状,并有咽声音嘶哑、喉痛、轻微胸骨后摩擦痛。初期痰少,呈黏性,以后变为脓性、慢性支气管炎主要表现为长期咳嗽,特别是早晚咳嗽加重。如果继发感染则发热、怕冷、咳脓痰。

百部饮

【配方】百部 15 克,白糖 25 克。

【制作方法】

1.将百部洗净,放入锅内,加水适量,用武火烧沸,文火煮 25 分钟,加入白糖,过滤,去渣,即可饮用。

【食用方法】每日 1 次。

【功用疗效】润肺止咳。适用于急性支气管炎患者饮用。

川贝党参煮雪梨

【配方】川贝、杏仁各 10 克,党参 20 克,冰糖 30 克,雪梨 2 个。

【制作方法】

1.将雪梨洗净,去皮,切成薄片;杏仁用开水烫后去皮;川贝打碎成粗颗粒;冰糖打碎成屑;党参切碎。

2.将冰糖屑、川贝、党参、雪梨、杏仁同放炖锅内,加水 500 毫升,置武火上浇沸,再用文火炖煮 35 分钟即成。

【食用方法】每日 1 次。

【功用疗效】润肺,止咳,祛痰。适用于咳嗽、痰多,急性支气管炎春季食用。

姜鸡蛋花

【配方】姜 30 克,鸡蛋 1 个,白糖 25 克。

【制作方法】

1.将姜压出汁液;鸡蛋打入碗内,搅散。

2.将姜汁放入锅内,加水 250 毫升,烧沸,加入鸡蛋搅成花,加入白糖即成。

【食用方法】每日 1 次。

【功用疗效】润肺止咳。适用于急性支气管炎患者春季食用。

桔梗丝瓜汤

【配方】鲜桔梗 100 克,丝瓜 500 克,姜 5 克,葱 10 克,盐、味精各 3 克,植物油

35 毫升。

【制作方法】

1.将桔梗切成薄片;丝瓜去皮、瓤,切成 3 厘米见方的块;姜切片、葱切段。

2.将炒锅置武火上烧热,加入植物油烧六成热时下入姜、葱爆香,加水 2500 毫升,置武火上烧沸,下入桔梗、丝瓜,煮熟,加入盐、味精即成。

3.丝瓜也可用西红柿代替,同样具有润肺止咳的作用。

【食用方法】佐餐食用。

【功用疗效】润肺祛痰,凉血解毒。适用于热病烦渴,痰喘咳嗽等。

桔梗煮荸荠

【配方】鲜桔梗 100 克,荸荠 500 克,冰糖 30 克。

【制作方法】

1.将桔梗切片;荸荠去皮,切成两半;冰糖打碎成屑。

2.将桔梗、荸荠、冰糖屑同放炖锅内,加水 1800 毫升,置武火上烧沸,再用文火煮 35 分钟即成。

【食用方法】每日 1 次。

【功用疗效】润肺止咳,消除痹热。适用于咳嗽、高血压及咽喉肿痛,大便下血,全身水肿等。

桔梗拌马齿苋

【配方】鲜桔梗 50 克,鲜马齿苋 500 克,盐、味精各 3 克,醋 10 毫升,葱各 10 克,白糖、蒜各 15 克,香油 15 毫升。

【制作方法】

1.将桔梗切片;马齿苋切段,用沸水氽去苦涩味;葱切花,蒜切片。

2.将桔梗、马齿苋、葱花、蒜片、盐、味精、白糖、香油、醋放入盆内,拌匀即成。

【食用方法】佐餐食用。

【功用疗效】宣肺祛痰,清热解毒。适用于咳嗽、带下、恶疮、丹毒、热淋等。

桔梗煮花生

【配方】干桔梗 30 克,花生仁 300 克,姜、桂皮、葱各 5 克,八角、花椒粒、盐、味精各 3 克。

【制作方法】

1.将桔梗切成粒;姜切片,葱切花。

2.将桔梗、花生仁、盐、味精、姜、葱、桂皮、八角、花椒粒同放锅内,加水 800 毫升,置武火上烧沸,再用文火煮 35 分钟即成。

【食用方法】适量食用。

【功用疗效】宣肺止咳,润肺化痰。适用于咳嗽、痰多、便秘等。

冰糖黄精汤

【配方】黄精 30 克,黑豆适量,冰糖 50 克。

【制作方法】

1.将黄精洗净,用黑豆煮后,置锅内,再放入冰糖屑,加水适量。

2.将锅置武火上煎煮,再用文火煨熬,直至黄精熟为止。

【食用方法】每日 1 次。

【功用疗效】补虚止咳,润肺平喘。适用于肺脾阴虚所致的咳嗽痰少,干咳无痰及咯血、食少等。

桔梗拌海蜇

【配方】鲜桔梗 100 克,海蜇 400 克,盐、味精各 3 克,醋 10 毫升,葱 10 克,香油 25 毫升。

【制作方法】

1.将桔梗洗净,切成 4 厘米长的丝;海蜇用沸水氽透,切 4 厘米长的丝;葱切丝。

2.将桔梗、海蜇放入盆内,加入盐、醋、味精、葱、香油拌匀即成。

【食用方法】佐餐食用。

【功用疗效】润肺止咳,清热化痰。适用于痰咳、哮喘及痞积胀满,大便燥结,脚肿等。

桔梗煲龟肉

【配方】干桔梗 50 克,龟肉 500 克,料酒、鸡油各 10 毫升,葱 10 克,姜 5 克,味精、盐各 3 克。

【制作方法】

1.将桔梗切薄片;龟宰杀后去头、尾及内脏;姜拍松;葱切段。

2.将桔梗、龟肉、葱、姜、料酒同放煲锅内,加水 2800 毫升,置武火上烧沸,再用文火炖煮 35 分钟,加入盐、味精、鸡油即成。

【食用方法】佐餐食用。

【功用疗效】宣肺止咳,滋阴补血。适用于咳嗽及血虚体弱,久疟肠风等。

柿霜糖

【配方】柿霜、白糖各 15 克。

【制作方法】

1.将柿饼表面白霜与白糖一同放入锅内,加水少许置文火上熬煮,待稠后停火,倒入涂有熟菜油的搪瓷盘中,稍凉,擀平,用刀划成小块,即成糖块。

2.将糖块放入瓶中贮藏。

【食用方法】适量食用。

【功用疗效】清肺平喘,化痰止咳。适用于肺热燥咳,口舌生疮及咯血、消渴等。

丝瓜花蜜饮

【配方】丝瓜花 10 克,蜂蜜 15 毫升。

【制作方法】

1.将丝瓜花洗净,放入茶盅内,加开水冲泡,盖上盖,浸泡 10 分钟后,倒入蜂蜜搅匀即成。

【食用方法】在服用时,拣去丝瓜花不用,趁热饮用。

【功用疗效】清肺平喘。适用于肺热型支气管炎,症见咳吐黄痰、喘息、胸痛、口燥等。

杏仁蒸雪梨

【配方】杏仁 20 克,川贝 10 克,雪梨 1 个,冰糖 20 克。

【制作方法】

1.将杏仁去皮,与川贝打碎成粉;冰糖打碎成屑;梨去皮,在梨的蒂把处,切下1/3 为盖,用小刀挖去梨核。

2.将杏仁、川贝粉和冰糖屑放入梨内,盖上盖,用牙签固定,放入炖锅内,加入开水适量,在梨周围放少许冰糖屑。

3.将炖锅置武火蒸笼内蒸 45 分钟,停火,取出食用即可。

【食用方法】每日 1 次。

【功用疗效】润肺、止咳。适用于风寒性慢性支气管炎、咳嗽等。

桔梗川贝饮

【配方】桔梗 60 克,冰糖 40 克,川贝 10 克。

【制作方法】

1.将桔梗洗净,切成薄片;川贝洗净;冰糖打碎成屑。

2.将桔梗、川贝放入炖盅内,加水 250 毫升,置武火上烧沸,再用文火炖煮 25 分钟,加入冰糖屑即成。

【食用方法】每日 1 次。

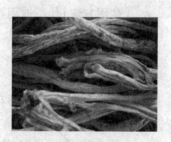

桔梗

国学经典文库

中华食疗大全

·常见病药膳养生·

图文珍藏版

【功用疗效】开肺宣气,祛痰排脓。适用于风寒型慢性支气管炎等。

桔梗川贝粥

【配方】川贝 10 克,桔梗 30 克,粳米 150 克,冰糖 25 克。

【制作方法】

1.将桔梗洗净,切薄片;川贝洗净;冰糖打碎成屑;粳米淘洗干净。

2.将粳米、川贝、桔梗同放锅内,加水 1.5 升,置武火上烧沸,再用文火炖煮 35 分钟,加入冰糖屑即成。

【食用方法】每日 1 次。

【功用疗效】开肺宣气,生津止渴,平喘止咳。适用于风寒型慢性支气管炎等。

陈皮桔梗粥

【配方】陈皮 10 克,桔梗 30 克,粳米 150 克,冰糖 30 克。

【制作方法】

1.将陈皮去白、洗净,切细丝;桔梗洗净,切薄片;粳米淘洗干净;冰糖打碎成屑。

2.将粳米、陈皮、桔梗同放锅内,加水 1.5 升,置武火上烧沸,打去浮沫,再用文火炖煮 35 分钟,加入冰糖屑即成。

【食用方法】每日 1 次。

【功用疗效】燥湿化痰,平喘止咳。适用于风寒型慢性支气管炎等。

桑叶杏仁饮

【配方】桑叶 10 克,杏仁 20 克,白糖 25 克。

【制作方法】

1.将桑叶洗净;杏仁去皮,洗净。

2.将桑叶、杏仁放入锅内,加水 500 毫升,置武火上烧沸,再用文火煎熬 25 分钟,停火,过滤,去药渣,在药液内加入白糖搅匀即成。

【食用方法】代茶饮用。

【功用疗效】疏风清热,平喘止咳。适用于风热型慢性气管炎等。

桑菊杏仁茶

【配方】桑叶 10 克,菊花 6 克,杏仁 20 克,白糖 25 克。

【制作方法】

1.将桑叶、菊花洗净;杏仁去皮,洗净。

2.将菊花、杏仁、桑叶同放锅内,加水 500 毫升,置武火上烧沸,再用文火煎煮

25 分钟,停火,过滤,去药渣,在药液内加入白糖搅匀即成。

【食用方法】代茶饮用。

【功用疗效】清肺热,止咳嗽。适用于风热型慢性支气管炎、咳嗽、痰多等。

川贝二参饮

【配方】党参、北沙参、川贝各 10 克,红枣 5 颗。

【制作方法】

1.将红枣去核;党参、北沙参切片;川贝研粉。

2.将红枣、党参、北沙参、川贝粉放入炖锅内,加水 500 毫升。

3.将炖锅置武火上烧沸,再用文火煮 25 分钟即成。

【食用方法】每日 1 次。

【功用疗效】益胃生津,补气止咳。适用于气血两虚型之冠心病及咳嗽、慢性支气管炎等。

银耳鹌蛋汤

【配方】银耳 30 克,鹌鹑蛋 20 个,冰糖 150 克,大油适量。

【制作方法】

1.将银耳用水发胀后,除去蒂和杂质,撕成小朵,放入锅内,加水适量,久熬至熟烂备用。

2.将 20 个酒盅里抹上大油,然后将鹌蛋分别打入盅内,上笼用文火蒸 3 分钟左右,即可出笼,将鹌蛋起出,放入水中漂起待用。

3.将银耳羹烧开后,放入冰糖,待溶化后,打去浮沫,把鹌蛋下锅内,同煮沸后,起锅即成。

【食用方法】佐餐食用。

【功用疗效】补肺益气,养阴润燥。适用于病后体虚,肺虚久咳,痰中带血,大便秘结及慢性支气管炎、高血压等。

川贝酿梨

【配方】川贝 12 克,白矾适量,雪梨 6 个,糯米、冬瓜条各 100 克,冰糖 180 克。

【制作方法】

1.将糯米淘洗干净,蒸成米饭;冬瓜条切成黄豆大颗粒;川贝打碎;白矾溶化成水;冰糖打碎成屑。

2.将雪梨去皮后,由蒂把处下刀切下一块为盖,用小刀挖出梨核,浸没在白矾水内,以防变色,然后将梨在沸水中烫一下,捞出放入凉水中冲凉,再捞出放入碗内。

3.将糯米饭、冬瓜条、冰糖屑拌匀装入梨内;川贝分成六等份,分别装入雪梨中,盖好蒂把,装入碗内,然后置武火大气蒸笼内蒸约 50 分钟,至梨熟烂后即成。

4.将锅内加水 300 毫升,置武火上浇沸后,放入剩余冰糖屑,溶化收浓汁,待梨出笼时,逐个浇在雪梨上。

【食用方法】每日 1 次。

【功用疗效】润肺消痰,降火除热。适用于肺痨咳嗽、干咳、咯血、慢性支气管炎等。

川贝炖乌鸡

【配方】川贝 15 克,红花 6 克,杏仁、丹参 10 克,乌鸡 1 只,料酒 10 毫升,葱 10 克,姜 5 克,盐 3 克,味精、胡椒粉各 2 克。

【制作方法】

1.将乌鸡宰杀后,去毛、内脏及爪;丹参润透,切成薄片;川贝去杂质,打成大颗粒;红花去杂质,洗净;姜拍松,葱切段。

2.将乌鸡、川贝、杏仁、红花、丹参、姜、葱、料酒同放炖锅内,加水 2800 毫升,置武火上烧沸,再用文火炖煮 35 分钟,加入盐、味精、胡椒粉搅匀即成。

【食用方法】佐餐食用。

【功用疗效】活血祛痰,养气通络。适用于痰瘀型冠心病、慢性支气管炎及咳嗽等。

猪肺止咳饮

【配方】桔梗、紫苑各 10 克,猪肺 500 克,白糖 50 克。

【制作方法】

1.将桔梗、紫苑洗净;猪肺洗净,切成 3 厘米长、2 厘米宽,备用。

2.将桔梗、紫苑、猪肺放入铝锅内,加水适量,置武火上烧沸,打去浮沫,置文火上煎熬 2 小时,停火,稍凉,过滤,加入白糖即成。

【食用方法】每日 1 次。

【功用疗效】补肺,化痰。适用于肺气虚损、咳嗽、支气管炎等症。

鲜牛奶椰汁饮

【配方】鲜牛奶 250 毫升,椰汁 100 毫升,冰糖 50 克。

【制作方法】

1.将牛奶熬开,冰糖熬成水,二者混合拌匀。

2.将椰汁倒入鲜牛奶冰糖水中拌匀即成。

【食用方法】每日 1 次。

【功用疗效】健脑养脾,适用于阴虚久咳,脾胃虚损等症。

川贝紫苏饮

【配方】紫苏、川贝各 10 克,猪瘦肉 250 克,冬瓜皮 100 克,冰糖 50 克。

【制作方法】

1.将瘦肉洗净,切成 3 厘米长、2 厘米厚;冬瓜皮洗净,川贝、紫苏洗净,备用。

2.将猪瘦肉、川贝、紫苏、冬瓜皮放入铝锅内,加水适量,置武火上烧沸,文火煎熬 2 小时,停火,稍凉,过滤,加入冰糖水拌匀即成。

【食用方法】每日 1 次。

【功用疗效】补肺止咳。适用于肺弱风寒、慢性气管炎、气喘、痰多等症。

沙参白术饮

【配方】白术、北沙参各 50 克,肉桂 5 克,猪肝 1 个,猪肚、鸡肉各 500 克,冰糖水 50 毫升。

【制作方法】

1.将北沙参、白术、肉桂洗净,猪肝,鸡洗净,切成 3 厘米长,2 厘米厚的块。

2.将猪肚、猪肝、鸡肉、沙参、白术、肉桂放入铝锅内,加水适量,用武烧开,文火煎熬 1.5 小时,停火,稍凉,过滤,加冰糖水拌匀即成。

【食用方法】每日 1 次。

【功用疗效】益气补肝,清肺止咳。适用肺热咳嗽、痰多久咳等症。

橘红杏仁饮

【配方】橘红、川贝各 10 克,杏仁 30 克,冰糖 30 克。

【制作方法】

1.将川贝、杏仁、橘红洗净,放入铝锅内,加水适量。

2.将铝锅置武火烧开,再用文火煎熬 50 分钟,停火,稍凉,过滤,加入冰糖水,拌匀即成。

【食用方法】每日 1 次。

【功用疗效】补肺止咳,祛痰。适用于咳嗽、痰多、气管炎等症。

紫苑杏仁饮

【配方】紫苑 15 克,杏仁 20 克,猪肺 500 克,蜜枣 20 克,冰糖水 50 毫升。

【制作方法】

1.将猪肺洗净,切成 3 厘米长、2 厘米宽的小块,紫苑、蜜枣、杏仁洗净,放入铝锅内,加水适量。

2.将铝锅置武火上烧沸,文火煎熬 2 小时,停火,稍凉,过滤,加入冰糖水拌匀即成。

【食用方法】每日 1 次。

【功用疗效】祛痰止咳。适用于慢性支气管炎、咳血、风湿、久咳等症。

桑菊杏仁饮

【配方】杏仁、菊花、桑叶各 15 克,姜 5 克,冰糖 30 克。

【制作方法】

1.将桑叶、菊花、杏仁、姜洗净,放入铝锅内,加水适量,置武火烧开,文火煮烧 15~20 分钟,停火,稍凉,过滤。

2.将药液内加入冰糖拌匀即成。

【食用方法】每日 1 次。

【功用疗效】疏风散热,止咳通便。适用于肺气虚损、口苦痰稠、头痛、便秘、脑涨头晕等症。

罗汉果柿饼饮

【配方】罗汉果 1 颗,柿饼 3 个,冰糖水 30 毫升。

【制作方法】

1.将罗汉果洗净,柿饼洗净,罗汉果洗净压破,柿饼一个切成 4 块,备用。

2.将柿饼、罗汉果放入铝锅内,加水适量,置武火烧开,文火煎熬 30 分钟,停火,稍凉,过滤,加入冰糖水拌匀即成。

【食用方法】每日 1 次。

【功用疗效】清肺润肠。适用于痰火咳嗽、百日咳、痰多等症。

玉竹冰糖饮

【配方】玉竹 50 克,红枣 20 克,冰糖 30 克。

【制作方法】

1.将玉竹洗净,切成 3 厘米的节备用。

2.红枣洗净,冰糖打碎熬成糖水备用。

3.将红枣、玉竹放入铝锅内,加水适量置武火烧开,文火熬煮 1 小时,停火,稍凉,过滤,加入冰糖即成。

【食用方法】每日 1 次。

【功用疗效】益气尘津,滋阴补肺。适用于气虚、脾虚、五劳七伤等症。

竹叶红枣饮

【配方】竹叶(竹心)20 克,红枣 10 克,冰糖 30 克。

【制作方法】

1.将竹叶(竹心)洗净,红枣洗净,放入小铝锅内,加水适量,置武火烧开,文火熬30分钟,停火,稍凉,过滤。

2.将冰糖熬水倒入竹叶水汁中拌匀即成。

【食用方法】每日1次。

【功用疗效】清热止咳。适用于痰喘咳嗽、喉干烦渴等症。

燕窝白芨饮

【配方】白芨10克,川贝15克,燕窝9克,冰糖50克。

【制作方法】

1.将燕窝用水清洗,摄去毛,与白芨、川贝一起放入盅内,加入水适量蒸3小时,备用。

2.冰糖熬水,加入燕窝内,即成。

【食用方法】每日1次。

【功用疗效】滋阴补肺,止咳。适用于肺出血、咳嗽、支气管炎等症。

柠檬猪肺饮

【配方】柠檬叶20克,猪肺500克,冰糖50克。

【制作方法】

1.将猪肺洗净,切成长3厘米、厚2厘米,柠檬叶洗净,放入锅内,加水适量,置武火烧开,文火煎熬1.5小时,停火,稍凉,过滤。

2.冰糖熬水,加入柠檬液中拌匀即成。

【食用方法】每日1次。

【功用疗效】理气开胃,化痰止咳。适用于肺气虚损、痰多、咳嗽等症。

荸荠蕹菜饮

【配方】荸荠50克,蕹菜250克,冰糖水30毫升。

【制作方法】

1.将蕹菜洗净,切成3厘米长的节,荸荠洗净去皮,切成两半,备用。

2.将蕹菜、荸荠放入铝锅内,加水适量,煎熬30分钟,停火,稍凉,过滤。

3.将冰糖水倒入荸荠水中拌匀即成。

【食用方法】每日1次。

【功用疗效】润肺止咳,消积。适用于痰多咳嗽、饮食积滞等症。

杏仁猪肺饮

【配方】杏仁10克,猪肺500克,冰糖30克。

【制作方法】

1.将杏仁洗净去皮,猪肺洗净切成3厘米长、2厘米厚,备用。

2.将杏仁、猪肺放入铝锅内,加水适量,武火烧开,文火煎熬1.5小时,停火,稍凉,过滤。

3.将冰糖打碎,熬水与药汁拌匀即成。

【食用方法】每日1次。

【功用疗效】润肺止咳。适用于肺虚咳嗽、久咳不愈等症。

枇杷蜜枣饮

【配方】枇杷叶、桔梗、杏仁各25克,蜜枣20克,冰糖30克。

【制作方法】

1.将枇杷叶洗净,去毛,用蜜煎制,杏仁去梗洗净,把枇杷叶、蜜枣、杏仁、桔梗放入铝锅内,加水适量,煎熬30分钟。停火,稍凉,过滤。

2.冰糖打碎熬水,加入药汁中拌匀即成。

【食用方法】每日1次。

【功用疗效】润肺止咳。适用于咳嗽、肺热久咳等症。

(三)止咳化痰的药膳食方

咳嗽是人体清除呼吸道内的分泌物或异物的保护性呼吸反射动作。中医将咳嗽分为外感咳嗽和内伤咳嗽两种。外感咳嗽是当人体由于某种病因而致抵抗力下降,不能适应气候变化或气候的急剧异常变化,超过了人体适应能力时,风、寒、暑、湿、燥、火就成为致病的条件,侵犯人体而引起疾病的发生。风为百病之首,一般都以风为先锋侵入人体而引起咳嗽;内伤咳嗽,主要为饮食、七情、劳倦、情志和生活上的失调,而伤害了肺气引起咳嗽。

不论外感咳嗽或内伤咳嗽,都是由于肺气不利而罹患的,因此,在治疗上,必须针对肺气而采取治疗、预防措施,方能收到较好疗效。

栗子烧猪肉

【配方】栗子250克,猪瘦肉500克,植物油50毫升,盐、姜、葱、味精、酱油、豆豉各适量。

【制作方法】

1.猪瘦肉洗净,切成长2.5厘米、宽1.5厘米的块;栗子去皮,一破两半。

2.锅置火上烧热,放入植物油烧沸,用葱爆锅,然后倒入猪瘦肉、栗子、加盐、酱油、姜、水适量,先用武火烧沸,再用文火炖热即成。食用时,加味精少许。

【食用方法】佐餐食用。

【功用疗效】润燥,化痰,和胃。对肺燥型久咳、少痰之慢性气管炎等症有一定的疗效。

南瓜清炖牛肉

【配方】牛肉 250 克,南瓜 500 克,姜、葱、盐、味精各适量。

【制作方法】

1.牛肉洗净,切成长 2.5 厘米、厚 2 厘米的块,南瓜去皮,切成长 3 厘米、厚 2 厘米的块,备用。

2.牛肉、南瓜放入铝锅内,加入姜、葱、盐,水各适量。

3.铝锅置武火上浇沸,再用文火炖熟即成。食用时加味精。

【食用方法】佐餐食用。

【功用疗效】化痰,排脓,利肺。对肺痈、咳吐脓痰等症有一定的疗效。

南北沙参猪肺煲

【配方】南沙参、北沙参各 25 克,枸杞子 20 克,猪肺 1 个,料酒 10 毫升,盐、姜各 5 克,味精、胡椒粉各 3 克,葱 10 克,棒骨汤 3000 毫升。

【制作方法】

1.将北沙参、南沙参浸泡 24 小时,切薄片;猪肺反复冲洗干净,切 4 厘米见方的块状;姜切片,葱切段。

2.将南北沙参、枸杞子、猪肺、料酒、盐、味精、姜、葱、胡椒粉、棒骨汤同放高压锅内,置武火烧沸,盖上压阀,煮 30 分钟,停火,冷却,倒入煲内。

3.将煲上桌,置炉上武火烧沸即成。

【食用方法】佐餐食用。

【功用疗效】润肺止咳,益胃生津。对肺燥干咳、热病伤津、口渴等症有一定的疗效。

冰糖水果羹

【配方】桂圆肉 25 克,鲜枇杷 750 克,玫瑰酱 10 克,红樱桃 50 克,青豆 35 克,冰糖 250 克。

【制作方法】

1.将鲜枇杷洗净,剥去外皮,挖去果核,切成粒;樱桃去果柄,洗净;桂圆肉拣去杂质;青豆去皮,洗净。

2.锅置火上,倒入水适量,放入冰糖烧沸,至冰糖溶化,加入青豆、桂圆肉及玫瑰酱,最后放入红樱桃、枇杷,煮沸,离火,倒入大汤碗内即成。

【食用方法】1 周 3 次,佐餐或单独食用。

【功用疗效】消肿去毒,生津止痰。

【注意事项】糖尿病患者忌食。

萝卜炖羊肉

【配方】陈皮 10 克,萝卜 1000 克,羊肉 50 克,料酒、葱、姜、盐、味精各适量。

【制作方法】

1.首先将萝卜洗净,去皮,切成长 3 厘米、宽 2 厘米的块;羊肉切成长 2 厘米、宽 1.5 厘米厚的块;陈皮洗净;姜洗净拍破;葱切成节待用。

2.将铝锅洗净,把羊肉、陈皮等放入锅内用武火烧开后,改用文火煮半小时。再加入萝卜、葱、姜、料酒、盐,炖至萝卜熟透时停火,加味精,装碗即成。

【食用方法】佐餐食用。

【功用疗效】常食消痰止咳,温中益气,有滋补作用。

银耳枇杷羹

【配方】鲜枇杷 150 克,水发银耳 50 克,白糖适量。

【制作方法】

1.将新鲜枇杷去皮,去籽,切成小片;将水发银耳洗净,去银耳根及杂质,放入碗内,加少量水,上笼蒸至银耳黏滑浓稠。

2.锅中注入水,烧开,放入银耳,烧沸,再放入枇杷片、白糖,烧沸,装入大汤碗内即可食用。

【食用方法】适量食用。

【功用疗效】清热润肺,止咳化痰。

【注意事项】风寒咳嗽者忌食。

蜂蜜鸭梨羹

【配方】鸭梨 500 克,青梅 20 克,樱桃脯 10 克,蜂蜜 25 毫升,白糖 100 克,花生油 10 毫升。

【制作方法】

1.将鸭梨洗净,削去皮,挖掉梨核,每个梨切成小块。

2.将青梅切成黄豆粒大小的丁,樱桃脯切成末。

3.锅置火上,倒入花生油烧热,将白糖熬成黄色,加少许水和蜂蜜,煮开,放入梨块煮熟,捞出装盘,撒上青梅丁和樱桃脯末,再将锅中的糖汁倒在梨块上即可食用。

【食用方法】适量食用。

【功用疗效】泻热化痰,润肺止咳,养阴润燥。

【注意事项】便溏者忌食。

清汤萝卜丝

【配方】白萝卜750克,料酒10毫升,盐5克,味精3克,淀粉40克,素清汤750毫升,胡椒粉适量。

【制作方法】

1.将白萝卜去皮,切片,再切成7厘米长的细丝,然后用纱布轻压,挤净水分,用淀粉撒在白萝卜丝上,拌匀。

2.蒸锅置火上,铺好下屉布,将拌好的萝卜丝抖去淀粉,撒坡在屉布上,盖好,用中火蒸5~6分钟,取出萝卜丝,立即放入冷水中泡上,将有粘连的一根根分开。

3.炒锅置火上,放入素清汤,加入料酒、胡椒粉、盐、味精和蒸好的萝卜丝,用中火烧开,撇去浮沫,盛出即可食用。

【食用方法】适量食用。

【功用疗效】宽中下气,消积化痰。

【注意事项】脾胃虚寒者忌食。

蜂蜜牛奶蛋

【配方】蜂蜜20毫升,牛奶250毫升,鸡蛋2个。

【制作方法】

1.蜂蜜放入锅内,文火炼制后备用。

2.将鸡蛋打入沸水锅中,令其凝固;牛奶烧沸,将煮好的鸡蛋放入牛奶中,加炼制过的蜂蜜搅匀即成。

【食用方法】每日1次,早餐食用。

【功用疗效】润燥,止咳,补气血。

【注意事项】湿热疾滞、胸闷不宽皮便溏或腹泻者忌食。

蜂蜜脐橙汁

【配方】脐橙2个,蜂蜜20毫升。

【制作方法】

1.脐橙去皮、籽,榨取汁液。将蜂蜜放入脐橙汁液内,搅匀即成。

【食用方法】每日3次,代茶饮用。

【功用疗效】润肺,止咳。适用于肝炎患者食用。

【注意事项】湿热疾滞、胸闷不宽皮便溏或腹泻者忌食。

萝卜子糖饮

【配方】萝卜子15克,白糖30克。

【制作方法】

1.把萝卜子洗净,放入炖锅内,加适量水。

2.把炖锅置武火上烧沸,再用文火煮 25 分钟,滤去萝卜子,留汁,加入白糖拌匀即成。

【食用方法】代茶饮用。

【功用疗效】祛痰化瘀。

【注意事项】便溏者忌食。

党参猪心汤

【配方】党参 15 克,佛手 10 克,猪心 1 个,菜胆 100 克,植物油 30 毫升,姜 5 克,盐 3 克,上汤 500 毫升,味精 2 克,胡椒粉 1 克,料酒 10 毫升,葱 10 克。

【制作方法】

1.把党参洗净,润透切段;佛手洗净,润透切片;猪心洗净切片,用沸水汆一下;姜、葱洗净,姜拍松,葱切段;菜胆洗净,切成 4 厘米长的段。

2.把炒锅置中火上烧热,加入植物油,烧至六成热时,下入姜、葱炒香,加入上汤,烧沸,加入猪心、党参、佛手、料酒,煮 15 分钟后,再下入菜胆烧沸煮 3 分钟加盐、味精、胡椒粉即成。

【食用方法】每日 1 次,适量食用。

【功用疗效】宣痹通阳,祛痰化瘀。

【注意事项】实邪、气滞、怒火盛者忌食。

杏仁煮雪梨

【配方】杏仁、川贝各 10 克,雪梨 1 个,冰糖 15 克。

【制作方法】

1.将杏仁用开水烫后去皮尖;川贝打碎成颗粒;雪梨洗净,去皮,切成薄片;冰糖打碎成屑。

2.将冰糖、川贝、梨、杏仁同放炖锅内,加入水,置武火上烧沸,再用文火煮 35 分钟即成。

【食用方法】每日 1 次,单独食用。

【功用疗效】润肺,止咳,祛痰。

【注意事项】阴虚咳嗽及大便溏泄者忌服。

杏仁麦冬饮

【配方】杏仁 6 克,麦门冬 10 克。

【制作方法】

1.将杏仁去皮、尖,打碎;麦门冬洗净,一同放入铝锅内,加水适量。

2.将铝锅置武火上烧沸,用文火煮约15分钟,滤去渣,稍凉,装入罐中即成。

【食用方法】每日1次,适量食用。

【功用疗效】润肺止咳,养阴生津。对小儿麻疹后期,余热未尽,时有咳嗽,唇舌干燥等症有一定的疗效。

川贝杏仁饮

【配方】川贝6克,杏仁3克,冰糖适量。

【制作方法】

1.将川贝洗净,杏仁去皮洗净,一同放铝锅内,加水适量。

2.将铝锅置武火上烧沸,放入冰糖,用文火煮熬30分钟即成。

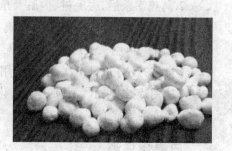

川贝

【食用方法】每日1次,适量食用。

【功用疗效】化痰止咳。对小儿咳嗽、痰多等症有一定的疗效。

定咳定喘饮

【配方】生山药50克,甘蔗汁30毫升,酸石榴汁18克,鸡蛋4个。

【制作方法】

1.将生山药洗净,去皮,切成薄片,甘蔗去皮,压榨取汁。

2.将山药片放入铝锅内,加水适量,置武火上烧沸,用文火煮熬20~30分钟,稍凉,滤去渣;

3.将山药汁、酸石榴汁、甘蔗汁合并,再将生鸡蛋黄调入烧沸即成。

【食用方法】每日1次,适量食用。

【功用疗效】润肺止咳。对干咳不止、口干舌燥等症有一定的疗效。

桔杏丝瓜饮

【配方】干橘皮10克,杏仁10克,老丝瓜1段。

【制作方法】

1.将干橘皮洗净,杏仁去尖皮,老丝瓜洗净,放入铝锅内,加水适量。

2.将铝锅置武火上烧沸,用文火煮熬20分钟,稍凉,滤去渣,装入罐中即成。

【食用方法】每日1次,适量食用。

【功用疗效】理气化痰。对昏什吐涎,抽搐不止等症有一定的疗效。

明党参炖乌鸡

【配方】明党参 30 克,红枣 6 颗,枸杞子 20 克,乌鸡 1 只(约 500 克),料酒 10 毫升,姜 5 克,葱 10 克,盐 3 克,味精 2 克,鸡精 2 克,鸡油 25 毫升。

【制作方法】

1.将明党参润透,切 3 厘米长的段;红枣去核,洗净;枸杞子去杂质、果柄,洗净。

2.乌鸡宰杀后,去毛桩、内脏及爪;姜切片;葱切段。

3.将明党参、红枣、枸杞子、乌鸡、姜、葱、料酒同放炖锅内,加水 2800 毫升,置武火上烧沸,再用文火炖煮 35 分钟,加入盐、味精、鸡精、鸡油即成。

【食用方法】每日 1 次,适量食用。

【功用疗效】平肝,清肺,和胃,化痰。对痰火咳嗽、喘逆、头晕、呕吐、目赤、白带、疔毒疮疡等症有一定的疗效。

白果烧乌鸡

【配方】白果 30 克,乌鸡 1 只(约 500 克),猪肉 100 克,胡萝卜 100 克,料酒 10 毫升,姜、白糖各 5 克,葱 10 克,盐 3 克,味精 2 克,酱油 10 毫升,植物油 35 毫升。

【制作方法】

1.将白果去壳,留仁,去心;乌鸡宰杀后,去毛桩、内脏、爪,剁成 3 厘米见方的块;胡萝卜洗净,切 4 厘米见方的块;猪肉洗净,切 3 厘米见方的块;姜切片;葱切段。

2.将炒锅置武火上烧热,下入葱、姜爆香,下入酱油、白糖,炒成枣红色,下入鸡肉、猪肉、胡萝卜、白果仁、料酒,再加入少量水,用中火焖煮,待熟时,加入盐、味精即成。

【食用方法】每日 1 次,适量食用。

【功用疗效】敛肺气,定喘嗽,止带浊。对哮喘、白带、白浊、淋病、小便频数等症有一定的疗效。

白果炖黄母鸡

【配方】白果 50 克,黄母鸡 1 只(约 500 克),猪肘肉 200 克,料酒 10 毫升,姜 5 克,葱 10 克,盐 3 克,味精 2 克。

【制作方法】

1.将白果去壳,留仁,去心;猪肘肉去毛桩,切 3 厘米见方的块。

2.黄母鸡宰杀后,去毛桩、内脏及爪,剁成 4 厘米见方的块;姜拍松;葱切段。

3.将白果仁、猪肘肉、黄母鸡块、料酒、姜、葱同放炖锅内,加水 2800 毫升,置武火烧沸,再用文火炖煮 45 分钟,加入盐、味精即成。

【食用方法】每日 1 次,适量食用。

【功用疗效】敛肺气,定喘嗽,止带浊,缩小便。对白带、白浊、哮喘、咳嗽等症有一定的疗效。

陈皮酸梅饮

【配方】陈皮、桂花各 3 克,酸梅 15 克,冰糖 30 克。

【制作方法】

1.陈皮洗净,切成 2 厘米见方的小块;酸梅洗净,桂花洗净,放入铝锅内,加水适量,置武火上烧开,文火炖熬 30 分钟,停火,稍凉,过滤;

2.冰糖打碎,熬糖水,与酸梅、陈皮水拌匀即成。

【食用方法】每日 1 次,适量食用。

【功用疗效】健胃祛痰。对喉干烦渴,胃气虚损、痰多等症有一定的疗效。

川贝党参煮雪梨

【配方】(2 人份,1 次量)川贝、杏仁各 10 克,党参 20 克,雪梨 2 个,冰糖 30 克。

【制作方法】

1.将雪梨洗净,去皮,切成薄片;杏仁用开水烫后去皮;川贝打碎成粗颗粒;冰糖打碎成屑;党参切碎。

2.将冰糖屑、川贝、党参、雪梨、杏仁同放炖锅内,加水 500 毫升,置武火上浇沸,再用文火炖煮 35 分钟即成。

【食用方法】每日 1 次,坚持食用 10 天。

【功用疗效】润肺,止咳,祛痰。对咳嗽、痰多等症有一定的疗效。

【注意事项】脾胃虚寒及湿痰者忌服。

桔梗丝瓜汤

【配方】(10 人份,1 次量)鲜桔梗 100 克,丝瓜 500 克,姜 5 克,葱 10 克,盐、味精各 3 克,植物油 35 毫升。

【制作方法】

1.将桔梗切成薄片;丝瓜去皮、瓤,切成 3 厘米见方的块;姜切片,葱切段。

2.将炒锅置武火上烧热,加入植物油烧六成热时下入姜、葱爆香,加水 2500 毫升,置武火上烧沸,下入桔梗、丝瓜,煮熟,加入盐、味精即成。

3.丝瓜也可用西红柿代替,同样具有润肺止咳的作用。

【食用方法】每日 1 次,坚持食用 7 天。

【功用疗效】宣肺祛痰,凉血解毒。对热病烦渴、痰喘咳嗽等症有一定的疗效。

【注意事项】阴虚咳嗽者忌服。

桔梗炒韭菜

【配方】(10人份,1次量)鲜桔梗100克,韭菜500克,姜5克,葱10克,盐、味精各3克,植物油35毫升。

【制作方法】

1.将桔梗切成4厘米长的丝;韭菜洗净,切4厘米长的段;姜切丝,葱切段。

2.将炒锅置武火上烧热,加入植物油烧六成热时下入姜、葱爆香,随即下入桔梗、韭菜,炒熟,加入盐、味精即成。

3.韭菜可用莴笋、胡萝卜、荠菜、莲藕、蕹菜、苋菜、芹菜中的任何一种代替,都具有润肺止咳的作用。

【食用方法】每日1次,坚持食用7天。

【功用疗效】宣肺祛痰,温中散血。对咳嗽、反胃、吐血、消渴、脱肛等症有一定的疗效。

【注意事项】阴虚咳嗽者忌服。

桔梗煮花生

【配方】(10人份,1次量)干桔梗30克,花生仁300克,姜、葱、桂皮各5克,八角、花椒粒、盐、味精各3克。

【制作方法】

1.将桔梗切成粒;姜切片,葱切花。

2.将桔梗、花生仁、盐、味精、姜、葱、桂皮、八角、花椒粒同放锅内,加水800毫升,置武火上烧沸,再用文火煮35分钟即成。

【食用方法】每日1次,坚持食用7天。

【功用疗效】宣肺止咳,润肺化痰。对咳嗽、痰多、便秘等症有一定的疗效。

【注意事项】阴虚咳嗽者忌服。

桔梗煮荸荠

【配方】(10人份,1次量)鲜桔梗100克,荸荠500克,冰糖30克。

【制作方法】

1.将桔梗切片;荸荠去皮,切成两半;冰糖打碎成屑。

2.将桔梗、荸荠、冰糖屑同放炖锅内,加水1800毫升,置武火上烧沸,再用文火煮35分钟即成。

【食用方法】每天2次,坚持食用7天。

【功用疗效】润肺止咳,消除痹热。对咳嗽、咽喉肿痛、大便下血、高血压、全身浮肿等症有一定的疗效。

【注意事项】阴虚咳嗽者忌服。

桔梗芒果茶

【配方】(10 人份,1 次量)干桔梗 50 克,芒果 500 克,冰糖 50 克。

【制作方法】

1.将桔梗切片;芒果去皮,绞成汁液;冰糖打碎成屑,熬成汁液。

2.将桔梗加水 800 毫升,置武火上煮沸,再用文火煮 25 分钟,停火,过滤,收取汁液,加入冰糖汁、芒果汁液即成。

3.芒果可用橄榄 150 克代替,同样具有润肺止咳的作用。

【食用方法】每天 2 次,坚持食用 10 天。

【功用疗效】宣肺止咳,祛痰生津。对咳嗽、痰多、小便不畅等症有一定的疗效。

【注意事项】阴虚咳嗽者忌服。

罗汉果桔梗饮

【配方】(10 人份,1 次量)罗汉果 20 克,干桔梗 30 克,白糖 50 克。

【制作方法】

1.将桔梗切片;罗汉果洗净,捏碎。

2.将桔梗、罗汉果放入炖锅内,加水 1 升,置武火上煮沸,再用文火煮 28 分钟,加入白糖即成。

3.罗汉果可用西瓜 1000 克、苹果 500 克、枇杷 500 克、柿子 500 克、柚子肉 500 克、杏 500 克、脐橙 500 克、梨 500 克中任何一种代替,同样具有润肺止咳的作用。

【食用方法】每天 2 次,坚持食用 7 天。

【功用疗效】清肺润肠,消暑止咳。对肺燥咳嗽、大便秘结等症有一定的疗效。

【注意事项】阴虚咳嗽者忌服。

桔梗煲龟肉

【配方】(10 人份,1 次量)干桔梗 50 克,乌龟 500 克,料酒 10 毫升,姜 5 克,葱 10 克、盐、味精各 3 克,鸡油 30 毫升。

【制作方法】

1.将桔梗切薄片;龟宰杀后去头、尾及内脏;姜拍松,葱切段。

2.将桔梗、龟肉、葱、姜、料酒同放煲锅内,加水 2.8 升,置武火上烧沸,再用文火炖煮 35 分钟,加入盐、味精、鸡油即成。

【食用方法】每日 1 次,坚持食用 7 天。

【功用疗效】宣肺止咳,滋阴补血。对咳嗽、血虚体弱、久疟肠风等症有一定的疗效。

【注意事项】脾胃虚寒、泄泻者忌服。

桔梗煮鸡蛋

【配方】(5人份,1次量)鲜桔梗50克,鸡蛋5个,白糖50克。

【制作方法】

1.将桔梗洗净,切3厘米长的片,放入锅内,加水1.2升,置武火上烧沸,煮25分钟。

2.将鸡蛋打入桔梗锅内,煮成荷包蛋,放入白糖即成。

【食用方法】每日1次,坚持食用7天。

【功用疗效】润肺止咳,养血安胎。对肺热咳嗽、胎动不安、产后口渴等症有一定的疗效。

【注意事项】阴虚咳嗽者忌服。

桔梗煮羊肺

【配方】(5人份,1次量)干桔梗50克,羊肺1个,料酒10毫升,姜5克,葱10克,盐、鸡精各3克。

【制作方法】

1.将桔梗切3厘米见方的薄片;羊肺用少量盐水反复冲洗干净,用沸水汆去血水,切4厘米见方的块;姜拍松,葱切段。

2.将桔梗、羊肺、姜、葱、料酒同放炖锅内,加水2.5升,置武火上烧沸,再用文火煮35分钟,加入盐、鸡精即成。

3.羊肺可用猪瘦肉、豆腐中任何一种代替,同样具有润肺止咳的作用。

【食用方法】每日1次,坚持食用7天。

【功用疗效】宣肺止咳,补肺利尿。对咳嗽、消渴、小便不畅等症有一定的疗效。

【注意事项】阴虚咳嗽者忌服。

桔梗煮猪肺

【配方】(10人份,1次量)鲜桔梗50克,猪肺1个,白萝卜500克,姜5克,葱10克,料酒10毫升,盐、味精各4克。

【制作方法】

1.将桔梗切3厘米见方的段;猪肺用盐和水反复冲洗,用沸水汆去血水,切3厘米见方的块;白萝卜去皮,切4厘米见方的块;姜切片,葱切段。

2.将桔梗、猪肺、白萝卜、姜、葱、料酒同放炖锅内,加水1.5升,用文火煮熟,加入盐、味精即成。

【食用方法】每日 1 次,坚持食用 7 天。

【功用疗效】宣肺止咳,润肺祛痰。对肺热咳嗽、咯血、食积不化等症有一定的疗效。

【注意事项】阴虚咳嗽者忌服。

白前豆浆饮

【配方】(10 人份,1 次量)白前 15 克,豆浆 1 升,白糖 60 克。

【制作方法】

1.将白前研成细粉;豆浆烧沸。

2.将白前粉、豆浆共放锅内,置武火上烧沸,加入白糖,搅匀即成。

【食用方法】每日 1 次,坚持食用 7 天。

【功用疗效】泻肺降气,补虚润燥,清肺止咳。对咳嗽、痰多、便秘、淋浊等症有一定的疗效。

【注意事项】肺气因邪客壅实者禁用。

桔梗豆浆饮

【配方】(10 人份,1 次量)鲜桔梗 100 克,豆浆 1 升,白糖 60 克。

【制作方法】

1.将桔梗切片,放入锅内,加水 1 升,煮 25 分钟,收取汁液。

2.将豆浆放入锅内用文火煮沸,将桔梗药液混合,加入白糖搅匀即成。

【食用方法】每天 3 次,坚持食用 7 天。

【功用疗效】宣肺止咳,清肺化痰。对咳嗽、痰火哮喘、便秘、淋浊等症有一定的疗效。

【注意事项】阴虚咳嗽者忌服。

白前煮猪瘦肉

【配方】(10 人份,1 次量)白前 15 克,猪瘦肉 500 克,料酒 10 毫升,姜 5 克,葱 10 克,盐、味精各 3 克。

【制作方法】

1.将白前研成细粉;猪瘦肉洗净,切 3 厘米见方的块;姜切片,葱切段。

2.将白前粉、猪瘦肉、料酒、姜、葱同放炖锅内,加水 1.5 升,置武火上烧沸,再用文火炖煮 35 分钟,加入盐、味精即成。

【食用方法】每日 1 次,坚持食用 7 天。

【功用疗效】泻肺降气,润肺止咳。对咳嗽、痰多、胃脘疼痛等症有一定的疗效。

【注意事项】肺气因邪客壅实者禁用。

白前萝卜煮猪肺

【配方】(10 人份,1 次量)白前 10 克,猪肺 1 个,白萝卜 400 克,料酒 10 毫升,姜 5 克,葱 10 克,盐 4 克,味精 3 克。

【制作方法】

1.将白前研成细粉;猪肺用盐和水反复冲洗,用沸水氽去血水,切 4 厘米长、2 厘米宽的块;姜切片,葱切段;萝卜切 4 厘米见方块。

2.将白前粉、猪肺、白萝卜、姜、葱、料酒同放锅内,加水 2.5 升,用文火炖 35 分钟,加入盐、味精即成。

3.猪肺可用羊肺代替,同样具有润肺止咳的作用。

【食用方法】每日 1 次,坚持食用 10 天。

【功用疗效】润肺止咳,泻肺降气。对肺虚咳嗽、咯血等症有一定的疗效。

【注意事项】肺气因邪客壅实者忌服。

白前炖龟肉

【配方】(10 人份,1 次量)白前 10 克,乌龟 1 只(约 500 克),料酒、鸡油各 10 毫升,姜 5 克,葱 10 克,盐、味精各 3 克。

【制作方法】

1.将白前研成细粉;乌龟宰杀后,去头、尾及内脏;姜切片,葱切段。

2.将白前粉、龟肉、姜、葱、料酒同放炖锅内,加水 2.5 升,置武火上烧沸,再用文火炖煮 35 分钟,加入盐、味精、鸡油即成。

【食用方法】每日 1 次,坚持食用 7 天。

【功用疗效】滋阴补血,润肺止咳。对血虚体弱、久咳咯血、久疟肠风等症有一定的疗效。

【注意事项】肺气因邪客壅实者忌服。

白前煮鸡蛋

【配方】(2 人份,1 次量)白前 6 克,鸡蛋 2 个,白糖 30 克。

【制作方法】

1.将白前研成细粉,放入锅内,加水适量,将锅置武火上烧沸,打入鸡蛋,煮成荷包蛋。

2.将荷包蛋煮熟后,加入白糖即成。

【食用方法】每日 1 次,坚持食用 7 天。

【功用疗效】泻肺降气,润燥安胎。对热病咳嗽、声哑、目赤咽痛、胎动不安等症有一定的疗效。

【注意事项】肺气因邪客壅实者忌服。

白前蒸梨

【配方】(8人份,1次量)白前18克,梨8个,冰糖80克。

【制作方法】

1.将白前炒香,研成细粉;梨去皮、核;冰糖打碎成屑。

2.将梨切成3厘米见方的块,放入蒸盆内,加入白前粉拌匀,放入冰糖屑,加沸水2.5升,置武火蒸笼内蒸45分钟即成。

3.梨可用脐橙、杏、柿子、柚子、枇杷、苹果、芒果中任何一种代替,同样具有润肺止咳的作用。

【食用方法】每日1次,坚持食用7天。

【功用疗效】润肺止咳,清心化痰。对肺热咳嗽等症有一定的疗效。

【注意事项】气因邪客壅实者忌服。

白前罗汉果茶

【配方】(4人份,1次量)白前24克,罗汉果30克,冰糖30克。

【制作方法】

1.将白前炒香,研成细粉;罗汉果洗净,捏碎;冰糖打碎成屑。

2.将白前粉、罗汉果放入锅内,加水1.2升,置武火上烧沸,再用文火煮25分钟,收取汁液,加入冰糖屑搅匀即成。

【食用方法】每天3次,坚持食用7天。

【功用疗效】润肺止咳,清肺润肠。对肺燥咳嗽、便秘、支气管炎、扁桃体炎、喉痛声嘶等症有一定的疗效。

【注意事项】肺气因邪客壅实者忌服。

白前煮荸荠

【配方】(5人份,1次量)白前20克,荸荠250克,冰糖40克。

【制作方法】

1.将白前炒香,研成细粉;荸荠去皮,一切两半;冰糖打碎成屑。

2.将白前粉、荸荠、冰糖屑放入炖锅内,加水600毫升,置武火上烧沸,再用文火煮25分钟即成。

【食用方法】每日1次,坚持食用7天。

【功用疗效】润肺止咳,消除瘀热。对肺热咳嗽、咽喉肿痛、高血压、小便不利等症有一定的疗效。

【注意事项】肺气因邪客壅实者忌服。

酸梅饮

【配方】(1人份,1次量)酸梅3颗,冰糖15克。

【制作方法】

1.将酸梅洗净;冰糖打碎成屑。

2.将酸梅放入锅内,加水250毫升,置武火上烧沸,再用文火煮25分钟,加入冰糖屑即成。

【食用方法】每日1次,坚持食用7天。

【功用疗效】收敛生津,安蛔驱虫。对咳嗽、虚热烦渴、久疟、久泻、痢疾、便血、尿血、血崩、蛔厥腹痛、呕吐、钩虫病等症有一定的疗效。

【注意事项】实邪者忌服。

玉竹粥

【配方】(1人份,1次量)玉竹20克,粳米60克,冰糖15克。

【制作方法】

1.将玉竹润透,切3厘米长的段;粳米淘洗干净;冰糖打碎成屑。

2.将玉竹、粳米同放锅内,加水600毫升,置武火上烧沸,再用文火炖煮30分钟,加入冰糖屑即成。

3.玉竹可用黄精、雪蛤、燕窝、蛤蚧、陈皮、干姜、金银花、紫苏、甘草、银耳中任何一种代替,同样具有润肺止咳的作用。

【食用方法】每日1次,坚持食用7天。

【功用疗效】养阴润燥,生津止咳。对咳嗽、烦渴、虚劳发热等症有一定的疗效。

【注意事项】胃有痰湿气滞、阴病内寒者忌服。

蜂蜜粥

【配方】(1人份,1次量)蜂蜜25毫升,粳米60克。

【制作方法】

1.将粳米淘洗干净,放入锅内,加水600毫升,置武火上烧沸,再用文火煮30分钟。

2.将粥内加入蜂蜜,搅匀即成。

【食用方法】每日1次,坚持食用7天。

【功用疗效】补中润燥,止咳解毒。对肺燥咳嗽、肠燥便秘、口疮等症有一定的疗效。

【注意事项】便溏者忌服。

昆布炖白鸭

【配方】(10 人份,1 次量)昆布 500 克,白鸭 1 只,料酒 10 毫升,姜 5 克,葱 10 克,盐 4 克,味精 3 克。

【制作方法】

1.将昆布洗净,切成细丝;白鸭宰杀后,去毛、内脏及爪;姜切片,葱切段。

2.将昆布、白鸭肉、料酒、姜、葱同放炖锅内,加水 2.8 升,置武火上烧沸,再用文火炖煮 35 分钟,加入盐、味精即成。

【食用方法】每日 1 次,坚持食用 7 天。

【功用疗效】消痰止咳,利水消肿。对咳嗽、水肿、甲状腺肿大等症有一定的疗效。

【注意事项】脾胃虚寒者忌服。

昆布炖花生

【配方】(2 人份,1 次量)昆布 100 克,花生仁 60 克,料酒 10 毫升,盐、味精各 2 克,姜、葱各 5 克,香油 20 毫升。

【制作方法】

1.将昆布洗净,切成 4 厘米长的丝;花生仁洗净;姜切片,葱切段。

2.将昆布、花生仁、姜、葱、料酒同放炖锅内,加水 600 毫升,置武火上烧沸,再用文火炖煮 35 分钟,加入盐、味精、香油即成。

【食用方法】每日 1 次,坚持食用 7 天。

【功用疗效】润肺止咳,止血化痰。对咳嗽、痰多、便秘等症有一定的疗效。

【注意事项】脾胃虚寒者忌服。

昆布紫菜汤

【配方】(2 人份,1 次量)昆布 100 克,紫菜 50 克,鸡蛋 1 个,料酒 10 毫升,姜、葱各 5 克,盐、味精各 2 克,鸡油 25 毫升。

【制作方法】

1.将昆布洗净,切成 4 厘米长的丝;紫菜泡发好,洗净;姜切片,葱切段。

2.将昆布、紫菜、姜、葱、料酒同放锅内,加水 600 毫升,置武火上烧沸,再用文火煮 35 分钟,把鸡蛋打入汤内,搅散,加入盐、味精、鸡油即成。

【食用方法】每日 1 次,坚持食用 7 天。

【功用疗效】清肺止咳,软坚化痰。对肺热咳嗽、瘿瘤、水肿、淋病等症有一定的疗效。

【注意事项】脾胃虚寒者忌服。

昆布煮荸荠

【配方】(2人份,1次量)昆布100克,荸荠200克,冰糖30克。

【制作方法】

1.将昆布洗净,切2厘米宽、4厘米长的块;冰糖打碎成屑。

2.将昆布、荸荠、冰糖屑同放炖锅内,加水500毫升,置武火上烧沸,再用文火炖煮30分钟即成。

【食用方法】每日1次,坚持食用7天。

【功用疗效】消痰止咳,温中益气,消除痹热。对肺热咳嗽、咽喉肿痛、小便不利等症有一定的疗效。

【注意事项】脾胃虚寒者忌服。

昆布炖胡萝卜

【配方】(2人份,1次量)昆布100克,胡萝卜200克,料酒10毫升,盐、味精各3克,姜、葱各5克,鸡油25毫升。

【制作方法】

1.将昆布洗净,切成4厘米长的丝;姜切片,葱切段;胡萝卜去皮,洗净,切成4厘米长的丝。

2.将昆布、胡萝卜、姜、葱、料酒同放锅内,加水600毫升,置武火上烧沸,再用文火炖煮35分钟,加入盐、味精、鸡油即成。

3.胡萝卜可用蘑菇、白萝卜代替,同样具有润肺止咳的作用。

【食用方法】每日1次,坚持食用7天。

【功用疗效】消痰止咳,健脾明目。对咳嗽、痰多、消化不良、久痢、咳嗽和夜盲等症有一定的疗效。

【注意事项】脾胃虚寒者忌服。

昆布煮饴糖

【配方】(2人份,1次量)昆布100,饴糖60克。

【制作方法】

1.将昆布洗净,切成3厘米长的丝。

2.将昆布、饴糖同放锅内,加水400毫升,置武火上烧沸,再用文火煮28分钟即成。

【食用方法】每日1次,坚持食用7天。

【功用疗效】肺生津,软坚消痰。对瘿瘤、肺燥咳嗽、吐血、口渴、咽痛、便秘等症有一定的疗效。

【注意事项】脾胃虚寒者忌服。

胖大海蒸蜂蜜

【配方】(1人份,1次量)胖大海2个,蜂蜜25毫升。

【制作方法】

1.将胖大海用水快速冲洗干净,以免胖大海在水中膨胀。

2.将胖大海放入蒸碗内,加入蜂蜜、开水150毫升,置武火蒸笼内蒸28分钟即成。

【食用方法】每日1次,坚持食用7天。

【功用疗效】清肺利咽,清肠通便。对肺气闭郁、痰热咳嗽、咽喉肿痛、便秘等症有一定的疗效。

【注意事项】脾虚便溏或泄泻者忌服。

胖大海炖冰糖

【配方】(1人份,1次量)胖大海2个,冰糖15克。

【制作方法】

1.将胖大海用水快速冲洗干净,否则胖大海在水中膨胀;冰糖打碎成屑。

2.将胖大海放入炖锅内,加入冰糖屑、开水300毫升,用文火煮3分钟即成。

【食用方法】每日1次,坚持食用7天。

【功用疗效】清肺,利咽,开音,清肠,通便。对肺气闭郁、痰热咳嗽、咽喉肿痛、热结便秘、头痛目赤等症有一定的疗效。

【注意事项】脾虚便溏或泄泻者忌服。

胖大海炖饴糖

【配方】(1人份,1次量)胖大海2个,饴糖30克。

【制作方法】

1.将胖大海用水快速冲洗干净,以免胖大海在水中膨胀。

2.将胖大海放入蒸碗内,加入饴糖、开水150毫升,置武火蒸笼内蒸25分钟即成。

【食用方法】每日1次,坚持食用7天。

【功用疗效】清肺利咽,润肺生津。对肺燥咳嗽、身体虚弱、咽痛等症有一定的疗效。

【注意事项】脾虚便溏或泄泻者忌服。

脐橙饼

【配方】(10人份,1次量)脐橙200克,白糖200克。

【制作方法】

1.将脐橙去皮、核,放在小锅内,加入白糖,腌渍一天,待脐橙肉浸透白糖后,再以文火熬至汁稠,停火。

2.将每瓣脐橙肉用小锅铲压平成饼,再拌入白糖,放于盘中,通风阴干,装入瓷罐内即成。

【食用方法】每日1次,坚持食用7天。

【功用疗效】祛痰化湿。对咳嗽多痰、腹胀、舌苔白腻等症有一定的疗效。

【注意事项】胃寒者忌服。

蜜饯脐橙肉

【配方】(10人份,1次量)脐橙200克,蜂蜜150毫升,白酒适量。

【制作方法】

1.将鲜脐橙肉去核,切块,放入瓷罐中,加白酒适量,盖上盖,封严缺口,浸泡一夜。

2.第二天将脐橙肉倒入锅中,煎熬至稠时,加入蜂蜜,拌匀即成。晾冷后,装入瓷罐备用。

【食用方法】每日1次,坚持食用7天。

【功用疗效】燥湿化痰。对痰湿咳嗽、食欲不振等症有一定的疗效。

【注意事项】胃寒者忌服。

蜜饯双仁

【配方】(10人份,2次量)甜杏仁、核桃仁各250克,蜂蜜500毫升。

【制作方法】

1.将甜杏仁去皮洗净,放入锅内,加水适量,先用武火烧沸,再用文火煎熬1小时。

2.将核桃仁切碎,倒入盛甜杏仁的锅内,待黏稠时,加入蜂蜜搅匀,再烧沸即成。

【食用方法】每日1次,坚持食用7天。

【功用疗效】补肾益肺,止咳平喘。对肺肾两虚、久咳、久喘等症有一定的疗效。

【注意事项】便溏者忌服。

冰糖黄精汤

【配方】(2人份,1次量)黄精30,黑豆适量,冰糖50克。

【制作方法】

1.将黄精洗净,用黑豆煮后,置锅内,再放入冰糖屑,加水适量。

2.将锅置武火上煎煮,再用文火煨熬,直至黄精熟为止。

【食用方法】每天2次,吃黄精喝汤,坚持食用7天。

【功用疗效】补虚止咳,润肺平喘。对肺脾阴虚所致的咳嗽痰少、干咳无痰、咯血、食少等症有一定的疗效。

【注意事项】凡中寒泄泻、痰湿痞满气滞者忌服。

糖溜白果

【配方】(6人份,1次量)白果150克,白糖100克,淀粉25克,碱适量。

【制作方法】

1.将白果砸破剥去外壳,去心放入锅内,加水适量、碱烧开,用炊帚刷去皮,捏去白果心,装入碗内,加水适量,上笼蒸熟,取出。

2.将锅内加水适量,放入白果、白糖,置武火上烧开,撇去浮沫,勾上淀粉,倒入盘内即成。

【食用方法】每日1次,坚持食用7天。

【功用疗效】敛肺气,定喘咳,止带浊,缩小便。对气虚所致的哮喘、痰咳、白带、白浊、遗精、淋病、小便频数等症有一定的疗效。

【注意事项】实邪者忌服。

鹿衔草炖冰糖

【配方】(1人份,2次量)鹿衔草10克,冰糖30克。

【制作方法】

1.将鹿衔草洗净;冰糖打碎成屑。

2.将冰糖屑、鹿衔草放入炖锅内,加水500毫升,置武火上烧沸,再用文火炖煮25分钟即成。

【食用方法】每天2次,坚持食用30天。

【功用疗效】补虚损,止咳嗽。对肺炎等症有一定的疗效。

【注意事项】胃热者忌服。

核桃百部煮粥

【配方】(2人份,1次量)核桃仁30克,百部10克,粳米150克,蜂蜜30毫升。

【制作方法】

1.将核桃仁去皮;百部洗净;粳米淘洗干净。

2.将百部、核桃仁、粳米同放炖锅内,加水2500毫升,置武火上烧沸,再用文火煮 35 分钟,加入蜂蜜即成。

【食用方法】每日 1 次,坚持食用 30 天。

【功用疗效】润肺止咳,生津止渴。对肺炎、咳嗽等症有一定的疗效。

【注意事项】阴虚火旺、泄泻者忌服。

核桃百部蜂蜜茶

【配方】(1 人份,2 次量)核桃仁 30 克,百部 15 克,蜂蜜 30 毫升。

【制作方法】

1.将核桃仁用沸水氽一下,去皮;百部洗净。

2.将百部、核桃仁放入锅内,加水 500 毫升,置武火上烧沸,再用文火炖煮 25 分钟,加入蜂蜜即成。

【食用方法】每天 3 次,坚持食用 30 天。

【功用疗效】润肺止咳。对肺炎等症有一定的疗效。

【注意事项】阴虚火旺、泄泻者忌服。

罗汉果饮

【配方】(1 人份,3 次量)罗汉果、冰糖各 20 克。

【制作方法】

1.将罗汉果洗净,剔除其中杂质。

2.将罗汉果放入炖锅内,加水 500 毫升,置武火上烧沸,再用文火炖煮 25 分钟,停火,过滤,去渣,在药液里加入冰糖即成。

【食用方法】每天 3 次,坚持食用 30 天。

【功用疗效】清肺润肠,祛痰止咳。对咳嗽等症有一定的疗效。

【注意事项】脾胃虚寒者忌服。

百部炖羊肺

【配方】(4 人份,1 次量)百部 20 克,羊肺 1 个,姜 10 克,葱 15 克,料酒 10 毫升,盐 4 克,味精 3 克。

【制作方法】

1.将百部洗净,切 2 厘米长的段;羊肺用盐和水反复冲洗,再用沸水氽去血水,切 2 厘米宽、4 厘米长的块;姜拍松,葱切段。

2.将百部、羊肺、姜、葱、料酒同放炖锅内,加水 2.5 升,置武火上烧沸,再用文火炖煮 35 分钟,加入盐、味精即成。

3.羊肺可用猪肺代替,同样具有润肺止咳的作用。

【食用方法】每天 2 次,坚持食用 30 天。

【功用疗效】补肺气,止咳嗽。对咳嗽等症有一定的疗效。

白芨炖猪肺

【配方】(4 人份,1 次量)白芨 15 克,猪肺 1 个,姜 10 克,葱 15 克,料酒 15 毫升,盐 4 克,味精 3 克。

【制作方法】

1.将白芨洗净,润透,切薄片;猪肺用盐和水反复冲洗,再用沸水汆去血水,切 2 厘米宽、4 厘米长的块;姜拍松,葱切段。

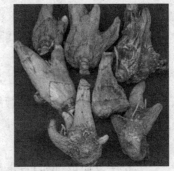

白芨

2.将白芨、猪肺、姜、葱、料酒同放炖锅内,加水 3 升,置武火上烧沸,再用文火炖煮 45 分钟,加入盐、味精即成。

3.猪肺也可用羊肺代替,同样具有润肺止咳的作用。

【食用方法】每天 2 次,坚持食用 30 天。

【功用疗效】补肺气,止咳嗽。对咳嗽等症有一定的疗效。

【注意事项】外感咳血、肺痈初起及肺胃有湿热者忌服。

鱼腥草炖羊肺

【配方】(4 人份,1 次量)鲜鱼腥草 150 克,羊肺 1 个,姜 10 克,葱 15 克,料酒 15 毫升,盐 4 克,味精 3 克。

【制作方法】

1.将鱼腥草洗净,去老梗、黄叶;羊肺用盐和水反复冲洗,用沸水汆去血水,切成 2 厘米宽、4 厘米长的块;姜拍松,葱切段。

2.将鱼腥草、羊肺、姜、葱、料酒同放炖锅内,加水 2.5 升,置武火上烧沸,再用文火炖煮 35 分钟,加入盐、味精即成。

【食用方法】每天 2 次,坚持食用 30 天。

【功用疗效】清肺热,止咳嗽。对肺炎等症有一定的疗效。

【注意事项】虚寒者忌服。

半夏炖猪肺

【配方】(10 人份,1 次量)半夏 10 克,猪肺 1 个,白萝卜 300 克,料酒 10 毫升,姜 5 克,葱 10 克,盐、味精各 3 克,鸡油 15 毫升。

【制作方法】

1.将半夏研成细粉;猪肺用盐和水反复冲洗,再用沸水汆去血水,切 2 厘米宽、

4厘米长的块;姜切片,葱切段。

2.将白萝卜洗净,去皮,切3厘米宽、4厘米长的块。

3.将猪肺、白萝卜、姜、葱、半夏粉、料酒同放炖锅内,加水2.8升,置武火上烧沸,再用文火炖煮35分钟,加入盐、味精、鸡油即成。

【食用方法】每天2次,坚持食用7天。

【功用疗效】补肺止咳。对气喘咳嗽、反胃呕吐等症有一定的疗效。

【注意事项】一切血证及阴虚燥咳、津伤口渴者忌服。

半夏炒苦瓜

【配方】(6人份,1次量)半夏6克,苦瓜300克,姜5克,葱6克,料酒10毫升,盐、味精各3克,植物油35毫升。

【制作方法】

1.将半夏研成细粉;苦瓜去核,切3厘米见方的片;姜切片,葱切段。

2.将炒锅置武火上烧热,加入植物油烧六成热时下入姜、葱爆香,随即下入苦瓜、料酒、半夏粉炒熟,加入盐、味精即成。

【食用方法】每天2次,坚持食用7天。

【功用疗效】燥湿化痰,降逆止呕,消痞散结。对咳嗽、气喘多痰、胸脘胀满、反胃呕吐、中风痰厥等症有一定的疗效。

【注意事项】一切血证及阴虚燥咳、津伤口渴者忌服。

半夏蒸雪梨

【配方】(6人份,1次量)半夏6克,雪梨6个,冰糖60克。

【制作方法】

1.将半夏研成细粉;雪梨去皮、核,切成3厘米见方的块;冰糖打碎成屑。

2.将雪梨、冰糖屑、半夏粉放入蒸锅内,加开水1.2升,置武火蒸笼内蒸45分钟即成。

【食用方法】每天2次,坚持食用7天。

【功用疗效】燥湿化痰,润肺止咳。对气喘咳嗽、反胃呕吐等症有一定的疗效。

【注意事项】一切血证及阴虚燥咳、津伤口渴者忌服。

白芥子炒苦瓜

【配方】(6人份,1次量)白芥子6克,苦瓜300克,料酒10毫升,姜5克,葱10克,盐、味精各3克,植物油35毫升。

【制作方法】

1.将白芥子研成细粉;苦瓜洗净,切3厘米长的薄片;姜切片,葱切段。

2.将炒锅置武火上烧热,加入植物油烧六成热时下入姜、葱爆香,随即下入苦瓜、白芥子粉、料酒炒熟,加入盐、味精即成。

【食用方法】每天 2 次,坚持食用 7 天。

【功用疗效】祛痰定喘,消肿止痛。对咳嗽、痰多气喘、胸胁疼痛、外疡痈肿等症有一定的疗效。

【注意事项】皮肤过敏者忌服。

白芥子蒸鸭梨

【配方】(6 人份,1 次量)白芥子 6 克,鸭梨 6 个,冰糖 60 克。

【制作方法】

1.将白芥子研成细粉;鸭梨去皮、核;冰糖打碎成屑。

2.将鸭梨切成 3 厘米见方的块,放入蒸盆内,加入白芥子粉、冰糖屑、开水 1.5 升,置武火蒸笼内蒸 45 分钟即成。

【食用方法】每天 2 次,坚持食用 7 天。

【功用疗效】润肺止咳。对气喘咳嗽、胸胁疼痛等症有一定的疗效。

【注意事项】皮肤过敏者忌服。

白芥子炖羊肺

【配方】(4 人份,1 次量)白芥子 6 克,羊肺 1 个,料酒 10 毫升,姜 5 克,葱 10 克,鸡油 15 毫升,盐 3 克,味精 2 克。

【制作方法】

1.将白芥子研成细粉;羊肺用盐和水反复冲洗,再用沸水汆去血水,切 2 厘米宽、4 厘米长的块;姜切片,葱切段。

2.将白芥子粉、羊肺、姜、葱、料酒同放炖锅内,加水 1.5 升,置武火上烧沸,再用文火炖煮 35 分钟,加入盐、味精、鸡油即成。

3.羊肺可用猪肺代替,同样具有润肺止咳的作用。

【食用方法】每天 2 次,坚持食用 7 天。

【功用疗效】补肺止咳,祛痰定喘。对咳嗽痰多、气喘劳倦等症有一定的疗效。

【注意事项】皮肤过敏者忌服。

桔梗白菜汤

【配方】(10 人份,1 次量)鲜桔梗 100 克,大白菜 500 克,料酒 10 毫升,姜 5 克,葱 10 克,盐、味精各 3 克,鸡油 35 毫升。

【制作方法】

1.将鲜桔梗切 4 厘米长的段;白菜洗净,切 4 厘米见方的块;姜切片,葱切段。

2.将鲜桔梗、大白菜、姜、葱、料酒同放炖锅内,加水 2500 毫升,置武火上烧沸,再用文火煮 28 分钟,加入盐、味精、鸡油即成。

【食用方法】每 2 天 1 次,坚持食用 10 天。

【功用疗效】润肺止咳,润肠通便。对咳嗽、便秘等症有一定的疗效。

【注意事项】阴虚咳嗽、气逆及咯血者忌服。

桔梗炒蘑菇

【配方】(10 人份,1 次量)鲜桔梗 100 克,蘑菇 500 克,料酒 10 毫升,盐、味精各 3 克,姜 5 克,葱 10 克,植物油 35 毫升。

【制作方法】

1.将鲜桔梗洗净,切 3 厘米长的薄片;蘑菇切 3 厘米见方的薄片;姜切片,葱切段。

2.将炒锅置武火上烧热,加入植物油烧六成热时下入姜、葱爆香,下入蘑菇、鲜桔梗、料酒炒熟,加入盐、味精即成。

3.蘑菇可用卷心菜、黑木耳中任何一种代替,同样具有润肺止咳的作用。

【食用方法】每天 2 次,坚持食用 7 天。

【功用疗效】润肺止咳,理气化痰。对咳嗽、食少、癌症等症有一定的疗效。

【注意事项】阴虚咳嗽、气逆及咯血者忌服。

川贝煮胡萝卜

【配方】(4 人份,1 次量)川贝 15 克,胡萝卜 400 克,姜 5 克,葱 10 克,盐、味精各 3 克,植物油 35 毫升。

【制作方法】

1.将川贝研成细粉;胡萝卜去皮,切 4 厘米长的丝;姜切片,葱切段。

2.将炒锅置武火上烧热,加入植物油烧六成热时下入姜、葱爆香,随即下入胡萝卜丝、川贝粉炒熟,加入盐、味精即成。

3.胡萝卜可用荸荠代替,同样具有润肺止咳的作用。

【食用方法】每日 1 次,坚持食用 7 天。

【功用疗效】润肺止咳,健脾明目。对肺热咳嗽、消化不良、久痢等症有一定的疗效。

【注意事项】脾胃虚寒及湿痰者忌服。

川贝炒苦瓜

【配方】(4 人份,1 次量)川贝 15 克,苦瓜 400 克,姜 5 克,葱 10 克,盐、味精各 3 克,植物油 35 毫升。

【制作方法】

1.将川贝研成细粉;苦瓜洗净,切3厘米见方的块;姜切片,葱切段。

2.将炒锅置武火上烧热,加入植物油烧六成热时下入姜、葱爆香,放入苦瓜、川贝粉炒熟,加入盐、味精即成。

3.苦瓜也可用丝瓜代替,同样具有润肺止咳的作用。

【食用方法】每日1次,坚持食用7天。

【功用疗效】润肺止咳,养血滋肝。对肺热咳嗽、痰多等症有一定的疗效。

【注意事项】脾胃虚寒及湿痰者忌服。

川贝紫菜汤

【配方】(4人份,1次量)川贝15克,紫菜50克,鸡蛋1个,姜5克,葱10克,盐、味精各3克,植物油35毫升。

【制作方法】

1.将川贝研成细粉;紫菜用温水发透;鸡蛋打入碗中搅撒;姜切片,葱切段。

2.将炒锅置武火上烧热,加入植物油烧六成热时下入姜、葱爆香,加水1.5升,烧沸,加入紫菜、川贝粉、盐、味精、鸡蛋液即成。

【食用方法】每日1次,坚持食用7天。

【功用疗效】润肺止咳,软坚化痰。对肺热咳嗽、脚气、水肿、淋病等症有一定的疗效。

【注意事项】脾胃虚寒及湿痰者忌服。

川贝罗汉果饮

【配方】(4人份,1次量)川贝15克,罗汉果40克,冰糖30克。

【制作方法】

1.将川贝研成细粉;罗汉果洗净,用手捏碎;冰糖打碎成屑。

2.将川贝粉、罗汉果放入炖锅内,加水1.2升,置武火上烧沸,再用文火煮20分钟,加入冰糖屑即成。

【食用方法】每日1次,坚持食用7天。

【功用疗效】润肺止咳,清肺润喉。对肺热咳嗽、便秘、支气管炎、喉痛声嘶等症有一定的疗效。

【注意事项】脾胃虚寒及湿痰者忌服。

川贝炖莲藕

【配方】(4人份,1次量)川贝15克,莲藕400克,姜5克,葱10克,盐、味精各3克,鸡油30毫升。

【制作方法】

1.将川贝研成细粉;莲藕去皮,切成 4 厘米长的细丝;姜切片,葱切段。

2.将川贝粉、莲藕、姜、葱同放炖锅内,加水 1.5 升,置武火上烧沸,再用文火炖煮 25 分钟,加入盐、味精、鸡油即成。

【食用方法】 每日 1 次,坚持食用 7 天。

【功用疗效】 润肺止咳,养血生肌。对肺热咳嗽、热病烦渴、吐血、热淋等症有一定的疗效。

【注意事项】 脾胃虚寒及湿痰者忌服。

川贝芒果茶

【配方】(4 人份,1 次量)川贝 15 克,芒果 400 克,冰糖 40 克。

【制作方法】

1.将川贝研成细粉;芒果用电动打浆机打出汁液;冰糖打碎成屑。

2.将川贝粉加水 300 毫升,置武火上烧沸,加入冰糖屑,使溶,再加入芒果汁即成。

3.芒果可用橄榄、西瓜、苹果、枇杷中任何一种代替,同样具有润肺止咳的作用。

【食用方法】 每天 2 次,坚持食用 7 天。

【功用疗效】 润肺止咳,益胃利尿。对肺热咳嗽、痰多、小便不畅等症有一定的疗效。

【注意事项】 脾胃虚寒及湿痰者忌服。

川贝煮蛤蜊肉

【配方】(5 人份,1 次量)川贝 20 克,蛤蜊肉 300 克,料酒 10 毫升,姜 5 克,葱 10 克,盐 3 克,味精 2 克,鸡油 35 毫升。

【制作方法】

1.将川贝研成细粉;蛤蜊肉洗净,切片;姜切片,葱切段。

2.将川贝粉、蛤蜊肉、姜、葱、料酒同放锅内,加水 800 毫升,置武火上烧沸,再用文火炖 28 分钟,加入盐、味精、鸡油即成。

3.蛤蜊肉可用白鸭肉、羊肺、猪胰、猪肺中任何一种代替,同样具有润肺止咳的作用。

【食用方法】 每日 1 次,坚持食用 7 天。

【功用疗效】 润肺止咳,利尿化痰。对肺热咳嗽、瘿瘤、痔疮、消渴、水肿等症有一定的疗效。

【注意事项】 脾胃虚寒及湿痰者忌服。

川贝煮鸡蛋

【配方】(2 人份,1 次量)川贝 10 克,鸡蛋 2 个,冰糖 30 克。

【制作方法】

1.将川贝研成细粉;鸡蛋煮熟,去壳;冰糖打碎成屑。

2.将川贝粉、熟鸡蛋、冰糖屑同放锅内,置武火上烧沸,煮 5 分钟即成。

【食用方法】每日 1 次,坚持食用 7 天。

【功用疗效】润肺止咳,润燥养血。对热病咳嗽、烦闷、燥咳声哑、目赤咽痛等症有一定的疗效。

【注意事项】脾胃虚寒及湿痰者忌服。

川贝豆浆饮

【配方】(4 人份,1 次量)川贝 20 克,豆浆 1 升,冰糖 60 克。

【制作方法】

1.将川贝研成细粉;豆浆煮熟;冰糖打碎成屑。

2.将川贝粉、冰糖屑放入豆浆内,烧沸即成。

【食用方法】每日 1 次,坚持食用 10 天。

【功用疗效】润肺止咳,清肺化痰。对肺热咳嗽、虚劳咳嗽、痰火哮喘、便秘、淋浊等症有一定的疗效。

【注意事项】脾胃虚寒及湿痰者忌服。

海藻煮饴糖

【配方】(2 人份,1 次量)海藻 60 克,饴糖 60 克。

【制作方法】

1.将海藻去杂质,洗净;饴糖去杂质。

2.将海藻、饴糖同放锅内,加水 400 毫升,置武火上烧沸,再用文火炖煮 30 分钟即成。

【食用方法】每日 1 次,坚持食用 7 天。

【功用疗效】软坚消痰,润肺止咳。对肺热咳嗽、吐血、咽痛、瘰疬、睾丸肿痛等症有一定的疗效。

【注意事项】反甘草。

海藻炖老龟

【配方】(10 人份,1 次量)海藻 200 克,老龟 1 只,料酒 10 毫升,姜 5 克,葱 10 克,盐 3 克,味精 2 克。

·常见病药膳养生·

图文珍藏版

【制作方法】

1.将海藻洗净,润透;老龟宰杀后,去头、内脏及尾;姜切片,葱切段。

2.将海藻、老龟、料酒、姜、葱同放炖锅内,加水 2500 毫升,置武火上烧沸,再用文火炖煮 35 分钟,加入盐、味精即成。

3.老龟可用白鸭、羊肺、猪胰、猪肺任何一种代替,同样具有润肺止咳的作用。

【食用方法】每日 1 次,坚持食用 7 天。

【功用疗效】滋阴补血,润肺止咳。对血虚体弱、久咳咯血、久疟、肠风下血等症有一定的疗效。

【注意事项】反甘草。

海藻豆浆饮

【配方】(1 人份,1 次量)海藻 20 克,豆浆 250 毫升,冰糖 15 克。

【制作方法】

1.将海藻洗净,润透;冰糖打碎成屑。

2.将海藻放入锅内,加水 500 毫升,置武火上烧沸,再用文火煮 25 分钟,过滤,去渣,留汁液,放入冰糖屑;豆浆烧沸,与海藻、冰糖液混合均匀即成。

【食用方法】每日 1 次,坚持食用 7 天。

【功用疗效】润肺化痰。对虚劳咳嗽、痰火哮喘、便秘、淋浊等症有一定的疗效。

【注意事项】反甘草。

海藻粥

【配方】(1 人份,1 次量)海藻 20 克,粳米 60 克,冰糖 15 克。

【制作方法】

1.将海藻洗净,切碎;粳米淘洗干净;冰糖打碎成屑。

2.将海藻、粳米同放锅内,加水 600 毫升,置武火上烧沸,再用文火煮 35 分钟,加入冰糖屑即成。

【食用方法】每日 1 次,坚持食用 7 天。

【功用疗效】润肺止咳,健脾养胃。对肺热咳嗽、肠胃不和、小便不畅、烦渴等症有一定的疗效。

【注意事项】反甘草。

昆布粥

【配方】(1 人份,1 次量)昆布 50 克,粳米 60 克,冰糖 15 克。

【制作方法】

1.将昆布发好,洗净,切成 2 厘米见方的小块;粳米淘洗干净;冰糖打碎成屑。

2.将昆布、粳米同放锅内,加水 600 毫升,置武火上烧沸,再用文火炖煮 35 分钟,加入冰糖屑即成。

【食用方法】每日 1 次,坚持食用 7 天。

【功用疗效】消痰、散结。对咳痰、瘰疬结核、甲状腺肿大等症有一定的疗效。

【注意事项】脾胃虚寒者忌服。

昆布炖猪肺

【配方】(10 人份,1 次量)昆布 500 克,猪肺 1 个,料酒 10 毫升,姜 5 克,葱 10 克,盐 4 克,味精 3 克。

【制作方法】

1.将昆布洗净,切成 4 厘米长、2 厘米宽的块;猪肺用盐和水反复冲洗,再用沸水汆去血水,切 3 厘米宽、4 厘米长的块;姜切片,葱切段。

2.将昆布、猪肺、姜、葱、料酒同放炖锅内,加水 2.8 升,置武火上烧沸,再用文火炖煮 35 分钟,加入盐、味精即成。

3.猪肺可用猪胰、羊肺中任何一种代替,同样具有润肺止咳的作用。

【食用方法】每日 1 次,坚持食用 7 天。

【功用疗效】消痰散结,润肺止咳。对肺虚咳嗽、咯血、瘿瘤等症有一定的疗效。

【注意事项】脾胃虚寒者忌服。

昆布豆浆饮

【配方】(1 人份,1 次量)昆布 50 克,豆浆 250 毫升,冰糖 15 克。

【制作方法】

1.将昆布洗净,切 3 厘米见方的块,放入锅内,加水 300 毫升,煮取 200 毫升;冰糖打碎成屑;豆浆烧沸。

2.将冰糖屑加入昆布液里溶化后,加入豆浆即成。

【食用方法】每日 1 次,坚持饮用 7 天。

【功用疗效】清肺化痰。对虚劳咳嗽、痰火哮喘、便秘、淋浊、瘿瘤等症有一定的疗效。

【注意事项】脾胃虚寒者忌服。

苦杏仁粥

【配方】(1 人份,1 次量)苦杏仁 10 克,粳米 60 克,冰糖 15 克。

【制作方法】

1.将苦杏仁去皮;粳米淘洗干净;冰糖打碎成屑。

2.将粳米、苦杏仁放入锅内,加水 600 毫升,置武火上烧沸,再用文火炖煮 35 分钟,加入冰糖屑即成。

【食用方法】每日 1 次,坚持食用 7 天。

【功用疗效】祛痰止咳,平喘,润肠。对外感咳嗽、肠燥便秘等症有一定的疗效。

【注意事项】脾胃虚寒者忌服。

杏仁豆浆饮

【配方】(1 人份,1 次量)杏仁 15 克,豆浆 250 毫升,冰糖 15 克。

【制作方法】

1.将杏仁洗净,去皮;冰糖打碎成屑。

2.将杏仁用电动机打成细粉,放入锅内,加入豆浆,用文火烧沸,加入冰糖屑即成。

【食用方法】每天 2~3 次,坚持食用 7 天。

【功用疗效】润肺止咳,清肺化痰。对虚劳咳嗽、痰火哮喘、便秘、淋浊等症有一定的疗效。

【注意事项】阴虚咳嗽及便溏者忌服。

(四)咽炎的药膳食方

咽炎是咽部粘膜、粘膜下组织的炎症,常为上呼吸道感染的一部分。依据病程的长短和病理改变性质的不同,分为急性咽炎和慢性咽炎两大类。急性咽炎是咽粘膜,并波及粘膜下淋巴组织的急性炎症;慢性咽炎主要为咽粘膜慢性炎症。药膳是治疗本病较好的一种辅助疗法。

清咽茶

【配方】酸梅肉、生甘草、沙参、麦冬、桔梗、玄参各 50 克,白糖 15 克。

【制作方法】

1.将以上六味中药洗净,切碎。

2.将中药放入锅内,加水适量,用中火煎煮 25 分钟,停火,过滤,加入白糖即成。

【食用方法】代茶饮用。

【功用疗效】清咽利喉。适用于急、慢性咽炎春季饮用。

清咽粥

【配方】玄参 30 克,甘草 10 克,麦冬 20 克,酸梅 2 颗,粳米 100 克。

【制作方法】

1.玄参、甘草切片,酸梅去核,麦冬去心,粳米洗净。同放锅内,加水适量煮成粥食用。

【食用方法】每日 1 次。

【功用疗效】清咽利喉,生津止渴。适用于急、慢性咽炎患者春季食用。

清咽汤

【配方】沙参 30 克,生甘草 10 克,麦冬 20 克,酸梅 2 颗,丝瓜 250 克,盐、味精各 2 克,香油 25 毫升。

【制作方法】

1.沙参、丝瓜、生甘草切片,酸梅去核,麦冬去心,烧成丝瓜汤食用。

【食用方法】每日 1 次。

【功用疗效】清热,利咽,解毒。适用于急、慢性咽炎患者春季食用。

罗汉果饮

【配方】罗汉果 250 克,水适量。

【制作方法】

1.罗汉果洗净,打碎,加水适量,煎煮。

2.每 30 分钟取煎液一次,加水再煎,共煎 3 次,最后去渣,合并煎液即可。

【食用方法】每日饭前饮食。

【功用疗效】润肺、利喉。适用于急慢性咽炎、喉炎等症。

贝母桔梗饮

【配方】川贝 10 克,桔梗 20 克,白糖 15 克。

【制作方法】

1.将川贝研成细粉;桔梗润透,切片。

2.将川贝、桔梗同放锅内,加水适量,置武火浇沸,文火煮 25 分钟,停火,过滤,加入白糖即成。

【食用方法】每日 1 次。

【功用疗效】润肺止咳,利喉消炎。适用于急、慢性咽炎患者夏季饮用。

桔梗麦冬炒苦瓜

【配方】鲜桔梗 100 克,苦瓜 250 克,盐、味精各 2 克,姜 5 克,葱 10 克,植物油 35 毫升。

【制作方法】

1.将桔梗洗净,切成 3 厘米见方的片;苦瓜洗净,去瓤,切 3 厘米见方的块;姜切片;葱切段。

2.将炒锅置武火上烧热,加入植物油,烧六成热时,下入姜、葱爆香,随即下入苦瓜、桔梗,炒熟,加入盐、味精即成。

【食用方法】佐餐食用。

【功用疗效】清热解毒,利咽祛火。适用于急、慢性咽炎夏季食用。

麦冬甘草粥

【配方】麦冬15克,甘草10克,粳米100克。

【制作方法】

1.将麦冬洗净,去心;甘草切片;粳米淘洗干净。

2.将麦冬、甘草、粳米同放锅内,加水适量,置武火上烧沸,再用文火煮35分钟即成。

【食用方法】每日1次。

【功用疗效】滋阴润肺,清热消炎。适用于急、慢性咽炎患者夏季食用。

麦冬沙参炒田螺

【配方】麦冬15克,沙参20克,田螺肉150克,料酒10毫升,盐、味精各2克,姜、葱各5克,香油35毫升。

【制作方法】

1.麦冬洗净,去心;沙参润透,切片;田螺肉洗净,切片;姜切片,葱切段。

2.将炒锅置武火上烧热,加入香油,烧六成热,下入姜、葱、田螺肉,炒变色,加入麦冬、沙参、料酒炒熟,加入盐、味精、香油即成。

【食用方法】佐餐食用。

【功用疗效】润肺止咳,消炎利喉。适用于急、慢性咽炎秋季食用。

生甘草核桃仁粥

【配方】生甘草10克,核桃仁20克,粳米100克。

【制作方法】

1.将生甘草润透,切片;核桃仁洗净;粳米淘洗干净。

2.将生甘草、核桃仁、粳米同放锅内,加水适量,置武火烧热,文火煮35分钟即成。

【食用方法】每日1次。

【功用疗效】润肺止咳,清咽利喉。适用于急、慢性咽炎患者秋季食用。

麦冬酸梅饮

【配方】麦冬15克,酸梅2颗,白糖15克。

【制作方法】

1.将麦冬、酸梅洗净,去心去核;粳米淘洗干净。

2.将麦冬、酸梅、粳米同放锅内,加水适量,置武火烧沸,再用文炖煮35分钟,加入白糖即成。

【食用方法】每日1次。

【功用疗效】生津止渴,利喉消炎。适用于急、慢性咽炎患者秋季饮用。

桔梗麦冬炒蛤蜊

【配方】桔梗20克,麦冬15克,蛤蜊肉150克,料酒10毫升,葱10克,姜5克,盐、味精各3克,香油35毫升。

【制作方法】

1.将桔梗洗净,切片;麦冬去心,洗净;蛤蜊肉洗净,切片;姜切片;葱切段。

2.将炒锅置武火上烧热,加入香油,烧六成热的,下入蛤蜊肉、桔梗片、麦冬、姜、葱、料酒炒熟,加入盐、味精、香油即成。

【食用方法】佐餐食用。

【功用疗效】滋阴,消炎,利喉。适用于急、慢性咽炎患者冬季食用。

玄参桔梗炖老鸭

【配方】玄参15克,桔梗20克,老鸭1只,盐、味精各3克,姜5克,葱10克,料酒10毫升。

【制作方法】

1.将玄参润透切片;桔梗润透切片;老鸭宰杀后去毛、内脏及爪;姜切片,葱切段。

2.将玄参、桔梗、老鸭、料酒、姜、葱同放炖锅内,加水适量,置武火烧沸,再用文火炖煮55分钟,加入盐、味精即成。

【食用方法】佐餐食用。

【功用疗效】润肺止咳,利尿消炎。适用于急、慢性咽炎患者冬季食用。

玄参桔梗粥

【配方】玄参、桔梗各10克,粳米100克,白糖25克。

【制作方法】

1.将玄参、桔梗分别洗净;粳米淘净。

2.将玄参、桔梗、粳米同放锅内,加水适量,置武火烧热,文火煮35分钟,加入白糖即成。

【食用方法】每日1次。

【功用疗效】润肺止咳,利喉消炎。适用于急、慢性咽炎患者冬季食用。

桑叶葛根茶

【配方】桑叶6克,葛根10克,白糖15克,水300毫升。

【制作方法】

1.将桑叶、葛根洗净,葛根切成薄片。

2.把桑叶、葛根放入瓦锅内,加入水,用武火烧沸,再用文火煮25分钟,滗出药液,再加水200毫升,继续前煮20分钟,停火,过滤,把两次药液混合,加入白糖即成。

【食用方法】代茶饮用。

【功用疗效】清热解毒。对发热恶寒,咽喉疼痛等症有一定的疗效。

生地板蓝根茶

【配方】生地黄15克,板蓝根10克,白糖15克,水300毫升。

【制作方法】

1.将生地黄、板蓝根洗净,切成薄片。

2.把生地黄、板蓝根放入瓦锅内,加入水,用武火烧沸,再用文火煮25分钟,滗出药液,再加水200毫升,继续煎煮20分钟,停火,过滤,把两次药液混合,加入白糖。

【食用方法】代茶饮用。

【功用疗效】祛毒化火。对咽喉疼痛,心烦、心热、颈痛难转等症有一定的疗效。

生地麦冬茶

【配方】生地黄15克,麦冬10克,白糖15克,水300毫升。

【制作方法】

1.将生地黄、麦冬洗净,麦冬用刀拍破,取出硬梗不用;生地黄切成薄片。

2.把生地黄、麦冬放入瓦锅内,加入滴水,用武火烧沸,再用文火煮25分钟,滗出药液,再加水200毫升,继续煎煮20分钟,停火,过滤,把两次药液混合,加入白糖。

【食用方法】代茶饮用。

【功用疗效】滋阴润肺。对喉干口燥,便秘等症有一定的疗效。

杏仁甘草茶

【配方】杏仁6克,甘草6克,白糖15克,水300毫升。

【制作方法】

1.将杏仁、甘草洗净,甘草切成薄片。

2.把杏仁、甘草放入瓦锅内,加入水,用武火烧沸,再用文火煮 25 分钟,滗出药液,再加水 200 毫升,继续煎煮 20 分钟,停火,过滤,把两次药液混合,加入白糖。

【食用方法】代茶饮用。

【功用疗效】止咳祛痰。对咽干喉紧,痰多,咳嗽等症有一定的疗效。

北沙参粥

【配方】北沙参 10 克,粳米 60 克,白糖 15 克,水适量。

【制作方法】

1.北沙参洗净,润透,切片;粳米淘洗干净。

2.将北沙参、粳米同放锅内,加入滴水,置武火烧沸,再用文火煮 35 分钟,加入白糖即成。

【食用方法】每日 1 次。

【功用疗效】散热祛毒。对头痛,咽痛等症有一定的疗效。

麻黄杏仁粥

【配方】麻黄、杏仁各 10 克,粳米 60 克,白糖 15 克,水适量。

【制作方法】

1.麻黄、杏仁洗净,润透;粳米淘洗干净。

2.将麻黄、杏仁、粳米同放锅内,加入水,置武火烧沸,再用文火煮 35 分钟,加入白糖即成。

【食用方法】每日 1 次。

【功用疗效】祛痰止咳。对咽干,喉痛等症有一定的疗效。

生地玄参粥

【配方】生地黄、玄参各 10 克,粳米 60 克,白糖 15 克,水适量。

【制作方法】

1.生地黄、玄参洗净,润透,切片:粳米淘洗干净。

2.将生地黄、玄参、粳米同放锅内,加入水,置武火烧沸,再用文火煮 35 分钟,加入白糖即成。

【食用方法】每日 1 次。

【功用疗效】散热祛火。对心热,心烦,咽干,颈脖难转等症有一定的疗效。

金银瓜条

【配方】金银花 6 克,黄瓜 300 克,鸡精 2 克,白糖 10 克,盐 2 克,醋 6 毫升,香

【制作方法】

1.将金银花洗净,用适量水煎煮 15 分钟,滗出药液,备用。

2.将黄瓜洗净,不去皮,切 4 厘米长的条块。

3.将黄瓜、金银花药液、鸡精、白糖、盐、醋、香油同放拌菜盆内,拌匀即成。

【食用方法】每日 1 次。

【功用疗效】清热解毒。对热毒,心烦,咽干,喉痛等症有一定的疗效。

党参麦冬炖子鸭

【配方】党参 20 克,麦冬 10 克,子鸭肉 500 克,料酒 10 毫升,姜 5 克,葱 10 克,鸡精 2 克,盐 3 克,水适量。

【制作方法】

1.将党参、麦冬洗净;子鸭宰杀后,去毛、内脏及爪;姜切片,葱切段。

2.将党参、麦冬、子鸭肉、料酒、姜、葱同放炖锅内,加水适量,用武火烧沸,文火煮 45 分钟,加入盐、鸡精即成。

【食用方法】佐餐食用。

【功用疗效】滋阴,补气,补血。对精神不振,心悸,心烦,利水,消肿等症有一定的疗效。

山药丹参煮苦瓜

【配方】丹参 10 克,山药 20 克,苦瓜 300 克,白糖 10 克,鸡精、盐各 2 克,香油 15 毫升,水适量。

【制作方法】

1.将山药、丹参洗净,切薄片;苦瓜洗净,去瓤,切 2 厘米宽、4 厘米长的块。

2.将苦瓜、山药、丹参同放锅内,加水适量,用武火烧沸,文火煮 25 分钟,加入鸡精、白糖、盐、香油即成。

【食用方法】佐餐食用。

【功用疗效】清热解毒,祛瘀活络。对语言謇涩、肢体麻痹等症有一定的疗效。

三、感觉器官常见病药膳养生

耳、鼻、舌、皮肤都是人体的感觉器官,这些器官容易引发疾病,如对这些疾病不加早治疗、早治愈,其危害程度会非常严重,有时可能会危及生命安全。

为了解决患者的痛苦,现介绍一些治疗常见感觉器官疾病的药膳供大家制作。

（一）急性结膜炎

急性结膜炎俗称"红眼病"，是由某些病毒或细菌引起的。病人眼的分泌物有很强的传染性，可通过毛巾、脸盆、游泳池水等传播而使健康人患病。其症状为外感风热，眼睑红肿，视物不清，刺痛，怕光怕热等，常一眼先发或双眼齐发，或伴有咽痛、流涕、发热等全身症状。

红眼病多发于春季，为季节性传染病，它传播途径主要是通过接触传染，往往通过接触患者眼分泌物或与红眼患者握手或用脏手揉眼睛等被传染。

淡竹叶煮豆腐

【配方】淡竹叶 15 克，豆腐 150 克，白糖适量。

【制作方法】

1.将淡竹叶洗净，加水 100 毫升，煮 25 分钟，停火，过滤，留取药液，备用；豆腐洗净，切 4 厘米见方的块。

2.将淡竹叶药液、豆腐同放锅内，加水适量，用武火烧沸，再用文火煮 25 分钟，加入白糖即成。

【食用方法】每日 1 次。

【功用疗效】清热，解毒，明目。对结膜炎患者有一定的疗效。

防风煮猪肝

【配方】防风 20 克，猪肝 150 克，白糖 15 克。

【制作方法】

1.将防风润透，切片；猪肝洗净，切 3 厘米见方的薄片。

2.将防风、猪肝同放锅内，加水适量，置武火上烧沸，再用文火点 30 分钟，加入白糖即成。

【食用方法】每日 1 次。

【功用疗效】祛风明目。对结膜炎，羞明流泪，视物不清患者有一定的疗效。

夏枯草饮

【配方】夏枯草 30 克，冬桑叶 15 克，野菊花 24 克，白糖适量。

【制作方法】

1.将以上药物洗净。

2.将药物放入锅内，加水 500 毫升，置武火上烧沸，再用文火煮 25 分钟，停火，过滤，加入白糖于药液内，搅匀即成。

【食用方法】每日 1 次。

【功用疗效】清热,解毒,明目。对急性结膜炎(红眼病)患者有一定的疗效。

(二)青光眼

青光眼是一种引起神经损害的疾病。视神经由很多神经纤维组成,当眼内压增高时,可导致神经纤维损害,引起视野缺损。早期轻微的视野缺损通常难以发现,如视神经严重缺损,可导致失明。尽早地进行青光眼的检查、诊断和治疗是防止神经损害和失明的关键。

青光眼在中医眼科学中多属"五风内障""绿风内障""黑风内障""青风内障"等范畴。绿风内障是因暴怒或忧郁伤肝,郁久化火生风,风火升扰于目,或者是因肝风内动,湿痰蕴积,风痰互结,上凌目窍所致。中医临床常见有肝火上扰、风痰上凌等证候类型,可按不同类型选用药膳,作为辅助疗法。

豆豉兔肝粥

【配方】淡豆豉 10 克,兔肝 150 克,粳米 100 克,白糖适量。

【制作方法】

1.将粳米淘洗干净;兔肝洗净,切 2 厘米见方的块。

2.将淡豆豉、粳米、兔肝同放锅内,加水适量,置武火上煮沸,再用文火煮 35 分钟,加入白糖即成。

【食用方法】每日 1 次。

【功用疗效】祛翳障,明眼目。对青盲等症有一定的疗效。

马齿苋粥

【配方】鲜马齿苋 150 克,粳米 100 克,白糖 15 克。

【制作方法】

1.将马齿苋去根及黄叶,洗净,切 3 厘米长的段;粳米淘洗干净。

2.将马齿苋、粳米同放锅内,加水适量,置武火上烧沸,再用文火煮 35 分钟,加入白糖即成。

【食用方法】每日 1 次。

【功用疗效】明目除邪。对青盲、白翳等症有一定的疗效。

(三)白内障

眼睛的晶状体混浊称为白内障。老化、遗传、代谢异常、处伤、辐射、中毒和局部营养不良等可引起晶状体囊膜损伤,使其渗透性增加,丧失屏障作用,或导致晶状体代谢紊乱,使晶状体蛋白发生变性,形成混浊。其临床表现症状有怕光、看物颜色较暗或呈黄色,甚至复视(双影)及看物体变形等症状。

按传统中医理论调配的药膳,白内障有辅助治疗作用。

桑寄生煮鸡蛋

【配方】桑寄生 15 克,鸡蛋 2 个,白糖适量。

【制作方法】

1.将桑寄生洗净;鸡蛋煮熟去壳。

2.将桑寄生、鸡蛋放入锅内,加水适量,煮 25 分钟,加入白糖即成。

【食用方法】每日 1 次。

【功用疗效】退翳障,明眼目。对白内障患者有一定的疗效。

当归生地炖田螺肉

【配方】当归、黄芩、杭菊花、青皮各 15 克,生地黄 20 克,栀子、蝉蜕、谷精草、川羌活、防风、柴胡、龙胆草各 10 克,田螺肉 300 克,姜 5 克,料酒 12 毫升,葱 12 克,盐、味精各 3 克,鸡油 30 毫升。

【制作方法】

1.将以上药物洗净,切碎,盛装在纱布袋内,扎紧口。

2.田螺肉洗净,切薄片;姜切片;葱切段。

3.将药包、田螺肉、料酒、姜、葱同放锅内,加水适量,置武火上烧沸,再用文火炖煮 30 分钟,加入盐、味精、鸡油即成。

【食用方法】每日 1 次,佐餐食用。

【功用疗效】去翳明目。对白翳等症有一定的疗效。

(四)夜盲症

夜盲症俗称"雀蒙眼""鸡盲",是指在夜间或光线昏暗的地方视物不清,行动困难。药膳调理如下:

桑叶猪肝饮

【配方】桑叶 20 克,猪肝 150 克,白糖 30 克,姜 3 克。

【制作方法】

1.将桑叶洗净,猪肝洗净切片。姜切片待用。

2.将桑叶、姜片、猪肝放入铝锅内,加水适量,用武火烧开,文火煎熬 15 分钟,停火,稍凉,过滤。

3.加入白糖,拌匀即成。

【食用方法】每日 1 次。

【功用疗效】明目养血,清热健脑。对眼花视物模糊、夜盲等症有一定的疗效。

枸杞子叶猪肝饮

【配方】枸杞子叶 150 克,猪肝 200 克。

【制作方法】

1.将枸杞子叶洗净,猪肝洗净切片。

2.将枸杞子叶,猪肝片放入铝锅内,加水适量,置武火上烧沸,文火煎熬 15 分钟;停火;稍凉,过滤。

3.加入白糖少许即成。

【食用方法】每日 1 次。

【功用疗效】清热止渴,明目祛风。对风热目赤、视力衰退和夜盲等症有一定的疗效。

夜明砂煮猪肝

【配方】夜明砂 200 克,谷精草 100 克,猪肝 250 克,姜 5 克,料酒 10 毫升,葱 10 克,鸡油 25 毫升,盐、味精各 2 克。

【制作方法】

1.将夜明砂、谷精草用纱布袋装好,扎紧口;粳米淘洗干净。

2.将粳米、药包、猪肝、姜、葱、料酒、鸡油同放锅内,加水适量,置武火上烧沸,再用文火煮 35 分钟,加入盐、味精即成。

【食用方法】每日 1 次,佐餐食用。

【功用疗效】补肝肾、明眼目。对夜盲症患者有一定的疗效。

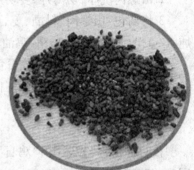

夜明砂

夜明砂石决明煮羊肝

【配方】夜明砂、石决明各 10 克,羊肝 300 克,姜 5 克,料酒 12 毫升,葱 12 克,盐、味精各 3 克,鸡油 30 毫升。

【制作方法】

1.将夜明砂炒焦;石决明锻后研粉。将二药装入纱布袋内,扎紧口。

2.姜切片;葱切段;羊肝洗净,切 3 厘米见方的块。

3.将药包、羊肝、料酒、姜、葱同放锅内,加水适量,置武火上烧沸,再用文火煮 30 分钟,加入盐、味精、鸡油即成。

【食用方法】每日 1 次,佐餐食用。

【功用疗效】补肝肾,明眼目。对夜盲症患者有一定的疗效。

枸杞子羊肝粥

【配方】枸杞子 20 克,羊肝 50 克,粳米 100 克,冰糖适量。

【制作方法】

1.将枸杞子去果柄、杂质,洗净;羊肝洗净,切 2 厘米见方的块;粳米淘洗干净;冰糖打碎成屑。

2.将粳米、枸杞子、羊肝同放锅内,加水适量,置武火上烧沸,再用文火煮 35 分钟,加入冰糖即成。

【食用方法】每日 1 次。

【功用疗效】补肝肾,明眼目。对夜盲症患者有一定的疗效。

苍术煮鸡肝

【配方】苍术 10 克,鸡肝 150 克,白糖适量。

【制作方法】

1.将苍术洗净;鸡肝洗净,切 3 厘米见方的块。

2.将苍术、鸡肝同放锅内,加水适量,置武火上烧沸,再用文火煮 30 分钟,加入白糖即成。

【食用方法】每日 1 次,佐餐食用。

【功用疗效】补肝肾,明眼目。对夜盲有一定的疗效。

(五)耳病

耳聋是指以耳内闭塞,胀闷堵塞感,听力下降为特征的耳病。隐袭性、渐进性为耳聋主要症状。耳聋多因邪毒滞留,耳窍经气闭塞,故属于"气闭耳聋"范畴,相当于西医的慢性分泌性中耳炎。

中医认为耳为肾之窍,手、足少阳经会于耳中,故耳聋、耳鸣与肾、胆、三焦有密切关系。其症状是:耳鸣实者,声如钟鼓在耳内作响,伴有头痛、心烦、口干、便秘等,是由于肝胆之火上逆而致病。耳鸣虚者,在耳内鸣声较小,时强时弱,有头晕目眩,心悸、腰酸等。是由于肾精亏虚所致。其药膳调理,采取辨证施膳,多以补肾为主,现介绍几种,供患者制作食用。

绿豆煮丝瓜花

【配方】绿豆 60 克,丝瓜花 50 克,白糖 15 克。

【制作方法】

1.将绿豆、丝瓜花洗干净。

2.将绿豆、丝瓜花放入锅内,加水适量。置武火上烧沸,再用文火煮 35 分钟,

国学经典文库

中华食疗大全

·常见病药膳养生·

图文珍藏版

加入白糖即成。

【食用方法】每日 1 次。

【功用疗效】清热解毒。对脓耳初起者有一定的疗效。

磁石煮猪腰子

【配方】磁石 10 克,猪腰子 1 个,白糖 15 克。

【制作方法】

1.将磁石打碎,装入袋内,扎紧口;猪腰子洗净,切 2 厘米见方的块。

2.将磁石、猪腰子同放锅内,加水适量,置武火上烧沸,再用文火炖煮 30 分钟,加入白糖即成。

【食用方法】每日 1 次。

【功用疗效】补肾,聪耳。对耳鸣、耳聋等症有一定的疗效。

桑葚糯米饮

【配方】桑葚 1000 克,糯米 500 克,冰糖 250 克。

【制作方法】

1.将桑葚、糯米淘洗干净。

2.先将糯米放入锅内煮 40 分钟,过滤,用糯米汁与桑葚混合,放入冰糖,再用文火煎熬 30 分钟即成。

【食用方法】每日 1 次。

【功用疗效】补血益肾,聪耳目。对阴血不足及肝肾亏损所致消渴、便秘、耳鸣、目暗、瘰疬等症有一定的疗效。

白鹅脂粥

【配方】白鹅油 60 克,粳米 100 克,姜 3 克,料酒 5 毫升,葱 5 克,盐、味精各适量。

【制作方法】

1.将粳米淘洗干净;白鹅油切成 2 厘米见方块;姜切片,葱切段。

2.将粳米、白鹅油、料酒、姜、葱同放锅内,加水适量,置武火上烧沸,再用文火煮 35 分钟,加入盐、味精即成。

【食用方法】每日 1 次,每次吃粥 100 克。

【功用疗效】补五脏,治耳聋。对耳聋患者有一定的疗效。

杞菊归地酒

【配方】枸杞子、甘菊花各 20 克,当归、熟地黄各 9 克,白酒 1 升。

【制作方法】

1.将前 4 味洗净,晾干,切碎,入布袋,置容器中,加入白酒,密封。浸泡 7 天后,过滤去渣即成。

【食用方法】适量饮用。

【功用疗效】滋阴活血,清肝明目。对阴血不足、肝脉失养所致的头晕目眩、视力减退、身倦力疲、多梦等症有一定的疗效。

杞菊地冬酒

【配方】枸杞子、甘菊花各 20 克,生地黄、冬门冬各 15 克,冰糖 30 克,白酒 1 升。

【制作方法】

1.将前 4 味捣碎,入布袋,置容器中,加入白酒和冰糖,密封。

2.浸泡 14 天后,每日振摇数下,开封后加入凉开水 400 毫升,滤过取汁,即成。

【食用方法】适量饮用。

【功用疗效】滋补肝肾,明目止泪。对肝肾阴虚、腰膝酸软、视物不清、头晕、耳鸣、迎风流泪等症有一定的疗效。

鸡肝酒

【配方】生公鸡肝 60 克,白酒 500 毫升。

【制作方法】

1.将鸡肝洗净,切碎,置容器中,加入白酒,密封。浸泡 7 天后,去渣,即成。

【食用方法】适量饮用。

【功用疗效】补肝明目。对目暗不明、产后血晕、贫血、体倦无力等症有一定的疗效。

龟地酒

【配方】龟胶、枸杞子、生地黄各 60 克,石决明、甘菊花各 30 克,白酒 2 升。

【制作方法】

1.将前 5 味共研为粗末,入布袋,置容器中,加入白酒,密封。浸泡 14 天后,过滤去渣即成。

【食用方法】适量饮用。

【功用疗效】滋肾阴,平肝阳,清热明目。对头晕目眩、耳鸣、失眠、多梦、视物模糊、腰膝酸软、咽干、面热等症有一定的疗效。

聪耳酒

【配方】核桃仁 60 克,五味子 40 克,蜂蜜 30 毫升,白酒 1 升。

【制作方法】

1.将前 2 味捣碎,入布袋,置容器中,加入白酒,密封。

2.每日振摇数下,浸泡 10 天后,过滤去渣,加入蜂蜜,拌匀即成。

【食用方法】适量饮用。

【功用疗效】补肾聪目。对耳鸣、遗精等症有一定的疗效。

枸杞子红参酒

【配方】枸杞子 80 克,熟地黄 60 克,红参 15 克,首乌 50 克,茯苓 20 克,白酒 1 升。

【制作方法】

1.将前 5 味共研为粗末,入布袋,置容器中,加入白酒,密封。

2.隔日振摇 1 次,浸泡 14 天后,即可取用。酒尽添酒,味薄即止。

【食用方法】适量饮用。

【功用疗效】补肝肾,益精血,补五脏,益寿延年。对身体虚弱、阳痿、耳鸣、目花等症有一定的疗效。

鹿龄集酒

【配方】肉苁蓉 20 克,人参、鹿茸各 10 克,熟地黄 15 克,海马 10 克,白酒 1 升。

【制作方法】

1.将前 5 味,其中人参、鹿茸共为粗末,一并置容器中,加入白酒,密封。

2.浸泡 1 个月后即可取用。服后添酒,味薄即止。

【食用方法】适量饮用。

【功用疗效】益气补血,补肾壮阳。对肾阳虚所致的耳鸣、阳痿、不育等症有一定的疗效。

四味秦艽酒

【配方】秦艽、白芷、旋复花各 60 克,肉桂 25 克,白酒 1 升。

【制作方法】

1.将前 4 味捣碎,置容器中,加入白酒,密封。浸泡 5~7 天后,过滤去渣即成。

【食用方法】适量饮用。

【功用疗效】补肾温阳,祛风和血。对肾虚耳鸣、咳逆喘急、头目昏痛有一定的疗效。

桑葚柠檬酒

【配方】桑葚 1000 克,柠檬 5 个,白糖 100 克,米酒 1800 毫升。

【制作方法】

1.将前 2 味置容器中,加入米酒,密封。

2.浸泡 10 天后加入白糖即成,浸泡时间越久,效尤佳,用时去渣。

【食用方法】适量饮用。

【功用疗效】滋阴液,养心脉。对头晕、眼花、耳鸣、腰膝酸软等症有一定的疗效。

泡酒

【配方】鲜石菖蒲、九月菊、鲜木瓜、桑寄生各 20 克,小茴香 10 克,白酒 1.5 升。

【制作方法】

1.将前 5 味捣碎,入布袋,置容器中,加入白酒,密封,浸泡 7 天后,过滤去渣即成。

【食用方法】适量饮用。

【功用疗效】清心,柔肝补肾,化湿开窍。对肝肾虚损引起的眩晕、耳鸣、消化不良、行走无力等症有一定的疗效。

怡神酒

【配方】木香(研末)3 克,糯米糖、绿豆(捣碎)各 500 克,白酒 500 毫升。

【制作方法】

1.将前 3 味置容器中,加入白酒,密封。浸泡 21 天后,过滤去渣,即成。

【食用方法】适量饮用。

【功用疗效】补精益神。对头晕耳鸣、视物昏花、精神不振、饮食减少、全身乏力等症有一定的疗效。

期颐酒

【配方】当归、陈皮、金钗石斛、牛膝、枸杞子各 120 克,肉苁蓉、菟丝子、淫羊藿各 180 克,红枣 500 克,仙茅、黑豆(炒香)各 250 克,料酒 15 升,白酒 35 升。

【制作方法】

1.将前 11 味捣为粗末,入布袋,置容器中,加入料酒和白酒,密封。

2.隔水加热 1.5 小时后,取出,埋入土中 7 日,取出即可取用。

【功用疗效】补肾阳,益精血,补脾养胃。对年老肾阳不足、精血亏虚、腰膝无力、小便频数、耳鸣、视物昏花等症有一定的疗效。

神仙固本酒

【配方】制何首乌 180 克,枸杞子 120 克,天门冬、麦门冬、生地黄、熟地黄、当归、人参各 60 克,肉桂 30 克,牛膝 240 克,糯米 20 千克,酒曲适量。

【制作方法】

1.将前 10 味制为粗末,糯米蒸熟,待冷入药末、酒曲(研细),拌和均匀,置坛内封固,如常法酿酒。

2.酒熟榨取酒液,即可饮用。

【功用疗效】补肝肾,益精血,温经通络。对肾虚、腰膝酸软、耳鸣、目暗、须发早白、腰部有冷感等症有一定的疗效。

山萸苁蓉酒

【配方】山药 25 克,肉苁蓉 60 克,五味子 35 克、炒杜仲 40 克,川牛膝、菟丝子、白茯苓、泽泻、熟地黄、山萸肉、巴戟天、远志各 30 克,白酒 2 升。

【制作方法】

1.将前 12 味捣碎,入布袋,置容器中,加入白酒,密封。浸泡 5~7 天后,过滤去渣即成。

【功用疗效】滋补肝肾。对肝肾亏损、头昏耳鸣、怔忡健忘、腰脚软弱,肢体不温等症有一定的疗效。

苍耳愈聋酒

【配方】苍耳、防风、黄芪、白茯苓、独活、牛蒡(炒)、大生地各 30 克,薏米、木通各 20 克,人参 15 克,肉桂 12 克,白酒 1 升。

【制作方法】

1.将前 11 味捣碎,入布袋,置容器中,加入白酒,密封。浸泡 7 天后,过滤去渣即成。

【食用方法】适量饮用。

【功用疗效】散风热,益气补肾。对肾间风热、骨疼、耳聋及肾中实邪等症有一定的疗效。

杜荆酒

【配方】杜荆子(微炒)250 克,白酒 500 毫升。

【制作方法】

1.将上药捣碎,置容器中,加入白酒。密封,浸泡 7 天后,过滤去渣,即成。

【食用方法】适量饮用。

【功用疗效】利气,化痰,开窍。对耳聋(气滞型)患者有一定的疗效。

益肾明目酒

【配方】覆盆子 50 克,巴戟天、肉苁蓉、远志、川牛膝、五味子、川续断各 35 克,山萸肉 30 克,白酒 1 升。

【制作方法】

1.将前 8 味捣为粗末,入布袋,置容器中,加入白酒。

2.密封,浸泡 7 天后开封,加入冷水 1 升,混匀,即成。

【食用方法】适量饮用。

【功用疗效】益肝补肾,聪耳明目,养心,悦容颜。对肝肾虚亏、耳聋目暗,腰酸腿困、神疲力衰、面容憔悴等症有一定的疗效。

菖蒲桂心酒

【配方】石菖蒲(米泔浸 1 夜,捣焙)2 克,木通 1 克,挂心、磁石各 15 克,防风、羌活各 30 克,白酒 500 毫升。

【制作方法】

1.将前 6 味捣碎,入布袋,置容器中,加入白酒,密封。浸泡 7 天后,去渣即成。

【食用方法】适量饮用。

【功用疗效】开窍祛风,纳气潜阳,安神。对耳聋、耳鸣有一定的疗效。

核桃滋肾酒

【配方】核桃仁、胡核夹各 25 克,磁石、菖蒲各 20 克,料酒 1.5 升。

【制作方法】

1.将前 4 味捣碎,置容器中,加入料酒。密封,浸泡 15 天后,成隔水加热至沸,浸一宿。去渣,备用。

【食用方法】适量饮用。

【功用疗效】益肾补脑。对耳鸣、耳聋等症有一定的疗效。

益智酒

【配方】人参 9 克,猪板油 90 克,白酒 1 升。

【制作方法】

1.将猪板油(切碎)置锅内熬油,去渣,与人参(研末)同置容器中,加入白酒,密封。浸泡 21 天后,去渣即成。

【功用疗效】开心益智,聪耳明目,润肌肤。对记忆力减退、面色不华、耳聋眼花及内热疾病有一定的疗效。

柘根酒

【配方】柘根 10 千克,菖蒲 5 千克,故铁 1 千克,糯米 20 千克,酒曲 2000 千克。

【制作方法】

1.将前2味各以水适量,煎至一半,取汁。

2.故铁熔赤,浸入水中3宿取清汁。

3.含药汁15千克,糯米蒸饭,待冷,入药汁酒曲(研细)拌匀,置容器中,密封。

4.保温,如常法酿酒,酒熟去糟即成。

【食用方法】适量饮用。

【功用疗效】温肾通气,潜阳开窍。对耳聋或二三十年不瘥者有一定的疗效。

蔓荆酒

【配方】蔓荆子(微炒)100克,白酒200毫升。

【制作方法】

1.将上药捣碎,置容器中,加入白酒,密封。浸泡7天后,过滤去渣即成。

【食用方法】适量饮用。

【功用疗效】疏散风热,开窍通闭。对耳聋、虽久聋亦瘥有一定的疗效。

铁酒

【配方】铁1块,另备磁石1块,白酒30毫升。

【制作方法】

1.将铁烧红,急投酒中,去铁取汁即成。

【食用方法】适量饮用。

【功用疗效】开窍。适用于耳聋。

半夏消炎酒

【配方】生半夏50克,白酒150毫升。

【制作方法】

1.将上药晒干、研成细粉,置容器中,加入白酒,密封。

2.浸泡24小时,取上清液,即成。

【食用方法】适量饮用。

【功用疗效】燥湿,消肿。对急、慢性中耳炎等症有一定的疗效。

百岁长寿酒

【配方】麦门冬、枸杞子、白术、党参、茯苓各50克,陈皮、当归、川芎、生地黄、熟地黄、枣皮各30克,羌活、五味子各20克,肉桂10克,红枣500克,白酒5升。

【制作方法】

1.将前15味捣碎或研为粗末求,入布袋,置容器中,加入白酒,密封。

2.隔水加热1.5小时,待温,开封后,再加入冰糖1千克后,再次密封,将容器埋入土中 7 日,取出,过滤去渣即成。

【食用方法】适量饮用。

【功用疗效】补五脏,调气血,聪耳明目。对耳聋目昏、容颜憔悴、消瘦、老化等症有一定的疗效。

四、消化系统常见病药膳养生

消化系统由消化道和消化腺两部分组成。消化道是一条起自口腔延续为咽、食道、胃、小肠、大肠,终于肛门的肌性管道。消化腺有小消化腺和大消化腺两种,小消化腺散在消化管各部的管壁内,大消化腺有三对唾液腺(腮腺、下颌下腺、舌下腺)、肝和胰,它们均借助导管,将分泌物排入消化管内。消化系统的基本功能是食物的消化和吸收,供机体所需的物质和能量,它是人体新陈代谢正常进行的一个重要系统。

消化系统疾病就是发生在口腔、唾液腺、食管、胃、肠、肝、胆等脏器的疾病临床指导上将口腔及唾液腺疾病列为口腔科疾病其余多为内、外科疾病。

(一)急性胃炎

急性胃炎是由不同病因引起的胃粘膜性炎症。病变严重者可累及粘膜下层与肌层,甚至深达浆膜层。临床上按病因及病理变化的不同,分为急性单纯性胃炎、急性糜烂性胃炎、急性腐蚀性胃炎、急性化脓性胃炎,其中以急性单纯性胃炎为常见。而进食细菌或毒素污染的食物是导致急性胃炎最常见的一个病因。

急性胃炎的临床表现有上腹痛,正中偏左或脐周压痛,呈阵发性加重或持续性钝痛,伴腹部饱胀、不适;恶心、呕吐、腹泻、脱水;呕血与便血。急性胃炎患者最好吃流质饮食,如米汤、杏仁茶、清汤、淡茶水、藕粉、薄面汤、去皮红枣汤,应以咸食为主,待病情缓解后,可逐步过渡到少渣半流食。少用产气及含脂肪多的食物,如牛奶、豆奶、蔗糖等;少用具有刺激性的食品,如醋、辣椒、葱、姜、蒜、花椒等;禁用生冷和具有兴奋性的食品,如浓茶、咖啡、可可等。烹调时,应以清淡为主,少用油脂或其他调料。药膳以温中和胃、化温醒脾为主。

马鞭鱼腥草饮

【配方】鲜马鞭草 100 克,鲜鱼腥草 50 克。

【制作方法】

1.将鲜马鞭草、鲜鱼腥草洗净,捣烂,加冷开水适量,搅匀,绞取药汁即成。

【食用方法】每日 1 次。

【功用疗效】清热,消炎。适用于急性胃肠炎。

荜茇头蹄

【配方】荜茇 30 克,羊头 1 个,羊蹄 4 个,干姜 30 克,胡椒粉 10 克,葱白 50 克,盐 6 克,豆豉 10 克。

【制作方法】

1.羊头、羊蹄去毛,洗净,放入炖锅内,加水适量,用中火炖至五成熟时,再加入荜茇、干姜、葱白、胡椒粉、豆豉和盐。

2.继续煨炖时,先用武火烧沸,再用文火煨炖至熟透即成。

【食用方法】每日 1 次,每次吃羊肉 50 克,喝汤。

【功用疗效】温脾胃,补虚劳,止疼痛。

砂仁蒜煮猪肚

【配方】砂仁 6 克,蒜 10 克,猪肚 1 个,姜、葱各 5 克,胡椒粉 3 克,盐 6 克。

【制作方法】

1.猪肚洗净,蒜去皮,砂仁打粉,姜拍松,葱切段,放入猪肚内,用白棉线缝合,放入炖锅内,加水适量。

2.炖锅置武火上烧沸,再用文火炖煮肚(火巴)熟,加入盐、胡椒粉拌匀即成。

【食用方法】每日 2 次,每次吃猪肚 50 克,喝汤,既可佐餐又可单食。

【功用疗效】温中和胃,消炎止痛。

砂仁炖肚条

【配方】砂仁粉 10 克,猪肚 1000 克,花椒粉 6 克,胡椒粉、姜、葱白各 10 克,大油 20 毫升,盐 8 克,料酒 10 毫升,味精 4 克,水淀粉适量。

【制作方法】

1.猪肚洗净,放入沸水锅内氽透捞出,刮去内膜。

2.清汤注入锅内,放入肚子,再下花椒粉、姜和葱白,煮熟,打去血泡浮沫,将猪肚捞起沥干水分,放冷后切片。

3.锅肉加原汤 500 毫升,在火上烧沸,下入肚条、砂仁粉、胡椒粉、大油、料酒、味精,然后用水淀粉勾芡即成。

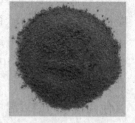

砂仁粉

【食用方法】每日 1 次,每次吃猪肚 50 克,可佐餐可单食。

【功用疗效】行气止痛,化湿醒脾。

姜椒鱼羹

【配方】陈皮 10 克,鲫鱼 250 克,姜 30 克,胡椒粉 10 克,盐 4 克。

【制作方法】

1.鲫鱼去鳃、鳞,剖腹去内脏,洗净。

2.姜洗净,切片,与陈皮、胡椒粉共装入纱布袋内,包扎紧后,填入鱼腹中,加水适量,用武火烧沸,文火炖熟即成,加入盐食用。

【食用方法】每日 1 次,每次吃 250 克鱼,吃鱼喝汤,可佐餐可单食。

【功用疗效】温胃,散寒,止痛。

白胡椒炖猪肚

【配方】白胡椒 15 克,猪肚 1 个,姜、葱各 10 克,盐 6 克,味精 6 克,料酒 10 毫升。

【制作方法】

1.将白胡椒打碎,备用。

2.将猪肚洗净,保持完整,勿切烂,把白胡椒放入猪肚内。

3.将猪肚口用线扎紧,放入炖锅内,加水适量,再放入姜、葱、料酒,用文火炖熟,加盐、味精即成。

【食用方法】每日 1 次,既可佐餐又可单食,每次吃猪肚 10 克,随意喝汤。

【功用疗效】温胃止痛,健脾补虚。

红枣糯米粥

【配方】薏米 50 克,荸荠粉 10 克,红枣 5 颗,山药 40 克,糯米 250 克,白糖 26 克。

【制作方法】

1.薏米、糯米、红枣淘洗干净;山药洗净,剁成末。

2.薏米放入锅内,加水适量,用武火煮至薏米开花时,再放入糯米,红枣,煮至米烂,用勺边搅边将山药末撒入锅内,20 分钟后,再将荸荠粉撒入锅内,搅匀即成。食用时加入白糖。

【食用方法】每日 1 次,早餐食用,每次吃 100 克。

【功用疗效】补中益气,健脾除湿。

椒盐火腿

【配方】火腿 50 克,姜、葱、盐、花粉椒各适量。

【制作方法】

1.火腿切成薄片。葱切花、姜切片。

2.火腿片、姜、葱,放入碗内,加水适量。花椒粉与盐放入锅内炒香后,用擀面杖将花椒、盐擀压成粉。

3.盛火腿的碗上笼蒸熟,撒上花椒盐粉即可食用。

【食用方法】佐餐食用。

【功用疗效】温胃,理气,止痛。

姜韭牛奶羹

【配方】韭菜 250 克,姜 25 克,牛奶 250 毫升,红糖 30 克。

【制作方法】

1.韭菜、姜洗净,韭菜切成 4 厘米长的段,姜切薄片。

2.韭菜、姜放在一起捣烂,再用洁净纱布绞汁。

3.牛奶、韭菜姜汁放入锅内,烧拂即成。食用时加入红糖。

【食用方法】每日 1 次,热服。

【功用疗效】暖脾胃,止疼痛。

羊杂面

【配方】羊舌 150 克,羊腰子 2 个,蘑菇 50 克,面粉 500 克,胡椒粉 15 克,花椒粉、姜各 10 克,葱 15 克,盐 6 克,味精 4 克。

【制作方法】

1.将羊舌和羊腰子洗净,除去血水,切成薄片,蘑菇洗净,一切两片,待用。将面粉加水揉成面团,用擀面杖擀薄,切成面条。

2.将羊舌片和羊腰子片放入锅内,加水适量,放葱姜,用武火烧沸后,转用文火炖煮,至羊杂熟后,放入面条,面条熟后放入盐、味精、胡椒粉,花椒粉搅匀即成。

【食用方法】每日 1 次,当正餐食用,每次吃 150 克。

【功用疗效】益气补虚,温中止痛。

豆蔻馒头

【配方】白豆蔻 6 克,面粉 250 克,酵面 15 克。

【制作方法】

1.将白豆蔻择净杂质,去壳,压碎成细末待用。

2.将面粉加酵面、温水,揉成面团,捂约两小时,待面团发酵后,加碱水适量,撒入白豆蔻粉末,用力揉面,直至碱液、药粉揉匀后,制成馒头坯子。

3.将生坯上笼,用武火蒸约 15 分钟即成。

【食用方法】当正餐用,一次吃 150 克。

【功用疗效】开胃健脾,理气止痛。

砂仁粥

【配方】砂仁 15 克,粳米 100 克。

【制作方法】

1.将砂仁去壳,再将砂仁打成粉末;粳米淘洗干净。

2.将粳米放入锅内,加水适量,用武火烧沸后,转用文火煮至米烂成粥,再加砂仁粉,烧沸即成。

【食用方法】当正餐食用,每次吃粥 100 克。

【功用疗效】暖脾胃,助消化,止疼痛。

姜粥

【配方】红枣 4 克,姜 10 克,粳米 100 克。

【制作方法】

1.将姜洗净、切片;红枣洗净,去核;粳米淘洗干净。

2.将粳米、红枣、姜放入锅内,加水适量,用武火烧沸,再用文火将粳米煮成粥即成。

【食用方法】当正餐食用,每次吃 100 克粥。

【功用疗效】暖脾胃,散风寒,止疼痛。

官桂牛肉粥

【配方】官桂 10 克,牛肉 250 克,粳米 150 克,胡豆 500 克,草果 5 颗,盐 3 克,葱、姜各 5 克,香菜叶 10 克,胡椒粉适量。

【制作方法】

1.将牛肉洗净,切丁;草果、官桂、胡豆(去皮捣碎)洗净。

2.姜切片;葱切段;同放入炖锅内,加水适量,先用武火煮沸,再用文火熬成汤,滤去渣。

3.将洗净的粳米下入锅中,煎熬成粥,放入香菜叶、胡椒粉、盐即成。

【食用方法】每日 2 次,作主食。

【功用疗效】补脾,温中,止呕。对急性胃炎患者。

【注意事项】阴虚火旺者及孕妇忌食。

桂皮炖猪肚

【配方】桂皮 20 克,猪肚 1 个,盐 6 克,姜 10 克,葱 15 克,料酒 15 毫升。

【制作方法】

1.将猪肚洗净,肉桂皮放入猪肚内;姜拍破,葱切段。

2.将猪肚放入炖锅内,加入水适量,置武火上烧沸,再用文火煮至猪肚熟透,加入盐搅匀即成。

【食用方法】每日 1 次,每次吃猪肚 50 克,喝汤。

【功用疗效】暖脾胃,散风寒,止疼痛。

砂仁煮羊肚

【配方】砂仁 6 克,羊肚 1 个,蒜 6 克,姜、葱各 5 克,胡椒粉、盐各 3 克。

【制作方法】

1.羊肚洗净;蒜去皮;砂仁打粉;姜拍松;葱切段;同放入羊肚内,用白棉线缝合羊肚。

2.将羊肚放入炖锅内,加水适量,先用武火烧沸,再用文火炖至羊肚熟透,放入盐、胡椒粉即成。

【食用方法】每日 1 次,适量食用。

【功用疗效】温中和胃,消炎止痛。对急性胃炎患者。

【注意事项】阴虚有火者忌食。

豆蔻丁香卤鹌鹑

【配方】丁香、草豆蔻、肉挂各 5 克,鹌鹑 3 只,葱、姜各 5 克,冰糖屑 10 克,盐 3 克,味精 2 克,香油 5 毫升,卤汁适量。

【制作方法】

1.鹌鹑宰杀后去毛和内脏,洗净,放入沸水锅中氽去血水。

2.丁香、肉挂、草豆蔻放入炖锅内,加水适量,煎熬 2 次,每次水沸 20 分钟后滗出汁,混合汁液;姜拍松;葱切段。

3.将药液倒入锅内,放入鹌鹑、姜和葱,煮至六成熟,将鹌鹑捞起放冷。

4.将卤汁倒入锅内,放入鹌鹑,用文火卤熟,放入盐、冰糖屑、味精,边滚动鹌鹑边浇卤汁,直至卤汁均匀地粘在鹌鹑上,待肉色呈红亮时捞出,淋上香油即成。

【食用方法】每日 1 次,适量食用。

【功用疗效】温中和胃,暖肾助阳。对急性胃炎患者有一定的疗效。

【注意事项】阴虚内热者慎食。

【注意事项】阴虚火旺者慎用。

草果羊肉粥

【配方】草果 5 颗,羊肉 250 克,粳米 200 克,盐 6 克,味精 2 克,香菜适量,料酒 5 毫升。

【制作方法】

1.羊肉洗净,切丁,加入盐、料酒腌匀;粳米用开水淘洗干净;草果洗净,拍破。将粳米放入锅内,加水适量,煮成粥。

2.将羊肉、草果放入炖锅内,加水适量,煮熟后将草果捞出,倒入粳米粥,用文火炖煮,放入香菜、盐、味精即成。

【食用方法】每日 2 次,适量食用。

【功用疗效】温中暖胃,破冷气,去腹胀。对急性胃炎患者有一定的疗效。

【注意事项】胃热者忌食。

荜茇牛心顶汤

【配方】荜茇 10 克,牛心顶 300 克,鸡精 2 克,干姜 5 克,胡椒粉适量,盐 6 克,葱白、豆豉各 10 克。

【制作方法】

1.牛心顶洗净,切成 4 厘米段,放入沸水锅中汆去血水。

2.将牛心顶放入炖锅内,加水适量,用中火炖至五成熟,放入荜茇、干姜、葱白、豆豉,继续煨炖至熟透,放入胡椒粉、盐、鸡精即成。

【食用方法】每日 1 次,佐餐食用。

【功用疗效】温脾胃,补虚劳,止疼痛。对急性胃炎患者有一定的疗效。

【注意事项】阴虚火旺者慎食。

荜茇黑鱼羹

【配方】荜茇、陈皮各 10 克,砂仁 5 克,黑鱼 1 条,盐 3 克,蒜、葱各 5 克,味精 2 克,胡椒粉、植物油各适量。

【制作方法】

1.黑鱼去鳞、鳃和内脏,洗净。

2.在黑鱼腹内装入陈皮、砂仁、荜茇、蒜、葱、盐。

3.将累油倒入锅内,烧至六成熟,放入黑鱼,煎熟。加水适量,用文火炖成羹,放入盐、味精、胡椒粉即成。

【食用方法】每日 1 次,空腹食用。

【功用疗效】醒脾暖胃,和胃止痛。对急性胃炎患者有一定的疗效。

砂仁炖鱼肚

【配方】砂仁粉 5 克,鱼肚 1000 克,花椒粉 6 克,姜 10 克,葱白 10 克,盐 4 克,料酒 10 毫升,味精 2 克,胡椒粉适量。

【制作方法】

1.鱼肚洗净,发透切大片,放入沸水锅内汆透捞出。

2.将水注入锅内,放入鱼肚、花椒粉、姜、葱白、料酒,煮熟后除去浮沫。将鱼肚捞起并沥干水分,放冷后切条,放入原汤内,烧沸后放入砂仁粉、胡椒粉、盐、味精即成。

【食用方法】每日 1 次,适量食用。

【功用疗效】行气止痛,化湿醒脾。对急性胃炎患者有一定的疗效。

【注意事项】阴虚有热者忌食。

胡椒炖牛肚

【配方】牛肚 1 个,白胡椒、姜、葱各 10 克,盐 4 克,味精 2 克,料酒 10 毫升。

【制作方法】

1.将牛肚洗净,保持完整,把白胡椒放入牛肚内,用线将牛肚口扎紧。

2.将牛肚放入炖锅内,加水适量,放入料酒、姜、葱,用文火炖熟,放入盐、味精即成。

【食用方法】每日 1 次,适量食用。

【功用疗效】温胃止痛,健脾补虚。对急性胃炎患者有一定的疗效。

【注意事项】阴虚有火者不宜食用。

羊肉面片汤

【配方】羊肉 250 克,草果 5 克,大麦粉 500 克,姜 10 克,豆粉 500 克,胡椒粉 10 克,盐 6 克,味精 4 克。

【制作方法】

1.草果、羊肉、姜洗净后放入锅内,先用武火烧沸,再用文火煨炖;大麦粉、豆粉加水,制成面片。

2.待羊肉煮熟后,下入大麦豆粉面片,煮熟后放入胡椒粉、盐、味精即成。

【食用方法】每日 1 次,当早餐食用。

【功用疗效】温胃止痛,健脾补虚。对急性胃炎患者有一定的疗效。

【注意事项】阴虚火旺者忌食。

姜橘鲫鱼羹

【配方】姜、橘皮各 10 克,鲫鱼 1 条(约 250 克),干红辣椒 5 克,盐 4 克,料酒 6 毫升,葱 5 克,鸡精适量。

【制作方法】

1.鲫鱼去鳃、鳞、内脏,洗净,加盐、料酒腌匀;姜切片;葱切段。

2.将姜片、橘皮、干红辣椒装入纱布袋内,扎紧,放入砂锅中,加水适量,煮 30 分钟。放入鲫鱼、葱、料酒,先用武火烧沸,再用文火炖熟,放入盐、鸡精即成。

【食用方法】每日 1 次,既可佐餐又可单食。

【功用疗效】温胃,散寒,止痛。对急性胃炎患者有一定的疗效。

【注意事项】胃热者忌食。

荸荠红枣糯米粥

【配方】荸荠、荸荠粉各 10 克,薏米 30 克,红枣 8 颗,糯米 250 克,白糖 25 克。

【制作方法】

1.薏米、糯米、红枣淘洗干净;荸荠洗净,剁成末。

2.将薏米放入锅内,加水适量,用武火煮至薏米开花,放入糯米、荸荠、红枣,煮至米烂,撒入荸荠粉即成。食用时加白糖。

【食用方法】每日 1 次,早餐食用。

【功用疗效】补中益气,健脾除湿。对急性胃炎患者有一定的疗效。

【注意事项】湿热及咳嗽有痰者不宜食用。

姜汁牛奶羹

【配方】韭菜 250 克,姜 15 克,牛奶 250 毫升,红糖 30 克。

【制作方法】

1.韭菜切成 3 厘米长的段;姜切成薄片。

2.将韭菜、姜放在一起捣烂,再用洁净纱布绞汁。

3.将牛奶、韭菜姜汁倒入锅内,烧沸,加入红糖即成。

【食用方法】每日 1 次,热饮。

【功用疗效】暖脾胃,止疼痛。对急性胃炎患者有一定的疗效。

【注意事项】胃热者不宜饮用。

二香煮料酒

【配方】丁香 5 克,木香 10 克,料酒 50 毫升。

【制作方法】

1.将丁香、木香洗净后放入瓷杯内,加入料酒,上笼蒸 10 分钟即成。

【食用方法】每日 1 次,热饮。

【功用疗效】暖胃,行气,止痛。对急性胃炎患者有一定的疗效。

【注意事项】阴虚内热者不宜饮用。

草果蒸羊排

【配方】薏米 20 克,草果 5 克,羊排 500 克,冰糖屑 20 克,姜 5 克,葱 10 克,花椒粉 1 克,胡椒粉 1 克,料酒 10 毫升,盐 4 克,酱油 7 毫升,味精 3 克,香油 5 毫升。

【制作方法】

1.草果、薏米炒香后捣碎,放入锅内,加水适量,用中火煮沸 10 分钟,取药汁,再加水煮,反复 2 次,收取药汁。

2.羊排洗净,斩成 2 厘米见方的小块;葱切段;姜拍破。

3.将羊排、药汁、姜、葱、花椒粉、盐放入锅内,加水适量,先用武火烧沸,再用文火煮至羊排七成熟,捞出羊排并沥去水分。

4.将羊排、羊排汤(适量)、胡椒粉、酱油、冰糖屑、味精放入锅内,用文火煮至排骨熟透,放入料酒,用武火收浓汤汁,淋上香油即成。

【食用方法】每日 1 次,既可佐餐也可单食。

【功用疗效】健脾燥湿,行气止痛。对急性胃炎患者有一定的疗效。

【注意事项】阴虚血少、无寒湿者不宜食用。

椒盐牛里脊

【配方】牛里脊 250 克,姜 12 克,葱 12 克,花椒粉 5 克。

【制作方法】

1.牛里脊洗净,切成薄片;葱切花;姜切片。

2.花椒放入锅内炒香,用擀面杖擀压成粉。

3.将牛里脊片、姜、葱放入碗内,加水适量、上笼蒸熟,取出蘸上花椒粉即可食用。

【食用方法】佐餐食用。

【功用疗效】温胃,理气,止痛。对急性胃炎患者有一定的疗效。

【注意事项】阴虚火旺者忌食,孕妇不宜食用。

羊杂蘑菇米粉

【配方】羊腰子 2 只,羊舌 150 克,蘑菇 50 克,花椒粉 10 克,米粉 500 克,胡椒粉、葱各 15 克,姜 10 克,盐 6 克,味精 2 克,料酒 10 毫升。

【制作方法】

1.将羊舌、羊腰子洗净,除去血水,切成薄片,加盐、料酒腌匀。

2.蘑菇洗净,一切两半;米粉浸润。

3.将羊杂片、蘑菇、葱、姜、花椒粉放入锅内,加水适量,先用武火烧沸,再用文火煮熟羊杂,放入米粉,待米粉熟后放入盐、味精、胡椒粉即成。

【食用方法】每日 1 次,当正餐食用。

【功用疗效】益气补虚,温中止痛。对急性胃炎患者有一定的疗效。

【注意事项】阴虚火旺者忌食,孕妇慎食。

茯苓蒸馒头

【配方】茯苓 10 克,面粉 250 克,酵面 15 克。

【制作方法】

1. 茯苓打粉。

2. 将茯苓粉、面粉加酵面、温水、揉成面团,待面团发酵后加碱水适量,撒入茯苓粉末,用力揉面,直到碱液、药粉揉匀后,制成馒头坯子。

3. 将生坯上笼,用武火蒸约 15 分钟即成。

【食用方法】当主食,适量食用。

【功用疗效】开胃健脾,理气止痛。对急性胃炎患者有一定的疗效。

【注意事项】阴虚血燥者不宜食用。

桂皮炖羊杂

【配方】桂皮 20 克,羊杂 500 克,盐 6 克,姜 10 克,葱 15 克,料酒 15 毫升。

【制作方法】

1. 羊杂洗净,切段;桂皮洗净;姜拍破;葱切段。

2. 将羊杂、桂皮、姜、葱、料酒放入炖锅内,加水适量,先用武火烧沸,再用文火煮至羊杂熟透,放入盐即成。

【食用方法】每日 1 次。佐餐食用。

【功用疗效】暖脾胃,散风寒,止疼痛。对急性胃炎患者有一定的疗效。

【注意事项】阴虚火旺者及孕妇忌食。

姜枣糯米粥

【配方】红枣 4 颗,姜 20 克,糯米 100 克,盐 3 克,味精 2 克。

【制作方法】

1. 姜洗净,切片;红枣洗净、去核;糯米淘洗干净。

2. 将糯米、红枣、姜放入锅内,加水适量,先用武火烧沸,再用文火煮成粥,放入盐、味精即成。

【食用方法】当正餐食用。

【功用疗效】暖脾胃,散风寒,止疼痛。对急性胃炎患者有一定的疗效。

【注意事项】胃热者不宜食用。

砂仁粳米粥

【配方】砂仁 15 克,粳米 100 克,盐 3 克,味精 2 克,香油适量。

【制作方法】

1. 砂仁去壳,打成粉末;粳米淘洗干净。

2. 将粳米放入锅内,加水适量,先用武火烧沸,再用文火煮成粥,放入砂仁粉、盐、味精、香油即成。

【食用方法】当正餐食用。

【功用疗效】暖脾胃，助消化，止疼痛。对急性胃炎患者有一定的疗效。

【注意事项】阴虚有火者忌食。

（二）慢性胃炎

慢性胃炎是指不同病因引起的慢性胃黏膜炎性病变，是一种常见病。可分为慢性浅表性胃炎和慢性萎缩性胃炎，大多数病人常无症状或有程度不同的消化不良症状如上腹隐痛、食欲减退、餐后饱胀、反酸等。萎缩性胃炎患者可有贫血、舌淡、腹泻等特征。

慢性胃炎的饮食治疗原则是调整胃的各项功能，良好的饮食习惯和生活习惯是治疗慢性胃炎的关键。吃饭时要细嚼慢咽，使食物与消化液充分混合。饮食宜清淡，少刺激性，晚餐勿过饱，待食物消化后再睡觉。否则，会增加胃部不适感。应尽量少食油腻和脂肪过高的食物，如肥肉、奶油、油煎食品；辣椒、洋葱、咖喱、胡椒粉、芥末粉、浓咖啡等具有刺激性的食物，由于其不利于胃黏膜炎症的恢复，也应少用或不用。药膳以健脾宽胸、顺气消滞为主。

姜芝麻萝卜酥

【配方】猪瘦肉100克，白萝卜250克，黑芝麻15克，姜10克，植物油50毫升，面粉300克，葱10克，盐3克。

【制作方法】

1.将白萝卜洗净，切成细丝，用植物油煸炒至五成熟；黑芝麻炒香；姜切末；葱切花。

2.将猪瘦肉剁成泥，加萝卜丝、姜末、黑芝麻、葱花、盐成馅。将面粉加水适量；和成面团，软硬程度与饺子面一样，分成若干小团。

3.将面团擀成薄片，将馅填入，制成夹心猪肉酥再在面上均匀粘上黑芝麻，放入锅内烙熟即成。

【食用方法】每日1次。

【功用疗效】健脾消滞，宽胸开胃。对慢性胃炎患者有一定的疗效。

【注意事项】胃热者不宜食用。

五物煮猪肚

【配方】陈皮、白豆蔻、砂仁各10克，丁香3克，槟榔5克，猪肚200克，盐3克。

【制作方法】

1.猪肚洗净，切块；丁香、陈皮、槟榔、白豆蔻、砂仁洗净。

2.将猪肚、丁香、陈皮、槟榔、白豆蔻、砂仁、盐放入锅内，加水适量，先用武火烧沸，再用文火炖至猪肚熟透即成。

【食用方法】每日 1 次,佐餐食用。饭后含食槟榔。

【功用疗效】健脾宽胸,顺气消滞。对慢性胃炎患者有一定的疗效。

【注意事项】气虚、呼吸困难者不宜食用。

山楂驴肉干

【配方】山楂 100 克,驴肉 1000 克,植物油 1 升(实耗 50 毫升),料酒、香油各 20 毫升,姜 15 克,葱 20 克,花椒粉 6 克,白糖 30 克。

【制作方法】

1.驴肉剔去皮筋,洗净;山楂去杂质,拍破;姜切片;葱切段。

2.将一半山楂放入锅内,加入水,烧沸后放入驴肉,煮熬至肉六成熟,捞出驴肉,稍晾后切成条。

3.用少许植物油、姜、葱、料酒、花椒粉将肉条拌匀,腌渍 1 小时,沥去水分。

4.将植物油倒入铁锅内,用文火烧热,放入肉条榨干水分,待肉色微黄,漏勺捞起,沥去油。

5.将锅内油倒出后,留点余油,放入余下的山楂,略炸,将驴肉倒入锅内,反复翻炒,微火焙干,淋上香油,撒上白糖即成。

【食用方法】每日 1 次,可佐餐也可单独食用。

【功用疗效】滋阴润燥,化食消积。对慢性胃炎患者有一定的疗效。

【注意事项】脾胃虚弱者不宜食用。

草果萝卜炖狗肉

【配方】狗肉 500 克,萝卜 300 克,草果 2 颗,豌豆 100 克,姜、葱各 15 克,香菜 15 克,胡椒粉 4 克,盐 6 克。

【制作方法】

1.狗肉洗净,切成 2 厘米见方的小块,放入沸水锅中汆去血水。

2.豌豆择去杂质,淘洗净;萝卜洗净,切 3 厘米见方的小块;香菜、葱洗净,切段;姜洗净,切片。

3.将草果、狗肉、姜、葱放入锅内,加水适量,先用武火烧沸,再用文火炖 2 小时,放入豌豆、萝卜块,煮熟后放入胡椒粉、盐、香菜即成。

【食用方法】每日 1 次,佐餐食用。

【功用疗效】暖脾胃,化积食。对慢性胃炎患者有一定的疗效。

【注意事项】胃热者不宜食用。

香橼砂仁糖

【配方】香橼粉 10 克,砂仁粉 12 克,白糖 500 克,熟植物油适量。

【制作方法】

1.将白糖放入炖锅内,加水适量,煎熬至浓稠时,放入香橼粉、砂仁粉,搅拌均匀,继续煎熬至起丝状。

2.在搪瓷盘内抹上熟植物油,再把香橼砂仁糖倾入涂有熟植物油的搪瓷盘内,摊平,晾干,用刀划成小块,装入糖盒内。

【食用方法】每日 3 次,适量食用。

【功用疗效】开胃健脾,消化积食。对慢性胃炎患者有一定的疗效。

【注意事项】阴虚有火者及糖尿病患者忌食。

消食茶膏糖

【配方】红茶叶 50 克,白糖 500 克,熟植物油适量。

【制作方法】

1.将红茶叶放入炖锅内,加入水,煎煮 20 分钟滗出茶液,再加水适量,煎煮 10 分钟,滤去茶渣。合并两次茶液,倒入洗净的炖锅内煎熬,待液稠时加入白糖,搅拌均匀,继续煎熬至起丝状时停火。

2.在搪瓷盘内抹上熟植物油,再把茶膏糖倾入涂有植物油的搪瓷盘内,摊平,晾干,用刀划成小块,装入盒内。

【食用方法】每日 3 次,适量食用。

【功用疗效】消积食,化油腻。对慢性胃炎患者有一定的疗效。

【注意事项】糖尿病忌食。

鸡血糯米粥

【配方】鸡血 250 克,糯米 150 克,葱、姜各 10 克,盐 6 克。

【制作方法】

1.将鸡血切 2 厘米见方的小块,放入沸水锅内汆一下;姜切片;葱切段。

2.将淘洗干净的糯米放入锅内,加水适量,先用武火烧沸,再用文火煮 30 分钟,放入鸡血、盐、姜、葱煮熟即成。

【食用方法】当正餐食用。

【功用疗效】暖脾胃,补五脏。对胃寒疼痛患者有一定的疗效。

【注意事项】胃热者不宜食用。

茯苓莲子红枣粥

【配方】茯苓 10 克,莲子 30 克,红枣 6 颗,粳米 100 克,红糖 20 克。

【制作方法】

1.莲子泡发,去心;红枣洗净,去核,茯苓打粉;粳米淘洗干净。

2.将粳米、茯苓粉、莲子、红枣放入锅内,加水适量,先用武火烧沸,再用文火煮沸 40 分钟,放入红糖即成。

【食用方法】每日 1 次,当正餐食用。

【功用疗效】健脾胃,止疼痛。对脾虚胃痛患者有一定的疗效。

【注意事项】大便燥结者不宜食用。

扁豆木香粳米粥

【配方】木香 10 克,白扁豆 30 克,粳米 150 克,红糖 20 克。

【制作方法】

1.白扁豆去泥沙,洗净;木香洗净。

2.将白扁豆、木香放入炖锅内,加水适量,炖至五成熟,把洗净的粳米放入锅内,再煮 30 分钟,放入红糖即成。

【食用方法】当正餐食用。

【功用疗效】健脾胃,理气滞。对气滞胃痛患者有一定的疗效。

【注意事项】感冒发热者忌食。

苏子老姜粥

【配方】紫苏子 10 克,老姜 5 克,粳米 150 克,盐 4 克,味精 2 克。

【制作方法】

1.紫苏子洗净;老姜洗净,切片;粳米淘洗干净。

2.将紫苏子、老姜、粳米放入炖锅,加水适量,先用武火烧沸,再用文火煮 40 分钟,放入盐、味精即成。

【食用方法】当正餐食用。

【功用疗效】暖脾胃,行气止痛。对气虚胃痛患者有一定的疗效。

【注意事项】脾虚便滑、阴虚气喘者忌食。

茴香炖三鲜

【配方】猪肚、猪心、猪舌各 1 个,茴香、盐各 6 克,姜 10 克,葱 15 克,料酒 20 毫升,味精 2 克。

【制作方法】

1.猪肚用盐揉搓,洗净;猪心、猪舌洗净。

2.将猪肚、猪心、猪舌煮熟后切片;姜切片;葱切段;茴香洗净。

3.将猪肚、猪舌、猪心、茴香、姜、葱、料酒放入炖锅内,加水适量,先用武火烧沸,再用文火烧 2 小时,放入盐、味精即成。

【食用方法】佐餐食用。

【功用疗效】散寒行气,和胃止痛。对慢性胃炎患者有一定的疗效。

【注意事项】肠胃虚弱者不宜食用。

良姜香附粥

【配方】高良姜 15 克,制香附 6 克,粳米 100 克,红糖 20 克。

【制作方法】

1.高良姜、制香附洗净;粳米淘洗干净。

2.将高良姜、制香附、粳米放入炖锅内,加水适量,先用武火烧沸,再用文火煮成粥,放入红糖即成。

【食用方法】正餐食用。

【功用疗效】温中,止呕,止痛。对慢性胃炎患者有一定的疗效。

【注意事项】气虚无滞、阴虚血热者忌食。

温胃羊杂汤

【配方】毕澄茄 6 克,羊杂 500 克,姜 10 克,葱 15 克,料酒 15 毫升,盐 3 克,胡椒粉 3 克。

【制作方法】

1.毕澄茄洗净;羊杂洗净,切块;姜拍破;葱切花。

2.将毕澄茄、羊杂、料酒、姜、葱放入炖锅内,加水适量,先用武火烧沸,再用文火炖 2 小时,放入盐,胡椒粉即成。

【食用方法】每日 1 次,既可佐餐又可单食。

【功用疗效】温胃散寒,行气止痛。对慢性胃炎患者有一定的疗效。

【注意事项】虚寒及血虚者忌食。

内金鸡胗汤

【配方】鸡内金 10 克,砂仁 3 克,鸡胗 250 克,姜、葱各 10 克,料酒 15 毫升,盐 6 克,胡椒粉 3 克。

【制作方法】

1.鸡内金炒黄,洗净;砂仁打成细粉。

2.鸡胗洗净,切成薄片;姜切丝;葱切段。

3.将鸡胗、鸡内金、砂仁、姜、葱、料酒放入炖锅内,加水适量,先用武火烧沸,再用文火煮 30 分钟,放入盐、胡椒粉即成。

【食用方法】每日 1 次,佐餐和单食均可。

【功用疗效】暖脾胃,行气止疼痛。对慢性萎缩性胃炎患者有一定的疗效。

【注意事项】阴虚有火者忌食。

归芪蒸仔鸭

【配方】当归 10 克,黄芪 20 克,仔鸭 1 只,姜、葱各 10 克,料酒 15 毫升,盐 6 克,胡椒粉 3 克。

【制作方法】

1.当归、黄芪洗净,切成薄片;仔鸭宰杀后去内脏、头、爪,洗净,切成小块,放入沸水锅中氽去水;姜切丝;葱切花。

2.将仔鸭块放入盆内,用盐、料酒、姜、葱、胡椒粉拌匀,腌渍 30 分钟。取出仔鸭块,皮朝下放入蒸碗内,当归、黄芪放在仔鸭上。

3.将蒸碗放入蒸笼内大火蒸 40 分钟取出,用大盘将仔鸭扣过来,使仔鸭皮向上即成。

【食用方法】每日 1 次,适量食用。

【功用疗效】补气血,止疼痛。对慢性肥厚性胃炎伴有中气不足症状的患者有一定的疗效。

【注意事项】大便溏泄者不宜食用。

归参乳鸽汤

【配方】当归 10 克,党参 15 克,乳鸽 2 只,姜、葱各 10 克,盐 6 克,味精 3 克,料酒 15 毫升,胡椒粉 3 克。

【制作方法】

1.乳鸽宰杀后去毛和内脏,洗净,切成 3 厘米见方的块,放入沸水锅中氽去血水。

2.姜切片;葱切段;当归、党参洗净,切段。

3.将乳鸽、当归、党参、姜、葱、料酒放入炖锅内加水适量,先用武火烧沸,再用文火炖 1 小时放入盐、味精、胡椒粉即成。

【食用方法】每日 1 次,适量食用。

【功用疗效】补气血,通血脉,止疼痛。对慢性胃炎、日久虚、脘腹疼痛患者有一定的疗效。

【注意事项】大便溏泄者不宜食用。

山药羊乳面

【配方】山药粉 30 克,面粉 200 克,羊乳 50 毫升,姜、葱各 14 克,盐 3 克,植物油 30 毫升,味精 3 克。

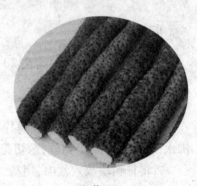
山药

【制作方法】

1.将面粉、羊乳、山药粉用水和成面团,用擀面杖擀成薄片,切成面条。

2.将炒锅置武火上烧热,放入植物油,烧至六成熟,下入姜、葱爆香,加水适量,烧沸后下入面条,煮熟后放入盐、味精即成。

【食用方法】当正餐食用。

【功用疗效】补脾益胃,生津止渴。对胃炎兼有糖尿病患者有一定的疗效。

【注意事项】感冒发热者忌食。

内金炖猪肚

【配方】鸡内金 20 克,猪肚 500 克,料酒 15 毫升,姜、葱各 10 克,胡椒粉 3 克,盐 4 克。

【制作方法】

1.鸡内金炒黄,洗净;猪肚洗净,切成 3 厘米见方的块。放入沸水锅中汆去血水;姜切片;葱切段。

2.将猪肚、鸡内金、姜、葱、料酒放入炖锅内,加水适量,先用武火烧沸,打去浮沫,再用文火煮 90 分钟,放入盐、胡椒粉即成。

【食用方法】每日 1 次,适量食用。

【功用疗效】补中益气,和胃润肺,消化积食。对慢性萎缩性胃炎、胃酸缺乏患者有一定的疗效。

【注意事项】脾胃虚弱者不宜食用。

干姜羊肉汤

【配方】干姜 10 克,羊肉 500 克,胡椒粉 3 克,料酒 10 毫升,盐 3 克,葱 15 克,味精 3 克。

【制作方法】

1.将干姜洗净,拍松;羊肉洗净,切成 3 厘米见方的薄片;葱切段。

2.将干姜、羊肉、葱、料酒同放炖锅内,加水适量,置武火上烧沸,再用文火炖煮 30 分钟,加入盐、味精、胡椒粉即成。

【食用方法】每日 2 次,佐餐食用。

【功用疗效】补虚,散寒。对慢性胃炎患者有一定的疗效。

【注意事项】胃热者忌食。

白术山楂饼

【配方】白术 6 克,山楂 15 克,干姜 6 克,面粉 250 克,植物油 50 毫升,盐 6 克,葱 10 克。

【制作方法】

1.白术、干姜、山楂分别打成细粉;葱切花。

2.将白术粉、山楂粉、盐、干姜粉、葱花、面粉放入盆内,用水和面,搓成条,分成剂子,用擀面杖擀成薄饼。

3.将植物油放入炒锅内,烧至六成热时放入薄饼,烙熟即成。

【食用方法】正餐食用。

【功用疗效】暖胃止痛,消食化滞。对食欲缺乏、食后胃痛患者有一定的疗效。

【注意事项】阴虚燥渴者不宜食用。

二椒炖鸡肾

【配方】鸡肾 4 克,花椒粒 20 粒,胡椒粉、味精各 3 克,料酒 10 毫升,姜 10 克,葱 15 克,盐 3 克。

【制作方法】

1.将鸡肾洗净,切成薄片;姜拍松,葱切段。

2.将鸡肾、花椒粒、姜、葱、料酒同放炖锅内,加水适量,置武火上烧沸,再用文火炖 30 分钟,加入盐、味精、胡椒粉即成。

【食用方法】每日 2 次,佐餐食用。

【功用疗效】温中,止痛,助消化。对慢性胃炎患者有一定的疗效。

【注意事项】胃热、便秘、痔疮者忌食。

山药粉煮牛乳

【配方】山药粉 20 克,牛乳 250 毫升,面粉 30 克,盐、味精各 3 克。

【制作方法】

1.将面粉与山药粉混匀。

2.将牛乳放入锅内烧沸,加入面粉、山药粉搅成糊,加入盐、味精即成。

【食用方法】每日 1 次,早餐食用。

【功用疗效】补脾胃,益气血。对慢性胃炎患者有一定的疗效。

【注意事项】有实邪病症者忌食。

砂仁炖猪肚

【配方】砂仁 6 克,黄芪 20 克,猪肚 1 个,料酒 15 毫升,盐 4 克,味精、胡椒粉各

3 克,姜 10 克,葱 15 克。

【制作方法】

1.将砂仁去壳,打成末;黄芪润透,切成薄片。

2.猪肚用水反复冲洗后,切成 2 厘米宽、3 厘米长的块;姜拍松,葱切段。

3.将砂仁、黄芪、猪肚、姜、葱、料酒同放炖锅内,加入盐、味精、胡椒粉即成。

【食用方法】每日 2 次,佐餐食用。

【功用疗效】行气化湿,温脾止泻,温胃止呕。对慢性胃炎患者有一定的疗效。

【注意事项】阴虚有热忌食。

豆蔻粳米粥

【配方】白豆蔻 6 克,粳米 150 克,白糖 20 克。

【制作方法】

1.将白豆蔻去壳,打成细末;粳米淘洗干净。

2.将粳米、白豆蔻同放锅内,加水适量,置武火上烧沸,再用文火炖煮 35 分钟,加入白糖即成。

【食用方法】每日 1 次,早餐食用。

【功用疗效】化湿行气,温中止呕。对慢性胃炎患者有一定的疗效。

【注意事项】阴虚血燥者忌服。

白豆蔻馒头

【配方】白豆蔻 6 克,面粉(用发酵面粉)500 克。

【制作方法】

1.将白豆蔻去壳,打成末。

2.将发酵粉放在案板上,撒入白豆蔻粉末,加少许水揉匀,如常规做成馒头,然后置蒸笼内用武火蒸熟即成。

【食用方法】每日 1 次,早餐食用。

【功用疗效】化湿行气,温中止呕。对慢性胃炎患者有一定的疗效。

【注意事项】阴虚血燥者忌服。

砂仁猪肚粥

【配方】砂仁 6 克,猪肚 100 克,粳米 150 克,盐、味精各 3 克。

【制作方法】

1.将猪肚洗净,切成细丝;砂仁打成细粉;粳米淘洗干净。

2.将砂仁、粳米、猪肚同放锅内,加入水适量,置武火上烧沸,再用文火炖煮 35 分钟,加入盐、味精即成。

【食用方法】每日 1 次,早餐食用。

【功用疗效】化湿行气,温脾止泻。对慢性胃炎患者有一定的疗效。

【注意事项】阴虚有热忌食。

草蔻羊肉面

【配方】草豆蔻 6 克,羊肉 50 克,面条 250 克,葱花 10 克,植物油 35 毫升,盐、味精各 3 克。

【制作方法】

1.将草豆蔻打成末;葱切成花;羊肉洗净,切成薄片。

2.将炒锅置武火上烧热,加入植物油,烧至六成热时,加入葱花爆香,放入羊肉片,炒变色,加入水适量,烧沸;放入草豆蔻粉、面条煮熟,加入盐、味精拌匀即成。

【食用方法】每日 1 次,早餐食用。

【功用疗效】燥湿健脾,温胃止呕。对慢性胃炎患者有一定的疗效。

【注意事项】凡血气亏损者忌食。

草果羊肉汤

【配方】草果 1 颗,羊肉 150 克,料酒 15 毫升,姜 10 克,葱 15 克,胡椒粉、盐、味精各 3 克。

【制作方法】

1.将草果去心、皮,切成小块;羊肉洗净,切成 3 厘米见方的片;姜拍松,葱切段。

2.将草果、羊肉、姜、葱、料酒同放炖锅内,加水适量,置武火上烧沸,再用文火炖煮 35 分钟,加入盐、味精、胡椒粉即成。

【食用方法】每日 1 次,佐餐食用。

【功用疗效】温中燥湿,开郁消食。对慢性胃炎患者有一定的疗效。

【注意事项】阴虚血燥者忌服。

荜茇牛乳饮

【配方】荜茇 6 克,牛乳 250 毫升,白糖 25 克。

【制作方法】

1.荜茇洗净,剔除其中杂质。

2.牛乳放入锅内,用中火煮沸,加入荜茇,再用文火煮 5 分钟,加入白糖搅匀即成。

【食用方法】每日 1 次,适量饮用。

【功用疗效】温中,散寒,下气,止痛。对慢性胃炎患者有一定的疗效。

【注意事项】脾胃虚寒及虚者不宜服用。

山楂炖猪肚

【配方】山楂 30 克,猪肚 1 个,冰糖 35 克。

【制作方法】

1.将山楂洗净,切成薄片(若是山楂果则洗净,打破)。

2.冰糖打成屑;猪肚洗净,切成 2 厘米宽、3 厘米长的块。

3.将猪肚、山楂同放炖锅内,加水适量,置武火上烧沸,再用文火炖煮 45 分钟,加入冰糖即成。

【食用方法】每日 2 次,既可单食,又可佐餐。

【功用疗效】健脾胃,助消化。对慢性胃炎患者有一定的疗效。

【注意事项】脾胃虚弱者忌食。

荜茇小米粥

【配方】荜茇 6 克,小米 150 克,白糖 20 克。

【制作方法】

1.将荜茇打成末;小米淘洗干净。

2.将荜茇、小米同放炖锅内,加水适量,置武火上烧沸,再用文火煮 35 分钟,加入白糖即成。

【食用方法】每日 1 次,早餐服用。

【功用疗效】温中,散寒,下气,止痛。对慢性胃炎患者有一定的疗效。

【注意事项】脾胃虚寒及虚者不宜服用。

山楂粳米粥

【配方】山楂 15 克,猪肚 50 克,粳米 150 克,姜 10 克,葱 15 克,盐 2 克、味精各 2 克,料酒 10 毫升。

【制作方法】

1.将山楂洗净,切成片;猪肚洗净,切成 4 厘米长的细丝。

2.姜切丝、葱切花;粳米淘洗干净。

3.将粳米、山楂、姜、葱、猪肚、料酒同放锅内,加水适量,置武火上烧沸,再用文火煮 35 分钟,加入盐、味精即成。

【食用方法】每日 1 次,早餐食用。

【功用疗效】补脾胃,助消化。对慢性胃炎患者有一定的疗效。

【注意事项】脾胃虚弱者忌食。

山楂玉米粥

【配方】山楂 20 克,玉米 150 克,白糖 25 克。

【制作方法】

1.山楂洗净,切成薄片;玉米淘洗干净。

2.将玉米、山楂同放锅内,加水适量,置武火上烧沸,再用文火煮 35 分钟,加入白糖即成。

【食用方法】每日 1 次,早餐食用。

【功用疗效】补脾胃,助消化。对慢性胃炎患者有一定的疗效。

【注意事项】脾胃虚弱者忌食。

良姜黑米粥

【配方】黑米 300 克,良姜、干姜、白糖各 30 克。

【制作方法】

1.将良姜、干姜洗净,切成薄片;黑米淘洗干净。

2.将黑米、良姜、干姜同放锅内,加入水适量,置武火上烧沸,再用文火炖煮 35 分钟,加入白糖即成。

【食用方法】每日 1 次,早餐食用。

【功用疗效】温脾胃,助消化。对慢性胃炎患者有一定的疗效。

【注意事项】胃热便秘者忌食。

蒜炖猪肚

【配方】砂仁 6 克,猪肚 1 个,蒜 30 克,料酒 10 毫升,姜 10 克,葱 15 克,盐 4 克,味精、胡椒粉各 3 克。

【制作方法】

1.蒜去皮,剥成瓣状;砂仁去壳,打成细粉。

2.猪肚洗净,切成 2 厘米宽、4 厘米长的段;姜拍松,葱切段。

3.将猪肚、蒜、砂仁、料酒、姜、葱同放炖锅内,加水适量,置武火上浇沸,再用文火炖煮 45 分钟,加入盐、味精、胡椒粉即成。

【食用方法】每日 2 次,佐餐食用。

【功用疗效】助消化,补脾胃。对慢性胃炎患者有一定的疗效。

【注意事项】阴虚有热忌食。

白术香米粥

【配方】白术 15 克,香米 150 克,白糖 30 克。

【制作方法】

1.白术洗净,润透,切成薄片;香米放入锅内,用中火炒香。

2.将香米、白术放入锅内,加水适量,置武火上烧沸,再用文火煮 35 分钟,加入白糖即成。

【食用方法】每日 1 次,早餐食用。

【功用疗效】补脾胃,消积食。对慢性胃炎患者有一定的疗效。

【注意事项】阴虚燥热,郁结气滞者忌食。

豆蔻炖土鸡

【配方】白豆蔻 6 克,草果 2 颗,土鸡 1 只,料酒 15 毫升,姜 10 克,葱 15 克,盐 4 克,味精、胡椒粉各 3 克。

【制作方法】

1.将草果除去核、皮,剪成小块;白豆蔻去壳,打成细粉。

2.土鸡宰杀后,去毛、内脏及爪;姜拍松,葱切段。

3.将土鸡、草果、白豆蔻、姜、葱、料酒同放炖锅内,加入水适量,置武火上烧沸,再用文火炖煮 35 分钟,加入盐、味精、胡椒粉即成。

【食用方法】每日 2 次,佐餐食用。

【功用疗效】健脾除湿。对慢性胃炎患者有一定的疗效。

【注意事项】阴虚血燥者忌服。

河车糯米粥

【配方】紫河车 50 克,芡实、山药各 30 克,糯米 150 克,盐、胡椒粉、味精各 3 克,姜 5 克,葱 10 克,料酒 10 毫升。

【制作方法】

1.紫河车用水反复冲洗干净,切成 2 厘米宽,3 厘米长的块;山药润透,切成薄片。

2.芡实,糯米淘洗干净;姜切片,葱切段。

3.将糯米、紫河车、山药、芡实、姜、葱、料酒同放锅内,加水适量,置武火上烧沸,再用文火煮 35 分钟,加入盐、味精、胡椒粉即成。

【食用方法】每日 1 次,早餐食用。

【功用疗效】温肾助阳,健脾胃。对慢性胃炎患者有一定的疗效。

【注意事项】阴虚火旺者不宜食用。

蒲公英猪肚

【配方】蒲公英 20 克(鲜品 50 克),猪肚 1 个,姜、葱各 10 克,料酒 15 毫升,盐

4克,胡椒粉3克,味精2克。

【制作方法】

1.猪肚洗净,切成3厘米见方的块,放入沸水锅内汆去血水。

2.蒲公英洗净,去根;姜切片;葱切段。

3.将猪肚、姜、葱、料酒放入炖锅内,加水适量,用中火炖1小时,放入蒲公英,略煮后放入胡椒粉、盐、味精即成。

【食用方法】佐餐食用,每日1次。

【功用疗效】温胃,消炎。止痛。对胃溃疡患者有一定的疗效。

【注意事项】咳嗽有痰、便滑者慎食。

白术内金粥

【配方】白术30克,鸡内金15克,红枣4颗,干姜10克,粳米150克,白糖25克。

【制作方法】

1.将鸡内金炒黄,打成粉;白术润透,切成片,炒干,打成粉。

2.干姜洗净,切成片;红枣洗净,去核;粳米淘洗干净。

3.将粳米、鸡内金、白术、干姜、红枣同放炖锅内,加入水适量,置武火上烧沸,再用文火煮35分钟,加入白糖即成。

【食用方法】每日1次,佐餐食用。

【功用疗效】健脾益气,暖胃止痛。对慢性胃炎患者有一定的疗效。

【注意事项】阴虚燥热,郁结气滞者忌食。

姜萝卜饼

【配方】猪瘦肉100克,白萝卜250克,面粉300克,姜、葱各10克,盐3克,植物油50毫升。

【制作方法】

1.将白萝卜洗净,切成细丝,用植物油煸炒至五成热时,待用。将肉剁成泥,加姜末、葱花、盐调成白萝卜馅子。

2.将面粉加水适量,合成面团,软硬程度与饺子皮软度一样,分成若干小团。

3.将面团擀成薄片,将白萝卜馅填入,制成夹心小饼,放入油锅内,烙熟即成。

【食用方法】正餐食用。

【功用疗效】温脾胃,消积。

紫苏子粥

【配方】紫苏子10克,粳米150克。

【制作方法】

1.紫苏子、粳米淘洗干净,放入铝锅内,加水适量。锅置武火上烧沸,再用文火煮40分钟即成。

【食用方法】当正餐食用,每日1次,每次吃100~150克。

【功用疗效】暖脾胃,补气血。对气虚、血虚、胃痛患者尤佳。

羊肉萝卜汤

【配方】苹果2个,羊肉500克,豌豆100克,萝卜300克,姜、葱、香菜各15克,胡椒粉10克,盐6克,醋15毫升。

【制作方法】

1.将羊肉洗净,切成2厘米见方的小块,豌豆择选干净,淘洗净,萝卜切3厘米见方的小块;香菜洗净,切段。

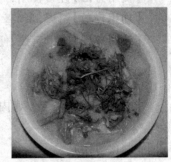

羊肉萝卜汤

2.将草果、羊肉、豌豆、姜放入锅内,加水适量,置武火上烧沸,再用文火炖煮1小时,再放萝卜块煮熟。

3.放入胡椒粉、盐、香菜、葱、醋,装碗即成。

【食用方法】每日1次,每次吃羊肉50克,喝汤,羊肉用醋蘸着食用。

【功用疗效】暖脾胃,化积食。

狗肉粥

【配方】狗肉、粳米各150克,姜、葱各10克,盐6克。

【制作方法】

1.将狗肉洗净,入沸水内余去血水,切2厘米见方小块。

2.姜切片,葱切段,粳米淘洗干净,放入铝锅内,加水适量。

3.将锅置武火上烧沸,再用文火煮40分钟,加入盐拌匀即成。

【食用方法】当正餐食用,每次吃100~150克。

【功用疗效】暖脾胃,补五脏,对胃寒疼痛患者尤佳。

消食茶膏糖

【配方】红茶50克,白糖500克,熟植物油适量。

【制作方法】

1.将红茶放入炖锅内,加入适量水,煎煮20分钟,滗出茶液,再加水适量,煎煮20分钟,滤去茶渣,将两次茶液合并,倒入洗净的炒锅内煎熬,待浓稠时,加入白糖,搅拌均匀,继续煎熬至起丝状时停火。

2.在搪瓷盘内抹上熟植物油,再把茶膏糖倾入涂有植物油的搪瓷盘内,摊平,放冷,用刀划成小块,装入糖盒内。

【食用方法】每日 3 次,每次 1 块。

【功用疗效】消积食,化油腻。

莲子红枣粥

【配方】莲子 30 克,红枣 6 颗,粳米 100 克,红糖 20 克。

【制作方法】

1.莲子泡发去心,红枣洗净去核,粳米淘洗干净。

2.粳米放入铝锅内,加入莲子、红枣,加水适量,置武火上烧沸,用文火炖煮 40 分钟,加入红糖搅匀即成。

【食用方法】当正餐食用,每日 1 次,每次 100~150 克。

【功用疗效】健脾胃,止疼痛。对脾虚胃痛患者尤佳。

茴香炖猪肚

【配方】猪肚 1 个,茴香、盐各 6 克,姜 10 克,葱 15 克,料酒 20 毫升。

【制作方法】

1.猪肚洗净,姜切片,葱切段。茴香用纱布缝一袋装好扎紧口,放入猪肚内。

2.茴香猪肚放入炖锅内,加水适量,放入姜、葱、料酒。

3.炖锅置武火上烧沸,再用文火炖煮 1 小时,加入盐拌匀即成。

【食用方法】佐餐食用,每日 1 次,每次吃猪肚 50 克,喝汤。

【功用疗效】散寒行气,和胃止痛。

高良姜粥

【配方】制香附 6 克,高良姜 15 克,粳米 100 克,红糖 20 克。

【制作方法】

1.高良姜、制香附、粳米淘洗干净,放入铝锅内,加水适量。

2.铝锅置武火上,再用文火煮成粥,加入红糖拌匀即成。

【食用方法】正餐食用,每日 1 次,每次吃 100~150 克。

【功用疗效】温中,止呕,止痛。

毕澄茄炖猪肚

【配方】毕澄茄 6 克,猪肚 250 克,姜 10 克,葱 15 克,料酒 15 毫升,盐 3 克,胡椒粉 3 克。

【制作方法】

1.毕澄茄洗净;猪肚洗净,切4厘米见方的块。

2.毕澄茄、猪肚,料酒、姜、葱同放炖锅内,加水适量,用武火烧沸,文火炖煮40分钟,加入盐、胡椒粉搅匀即成。

【食用方法】每日1次,每次吃猪肚50克,喝汤,既可佐餐又可单食。

【功用疗效】温胃散寒,行气止痛。

归参全鸡

【配方】当归10克,丹参15克,鸡500克,姜、葱各10克,盐6克,料酒15毫升,味精、胡椒粉各3克。

【制作方法】

1.鸡宰杀后,去内脏及毛,切成3厘米见方的块。

2.姜切片,葱切段,当归、党参洗净切段(若用当归头则切薄片)。

3.将鸡、当归、丹参、姜、葱、料酒同放炖锅内,加水适量,置武火上烧沸,再用文火炖煮40分钟,加入盐、味精、胡椒粉即成。

【食用方法】每日1次,每次吃鸡肉50克,喝汤,既可佐餐,也可单食。

【功用疗效】补气血,通血脉,止疼痛。对慢性胃炎、脘腹疼痛尤佳。

内金砂仁鸡肝汤

【配方】鸡内金10克,砂仁3克,鸡肝250克,姜、葱各10克,料酒15毫升,盐6克,胡椒粉3克。

【制作方法】

1.鸡内金炒黄,洗净,砂仁打成细粉,鸡肝洗净,切成薄片,姜切丝,葱切段。

2.将鸡肝、鸡内金、砂仁、姜、葱、料酒同放炖锅内,加水适量,置武火上烧沸,再用文火炖煮30分钟,加入盐、胡椒粉搅匀即成。

【食用方法】每日1次,每次吃鸡肝50克,喝汤,佐餐和单食均可。

【功用疗效】暖脾胃,止疼痛。慢性萎缩性胃炎患者服用尤佳。

山楂炖猪肚

【配方】山楂20克,猪肚500克,料酒15毫升,姜、葱各10克,胡椒粉3克,盐4克。

【制作方法】

1.山楂切片(山楂果则拍破),猪肚洗净,切成3厘米见方的块,姜切片,葱切段。

2.山楂、猪肚、姜、葱、料酒同放炖锅内,加水适量,放入盐,置武火上烧沸,再用文火煮40分钟,加入胡椒粉搅匀即成。

【食用方法】每日1次,每次吃肚条50克,喝汤。既可佐餐又可单食。

【功用疗效】补中益气,和胃润肺,消化积食。对萎缩性胃炎、胃酸缺乏者尤佳。

蒲公英煮羊肚

【配方】蒲公英(鲜品 150 克),羊肚 1 个,姜、葱各 10 克,料酒 15 毫升,盐 6 克,胡椒粉、味精各 3 克。

【制作方法】

1.羊肚洗净,姜切片,葱切段,羊肚切成 4 厘米见方块,蒲公英洗净,去根。

2.羊肚、姜、葱、料酒同放炖锅内,加水适量,置武火上炖煮 50 分钟,投入蒲公英、胡椒粉、盐、味精,搅匀即成。

【食用方法】每日 1 次,一次吃羊肚 50 克,吃蒲公英喝汤,佐餐食用。

【功用疗效】温胃,止痛。对胃溃疡患者尤佳。

白术饼

【配方】白术 6 克,鸡内金 15 克,干姜、盐各 6 克,面粉 250 克,植物油 50 毫升,葱花 10 克。

【制作方法】

1.白术打成细粉,干姜打成细粉,鸡内金打成细粉。

2.白术、鸡内金、盐、葱花、干姜、面粉放入盆内,用水和面,搓成条,分成剂子,用擀面杖擀成薄饼。

3.植物油放入炒锅内烧六成热时,放入薄饼烙黄,再翻面也烙黄,熟透即成。

【食用方法】正餐食用,每日 1 次,每次吃饼 100~150 克。

【功用疗效】暖胃止痛,消食化滞。对食欲不振,食后胃痛患者尤佳。

(三)胃溃疡

胃或十二指肠溃疡是一种慢性全身性疾病,称为胃溃疡,又叫消化性溃疡。其主要症状是上腹部疼痛,位于剑突(心窝)下或上腹部中线周围,呈烧灼性、啮咬性或饥饿性钝痛,胀痛或隐痛。有时也局限于胸腔下部。疼痛发生时会持续半小时到三小时。疼痛时发时消,经过数周的间歇性疼痛后,会出现一段短暂的无痛期。若出现上述症状除请医生诊断吃药外可用药膳调养。

田七核桃茶

【配方】田七 10 克,核桃仁 15 克,蜂蜜 25 毫升。

【制作方法】

1.将田七研成粉;核桃仁研成末。

2.将蜂蜜、核桃仁粉、田七粉同放杯内,加入白开水 250 毫升搅匀,盖上盖,5 分钟后则可饮用。

【食用方法】代茶饮用。

【功用疗效】健脾和胃,止血润肠。用于脾胃虚寒的胃溃疡出血患者。

【注意事项】孕妇忌食。

白芨牛奶饮

【配方】白芨20克,牛奶250毫升,蜂蜜30毫升。

【制作方法】

1.将白芨洗净,切成片,用水适量,煎煮25分钟,除去白芨,留药液。

2.将白芨药液和牛奶同放奶锅内烧沸,加入蜂蜜即成。

【食用方法】代茶饮用。

【功用疗效】养阴,止血,生肌。胃溃疡出血患者食用尤佳。

【注意事项】外感咳嗽、肺痈初期及肺胃有实热者忌食。

胡椒粉狗肉粥

【配方】狗肉150克,粳米200克,胡椒粉20克,姜5克,葱10克,盐、味精各3克,料酒10毫升。

【制作方法】

1.狗肉洗净,切碎;粳米淘洗干净;姜切片,葱切段。

2.将粳米、狗肉、胡椒粉、姜、葱、料酒同放锅内,加入水适量,置武火上烧沸,再用文火炖煮35分钟,放入盐、味精、胡椒粉即成。

【食用方法】每日1次,佐餐食用。

【功用疗效】温胃,散寒,止痛。用于慢性十二指肠溃疡出血患者。

【注意事项】阴虚火旺、胃热者不宜食用。

鲜姜炖羊肚

【配方】砂仁6克,羊肚1个,姜300克,料酒10毫升,胡椒粉、盐、味精各3克,葱10克。

【制作方法】

1.将姜洗净,切片;羊肚用水反复冲洗干净;砂仁去壳;葱切花。

2.将姜、葱、砂仁放入羊肚内,用线缝合,放入炖锅内,加入料酒,水适量,置武火上烧沸,再用文火炖煮45分钟,加入盐、味精、胡椒粉;捞起羊肚,切成2厘米宽、3厘米长的块,即可以食用。

【食用方法】每日2次,佐餐食用。

【功用疗效】温脾胃,止溃疡。用于胃溃疡出血患者。

【注意事项】感冒风寒、胃热者不宜食用。

砂仁煲猪肚

【配方】砂仁 10 克，猪肚 1 个，姜 10 克，葱 15 克，料酒 15 毫升，盐 3 克。

【制作方法】

1.砂仁打成细粉，猪肚洗净，切成 4 厘米见方的块，姜拍破，葱切段。

2.猪肚、姜、葱、料酒和砂仁放入锅内，加水适量，置武火上烧沸，再倒入瓷煲内，用文火煲 50 分钟，加入盐搅匀即成。

【食用方法】每日 1 次，每次吃猪肚 50 克，喝汤，既可佐餐食用，又可单食。

【功用疗效】暖胃、止痛、止呕。对寒邪犯胃溃疡病患者尤佳。

良姜粥

【配方】良姜 15 克，粳米 150 克。

【制作方法】

1.良姜打成细粉，粳米淘洗干净。

2.粳米、良姜放入锅内，加水适量，先用武火烧沸，再用文火煮 40 分钟，下入良姜末，烧沸即成。

【食用方法】当正餐食用，每日 1 次，每次吃 100～150 克。

【功用疗效】暖脾胃，止疼痛。对寒邪犯胃之溃疡尤佳。

吴茱萸粥

【配方】吴茱萸末 5 克，粳米 150 克，葱 10 克，盐 3 克。

【制作方法】

1.粳米淘洗干净，葱切花，放入铝锅内，加水适量。

2.锅置武火上烧沸，下入吴茱萸末，再用文火炖煮 40 分钟，加入盐拌匀即成。

【食用方法】正餐食用，每日 1 次，每次 100 克。可单食用，热服。

【功用疗效】暖脾胃，止痒痛。

白胡椒火腿汤

【配方】白胡椒 15 克，火腿 50 克，小白菜叶 150 克，盐适量。

【制作方法】

1.白胡椒打成细粉，火腿切薄片，小白菜叶洗净。

2.火腿、白胡椒粉放入锅内，加水适量，

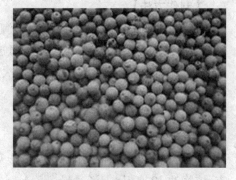

白胡椒粒

国学经典文库

中华食疗大全

·常见病药膳养生·

图文珍藏版

烧沸,放入小白菜叶,再烧沸加入盐即成。

【食用方法】正餐代汤食用,每日1次,吃肉喝汤。

【功用疗效】暖胃,补血,止疼。对寒邪犯胃之溃疡尤佳。

山药肉丸汤

【配方】山药15克,猪瘦肉150克,姜、葱各10克,料酒10毫升,盐3克,植物油30毫升,味精3克,上汤适量。

【制作方法】

1.山药打成细粉,猪瘦肉洗净剁肉泥,姜切细末,葱切花。

2.姜、葱、料酒、山药粉入肉泥内,放入盐拌匀,如常规制作肉丸。

3.炒锅置武火上烧热,加入植物油,至六成热时,加入上汤,烧沸,下入肉丸,煮熟,加入味精即成。

【食用方法】佐餐食用,每日1次,每次吃肉丸50克,喝汤。

【功用疗效】补脾胃,益气血。

荜茇桂心粥

【配方】荜茇、桂心各3克,粳米150克,胡椒粉3克,盐1克。

【制作方法】

1.荜茇、桂心打成细粉,粳米淘洗干净。

2.粳米、胡椒粉、荜茇、桂心同放锅内,加水适量,用武火烧沸,文火煮熟成粥,下入盐搅匀即成。

【食用方法】正餐食用,海日1次,每次吃粥150克。

【功用疗效】温中止痛。对寒邪犯胃溃疡患者尤佳。

槟榔粥

【配方】槟榔、萝卜子各10克,粳米150克,白糖20克。

【制作方法】

1.将槟榔打碎,萝卜子炒香,粳米淘洗干净,共放锅内,加水适量。

2.将锅置武火上烧沸,再用文火煮成粥,加入白糖搅匀即成。

【食用方法】当正餐食用,每日1次,每次吃150克粥。

【功用疗效】助消化,化积食。

草果烧牛肉

【配方】草果1颗,牛肉150克,土豆50克,姜、葱各10克,料酒10毫升,盐3克,植物油30毫升,上汤适量。

【制作方法】

1.草果去心留皮,切成颗粒;牛肉洗净,切成2厘米见方的块。

2.土豆洗净去皮,切成3厘米见方的块,姜切丝,葱切花。

3.将炒锅置武火上烧热,加入植物油,至六成热时,下入姜、葱爆锅,下入牛肉块、草果炒变色,下入上汤、土豆、料酒先用武火烧沸,再用文火烧热,加入盐炒匀即成。

【食用方法】每日1次,佐餐食用,每次吃50克牛肉和土豆。

【功用疗效】温胃止疼,补气补血,对寒邪犯胃溃疡患者尤佳。

金橘根煲猪肚

【配方】金橘根30克,猪肚1个,料酒15毫升,盐3克,姜6克,葱10克。

【制作方法】

1.将金橘根洗净,切薄片,猪肚洗净切4厘米见方的块,姜拍破,葱切段。

2.猪肚、金橘根、姜、葱、料酒放入炖锅内加水适量,置武火上烧沸,再用文火炖煮50分钟,加入盐搅匀即成。

【食用方法】每日1次,佐餐食用,吃猪肚50克,喝汤。

【功用疗效】疏肝理气,止胃疼痛。

红糖烧豆腐

【配方】豆腐250克,红糖30克。

【制作方法】

1.红糖切成末,豆腐洗净,切成4厘米长、2厘米宽的块。

2.红糖、豆腐放入铝锅内,加水适量,烧沸,文火煮20分钟即成。

【食用方法】每日1次,每次吃豆腐100~150克,既可佐餐又可单食。

【功用疗效】疏肝,和胃,止痛,对肝胃郁结尤佳。

薤白粥

【配方】薤白10克,粳米150克,盐适量。

【制作方法】

1.薤白洗净,粳米淘洗干净。

2.粳米、薤白放入铝锅内,加水适量,用武火烧沸,再用文火煮熟成粥,加入盐搅匀即成。

【食用方法】当正餐食用,每日1次,每次吃150克。

【功用疗效】疏肝气,止胃痛。

蜂蜜羊奶

【配方】蜂蜜 20 毫升,羊奶 250 毫升。

【制作方法】

1.羊奶放入炖锅内,蜂蜜炼热。

2.羊奶炖锅置武火上烧沸,加入炼蜜搅匀即成。

【食用方法】每日 1 次,每次 250 克,代茶饮用。

【功用疗效】滋阴补虚,生津止渴。对胃阴亏虚效果尤佳。

猪肚炖老龟

【配方】猪肚 1 个,老龟(留龟板)1 只,料酒 15 毫升,姜、葱各 10 克,盐、胡椒粉各 3 克。

【制作方法】

1.猪肚洗净,切成 4 厘米见方的块。

2.老龟宰杀后,去内脏、头、尾及爪,切成 3 厘米见方的块,姜拍破,葱切段。

3.老龟、猪肚、胡椒粉、姜、葱、料酒同放炖锅内,加入鸡汤或水,置武火上烧沸,再用文火炖 40 分钟,加入盐搅匀即成。

【食用方法】每日 1 次,每次吃猪肚、龟肉各 30 克,喝汤。

【功用疗效】滋阴,补虚,止痛。对胃阴亏损患者尤佳。

冰糖鱼肚

【配方】鱼肚 50 克,冰糖 20 克。

【制作方法】

1.鱼肚发透,切 3 厘米见方的块,冰糖打碎。

2.鱼肚置炖锅内,加水适量,放武火上炖煮 30 分钟,然后投入冰糖屑,待冰糖溶化,搅匀即成。

【食用方法】单独食用,每日 1 次,每次吃鱼肚 30~50 克,喝汤。

【功用疗效】补胃,滋阴,止痛。对胃阴亏虚患者尤佳。

甲鱼炖鱼肚

【配方】甲鱼 1 只,鱼肚 50 克,料酒 15 毫升,姜、葱各 10 克,盐、胡椒粉各 3 克。

【制作方法】

1.甲鱼宰杀,除去内脏、头、尾及爪。

2.鱼肚发透,切 4 厘米见方的块,姜切片,葱切段。

3.鱼肚、甲鱼放炖锅内,加入水、姜、葱、料酒、胡椒粉,置武火上烧沸,再用文火炖煮 50 分钟,加入盐,搅匀即成。

【食用方法】每日 1 次,每次吃鱼肚、龟肉 30 克,喝汤。

【功用疗效】滋阴,补虚,止痛。对胃阴虚患者尤佳。

党参黑米粥

【配方】党参 30 克,黑米 150 克,白糖 20 克。

【制作方法】

1.党参洗净,切成 3 厘米长的段,黑米淘洗干净。

2.黑米、党参放入铝锅内,加水适量,用武火烧沸,再用文火煮 40 分钟,加入白糖搅匀即成。

【食用方法】正餐食用,每日 1 次,每次吃粥 100~150 克。

【功用疗效】补脾胃,益气血。对脾胃虚寒患者尤佳。

胡椒粉红枣汤

【配方】红枣 6 颗,胡椒粉 6 克,红糖 20 克。

【制作方法】

1.胡椒粉、红枣放入炖锅内,红糖切成细末,放入水 250 克。

2.炖锅置武火上烧沸,再用文火炖煮 15 分钟即成。

【食用方法】每日 1 次,每次喝汤吃枣。

【功用疗效】暖脾胃,止疼痛。对胃虚寒患者尤佳。

姜桂炖猪肚

【配方】猪肚 250 克,肉桂 3 克,姜 20 克,料酒 15 毫升,葱 15 克,胡椒粉、盐各 3 克。

【制作方法】

1.姜洗净,切片;猪肚洗净切片,肉桂洗净剁 1 厘米见方的块,葱切花。

2.猪肚、肉桂、姜、葱、料酒、胡椒粉放入炖锅内,加水适量,置武火上烧沸,再用文火炖 50 分钟,加入盐搅匀即成。

【食用方法】每日 1 次,每次吃猪肚 50 克,喝汤,既可单食又可佐餐。

【功用疗效】补脾胃、益气血。

蜂蜜红茶饮

【配方】蜂蜜 30 毫升,红茶 6 克。

【制作方法】

1.蜂蜜炼熟,红茶刚炖锅烧沸。蜂蜜放入烧沸的红茶杯内,拌匀即成。

【食用方法】代茶饮用。

【功用疗效】生津止渴,滋补脾胃。对脾胃虚弱者尤佳。

糯米红枣粥

【配方】红枣 30 克,糯米 150 克,白糖 20 克。

【制作方法】

1.糯米淘洗干净,红枣洗净去核。

2.糯米、红枣放入铝锅内,加水适量,置武火上烧沸,再用文火煮熟成粥,加入白糖搅匀即成。

【食用方法】每日 1 次,每次 100~150 克。

【功用疗效】补脾胃,益气血。对脾胃虚弱患者尤佳。

豆浆饴糖饮

【配方】豆浆 250 毫升,饴糖 25 克。

【制作方法】

1.豆浆烧沸,饴糖置豆浆杯内,搅匀,再烧沸即成。

【食用方法】代茶饮用。

【功用疗效】补脾胃,益气血,对脾胃虚弱患者尤佳。

蜂蜜土豆饮

【配方】蜂蜜 30 毫升,土豆 250 克。

【制作方法】

1.蜂蜜炼熟,土豆洗净,去皮,切成细丝,剁碎,用纱布绞出汁液,加入开水 250 克。炼蜜放入土豆汁液内搅匀即成。

【食用方法】每日 1 次,每次吃 250 克。

【功用疗效】补脾胃,润肺止咳。对脾胃虚弱兼咳嗽患者尤佳。

红枣猪瘦肉汤

【配方】红枣 6 颗,猪瘦肉 250 克,黑木耳 30 克,时蔬 100 克,料酒 10 毫升,姜 6 克,葱 10 克,盐 4 克,植物油 50 毫升,豆粉适量。

【制作方法】

1.红枣洗净去核,黑木耳发透去蒂头,猪瘦肉洗净,切薄片,姜切粒,葱切花。猪瘦肉放在碗内,加入豆粉、姜粒、葱花、盐、料酒拌匀,时疏洗净。

2.炒锅置武火上烧热,放入植物油烧六成热时,用姜葱爆锅,加入水烧沸,下入红枣、黑木耳、猪瘦肉片、时蔬,煮熟即成。

【食用方法】每日 1 次,每次吃木耳肉片 50 克,喝汤,佐餐食用。

【功用疗效】祛淤血,益脾胃。对血瘀脾胃虚弱者尤佳。

黑木耳炒瘦肉

【配方】红枣 6 颗,水发黑木耳 30 克,猪瘦肉 100 克,料酒 10 毫升,姜、葱各 10 克,盐 3 克,植物油 50 毫升,水淀粉 15 克。

【制作方法】

1.将红枣洗净去核,一切两半,黑木耳去蒂、洗净;瘦肉洗净切薄片,姜切片,葱切段。将猪瘦肉放入碗内,加入水淀粉、盐、料酒,拌匀。

2.将炒锅置武火上烧热,加入植物油,烧六成热时,下入姜、葱爆锅,随即放入瘦肉、黑木耳、红枣,炒熟即成。

【食用方法】每日 1 次,每次吃木耳、瘦肉 50 克,佐餐食用。

【功用疗效】祛瘀通络,滋补气血。对胃溃疡淤血患者尤佳。

红花炖羊肚

【配方】红花 10 克,羊肚 1 个,料酒 15 毫升,姜、葱各 10 克,盐 4 克,胡椒粉 3 克。

【制作方法】

1.羊肚洗净,红花洗净,姜切片,葱切段。

2.红花、姜、葱、胡椒粉放入羊肚内,扎紧口,放入炖锅内,加水适量,再加料酒。

3,炖锅置武火上烧沸,再用文火炖煮 40 分钟,将羊肚捞起,切成 4 厘米长的条块,再入炖锅,加入盐,烧沸即成。

【食用方法】每日 1 次,每次吃羊肚 50 克,喝汤佐餐食用。

【功用疗效】祛淤血,补气血。对脾胃虚弱血瘀患者尤佳。

桃仁炖墨鱼

【配方】桃仁 6 克,水发墨鱼 200 克,料酒 10 毫升,姜、葱各 10 克,盐 3 克。

【制作方法】

1.桃仁去皮尖,墨鱼洗净,切 3 厘米见方的块,姜切片,葱切段。

2.桃仁、墨鱼、料酒、姜、葱同放炖锅内,加水适量,放在武火上烧沸,再用文火炖煮 50 分钟,加入盐拌匀即成。

【食用方法】每日 1 次,每次 50 克墨鱼,喝汤,佐餐食用。

【功用疗效】滋阳补血,祛淤血。对血瘀脾胃虚弱者尤佳。

南瓜粳米粥

【配方】南瓜 100 克,粳米 150 克。

【制作方法】

1.南瓜去皮,洗净,切成 2 厘米宽、4 厘米长的块,粳米淘洗干净。

2.粳米放入铝锅内,加入南瓜和水适量,置武火上烧沸,再用文火炖煮 40 分钟即成。

【食用方法】当正餐食用,每日 1 次,每次吃粥 100~150 克。

【功用疗效】养胃,生津,止渴。对糖尿病肠胃虚弱者尤佳。

红花鱼肚

【配方】红花 10 克,水发鱼肚 50 克,青笋 100 克,料酒 10 毫升,姜、葱各 10 克,盐 3 克,植物油 50 毫升。

【制作方法】

1.鱼肚洗净,切成 4 厘米见方的块,红花洗净,姜切片,葱切段。

2.炒锅置武火烧热,加入植物油烧六成热时,下入姜葱爆锅,下入鱼肚、料酒、青笋片、红花、盐,炒熟即成。

【食用方法】每日 1 次,每次吃鱼肚 50 克,佐餐食用。

【功用疗效】祛淤血,健脾胃。对血瘀脾胃虚弱患者尤佳。

两面针饮

【配方】两面针 20 克,田七 30 克,重楼、白芨各 15 克,饴糖 50 克,蜂蜜 50 毫升。

【制作方法】

1.两面针、田七、重楼、白芨打成细粉,饴糖、蜂蜜炼熟备用。将药粉按 12 克一包分好即成。

【食用方法】每日 3 次,每次 1 包加饴糖、蜂蜜开水冲服。

【功用疗效】健脾和胃,疏肝理气。

白芨粳米粥

【配方】白芨 15 克,粳米 100 克,白糖 20 克。

【制作方法】

1.白芨打成细粉,粳米淘洗干净。

2.粳米、白芨放入铝锅内,加水适量,置武火上烧沸,再用文火炖煮 30 分钟,加入白糖拌匀即成。

【食用方法】当正餐食用,每日 1 次,每次 100 克。

【功用疗效】止血,止咳。对胃溃疡出血患者尤佳。

莲藕田七饮

【配方】田七粉 6 克,莲藕汁 100 克,生鸡蛋 1 个,白糖 20 克。

【制作方法】

1.莲藕汁加水适量,加入田七粉、白糖、生鸡蛋打破去皮,搅匀,调成羹。

2.铝锅置武火上烧沸,再用文火将鸡蛋煮熟即成。

【食用方法】每日 1 次,每次吃完。

【功用疗效】活血,养血,止血。对胃溃疡出血患者尤佳。

山药蜂蜜饮

【配方】山药 15 克,蜂蜜 25 毫升。

【制作方法】

1.山药放入锅内,加水 300 克,煮沸,用文火炖煮 30 分钟,去渣,留山药汁。

2.蜂蜜炼熟,放入山药汁煮沸即成。

【食用方法】当茶饮用。

【功用疗效】滋补脾胃,润肠通便。对胃溃疡便秘者尤佳。

虎杖糯米粥

【配方】虎杖 12 克,糯米 100 克,白糖 20 克。

【制作方法】

1.虎杖洗净,放入铝锅内,加水适量,置武火上烧沸,文火煮 20 分钟,滤去药渣,糯米淘洗干净。

2.药汁与糯米同放铝锅内,加水适量,置武火上烧沸,用文火煮 30 分钟,加入白糖拌匀即成。

【食用方法】当正餐食用,每日 1 次,每次吃粥 100 克。

【功用疗效】补气血,护肠胃。对胃溃疡创面不易痊愈患者尤佳。

(四)食道癌

食道癌又叫食管癌,是发生在食管上皮组织的恶性肿瘤。它的发生与亚硝胺慢性刺激,炎症与创伤,遗传因素以及饮水,粮食和蔬菜中的微量元素含量有关。其主要症状是:咽食哽噎、胸骨后和剑突下疼痛、咽喉部干燥和紧缩感等。

甘草饮

【配方】半夏 20 克,附子 5 克,栀子 15 克,甘草 6 克,干姜 10 克,白糖 20 克。

【制作方法】

1.将半夏、附子、栀子、甘草、干姜洗净;附子放入瓦锅内,加水煎煮 30 分钟待用。

2.将附子、甘草、干姜、半夏、栀子同放锅内,加水适量,置武火上烧沸,再用文火煎煮 25 分钟,过滤去渣,在汁液内加入白糖搅匀即成。

【食用方法】每日 3 次,每次饮 150 毫升。

【功用疗效】除烦,止咳,止呕,消肿。对食道癌患者有效。

桑白皮饮

【配方】桑白皮 5 克,杏仁 20 克,茯苓 30 克,白糖 25 克。

【制作方法】

1.桑白皮洗净切碎;杏仁去皮尖洗净,茯苓切成小块。

2.将以上药物放入瓦锅内,加水适量,置武火上烧沸,再用文火煎煮 25 分钟,过滤去渣,在汁液内加入白糖搅匀即成。

【食用方法】每日 3 次,每次饮 150 毫升。

【功用疗效】散风清热,止咳。对食道癌患者饮用尤佳。

半夏附子饮

【配方】半夏 30 克,附子 5 克,栀子 15 克,白糖 20 克。

【制作方法】

1.将半夏、附子、栀子洗净。附子放入瓦锅内先煮 30 分钟。

2.将半夏、附子、栀子同放瓦锅内加水适量,置武火上烧沸,再用文火煎煮 30 分钟,过滤、去渣、留汁液内加入白糖搅匀即成。

【食用方法】每日 3 次,每次饮用 150 毫升。

【功用疗效】除烦止呕。对食道癌患者饮用尤佳。

半夏龙葵饮

【配方】半夏 15 克,龙葵 10 克,白糖 20 克。

【制作方法】

1.将半夏、龙葵洗净,放入瓦锅内,加水适量。

2.将半夏、龙葵的瓦锅置武火上烧沸,再用文火煎煮 25 分钟,滤去渣,在汁液内加入白糖拌匀即成。

【食用方法】每日 3 次,每次饮 100 毫升。

【功用疗效】解毒,散结,化痰,止呕。对食道癌患者尤佳。

板蓝根饮

【配方】板蓝根、猫爪草各 15 克,硇砂 0.6 克,威灵仙 10 克,制南星 6 克,人工牛黄 1 克,白糖 30 克。

【制作方法】

1.板蓝根洗净,猫爪草、威灵仙、制南星洗净,硇砂洗净同放瓦锅内,加水适量。

2.瓦锅置武火上烧沸,再用文火煎煮 25 分钟,滤去渣,留汁液加入白糖搅匀即成。

【食用方法】每日 3 次,每次饮 100 毫升。

【功用疗效】清热解毒,消痞化结。对食道癌有疗效。

蛇莓龙葵饮

【配方】蛇莓 10 克,龙葵 15 克,白糖 20 克。

【制作方法】

1.蛇莓、龙葵洗净,放入瓦锅内,加水适量。

2.锅置武火上烧沸,再用文火煎煮 25 分钟,停火,过滤,留汁液,在汁液内加入白糖搅匀即成。

【食用方法】每日 3 次,每次饮 100 毫升。

【功用疗效】清热解毒,消痞散结。对食道癌患者尤宜。

硼砂散

【配方】硼砂 100 克,礞石 75 克,火硝 50 克,硇砂、梅冰片、上沉香各 15 克。

【制作方法】

1.硼砂、礞石、火硝、硇砂、梅冰片捣成细粉;上沉香用刀刮成细粉,过 100 目筛。

2.上述药物混合拌匀,装入药罐内。

【食用方法】每 30 分钟含咽 1 次,每次取 0.6 克~0.9 克含化咽下,不能用开水进服。肿消即止,此药不可多服。肿消后可 3 小时服 1 次。

【功用疗效】消癌肿。对晚期食道癌效果尤佳。

蒜鲫鱼汤

【配方】独头蒜 30 克,鲫鱼 150 克,料酒 10 毫升,姜 10 克,味精 3 克,盐 2 克。

【制作方法】

1.鲫鱼宰杀去鳞、内脏、鳃,洗干净;蒜去皮,切成薄片。

2.鲫鱼、料酒,蒜、姜放入铝锅内,加水适量,置武火上烧沸,再用文火煮 30 分钟,加入味精、盐即成。

【食用方法】每日 1 次,每次吃鱼、蒜 50 克。

【功用疗效】祛淤血,消癌肿。对食道癌有一定疗效。

北沙参蜜膏

【配方】北沙参 30 克,丹参、杏仁、瓜蒌皮、杵头糠、郁金、桃仁、荷叶蒂各 15 克,当归 20 克,川贝 10 克,砂仁壳 9 克,红花 6 克,人参 10 克,生地黄 250 克,茯苓、半夏曲各 100 克,蜂蜜 500 毫升。

【制作方法】

1.以上药物洗净,放入瓦锅内,加水适量,置武火烧沸,文火熬 25 分钟,滗出药液,如此煎熬 3 次,滤去渣,将 3 次药液合并,再放入瓦锅内。

2.瓦锅置中火上煎熬至浓稠时,加入蜂蜜煎熬 30 分钟即成。

【食用方法】每日 3 次,每次服 15 克,温开水送下。

【功用疗效】润肺,止咳,消肿。对食道癌患者尤佳。

韭菜牛奶

【配方】韭菜 500 克,牛奶 250 毫升,白糖 30 克。

【制作方法】

1.韭菜洗净切碎,用纱布绞出汁液,与牛奶混合。

2.韭菜汁牛奶放入奶锅内,置中火上烧沸,加入白糖即成。

【食用方法】每一次,早晨服用。

【功用疗效】养胃,消肿。对食道癌有疗效。

蒲葵子饮

【配方】蒲葵子 50 克,红枣 6 颗,白糖 20 克。

【制作方法】

1.蒲葵子、红枣洗净去核。

2.蒲葵子、红枣放入瓦锅内加水适量,置武火上烧沸,再用文火煎煮 25 分钟,过滤去渣,在汁液内加入白糖拌匀即成。

【食用方法】每日 3 次,每次饮 150 毫升。

【功用疗效】补气血,消癌肿。对食道癌有疗效。

诃子菱角饮

【配方】诃子、菱角各 15 克,薏米 30 克,白糖 20 克。

【制作方法】

1.菱角、诃子洗净,薏米淘去泥沙。

2.菱角、诃子、薏米放入铝锅内,加水适量,置武火上烧沸,再用文火煮 30 分钟,加入白糖搅匀即成。

【食用方法】每日 3 次,每次服 100 克。

【功用疗效】祛湿利水,消痞散结。对食道癌尤佳。

水蛭散

【配方】海藻 50 克,水蛭 10 克,白糖 20 克。

【制作方法】

1.海藻、水蛭洗净,烘干。海藻、水蛭共研成粉,装入瓶内待用。

2.食用时,每次取出 10 克,白糖开水冲服。

【食用方法】每日 2 次,每次 10 克。

【功用疗效】消癌肿,散瘀结。对食道癌患者有疗效。

菱角诃子炖甲鱼

【配方】诃子、紫藤瘤、薏米各 15 克,菱角 30 克,甲鱼 1 只,料酒 10 毫升,姜 10 克,盐 3 克。

【制作方法】

1.甲鱼宰杀后,去内脏、头、尾。

2.菱角去壳洗净;诃子洗净。薏米淘洗干净去泥沙,姜切片。

3.甲鱼、姜、料酒、薏米、诃子、紫藤瘤、菱角共放炖锅内,加水适量,置武火上烧沸,再用文火炖煮 40 分钟,加入盐搅匀即成。

【食用方法】每日 1 次,每次吃甲鱼肉 50 克,喝汤。

【功用疗效】清热解毒,消痞散结。对食道癌患者尤佳。

诃子炖野鸭

【配方】诃子(藏橄榄)6 克,野鸭肉 250 克,料酒 10 毫升,姜 10 克,盐 3 克。

【制作方法】

1.诃子洗净去杂质;鸭肉洗净,用沸水汆去血水,切 2 厘米见方的块;姜切片。

2.橄榄、野鸭肉、姜、料酒同放炖锅内,加水适量,置武火上烧沸,再用文火炖 40 分钟加入盐搅匀即成。

【食用方法】每日 1 次,每次吃鸭肉 50~80 克,喝汤,佐餐食用。

【功用疗效】清热解毒,止痛消肿。对食道癌患者食用尤佳。

薏米紫藤粥

【配方】紫藤瘤、诃子各 15 克,薏米、菱角各 30 克,粳米 60 克,白糖 30 克。

【制作方法】

1.以上药物及粳米淘洗干净,去泥沙,菱角去壳留肉。

·常见病药膳养生·

图文珍藏版

2.粳米、菱角肉、薏米、诃子、紫藤瘤同放铝锅内,加水适量,置武火上烧沸,再用文火煮 30 分钟,加入白糖即成。

【食用方法】每日 1 次,每次吃粥 60～100 克。

【功用疗效】养胃,清热,解毒,消肿。对食道癌正餐食用尤佳。

紫藤瘤饮

【配方】紫藤瘤、诃子各 15 克,薏米、菱角各 30 克,白糖适量。

【制作方法】

1.以上药物淘洗干净,菱角切成两半,放入炖锅内,加水适量。

2.炖锅置武火上烧沸,再用文火煮 30 分钟,过滤去渣,留汁液加入白糖搅匀即成。

【食用方法】每日 3 次,每次饮 150 毫升。

【功用疗效】清热,解毒,消肿。对食道癌有效。

诃子瘦肉汤

【配方】薏米 30 克,诃子 15 克,田七 5 克,菱角 20 克,猪瘦肉 100 克,姜 10 克,料酒 10 毫升,盐、味精各 3 克。

【制作方法】

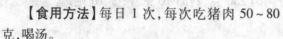

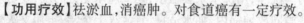

1.薏米淘洗干净,菱角去壳,洗净,诃子、田七捣碎;猪瘦肉洗净,切成 3 厘米见方的块,姜切片。

2.薏米、诃子、田七、菱角、猪瘦肉、料酒、姜放入炖锅内,加水适量,置武火烧沸,再用文火炖 50 分钟,加入盐、味精搅匀即成。

田七

【食用方法】每日 1 次,每次吃猪肉 50～80 克,喝汤。

【功用疗效】祛淤血,消癌肿。对食道癌有一定疗效。

荸荠紫藤炖白鸭

【配方】紫藤瘤、诃子各 15 克,薏米 30 克,荸荠 50 克,白鸭 1 只,料酒 10 毫升,姜 10 克,盐 4 克,味精 3 克。

【制作方法】

1.白鸭宰杀去毛、内脏及爪;荸荠洗净去皮,薏米淘洗干净去泥沙;诃子、紫藤瘤洗干净,将姜切成片。

2.白鸭、荸荠、紫藤瘤、薏米、诃子同放炖锅内,加入料酒、盐、姜、水适量,置武火上烧沸,再用文火炖煮50分钟,加入味精即成。

【食用方法】每日1次,每次吃鸭肉50~100克,佐餐食用。

【功用疗效】利咽喉,消癌肿。对食道癌有效。

紫藤瘤炖乌鸡

【配方】紫藤瘤、诃子、菱角各15克,薏米20克,乌鸡1只,料酒10毫升,姜10克,盐、味精各3克。

【制作方法】

1.乌鸡宰杀后去毛、内脏及爪;紫藤瘤洗干净,薏米淘洗去泥沙;菱角去壳洗净,诃子洗净,姜切片。

2.乌鸡、薏米、紫藤瘤、诃子、菱角肉、料酒、姜同放炖锅内,加水适量,置武火上烧沸,再用文火炖煮40分钟,加入盐、味精即成。

【食用方法】每日1次,每次吃乌鸡50~80克,佐餐食用。

【功用疗效】清热解毒,消痞散结。对食道癌患者食用尤佳。

菱角薏米粥

【配方】薏米、菱角各50克,白糖20克。

【制作方法】

1.菱角洗净,薏米淘洗去泥沙,菱角一切两半。

2.薏米、菱角放入铝锅内,加水适量,置武火上烧沸,再用文火煮30分钟,加入白糖搅匀即成。

【食用方法】每日1次,每次吃粥60~100克。

【功用疗效】清暑热,消癌肿,对食道癌患者食用尤佳。

罗汉果炖墨鱼

【配方】罗汉果1颗,墨鱼150克,冰糖20克,料酒10毫升,姜10克。

【制作方法】

1.罗汉果洗净,拍破;墨鱼洗净去筋膜,切成3厘米见方的块,姜切片。

2.罗汉果、墨鱼、料酒、姜同放炖锅内,加入水,置武火上烧沸,再用文火炖煮30分钟,加入冰糖,再烧沸即成。

【食用方法】每日1次,每次吃墨鱼50克,佐餐食用。

【功用疗效】润阴补肺。

橄榄荸荠炖老鸭

【配方】橄榄15克,荸荠30克,老鸭1只,料酒10毫升,姜10克,盐4克。

【制作方法】

1.将老鸭宰杀后去毛、内脏及爪。

2.橄榄、荸荠洗干净,姜切片、荸荠去皮。

3.将老鸭、荸荠、橄榄、料酒、姜同放炖锅内,加水适量,置武火上烧沸,再用文火炖煮 50 分钟,加入盐即成。

【食用方法】每日 1 次,每次吃鸭肉 50~80 克,佐餐食用,喝汤。

【功用疗效】利咽喉,消癌肿。对食道癌患者有疗效。

蜂房全虫酒

【配方】露蜂房、全虫各 20 克,小慈茹、白僵蚕各 25 克,蟾蜍皮 15 克,白酒 450 毫升。

【制作方法】

1.将前 5 味捣碎,置容器中,加入白酒,密封。

2.浸泡 7 后,即可取用。酒尽添酒,味薄即止。

【食用方法】适量饮用。

【功用疗效】攻毒,杀虫。对食道癌、胃癌等有一定的疗效。

复方壁虎酒

【配方】壁虎(夏季可用活壁虎 10 条,其作用迅速,效果与干品相同)、蟾皮、锡块各 50 克,泽漆 100 克,料酒 1 升。

【制作方法】

1.将前 4 味置容器中(禁用铝铁制品),加入料酒,密封。

2.每日振摇 2 次,浸泡 5~7 天后即可服用。酒尽添酒,味薄即止。

【食用方法】适量饮用。

【功用疗效】攻毒杀虫,治噎膈。对食道癌等症有一定的疗效。

麝香夜牛酒

【配方】麝香 9 克,夜明砂 60 克,牛黄 3 克,白酒适量(约 150 毫升)。

【制作方法】

1.将前 3 味置容器中,加入白酒浸泡即成。

【食用方法】适量饮用。

【功用疗效】消炎散结,芳香止痛。对食道癌疼痛有一定的疗效。

石蝉草酒

【配方】石蝉草 250~500 克,白酒 1 升。

【制作方法】

1.将上药洗净,切碎,入布袋,置容器中,加入白酒,密封。浸泡 10~15 天后,过滤去渣即成。

【食用方法】适量饮用。

【功用疗效】祛瘀散结,抗癌。对胃癌、食道癌、肝癌、肺癌、乳腺癌等有一定的疗效。

海藻水蛭酒

【配方】海藻 30 克,水蛭 6 克,料酒适量。

【制作方法】

1.将前 2 味共研细末,加入料酒煮沸即成。

【食用方法】适量饮用。

【功用疗效】消肿除瘤。对噎膈症、直肠癌等有一定的疗效。

猕猴桃根酒

【配方】猕猴桃根 250 克,白酒 500 毫升。

【制作方法】

1.将上药洗净,切成小段,置容器中,加入白酒,密封。浸泡 1 周后即可取用。

【食用方法】适量饮用。

【功用疗效】解毒杀虫。对消化道癌瘤有一定的疗效。

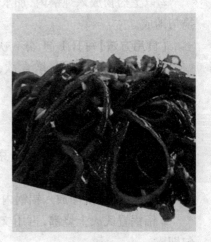

海藻

抗癌药酒

【配方】核桃橄榄、刺五加各 100 克,白酒 500 毫升。

【制作方法】

1.将前 2 味捣碎,置容器中,加入白酒,密封。浸泡 20 天后,过滤去渣即成。

【食用方法】适量饮用。

【功用疗效】抗癌。对肠癌等消化道癌症等有一定的疗效。

(五)胃癌

胃癌又分贲门癌、胃体部癌、幽门癌三种。贲门癌初期主要症状:食物进入下部食道时有异样感、剧疼,有哽塞感,轻微的心窝痛;恶化时期出现咽下障碍,上腹部有沉重感,胃部疼痛、恶心、呕吐、人开始消瘦。胃体部癌初期主要症状:初期基本不产生症状,而在发展时出现胃部疼痛、饱满感、食欲不振、口臭、胃部有重压感、恶心、呕吐;恶化时期的症状;人体消瘦、面色不好,食欲减退、便血、吐血等。幽门癌主要症状:胃痛、呃逆、食欲不振、恶心、呕吐、胃部有重压感等。能调养胃癌药膳有如下几种。

人参茯苓饮

【配方】人参、白术、茯苓各15克,炙甘草9克,红枣5颗,姜10克,白糖25克。

【制作方法】

1.人参、白术洗净切片,茯苓打粉,甘草切片,姜切片,红枣洗净去核。

2.以上药物放入炖锅内,加水适量,煮25分钟,停火,去渣,在药汁内加入白糖搅匀即成。

【食用方法】每日1剂,分3次饮完。

【功用疗效】补元气,增食欲,止呕吐。对癌症出现在贲门、胃体部患者均可饮用。

地榆饮

【配方】半夏25克,地榆15克,白糖20克。

【制作方法】

1.半夏、地榆洗净放入铝锅内,加水适量。

2.铝锅置武火上烧沸,再用文火煮25分钟,停火,过滤,在药液内加入白糖搅匀即成。

【食用方法】每日3次,每次饮150毫升。

【功用疗效】消癌肿,止呕吐。对胃癌患者有疗效。

栀子饮

【配方】栀子15克,附子5克,半夏40克,白糖25克。

【制作方法】

1.附子洗净,用水先煮半小时去毒;栀子、半夏洗净,同放附子锅内,加水适量。

2.锅置武火上烧沸,再用文火煎煮25分钟,停火,过滤,在药液内加入白糖搅匀即成。

【食用方法】每日3次,每次饮150毫升。

【功用疗效】消癌肿,止呕吐。对各种胃癌有疗效。

清蒸芦笋

【配方】芦笋150克,猪瘦肉50克,盐、葱、姜各5克,味精适量。

【制作方法】

1.将芦笋一破两瓣,切成 2 厘米长的节。

2.猪瘦肉洗净,切成 2 厘米长的条;葱切段;姜切片。

3.把芦笋、猪瘦肉放入蒸锅内,加入水、盐、姜、葱。

4.将蒸锅置武火上,蒸 1.5~2 小时即可食用。

【食用方法】每日 1 次,佐餐食用。

【功用疗效】补五脏,祛肿瘤。对癌症、冠心病、高血压、心脏病、精神不振、易疲劳等症有一定的疗效。

人参红枣鸭

【配方】人参、茯苓、白术各 15 克,炙甘草 5 克,红枣 6 颗,鸭 1 只,料酒 10 毫升,姜 10 克,盐 6 克。

【制作方法】

1.鸭宰杀后,去毛、内脏及爪;人参、白术洗净切片。

2.红枣去核洗净,甘草、姜洗净切片,茯苓打成颗粒状。

3.鸭、药物同放炖锅内,加入料酒、姜、适量水。

4.锅置武火上烧沸,再用文火炖煮 50 分钟,加入盐搅匀即成。

【食用方法】每日 1 次,每次吃鸭肉 50~80 克,佐餐食用。

【功用疗效】补虚损,止呕吐,消癌肿。对胃癌尤佳。

人参红枣炖猪肚

【配方】人参、茯苓、白术各 15 克,炙甘草 5 克,红枣、干姜各 10 克,猪肚 1 个,料酒 10 毫升,盐 6 克。

【制作方法】

1.猪肚洗净;人参、茯苓、白术洗净切成薄片,红枣洗净去核,甘草、干姜切片。

2.药物放入猪肚内,扎紧口,加入炖锅内,再加水适量,放入料酒。

3.炖锅置武火烧沸,再用文火炖煮 50 分钟,加入盐拌匀即成。

【食用方法】每日 1 次,每次吃猪肚 50~100 克,佐餐时用。

【功用疗效】补气血,消癌肿,增食欲。对各种胃癌尤佳。

人参黄芩炖水鸭

【配方】人参 6 克,黄芩芩、半夏各 15 克,黄连 3 克,甘草 5 克,红枣 6 颗,干姜 15 克,水鸭 1 只,料酒 10 毫升,姜 10 克,盐 6 克。

【制作方法】

1.以上药物洗净,放入纱布袋内。

2.水鸭洗净,将药包放入鸭腹内,放入料酒、姜、水适量,共放炖锅内。

3.炖锅置武火上烧沸,再用文火炖煮 60 分钟,加入盐搅匀即成。

【食用方法】每日 1 次,每次吃鸭肉 50~80 克,喝汤,佐餐食用。

【功用疗效】补虚损,消癌肿。对幽门癌患者食用尤佳。

冬虫夏草炖白鸭

【配方】冬虫夏草 20 克,白鸭 1 只,姜 10 克,白酒 10 毫升,盐 6 克。

【制作方法】

1.鸭宰杀后去毛、内脏及爪;姜洗净切片。

2.冬虫夏草用白酒浸泡去泥沙。

3.冬虫夏草放入鸭腹内,姜拍破同放炖锅内,加水适量。

4.锅置武火上烧沸,再用文火炖煮 50 分钟,加入盐搅匀即成。

【食用方法】每日 1 次,每次吃鸭肉 50~80 克,喝汤。

【功用疗效】补虚损,消癌肿。对癌症患者有效。

人参代赭石炖白鸭

【配方】人参、代赭石各 15 克,半夏 10 克,炙甘草 5 克,红枣 5 颗,干姜 10 克,白鸭 1 只,料酒 10 毫升,盐 6 克。

【制作方法】

1.白鸭宰杀后,去毛、内脏及爪;药物洗净,放入纱布袋内。

2.药包放入鸭腹内,放入炖锅内加水适量,置武火上烧沸,再用文火炖煮 50 分钟,加入盐、料酒搅匀即成。

【食用方法】每日 1 次,每次吃鸭肉 50~100 克,喝汤。

【功用疗效】补元气,止癌肿。对胃癌患者食用。

甘蔗姜粥

【配方】甘蔗 1 米,姜 20 克,粳米 100 克。

【制作方法】

1.甘蔗去皮切碎,榨压出汁液去渣;姜切片,粳米淘洗干净。

2.粳米、甘蔗汁液、姜片同放锅内,加水适量,置武火上烧沸,再用文火炖煮 30 分钟即成。

【食用方法】每日 1 次,每次吃粥 100 克,正餐食用。

【功用疗效】生津、养胃,止呕。对胃癌患者服用。

甘蔗姜汁

【配方】甘蔗 1 段(约 0.5 米),姜 30 克。

【制作方法】

1.甘蔗洗净,切碎,压成汁液去渣。

2.姜洗净,切碎,压榨成汁液去渣。

3.两种汁液合并,放入瓶内则成。

【食用方法】每日 3 次,每次吃 20 克汁液。

【功用疗效】生津,止渴,止呕。对胃癌初期患者饮用尤佳。

鲜牛蒡根粥

【配方】鲜牛蒡、粳米各 100 克。

【制作方法】

1.牛蒡洗净,切成 2 厘米厚的块状;粳米淘洗干净。

2.粳米、牛蒡共放铝锅内,加水适量,置武火上烧沸,再用文火煮 30 分钟即成。

【食用方法】每日 1 次,每次吃 100 克粥。

【功用疗效】养胃生津,清热消肿。对胃癌患者食用尤佳。

菱角炖猪肚

【配方】薏米 50 克,菱角 100 克,猪肚 1 个,料酒 10 毫升,盐 6 克,姜 6 克。

【制作方法】

1.猪肚洗净,菱角洗净,带壳切开;薏米洗净去杂质。

2.将菱角、薏米、姜放入猪肚内,扎紧口,放入炖锅内,加入料酒、水适量,置武火上烧沸,再用文火炖煮 50 分钟,加入盐搅匀即成。

【食用方法】每日 1 次,每次吃猪肚、菱角、薏米 50~80 克,喝汤,佐餐或单食。

【功用疗效】健脾胃,消癌肿、对胃癌患者尤佳。

鲜牛蒡炖白鸭

【配方】鲜牛蒡 100 克,白鸭 1 只,料酒 10 毫升,盐 6 克,姜 10 克。

【制作方法】

1.鲜牛蒡洗净,切成 2 厘米厚的块;白鸭宰杀后,去毛、内脏及爪。姜洗净切片。

2.牛蒡、鸭、姜、料酒同放炖锅内,加入水适量,置武火上烧沸,再用文火炖煮 40 分钟加入盐,搅匀即成。

【食用方法】每日 1 次,每次吃牛蒡,鸭肉 100 克,佐餐食用。

【功用疗效】养胃,清热,消肿,止呕。对胃癌尤佳。

紫藤榴粥

【配方】紫藤榴、诃子、薏米、菱角各 15 克,粳米 50 克,白糖 20 克。

【制作方法】

1.紫藤榴、菱角、诃子洗净放入铝锅内,加水适量,煎煮25分钟,停火,滤去渣,留汁液待用。

2.粳米、薏米淘洗干净,放入铝锅内,加入水适量,置武火上烧沸,再用文火煮30分钟,加入紫藤榴药液和白糖,搅匀即成。

【食用方法】每日1次,每次吃粥50~100克,正餐食用。

【功用疗效】养胃,清热,消肿。对胃癌初期患者食用尤佳。

高良姜煮鱼肚

【配方】高良姜15克,鱼肚50克,小白菜100克,白胡椒粉15克,料酒6毫升,盐3克,味精3克。

【制作方法】

1.鱼肚发透,切4厘米长、2厘米宽的条状。

2.高良姜浸泡后切丝,白胡椒打碎成细粉,小白菜洗干净。

3.鱼肚、高良姜、白胡椒粉、料酒放炖锅内加入水适量,置武火上炖煮25分钟,加入盐、味精、小白菜再煮3分钟即成。

【食用方法】每日1次,每次吃1杯,即可佐餐又可单食。

【功用疗效】健脾胃,消癌肿。对胃癌患者食用尤佳。

党参红枣鱼肚汤

【配方】党参15克,黄芪30克,红枣10克,鱼肚50克,猪瘦肉100克,料酒10毫升,盐3克。

【制作方法】

1.将鱼肚发透,切4厘米长、2厘米宽的条块。

2.猪瘦肉切成3厘米长的片;党参切4厘米段,黄芪切片,红枣洗净,去核。

3.鱼肚、猪瘦肉、党参、红枣、黄芪、料酒同放炖锅内,加入适量水,置武火上烧沸,再用文火炖煮30分钟,加入盐搅匀即成。

【食用方法】每日1次,每次吃1杯。

【功用疗效】养胃,补气,补血。对胃癌患者气血患者食用尤佳。

木棉树皮炖瘦肉

【配方】木棉树皮1000克,猪瘦肉500克,料酒10毫升,盐6克,味精3克。

【制作方法】

1.棉树皮(带刺)洗净,切碎;猪瘦肉洗净,切2厘米见方的块。木棉树皮放入铝锅内,加水适量,煎煮25分钟,停火,过滤,去渣留药汁液待用。

2.猪瘦肉、料酒、盐、药液共放炖锅内,置武火上烧沸,再用文火炖煮 40 分钟,加入盐、味精搅匀即成。

【食用方法】每日 1 次,佐餐食用,每次 80~100 克。

【功用疗效】补虚损,消癌肿。对胃癌有疗效。

【注意事项】用本方服用后,患者会大泻,坚持继续服用,可以收到较好疗效。木棉树皮应采用开白花的树皮效果才好。

牛奶竹沥饮

【配方】淡竹沥 50 克,鲜牛奶 200 毫升,蜂蜜 35 毫升,姜汁 15 毫升。

【制作方法】

1.鲜牛奶煮沸。

2.鲜牛奶、淡竹沥、蜂蜜、姜汁同放奶锅内,置中文上烧沸即成。

【食用方法】每日 3 次,每次饮 50~80 毫升。

【功用疗效】补益虚损,养胃润肠,暖胃止呕。对胃癌呕吐痰涎饮用尤佳。

砂仁菱角附子汤

【配方】附子、砂仁、干姜各 15 克,菱角 100 克,猪瘦肉 250 克,料酒 10 毫升,姜 10 克,盐 3 克。

【制作方法】

1.附子放入炖锅内,先煮沸 30 分钟待用。

2.干姜、姜切成片,洗干净;猪瘦肉洗净切成薄片,菱角洗净切成两半;砂仁打粉。

3.猪瘦肉、菱角、干姜、姜、砂仁粉、料酒、附子同放炖锅内,加水适量炖煮半小时,加入盐搅匀即成。

【食用方法】每日 1 次,佐餐食用。

【功用疗效】化湿开胃,温脾。

国学经典文库

中华食疗大全

·常见病药膳养生·

图文珍藏版